CB071598

Atlas de Ecocardiografia Pediátrica

Thieme Revinter

Nathalie J. M. Bravo-Valenzuela
Doutora em Ciências da Saúde (Cardiologia Fetal) pelo Instituto de Cardiologia do
Rio Grande do Sul (Brasil) com período Sanduíche na Universidade Johns Hopkins (EUA)
Pós-Doutora em Ciências da Saúde (Cardiologia Fetal) pela Universidade Federal de
São Paulo (Unifesp)
Professora Adjunta de Cardiologia Pediátrica, Disciplina de Pediatria da
Faculdade de Medicina da Universidade Federal do Rio de Janeiro (UFRJ)
Residência Médica em Pediatria e em Cardiologia Pediátrica no Hospital dos Servidores do
Estado (HSE/MS) e no Hospital Federal de Bonsucesso (HFB/MS), RJ
Títulos de Especialista em Pediatria, em Ecocardiografia e Área de Atuação em Cardiologia
Pediátrica pela Sociedades Brasileira de Cardiologia (SBC) e Brasileira de Pediatria (SBP) e pela
Associação Médica Brasileira (AMB)

Eliane Lucas
Mestre em Saúde Materno-Infantil no Instituto Fernandes Figueira (IFF/Fiocruz), RJ
Professora do Internato em Medicina do Centro Universitário da Serra dos
Órgãos Teresópolis (UNIFESO)
Professora de Cardiologia Pediátrica da Pós-Graduação em Pediatria do Hospital Central do
Exército (HCE)
Professora do Curso de Medicina, Unidade Angra dos Reis, da Universidade
Estácio de Sá (UNESA)
Especialização em Cardiologia Pediátrica pelo Instituto de Pós-Graduação Médica do
Rio de Janeiro
Ecocardiografista Pediátrica e Fetal da Clínica Carlos Bittencourt Diagnóstico por Imagem, RJ
Membro do Comitê de Cardiologia da Sociedade de Pediatria do Estado do
Rio de Janeiro (SOPERJ)
Título de Especialista em Pediatria pela Sociedade Brasileira de Pediatria (SBP) e
Associação Médica Brasileira (AMB)

Anna Esther Araujo e Silva
Mestre em Ciências da Saúde (Saúde da Criança e do Adolescente) pela
Faculdade de Medicina da Universidade Federal Fluminense (UFF)
Cardiologista Pediátrica e Fetal do Hospital Universitário Antônio Pedro da
Universidade Federal Fluminense (HUAP-UFF)
Títulos de Especialista em Pediatria, Ecocardiografia e Área de Atuação em
Cardiologia Pediátrica pela Sociedade Brasileira de Cardiologia (SBC), Sociedade Brasileira de
Pediatria (SBP) e Associação Médica Brasileira (AMB)
Especialização em Cardiologia Pediátrica no The Hospital for Sick Children of Toronto, Canadá
Especialização em Cardiologia Pediátrica pelo Instituto de Pós-Graduação Médica do
Rio de Janeiro
Residência Médica em Pediatria no Hospital Universitário Antônio Pedro da
Universidade Federal Fluminense (HUAP-UFF)
Residência Médica em Cardiologia Pediátrica no Hospital Federal de Bonsucesso (HFB/MS), RJ

Carla Verona Barreto Farias
Mestre em Cardiologia e Infecção pelo IPEC/Fiocruz e Instituto Nacional de
Cardiologia (INC/MS), RJ
Professora de Ecocardiografia Pediátrica e Fetal do Instituto de Estudos em Tecnologia da
Saúde (IETECS), RJ
Cardiologista Pediátrica e Fetal do Instituto Fernandes Figueira (IFF/ Fiocruz), RJ
Cardiologista Pediátrica e Fetal do Instituto Nacional de Cardiologia (INC/MS), RJ
Residência Médica em Cardiologia Pediátrica pelo Hospital Federal de Bonsucesso (HFB/MS), RJ

Atlas de Ecocardiografia Pediátrica

Nathalie J. M. Bravo-Valenzuela
Eliane Lucas
Anna Esther Araujo e Silva
Carla Verona Barreto Farias

Thieme
Rio de Janeiro • Stuttgart • New York • Delhi

Dados Internacionais de
Catalogação na Publicação (CIP)
(eDOC BRASIL, Belo Horizonte/MG)

A881
    Atlas de ecocardiografia pediátrica/ Nathalie J. M. Bravo-Valenzuela. [et al.]. – Rio de Janeiro, RJ: Thieme Revinter, 2023.

    16 x 23 cm
    Inclui bibliografia.
    ISBN 978-65-5572-204-8
    eISBN 978-65-5572-205-5

    1. Ecocardiografia pediátrica. 2. Cardiologia pediátrica. 3. Coração – Doenças – Diagnóstico. I. Bravo-Valenzuela, Nathalie J. M. II. Lucas, Eliane. III. Silva, Anna Esther Araujo e. IV. Farias, Carla Verona Barreto.

                                     CDD: 616.12

Elaborado por Maurício Amormino Júnior – CRB6/2422

Contato com a autora:
Nathalie J. M. Bravo-Valenzuela
njmbravo@cardiol.com

© 2023 Thieme. All rights reserved.

Thieme Revinter Publicações Ltda.
Rua do Matoso, 170
Rio de Janeiro, RJ
CEP 20270-135, Brasil
http://www.ThiemeRevinter.com.br

Thieme USA
http://www.thieme.com

Design de Capa: © Thieme
Desenhos esquemáticos produzidos por:
Liana Bravo-Valenzuela e Silva
Pedicor Cardiologia Pediátrica e Fetal
lianabvs@gmail.com

Impresso no Brasil por Hawaii Gráfica e Editora Ltda.
5 4 3 2 1
ISBN 978-65-5572-204-8

Também disponível como eBook:
eISBN 978-65-5572-205-5

Nota: O conhecimento médico está em constante evolução. À medida que a pesquisa e a experiência clínica ampliam o nosso saber, pode ser necessário alterar os métodos de tratamento e medicação. Os autores e editores deste material consultaram fontes tidas como confiáveis, a fim de fornecer informações completas e de acordo com os padrões aceitos no momento da publicação. No entanto, em vista da possibilidade de erro humano por parte dos autores, dos editores ou da casa editorial que traz à luz este trabalho, ou ainda de alterações no conhecimento médico, nem os autores, nem os editores, nem a casa editorial, nem qualquer outra parte que se tenha envolvido na elaboração deste material garantem que as informações aqui contidas sejam totalmente precisas ou completas; tampouco se responsabilizam por quaisquer erros ou omissões ou pelos resultados obtidos em consequência do uso de tais informações. É aconselhável que os leitores confirmem em outras fontes as informações aqui contidas. Sugere-se, por exemplo, que verifiquem a bula de cada medicamento que pretendam administrar, a fim de certificar-se de que as informações contidas nesta publicação são precisas e de que não houve mudanças na dose recomendada ou nas contraindicações. Esta recomendação é especialmente importante no caso de medicamentos novos ou pouco utilizados. Alguns dos nomes de produtos, patentes e design a que nos referimos neste livro são, na verdade, marcas registradas ou nomes protegidos pela legislação referente à propriedade intelectual, ainda que nem sempre o texto faça menção específica a esse fato. Portanto, a ocorrência de um nome sem a designação de sua propriedade não deve ser interpretada como uma indicação, por parte da editora, de que ele se encontra em domínio público.

Todos os direitos reservados. Nenhuma parte desta publicação poderá ser reproduzida ou transmitida por nenhum meio, impresso, eletrônico ou mecânico, incluindo fotocópia, gravação ou qualquer outro tipo de sistema de armazenamento e transmissão de informação, sem prévia autorização por escrito.

DEDICATÓRIA

Dedicamos este trabalho ao nosso grande mestre e tutor Dr. Franco Sbaffi (In memoriam), que sempre nos incentivou. Obrigada pelo aprendizado que nos proporcionou, pelo apoio e pela confiança no nosso desempenho acadêmico. Exemplo de grande mestre e pessoa!

AGRADECIMENTOS

À minha família: Liana, Thaísa, Daphne e Hércules, razão de estímulo à minha vida.
Aos meus avós maternos e paternos (*In memoriam*), pela energia. Em especial, à minha avó Jair que sempre me incentivou e ao meu avô, Fernando, que me iluminou na escolha da Cardiologia Pediátrica.
À minha mãe, Dilza pelo apoio e ao meu irmão Fabián, familiares e amigos pelo carinho.

Nathalie J. M. Bravo-Valenzuela

À minha alegre e maravilhosa filha Luisa que com seu amor tudo pode ser possível,
Ao meu irmão Wilmar, familiares e amigos pelo carinho,
Aos meus pais, Ely e Wilma (*In memoriam*), que sempre me incentivaram e tenho amor eterno.

Eliane Lucas

Ao meu marido Ernesto e meu filho João, pela alegria que trazem à minha vida,
À Albino e Edmen (*In memoriam*), pais amorosos, que sempre acreditaram em mim e me incentivaram.
Aos meus irmãos, Albino Filho e Reginaldo, por serem meus amigos,

Anna Esther Araujo e Silva

Aos meus pais, Célia Maria e Carlos Henrique (*In memoriam*) pelo grande amor e cuidado.
À minha irmã Juliana pelo exemplo de mulher e professora, ao meu irmão Eduardo por sua enorme alegria.
Ao meu marido Lincoln pelo amor, paciência e dedicação.

Carla Verona B. Farias

À Editora Thieme Revinter pelo apoio, empenho e dedicação que tornaram possível a publicação desse Atlas.

À designer Liana Bravo-Valenzuela e Silva pelos desenhos esquemáticos de alto nível técnico que estão no conteúdo dessa obra.

Aos alunos que incentivam seus mestres ao ensino e ao aprendizado eterno.
Aos nossos queridos pacientes, que nos ensinam, a cada dia, e nos estimulam à busca científica e ao crescente aprimoramento.

Anna Esther, Carla Verona, Eliane e Nathalie

PREFÁCIO

É com grande admiração e entusiasmo que vejo essa obra de cardiopediatria chegar finalmente ao nosso meio!

As queridas autoras deste livro-atlas generosamente focaram essa iniciativa no aspecto didático-prático, visando compartilhar seus conhecimentos, experiências e vivências com os cardiopediatras, cirurgiões cardíacos, intervencionistas e radiologistas da área, com os cardiologistas de adulto e, por que não, os médicos clínicos bem dedicados às suas áreas especializadas, mas que ainda possam interagir com alguns desses pacientes, crianças ou adultos. Também, essa obra disponibiliza, didaticamente e com exemplos ilustrativos, esse conhecimento aos estudantes e pessoal de saúde, incluindo o relevante pessoal de enfermagem, farmácia e assistentes sociais. Nos dias de hoje, o cuidado ao paciente está cada vez mais integrado e complexo, reunindo profissionais de saúde de diferentes formações e experiências no esforço de maximizar a precisão diagnóstica, tratamento e plano de tratamento, e apoio aos pacientes e suas famílias. Isso tudo dentro de uma ótica realista de quem vive, pratica medicina e acompanha os pacientes aqui, no Brasil, principalmente no estado do Rio de Janeiro. Ao mesmo tempo que atuam nessa realidade, suas mentes e inteligências estão acompanhando o aprimoramento que está velozmente ocorrendo no mundo e seus grandes e ricos centros dessa vasta área – com o nobre espírito de fazer o melhor aos pacientes e suas famílias. Com o sucesso e crescimento das opções terapêuticas, doenças congênitas consideradas fatais há 20-50 anos hoje estão atingindo idade adulta e seus portadores estão ativos não só economicamente, mas também gerando filhos!

Dito o acima, a relevância dessa obra é enorme.

Essas queridas autoras, minhas colegas, amigas, e minhas heroínas, me inspiraram e me inspiram a crescer, e estão todas de parabéns por este livro e suas obras de vida! Elas (e eu também) foram iniciadas e formadas nessa área por uma primeira geração de cardiopediatras advindos da cardiologia de adultos e alguns da pediatria geral, que desbravaram, acompanhando o passo em que se cria no mundo, e implementaram aqui, no Brasil, essa nova forma de tratar a cardiopatia congênita – que representa quase um por cento dos neonatos. Nessa obra, elas estão passando ao leitor o aprendizado obtido pela geração pioneira, este ainda acrescido, cultivado, experimentado, lapidado pelas suas próprias experiências nos "campos de batalha" por várias décadas – além de suas experiências, acadêmicas e presenciais, internacionais.

Finalmente, eu peço que você, leitor, propague esta obra e a cultive para que as autoras prossigam com essa iniciativa, para que esta obra de agora seja a primeira de uma série. Há muito o que compartilhar, o que aprender, e muito mais a crescer!

Julio Lutterbach, MD
Peds Card
University of Colorado Denver
Children's Hospital Colorado
CU School of Medicine - Cardiology

COAUTORES

ALDALEA RIBEIRO DE SOUSA
Médica Cardiologista Pediátrica na Unidade de Pós-Operatório de Cirurgia Cardíaca Pediátrica do Instituto Estadual de Cardiologia Aloysio de Castro (IECAC/SES), RJ
Médica Cardiologista Pediátrica da BabyCor Cardiologia Pediátrica e Fetal, RJ
Ecocardiografista Fetal e Pediátrica da Clínica Taquara, RJ
Residência Médica em Cardiologia Pediátrica no Hospital Federal de Bonsucesso (HFB/MS), RJ
Residência Médica em Pediatria no Hospital Municipal Miguel Couto (HMMC/SMS), RJ
Título de Especialista em Cardiologia Pediátrica pela Sociedade Brasileira de Cardiologia (SBC) e Associação Médica Brasileira (AMB)

CECÍLIA TEIXEIRA DE CARVALHO FONSECA
Título de Especialista em Cardiologia pela Sociedade Brasileira de Cardiologia (SBC) e Associação Médica Brasileira (AMB)
Título de Especialista em Ecocardiografia pela SBC e AMB
Especialização em Cardiologia Pediátrica pelo Instituto de Pós-Graduação Médica do Rio de Janeiro
Residência Médica em Cardiologia Adulto no Hospital Federal de Bonsucesso (HFB/MS), RJ
Residência Médica em Cardiologia Pediátrica no Hospital Federal de Bonsucesso (HFB/MS), RJ
Médica da CJ MED – Cardiovita atuando como cardiologista e ecocardiografista
Membro da SBC
Member of European Society of Cardiology

DIOGO PINOTTI
Médico Cardiologista Pediátrico do Hospital Federal de Bonsucesso (HFB/MS), RJ
Médico Intensivista Pediátrico da Unidade de Pós-Operatório de Cirurgia Cardíaca Pediátrica da Perinatal Barra, RJ
Médico Intensivista Neonatologista da Unidade de Pós-Operatório de Cirurgia Pediátrica do Hospital Estadual da Criança, RJ
Médico Intensivista Neonatologista do Hospital Daniel Lipp, RJ
Residência Médica em Cardiologia Pediátrica no Hospital Federal de Bonsucesso (HFB/MS), RJ
Residência Médica em Pediatria no Hospital Federal de Bonsucesso (HFB/MS), RJ

FERNANDA MARIA CORREIA FERREIRA LEMOS
Mestre em Saúde Materno-Infantil pela Universidade Federal Fluminense (UFF), RJ
Professora Assistente de Cardiologia Pediátrica, Disciplina de Pediatria na Faculdade de Medicina da Universidade Federal do Rio de Janeiro (UFRJ)
Médica Cardiologista Pediátrica do Hospital Federal de Bonsucesso (HFB/MS), RJ
Médica Cardiologista Pediátrica, Intensivista Pediátrica e Neonatologista do Centro de Terapia Intensiva (CTI) Cardiopediátrico do Instituto Estadual de Cardiologia Aloysio de Castro (IECAC), RJ
Residência Médica em Cardiologia Pediátrica pelo Instituto Estadual de Cardiologia Aloysio de Castro (IECAC), RJ
Residência Médica em Medicina Intensiva Pediátrica pelo Hospital Municipal Jesus (HMJ/SMS), RJ
Residência Médica em Neonatologia pela Universidade Federal Fluminense (UFF).
Residência Médica em Pediatria pelo Hospital Municipal Cardoso Fontes (HMCF)
Título de Especialista em Pediatria pela Sociedade Brasileira de Pediatria (SBP) e Associação Médica Brasileira (AMB)

FLÁVIO REIS NEVES
Médico Cardiologista Pediátrico do Instituto de Pediatria e Puericultura Martagão Gesteira (IPPMG/UFRJ), RJ
Diretor Médico e Responsável Técnico da CardioKids, RJ
Especialização em Cardiologia Pediátrica pelo Instituto do Coração (Incor/USP), São Paulo
Especialização em Cardiologia Pediátrica pelo Instituto Nacional de Cardiologia (INC/MS), RJ
Residência Médica em Pediatria no Instituto de Pediatria e Puericultura Martagão Gesteira (IPPMG/UFRJ), RJ
Título de Especialista em Cardiologia Pediátrica pela Sociedade Brasileira de Cardiologia (SBC) e Associação Médica Brasileira (AMB)

LUCIANE ALVES DA ROCHA AMORIM
Professora do Programa de Pós-Graduação em Ciências da Saúde da Universidade Federal do Amazonas
Doutora e Mestre em Ciências da Saúde pela Escola Paulista de Medicina da Universidade Federal de São Paulo (EPM-Unifesp)
Especialização em Cardiologia Fetal na University of California, São Francisco (EUA)
Títulos de Especialista em Cardiologia Pediátrica e Ecocardiografia
Residência em Ecocardiografia Congênita no Hospital Real e Benemérita Sociedade Portuguesa de Beneficência e Ecocardiografia Fetal no Hospital das Clínicas da Faculdade de Medicina da Universidade de São Paulo (HCFMUSP)
Residência em Cardiologia Pediátrica e Cardiopatias Congênitas no Adulto pelo Instituto do Coração do HCFMUSP
Residência em Pediatria pela Universidade de São Paulo (HCFMUSP)

MAURÍCIO AMIR DE AZEVEDO
Médico Cardiologista Pediátrico do Hospital Federal de Bonsucesso (HFB/MS), RJ
Médico Cardiologista Pediátrico do Hospital Naval Marcílio Dias (Rio de Janeiro)
Especialização em Cardiologia Pediátrica pelo Instituto Nacional de Cardiologia, RJ
Títulos de Especialista em Pediatria e Área de Atuação em Cardiologia Pediátrica pela SBC/SBP e AMB
Residência Médica em Pediatria no Hospital Universitário de Brasília, DF

RAFAEL PIMENTEL CORREIA
Médico Cardiologista Pediátrico do Hospital Federal de Bonsucesso (HFB/MS), RJ
Médico Cardiologista Pediátrico do Hospital Estadual dos Lagos (HEL/SES), RJ
Médico Cardiologista Pediátrico do Hospital Estadual Roberto Chabo (HERC/SES), RJ
Médico Cardiologista Pediátrico da Prefeitura Municipal de Araruama, RJ
Médico Pediatra na Unidade Intermediária do Instituto Fernandes Figueira (IFF/FIOCRUZ)
Residência Médica em Cardiologia Pediátrica no Hospital Federal de Bonsucesso (HFB/MS), RJ
Residência Médica em Pediatria no Instituto Fernandes Figueira (IFF/FIOCRUZ), RJ

SÓCRATES PEREIRA SILVA
Graduado em Medicina pela Universidade Federal Fluminense (UFF)
Residência Médica em Anestesiologia pelo Hospital Federal do Andaraí (HFA/MS), RJ
Título de Especialista em Anestesiologia
Médico Anestesiologista Coronel Reformado do Exército (Hospital Militar de Área de São Paulo)
Médico Anestesiologista do Hospital Central do Exército (HCE), RJ

THIAGO TAUCEI PANIZZI
Médico Cardiologista Pediátrico do Hospital Maternidade Carmela Dutra (HMCD/SMS), RJ
Médico Intensivista Pediátrico da Unidade de Pós-Operatório de Cirurgia Cardíaca Pediátrica do Centro Pediátrico da Lagoa, RJ
Médico da Unidade de Terapia Intensiva Pediátrica do Hospital Municipal Jesus (HMJ/SMS), RJ
Mestrando do Programa de Pós-Graduação em Saúde Materno Infantil – Mestrado Acadêmico – Faculdade de Medicina da Universidade Federal do Rio de Janeiro (UFRJ)
Residência Médica em Cardiologia Pediátrica no Hospital Federal de Bonsucesso (HFB/MS), RJ
Residência Médica em Pediatria no Hospital Municipal Jesus (HMJ/SMS), RJ
Título de Especialista em Pediatria pela Sociedade Brasileira de Pediatria (SBP) e Associação Médica Brasileira (AMB)

ABREVIATURAS

2D	Bidimensional	DSAV	Defeito do septo atrioventricular
3D	Tridimensional	DVSVD	Dupla via de saída do ventrículo direito
4D	Quadridimensional		
3V	Plano 3 vasos	EFP	Ecocardiografia fetal precoce
3VT	Plano 3 vasos e traqueia	EP	Estenose pulmonar
4C	Plano 4 câmaras	SI	Septo infundibular
5C	Plano 5 câmaras	SIA	Septo interatrial
ACD	Artéria coronária direita	SIV	Septo interventricular
ACE	Artéria coronária esquerda	SC	Seio coronário
AD	Átrio direito	SV	Seio venoso
AE	Átrio esquerdo	TA	*Truncus arteriosus*
AO	Aorta	TF	Tetralogia de Fallot
AO Asc	Aorta ascendente	TcGVB	Transposição corrigida dos grandes vasos da base
ACE	Artéria carótida esquerda		
ASCE	Artéria subclávia esquerda	TGA	Transposição das grandes artérias
Ao Desc	Aorta descendente		
AP	Artéria pulmonar	VAVU	Válvula atrioventricular única
AAo	Arco aórtico	VCI	Veia cava inferior
AZ	Ázigos	VCS	Veia cava superior
CA	Canal arterial	VV	Veia vertical
COA	Coartação da aorta	VP	Veia pulmonar
CIA	Comunicação interatrial	VSVD	Via de saída do ventrículo direito
CIV	Comunicação interventricular	VSVE	Via de saída do ventrículo esquerdo
CMP	Cardiomiopatia		
DP	Derrame pericárdico	VU	Ventrículo único

SUMÁRIO

MENU DE VÍDEOS xix

1 **EXAME DE ECOCARDIOGRAFIA PEDIÁTRICA** 1
  Nathalie J. M. Bravo-Valenzuela ▪ Eliane Lucas
  Anna Esther Araujo e Silva ▪ Carla Verona Barreto Farias

2 **ANÁLISE SEGMENTAR SEQUENCIAL NAS CARDIOPATIAS CONGÊNITAS** 17
  Nathalie J. M. Bravo-Valenzuela

3 **TÉCNICAS PARA AVALIAÇÃO DA FUNÇÃO CARDÍACA** 39
  Luciane Alves da Rocha Amorim ▪ Thiago Taucei Panizzi ▪ Nathalie J. M. Bravo-Valenzuela

4 **ULTRASSONOGRAFIA CARDÍACA FOCADA: "ECOCARDIOGRAFIA FUNCIONAL"** 59
  Sócrates Pereira Silva

5 **ANOMALIAS DA POSIÇÃO CARDÍACA E DO *SITUS* ATRIAL** 73
  Nathalie J. M. Bravo-Valenzuela

6 **DRENAGEM ANÔMALA DAS VEIAS PULMONARES** 85
  Eliane Lucas ▪ Nathalie J. M. Bravo-Valenzuela

7 **COMUNICAÇÃO INTERATRIAL** 93
  Eliane Lucas ▪ Anna Esther Araujo e Silva ▪ Fernanda Maria Correia Ferreira Lemos

8 **COMUNICAÇÃO INTERVENTRICULAR** 103
  Anna Esther Araujo e Silva ▪ Eliane Lucas

9 **DEFEITO DO SEPTO ATRIOVENTRICULAR** 115
  Eliane Lucas ▪ Anna Esther Araujo e Silva

10 **LESÕES OBSTRUTIVAS DAS VIAS DE SAÍDA DO VENTRÍCULO DIREITO E DO ESQUERDO** 125
   Nathalie J. M. Bravo-Valenzuela ▪ Eliane Lucas

11 **DOENÇAS DO ARCO AÓRTICO** 141
   Eliane Lucas ▪ Cecília Teixeira de Carvalho Fonseca

12 **PERSISTÊNCIA DO CANAL ARTERIAL** 153
   Rafael Pimentel Correia ▪ Diogo Pinotti

13 **TETRALOGIA DE FALLOT** 165
   Nathalie J. M. Bravo-Valenzuela

14 DUPLA VIA DE SAÍDA DO VENTRÍCULO DIREITO 173
Eliane Lucas ▪ Anna Esther Araujo e Silva

15 ATRESIA PULMONAR 179
Eliane Lucas

16 SÍNDROME DO CORAÇÃO ESQUERDO HIPOPLÁSICO 193
Carla Verona Barreto Farias ▪ Eliane Lucas ▪ Nathalie J. M. Bravo-Valenzuela

17 TRUNCUS ARTERIOSUS 203
Eliane Lucas ▪ Aldalea Ribeiro de Sousa

18 TRANSPOSIÇÃO DAS GRANDES ARTÉRIAS 209
Nathalie J. M. Bravo-Valenzuela

19 TRANSPOSIÇÃO CONGENITAMENTE CORRIGIDA DAS GRANDES ARTÉRIAS 221
Nathalie J. M. Bravo-Valenzuela

20 ANOMALIA DE EBSTEIN 229
Carla Verona Barreto Farias ▪ Nathalie J. M. Bravo-Valenzuela ▪ Eliane Lucas

21 ATRESIA TRICÚSPIDE 237
Eliane Lucas

22 CONEXÃO ATRIOVENTRICULAR UNIVENTRICULAR 245
Nathalie J. M. Bravo-Valenzuela

23 CARDIOMIOPATIAS 261
Eliane Lucas ▪ Cecília Teixeira de Carvalho Fonseca ▪ Fernanda Maria Correia Ferreira Lemos

24 DOENÇAS DO PERICÁRDIO 281
Maurício Amir de Azevedo ▪ Eliane Lucas

25 TUMORES CARDÍACOS 287
Nathalie J. M. Bravo-Valenzuela ▪ Flávio Reis Neves

26 CARDIOPATIAS CONGÊNITAS RARAS 297
Eliane Lucas ▪ Carla Verona Barreto Farias ▪ Anna Esther Araujo e Silva

27 ECOCARDIOGRAFIA NAS DOENÇAS SISTÊMICAS 311
Eliane Lucas ▪ Fernanda Maria Correia Ferreira Lemos

28 DOPPLER DE CARÓTIDAS EM PEDIATRIA 323
Cecília Teixeira de Carvalho Fonseca

29 TÉCNICAS AVANÇADAS DE ECOCARDIOGRAFIA E ECOCARDIOGRAMA TRANSESOFÁGICO 329
Nathalie J. M. Bravo-Valenzuela ▪ Fernanda Maria Correia Ferreira Lemos

30 AVALIAÇÃO ECOCARDIOGRÁFICA NO PÓS-OPERATÓRIO DAS PRINCIPAIS CIRURGIAS CARDÍACAS 343
Eliane Lucas ▪ Fernanda Maria Correia Ferreira Lemos ▪ Nathalie J. M. Bravo-Valenzuela

ANEXOS 361
Nathalie J. M. Bravo-Valenzuela

ÍNDICE REMISSIVO 383

MENU DE VÍDEOS

Vídeo	QR Code
Vídeo 1-1 O vídeo demonstra como obter o plano subcostal eixo curto da veia cava inferior e aorta abdominal (abdômen superior), com o transdutor abaixo do apêndice xifoide do paciente, perpendicular ao abdômen superior e com o índex apontado para a esquerda do paciente, na posição de "3 horas". Em corações normais (*situs solitus*), a Ao é posicionada à esquerda e posterior (próximo da coluna vertebral) e a VCI está anterior e à direita.	
Vídeo 1-2 Imagens ecocardiográficas obtidas no plano subcostal eixo curto da veia cava inferior (VCI) e aorta abdominal (Ao) (plano abdômen superior). Observe que a Ao está posicionada à esquerda e posteriormente (próximo da coluna vertebral) e a VCI está anterior e à direita (*situs solitus*). A aorta é o vaso pulsátil e a VCI apresenta variabilidade com a respiração. Esse plano é importante na identificação do *situs* e o diafragma também pode ser identificado.	
Vídeo 1-3 O vídeo demonstra como obter o plano subcostal eixo longo da veia cava inferior. Partindo do plano do eixo curto da VCI e Ao, o transdutor é "rodado" no sentido anti-horário com o índex direcionado para o queixo do paciente (posição "12 horas"), inclinado para a direita e ajustado até que o eixo longo da VCI seja visualizado.	
Vídeo 1-4 Imagens ecocardiográficas obtidas no plano subcostal eixo longo da veia cava inferior (VCI). As veias hepáticas (VH) e a VCI em longo eixo podem ser visualizadas nesse plano. A VCI apresenta variabilidade com a respiração e está conectada ao átrio direito (AD).	
Vídeo 1-5 O vídeo demonstra como obter o plano subcostal eixo longo da aorta (Ao) abdominal. Partindo do eixo curto da VCI e Ao, o transdutor é "rodado" no sentido anti-horário com o índex direcionado para o queixo do paciente (posição "12 horas"), inclinado para a esquerda e ajustado até que o eixo longo da aorta abdominal seja visualizado.	

Vídeo	QR Code
Vídeo 1-6 Imagens ecocardiográficas obtidas no plano subcostal do eixo longo da Ao. Nesse vídeo, podemos observar a imagem 2D e com Doppler colorido da Ao abdominal em eixo longo (vaso pulsátil) com o tronco celíaco e a artéria mesentérica superior originando-se da sua parede anterior.	
Vídeo 1-7 Movimentação do transdutor para a obtenção das imagens "bicaval", "via de saída do VD" e "eixo curto dos ventrículos" no plano subcostal eixo curto.	
Vídeo 1-8 Imagens obtidas no plano subcostal "bicaval". Observe as veias cavas inferior (VCI) e superior (VCS) conectadas ao átrio direito (AD) em 2D com Doppler colorido.	
Vídeo 1-9 Imagens 2D obtidas no plano subcostal "via de saída do VD" (VSVD). Observe a artéria pulmonar conectada ao ventrículo direito (VD). AD: átrio direito; VD: ventrículo direito, T: valva tricúspide; Ao: aorta.	
Vídeo 1-10 Movimentação do transdutor da região caudal para a cranial para a obtenção das imagens no plano subcostal eixo longo.	
Vídeo 1-11 Imagens do septo interatrial obtidas no plano subcostal eixo longo. Observe o septo interatrial em 2D e 2D com Doppler colorido. AE: átrio esquerdo; AD: átrio direito.	
Vídeo 1-12 Imagens 2D obtidas no plano subcostal "via de saída do VE" (VSVE). Observe a aorta conectada ao ventrículo esquerdo (VE). VE: ventrículo esquerdo; Ao: aorta.	
Vídeo 1-13 O vídeo demonstra como obter o plano paraesternal eixo longo. Com o paciente em decúbito dorsal ou em decúbito lateral esquerdo, posicionamos o transdutor na borda esternal esquerda média* com o índex direcionado para o seu ombro direito. (*3°/4° espaço intercostal esquerdo).	

Vídeo	QR Code
Vídeo 1-14 Imagens (2D e 2D com Doppler colorido) obtidas no plano paraesternal eixo longo do VE. Observe no final do vídeo: discreta movimentação anterior do transdutor é realizada para obter o eixo longo do VD.	
Vídeo 1-15 Imagens em 3D/4D obtidas no plano paraesternal eixo longo do VE. AE: átrio esquerdo; VE: ventrículo esquerdo; M: valva mitral; VD: ventrículo direito.	
Vídeo 1-16 Imagens em 2D com Doppler colorido obtidas no plano paraesternal eixo longo do VD. As vias de entrada e de saída do VD podem ser identificadas neste plano. AD: átrio direito; VD: ventrículo direito; VT: valva tricúspide; AP: artéria pulmonar.	
Vídeo 1-17 O vídeo demonstra como obter o plano paraesternal eixo curto. Paraesternal eixo curto das grandes artérias: partindo da posição utilizada para o plano paraesternal eixo longo (borda esternal esquerda média), "rodamos" o transdutor apontando para o ombro esquerdo do paciente, sendo possível obter o eixo curto das grandes artérias.	
Vídeo 1-18 Paraesternal eixo curto dos ventrículos e valva mitral: movimentando o transdutor no sentido craniocaudal também é possível obtermos o eixo curto dos ventrículos ao nível dos músculos papilares e da valva mitral.	
Vídeo 1-19 Imagens (2D e 2D com Doppler colorido) obtidas no plano paraesternal eixo curto das grandes artérias. A aorta é o vaso central. Observe no final do vídeo: suas 3 cúspides e os 2 óstios das artérias coronárias. Ao: aorta; AD: átrio direito; VD: ventrículo direito; VT: valva tricúspide; AP: artéria pulmonar.	
Vídeo 1-20 Imagens em 2D obtidas no plano paraesternal eixo curto dos ventrículos a nível dos músculos papilares e, em seguida, da valva mitral. No plano dos ventrículos, o Doppler colorido possibilita a avaliação da integridade do septo interventricular muscular.	
Vídeo 1-21 Plano paraesternal eixo curto dos ventrículos, nível dos músculos papilares. Observe que o cursor do modo-M é posicionado entre os músculos papilares do VE, possibilitando a obtenção dos seus diâmetros telediastólico (máximo) e telessistólico (mínimo) para o cálculo das frações de ejeção e encurtamento.	

Vídeo	QR Code
Vídeo 1-22 O vídeo demonstra como obter o plano paraesternal alto, conhecido como plano do "canal arterial" ou "ductal". O transdutor é posicionado na região infraclavicular esquerda com o índex às "12 horas".	
Vídeo 1-23 Imagens em 2D com Doppler colorido obtidas no plano do "canal arterial" ou "ductal" (plano paraesternal alto). Nesse plano, é possível identificar a artéria pulmonar (tronco da AP) e a aorta descendente. Quando o canal arterial está pérvio, é possível identificar sua imagem e a direção do *shunt* pode ser avaliada pelo Doppler colorido.	
Vídeo 1-24 Posição ideal do paciente para obter o plano apical (4 e 5 câmaras e longo eixo: 2 e 3 câmaras): decúbito lateral esquerdo com o membro superior esquerdo elevado.	
Vídeo 1-25 Posição do transdutor em borda esternal baixa (topografia do índex do VE) para obter o plano apical 4 câmaras (4C).	
Vídeo 1-26 Imagem do seio coronário obtida no plano apical 4C.	
Vídeo 1-27 Imagens obtidas no plano apical 4C: os átrios com suas conexões venosas, as valvas atrioventriculares, os ventrículos e o septo interventricular.	
Vídeo 1-28 Posição do transdutor para obtermos o plano apical 5 câmaras. Partindo do plano apical 4 câmaras, basta uma inclinação anterior do transdutor para obtermos o plano apical 5 câmaras (5C).	
Vídeo 1-29 Imagens obtidas no plano apical 5 câmaras. Observe que, com uma discreta movimentação partindo do plano 4C, obtemos o plano 5C (via de saída do VE).	

Vídeo	QR Code
Vídeo 1-30 Imagens obtidas no plano apical de 2 câmaras. Observe o átrio e ventrículo esquerdos (AE e VE) na diástole e na sístole, imagens que possibilitam mensurar os volumes do AE, diastólico final e sistólico final do VE. Essas medidas permitem os cálculos do volume do AE indexado para superfície corpórea e fração de ejeção do VE.	
Vídeo 1-31 Posição do transdutor para obtermos o plano supraesternal. O paciente deve ser posicionado em decúbito dorsal com uma leve angulação do pescoço, com o auxílio de travesseiro colocado nas costas na altura dos ombros. O transdutor pode ser colocado nas regiões da fúrcula ou supraclavicular.	
Vídeo 1-32 Imagens obtidas no plano supraesternal: aorta (porções ascendente e descendente da aorta e o arco aórtico com seus vasos supra-aórticos).	
Vídeo 1-33 Imagens obtidas no plano supraesternal: veias pulmonares e artéria pulmonar direita. AE: átrio esquerdo; VP: veia pulmonar; APD: artéria pulmonar direita; Ao: aorta ascendente.	
Vídeo 2-1 Ecocardiograma transtorácico, plano abdômen superior, eixo curto da veia cava inferior (VCI) e aorta (Ao), demonstrando *situs* atrial *solitus* com VCI à direita (mesmo lado do fígado) e Ao à esquerda e próxima da coluna vertebral.	
Vídeo 2-2 Ecocardiograma transtorácico, plano abdômen superior, eixo curto da VCI e Ao, demonstrando *situs* atrial *inversus* com imagem "em espelho" (VCI à esquerda e Ao à direita).	
Vídeo 2-3 Ecocardiograma transtorácico imagem 2D, plano abdômen superior em eixo longo e com Doppler colorido, demonstrando isomerismo esquerdo: observe a ausência do segmento hepático da veia cava inferior com drenagem pela hemiázigos (Hz). A Hz (fluxo em cor azul) está próxima à coluna do paciente. O vaso arterial (fluxo em cor vermelha), que é a aorta, posiciona-se anteriormente à Hz. Em um coração normal, o segmento hepático da VCI seria identificado.	

Vídeo	QR Code
Vídeo 2-4 Ecocardiograma transtorácico imagem 3D, plano abdômen superior em eixo curto e com Doppler colorido, demonstrando *situs* atrial *ambigus* tipo direito ou isomerismo direito. Observe que a veia cava inferior (azul) e a aorta (fluxo em cor vermelha) estão à direita da coluna do paciente, sendo a Ao o vaso mais próximo da coluna vertebral (= vaso posterior).	
Vídeo 2-5 Ecocardiograma transtorácico, plano apical 4C. Observe que o AE e o AD se conectam aos seus respectivos ventrículos (VE e VD) pelas valvas mitral e tricúspide, caracterizando a conexão AV concordante. Observe que o ventrículo localizado à direita apresenta a banda moderadora e contém a valva tricúspide (implantação mais apical que a mitral). O ventrículo que está posicionado à esquerda contém a valva mitral, é mais alongado e menos trabeculado.	
Vídeo 2-6 Ecocardiograma transtorácico, plano apical 4C em um caso de transposição congenitamente corrigida das grandes artérias. Observe que o AE se conecta ao ventrículo morfologicamente direito que está à esquerda e o AD ao ventrículo morfologicamente esquerdo que está à direita. Observe que o ventrículo localizado à esquerda apresenta a banda moderadora e contém a valva tricúspide (implantação mais apical que a mitral). Trata-se de conexão AV discordante (= inversão ventricular).	
Vídeo 2-7 Ecocardiograma 2D, plano eixo curto dos ventrículos, demonstrando que o ventrículo anterior é o direito (mais trabeculado) e o esquerdo está posterior (contém a valva mitral).	
Vídeo 2-8 Plano paraesternal eixo longo do ventrículo esquerdo (VE) em um coração normal, demonstrando que as conexões atrioventricular e ventriculoarterial são concordantes à E. Observe que o átrio esquerdo (AE) conecta-se ao VE e que o VE se conecta a aorta (Ao). E: esquerda.	
Vídeo 2-9 Plano paraesternal eixo longo do ventrículo direito (VD) em um coração normal. As conexões atrioventricular e ventriculoarterial são concordantes à D: AD conecta-se ao VD e o VD está conectado à artéria pulmonar (AP). D: direita.	
Vídeo 2-10 Observe o plano eixo curto das grandes artérias em um coração normal, demonstrando que a artéria Ao está posterior e à direita da AP.	

Vídeo	QR Code
Vídeo 3-1 Ecocardiograma transtorácico 2D plano eixo curto dos ventrículos, demonstrando inicialmente a imagem o eixo curto dos ventrículos (análise qualitativa da contratilidade global e segmentar). Na sequência, a linha do modo-M é posicionada entre os músculos do ventrículo (VE) com a obtenção da imagem modo unidimensional (modo-M). Nessa imagem, os diâmetros máximo e mínimo de cada ventrículo podem ser mensurados para cálculos de frações de ejeção e encurtamento do VE (análise quantitativa da sua contratilidade global).	
Vídeo 3-2 Ecocardiograma transtorácico 2D no plano 4 câmaras (4C), possibilitando a análise qualitativa da contratilidade global e segmentar do ventrículo esquerdo (VE). Com a obtenção desses *clips*, os volumes telediástolico e telessistólico do VE podem ser mensurados para cálculo da fração de ejeção do VE 2D pelo método Simpson 4C.	
Vídeo 3-3 Ecocardiograma transtorácico 2D no plano 2 câmaras, possibilitando a análise qualitativa da contratilidade global e segmentar do ventrículo esquerdo (VE). Com a obtenção desses *clips*, os volumes telediástolico e telessistólico do VE podem ser mensurados para cálculo da fração de ejeção do VE 2D pelo método Simpson 2C.	
Vídeo 3-4 Ecocardiograma transtorácico 3D/4D plano 4C, demonstrando o cálculo da FE pelo método 4D. Na imagem observe que são obtidas as curvas de volumes diastólico (ED ou EDV) e sistólico final (ES ou EDS), possibilitando estimar a fração (FE) do VE em 54% (normal: > 50%).	
Vídeo 3-5 Ecocardiograma transtorácico, plano apical 4C, demonstrando como obter as ondas do Doppler tecidual na parede lateral do VE. A amostra do Doppler tecidual (< 5 mm) deve ser posicionada na parede lateral do VE ao nível da valva mitral (o mais paralelo possível), utilizando uma escala de 10-30 cm/s para mensurar as velocidades máximas das ondas e' (início da diástole), a' (final da diástole) e s' (sístole).	
Vídeo 3-6 Ecocardiograma transtorácico, plano apical 4C, demonstrando como mensurar a excursão sistólica máxima da valva tricúspide (TAPSE). Observe que o cursor do modo-M foi posicionado o mais paralelamente possível à parede do VD ao nível da valva tricúspide.	
Vídeo 4-1 Ecocardiograma transtorácico, plano abdômen superior, eixo longo da veia cava inferior (VCI), demonstrando como mensurar os diâmetros máximo e mínimo da VCI.	

MENU DE VÍDEOS

Vídeo	QR Code
Vídeo 4-2 Ecocardiograma transtorácico, plano abdômen superior, eixo longo da aorta abdominal (Ao). Início e final do vídeo: Doppler arterial normal na artéria mesentérica com fluxo sistólico de maior amplitude e diastólico de baixa amplitude. Esse aspecto é o mesmo do Doppler normal nas artérias aorta abdominal e tronco celíaco. Imagem bidimensional e Doppler colorido: observe sua pulsatilidade adequada e origem das artérias mesentérica (M) e celíaca (TC). Ao: aorta abdominal; MS: mesentérica superior; TC: tronco celíaco.	
Vídeo 4-3 Ecocardiograma 2D com Doppler colorido, plano subcostal: observe que é possível identificar a presença de derrame pericárdico.	
Vídeo 4-4 Análise qualitativa da contratilidade do VE no plano paraesternal eixo longo num coração normal (possibilita avaliar de modo qualitativo que a função sistólica é normal).	
Vídeo 4-5 Observe a contratilidade preservada do VE no plano eixo curto dos ventrículos com análise qualitativa da função sistólica pelo método 2D e quantitativa pelo modo-M. A linha do modo-M é posicionada entre os músculos para obter imagens unidimensionais do VE na diástole e sístole, possibilitando medir os seus diâmetros máximo e mínimo e possibilitando o cálculo da fração de ejeção e encurtamento.	
Vídeo 4-6 Derrame pericárdico volumoso nos planos 4C e eixo curto dos ventrículos. Observe o movimento pendular do coração (*swinging heart*) e os sinais de restrição de enchimento atrial e ventricular devido ao grande derrame pericárdico (movimento invertido ou colapso das paredes do átrio e ventrículo direitos).	
Vídeo 4-7 Plano apical 4C demonstrando como obter TAPSE (excursão sistólica máxima da valva tricúspide), utilizando o modo-M (unidimensional) posicionado entre a VT e a parede livre do VD.	
Vídeo 4-8 Análise qualitativa da contratilidade preservada (normal) do VE no plano apical 4C.	

MENU DE VÍDEOS

Vídeo	QR Code
Vídeo 4-9 Análise qualitativa da contratilidade global do VE no plano apical 4C, demonstrando a diferença na contratilidade do VE nas condições: função contrátil do VE preservada e disfunção (moderada e grave). Observe o aumento das dimensões do VE na disfunção moderada e grave (avaliação qualitativa).	
Vídeo 4-10 Disfunção sistólica do ventrículo direito (VD) em um caso de hipertensão arterial pulmonar (HAP) associada à cardiopatia congênita (atresia pulmonar com CIV e grandes colaterais sistêmico-pulmonares) operada tardiamente. Observe o VD aumentado e com contratilidade global reduzida (análise qualitativa). O septo interventricular com movimentação para o VE indica que a pressão do VD é suprassistêmica (= HAP importante).	
Vídeo 5-1 Ecocardiograma fetal em um caso de *ectopia cordis* toracoabdominal. Observe a imagem do coração fora do tórax.	
Vídeo 5-2 Ecocardiograma transtorácico imagem 2D, plano abdômen superior em eixo curto da VCI e Ao, demonstrando *situs inversus*: observe a imagem em "espelho". Fígado e VCI à esquerda e Ao à direita.	
Vídeo 5-3 Ecocardiograma transtorácico imagem 2D, plano abdômen superior em eixo longo e com Doppler colorido, demonstrando isomerismo esquerdo: observe a ausência do segmento hepático da veia cava inferior (topografia hepática, fluxo em azul que fica interrompido). Então, a drenagem da VCI se faz pela hemiázigos: vaso venoso com fluxo em cor azul posicionado anteriormente à aorta, que é vaso arterial (fluxo em cor vermelha). Em um coração normal, o segmento hepático da VCI seria identificado. VCI: veia cava inferior.	
Vídeo 5-4 Ecocardiograma transtorácico imagem 3D, plano abdômen superior em eixo curto e com Doppler colorido, demonstrando isomerismo direito: observe que a veia cava inferior (azul) e a aorta (fluxo em cor vermelha) estão à direita da coluna do paciente, sendo a Ao o vaso posterior.	
Vídeo 5-5 Dextrocardia: observe a ponta do coração (*apex*) para a direita no plano subcostal ou subxifoide.	

MENU DE VÍDEOS

Vídeo	QR Code
Vídeo 6-1 Ecocardiograma transtorácico, no plano de 4 câmaras: observamos a sobrecarga das câmaras direitas, a comunicação interatrial com *shunt* direcionado do átrio direito para o esquerdo. Analise a câmara coletora posteriormente ao AE, local da drenagem anômala das veias pulmonares.	
Vídeo 6-2 Ecocardiograma transtorácico, plano paraesternal eixo longo do VE: observamos o fluxo em mosaico de cores no AE por estenose no local de anastomose cirúrgica da veia coletora em um caso de pós-operatório de correção de drenagem anômala total das veias pulmonares.	
Vídeo 6-3 Ecocardiograma fetal: observamos a câmara coletora posteriormente ao AE num caso de CIV com drenagem anômala total das veias pulmonares de forma supracardíaca.	
Vídeo 7-1 No plano subcostal, visualizamos uma ampla comunicação interatrial localizada na porção média do septo (ao nível do forame oval). Nos planos paraesternal do ventrículo esquerdo, transversal e apical 4 câmaras, observamos a sobrecarga volumétrica do ventrículo direito.	
Vídeo 7-2 No plano subcostal, identificamos a comunicação interatrial localizada na porção alta do septo próximo a desembocadura da veia cava superior. O Doppler colorido mostra o *shunt* AE-AD. O plano apical 4 câmaras identifica a importante sobrecarga volumétrica do ventrículo direito.	
Vídeo 7-3 No plano subcostal, identificamos, à esquerda, a comunicação interatrial localizada na porção alta do septo próximo a desembocadura da veia cava superior. À direita, com o Doppler colorido, mostra o *shunt* AE/AD.	
Vídeo 7-4 No plano apical 4 câmaras, observamos o seio coronário bastante dilatado e, ao Doppler colorido, o *shunt* esquerda direita pela comunicação nesta localização. A porção do septo interatrial ao nível do forame oval está íntegra.	
Vídeo 7-5 O plano subcostal mostra uma hiperecogenicidade ao nível do septo interatrial pela presença da prótese da comunicação interatrial, e, ao Doppler colorido, não há *shunt* atrial residual. O plano longitudinal do ventrículo esquerdo e o apical 4 câmaras confirmam a presença da prótese.	

MENU DE VÍDEOS

Vídeo	QR Code
Vídeo 8-1 Na posição apical 5C com Doppler colorido, visualizamos uma CIV perimembranosa com extensão para a via de saída do VE próximo à cúspide tricuspídea.	
Vídeo 8-2 No plano 4C, podemos observar uma CIV perimembranosa ampla com extensão para via de entrada e estimar o tamanho do defeito. A presença de ambas as valvas AVs no mesmo plano é uma característica que ocorre na CIV de via de entrada.	
Vídeo 8-3 No plano paraesternal eixo longo do VE com Doppler colorido, observamos uma pequena CIV perimembranosa com extensão para via de saída do VE.	
Vídeo 8-4 Grande CIV perimembranosa com extensão para via de saída, como neste exemplo de tetralogia de Fallot: podemos identificar, no plano paraesternal longo eixo do VE, a descontinuidade do septo interventricular e a parede anterior da aorta, podendo esta "cavalgar" o SIV (= *overriding* da aorta), de graus variáveis.	
Vídeo 8-5 Tetralogia de Fallot, plano paraesternal eixo curto das grandes artérias: podemos identificar CIV perimembranosa como uma descontinuidade do septo interventricular (topografia "11 horas") e o septo infundibular hipertrofiado e com desvio anterior.	
Vídeo 8-6 CIV muscular pequena: podemos identificar, no plano apical 4C com Doppler colorido, a descontinuidade do septo interventricular.	
Vídeo 8-7 No plano paraesternal longitudinal do VE, vemos uma imagem hiperecoica que representa a prótese utilizada para o fechamento hemodinâmico da CIV muscular.	
Vídeo 8-8 Ecocardiograma fetal: no plano 4C, observamos, ao Doppler colorido, uma pequena CIV muscular.	

MENU DE VÍDEOS

Vídeo	QR Code
Vídeo 9-1 Ecocardiograma transtorácico no plano apical 4C: observamos o DSAV forma transicional, com dois anéis atrioventriculares no mesmo plano, a CIA tipo *ostium primum* e a CIV de via de entrada pequena.	
Vídeo 9-2 Ecocardiograma no plano apical 4C mostra a valva AV única, a CIA *ostium primum* e a ampla CIV de via de entrada caracterizando o DSAV forma total (DSAVT).	
Vídeo 9-3 Ecocardiograma no plano apical 4C mostra a valva AV única, a CIA *ostium primum* e a ampla CIV de via de entrada caracterizando o DSAV forma total (DSAVT).	
Vídeo 9-4 Ecocardiograma no plano apical 4C mostra a valva AV única, a CIA *ostium primum* e a ampla CIV de via de entrada caracterizando o DSAV forma total (DSAVT). Há um predomínio ventricular esquerdo caracterizando a forma não balanceada.	
Vídeo 9-5 Ecocardiograma no plano 4C mostra regurgitação VE/AD.	
Vídeo 9-6 Ecocardiograma fetal no plano 4C: observamos uma ampla comunicação interventricular com extensão para via de entrada, comunicação interatrial *ostium secundum* e *ostium primum* e válvula atrioventricular única compatível com defeito atrioventricular forma total.	
Vídeo 10-1 Ecocardiograma transtorácico, demonstrando estenose pulmonar valvar. Observe a valva pulmonar com abertura em *dome* e a dilatação pós-estenótica da artéria pulmonar (tronco).	
Vídeo 10-2 Ecocardiograma transtorácico, demonstrando valva aórtica bicúspide espessada. Observe que fica claro a presença de apenas 2 cúspides durante a abertura valvar.	

Vídeo	QR Code
Vídeo 10-3 Ecocardiograma transtorácico 3D/4D com Doppler colorido. Observe o mosaico de cores no local da obstrução subaórtica causada por membrana subaórtica.	
Vídeo 10-4 Ecocardiograma transtorácico imagem plano paraesternal longo eixo em um caso de estenose subaórtica em pós-operatório de correção de defeito do septo atrioventricular total. Observe a presença de cordoalha valvar cruzando a VSVE e ocasionando a obstrução.	
Vídeo 10-5 Ecocardiograma transtorácico plano paraesternal longo eixo num caso de estenose supra-aórtica. Observe a presença de um estreitamento logo após a valva aórtica e a dilatação pós-estenótica.	
Vídeo 10-6 Ecocardiograma fetal no plano de via de saída do VD mostra fluxo turbulento ao Doppler colorido em artéria pulmonar em dois fetos (gemelares). Observe que o feto maior apresenta uma hipertrofia do VD importante.	
Vídeo 10-7 Estenose subaórtica: observe o mosaico de cores ao Doppler colorido, demonstrando a obstrução subvalvar num pós-operatório tardio de correção de defeito do septo atrioventricular forma total (DSAVT).	
Vídeo 10-8 Estenose pulmonar valvar, plano subcostal: observe o mosaico de cores ao Doppler colorido demonstrando a obstrução valvar em via de saída do VD.	
Vídeo 11-1 No plano subcostal longitudinal, observa-se o Doppler espectral da aorta abdominal com a pulsatilidade reduzida.	
Vídeo 11-2 O plano supraesternal mostra uma redução do calibre da aorta logo após a origem da artéria subclávia esquerda, com o evidente aumento do fluxo sistólico que se prolonga para diástole, achado característico de coarctação da aorta.	

Vídeo	QR Code
Vídeo 11-3 No plano paraesternal eixo curto, visualizamos a válvula aórtica bicúspide, uma associação frequente com a coarctação da aorta.	
Vídeo 11-4 O plano supraesternal transversal demonstra a aorta com a saída do tronco braquiocefálico (TBC), dirigindo-se para a esquerda, caracterizando assim o arco aórtico à direita (AAD).	
Vídeo 12-1 No plano paraesternal eixo curto, observamos, no tronco da artéria pulmonar (AP), ao Doppler colorido, o fluxo turbilhonar direcionado da esquerda/direita num caso com canal arterial pequeno. Ao Doppler, mensuramos o gradiente sistólico entre a aorta e a AP.	
Vídeo 12-2 No plano paraesternal eixo curto, observamos, no tronco da artéria pulmonar (AP), o fluxo do canal arterial bidirecional, predominando esquerda/direita.	
Vídeo 12-3 No plano paraesternal eixo curto (corte do canal), observamos a artéria pulmonar e a aorta (lado a lado) local preferencial para identificação de fluxo de canal arterial quando presente.	
Vídeo 12-4 No plano supraesternal, observamos o arco aórtico livre de obstrução e uma imagem hiperecoica na aorta, após a origem da artéria subclávia esquerda, local de implantação do *coil*, fechando o canal arterial.	
Vídeo 13-1 Tetralogia de Fallot. No início do vídeo, observe o plano paraesternal eixo longo do VE com a presença de uma comunicação interventricular (CIV) de mal alinhamento, subaórtica com aorta (Ao) dextroposta (Ao com desvio para à direita relacionando-se com o VD em < 50% e "cavalgando" a CIV). Na sequência, temos o plano paraesternal eixo curto chamando atenção, o septo infundibular (SI) com desvio anterior, a CIV tipicamente perimembranosa subaórtica, hipertrofia do ventrículo direito (VD) e a valva pulmonar (VP) espessada. Na parte final do vídeo, podemos observar a CIV de mal alinhamento subaórtica com a Ao cavalgando o septo interventricular (plano apical 5 câmaras).	

Vídeo	QR Code
Vídeo 13-2 Tetralogia de Fallot, plano paraesternal eixo longo do VE: observe a comunicação interventricular (CIV) de mal alinhamento com a aorta dextroposta cavalgando o septo interventricular em < 50%.	
Vídeo 13-3 Tetralogia de Fallot, plano paraesternal eixo curto: observe o desvio anterior do septo infundibular, a hipertrofia do VD e a comunicação tipicamente perimembranosa subaórtica.	
Vídeo 13-4 O Doppler da via de saída do VD (VSVD) registra a estenose pulmonar com obstrução infundíbulo-valvar. O Doppler contínuo demonstra a velocidade sistólica aumentada na via de saída do VD (VSVD), sendo possível identificar o componente infundibular da obstrução (coloração "mais branca" do registro do Doppler pulsado, com velocidade máxima em torno de 2 m/s) e o componente valvar (coloração "mais acinzentada" do registro do Doppler pulsado, com velocidade máxima próxima de 5 m/s). É possível estimar o gradiente sistólico máximo VD-TP pela fórmula de Bernoulli (4×[velocidade máxima expressa em m/s]^2).	
Vídeo 13-5 Ecocardiograma fetal demonstrando os planos de vias de saída do VE e do VD até o mediastino superior (plano dos 3 vasos): CIV de mal alinhamento com cavalgamento da aorta e artéria pulmonar (AP) pequena possibilitando o diagnóstico pré-natal de tetralogia de Fallot. Observe, no final do vídeo (plano dos 3 vasos), que a artéria pulmonar (vaso que bifurca) é menor que a aorta (Ao). A presença de CIV de mal alinhamento e AP < Ao devem chamar atenção para o diagnóstico pré-natal de tetralogia de Fallot.	
Vídeo 13-6 Ecocardiograma transtorácico, plano paraesternal longitudinal, demonstrando o septo infundibular hipertrofiado e com desvio anterior com a aorta e a artéria pulmonar normorrelacionadas e conectadas com o ventrículo direito num caso com dupla via de saída do VD (DVSVD) tipo tetralogia de Fallot.	
Vídeo 14-1 Plano paraesternal eixo longo das grandes artérias demonstra aorta e artéria pulmonar normorrelacionadas e a presença do septo infundibular hipertrofiado e com desvio anterior em um caso de DVSVD tipo tetralogia de Fallot.	
Vídeo 14-2 Plano apical demonstra aorta e artéria pulmonar em paralelo. Observe que a aorta está anterior e o septo infundibular desviado posteriormente para artéria pulmonar em um caso complexo de DVSVD tipo Taussig-Bing com inversão ventricular em *status* pós-operatório Fontan.	

Vídeo	QR Code
Vídeo 14-3 Plano paraesternal de eixo longo demonstra que aorta cavalga a CIV e origina-se do VE em > 50% e a artéria pulmonar origina-se do VD num caso de tetralogia de Fallot.	
Vídeo 14-4 Plano paraesternal de eixo longo demonstra as grandes artérias em paralelo e com discordância ventriculoarterial num caso de transposição das grandes artérias.	
Vídeo 14-5 Ecocardiograma transtorácico em um caso de TCCGA, demonstrando a discordância atrioventricular (inversão ventricular) e ventriculoarterial (artérias em paralelo, aorta anterior).	
Vídeo 14-6 Ecocardiograma fetal em um caso de DVSVD tipo Fallot. Observe que as grandes artérias estão relacionadas em > 50% ao VD e o septo infundibular está desviado para a artéria pulmonar (vaso que bifurca).	
Vídeo 14-7 Ecocardiograma fetal em um caso de DVSVD tipo Taussig Bing. Observe que as grandes artérias estão relacionadas em > 50% ao VD com aorta anterior.	
Vídeo 15-1 O plano paraesternal longitudinal mostra a comunicação interventricular ampla com extensão para via de saída do ventrículo esquerdo, achado característico da AP com CIV.	
Vídeo 15-2 O plano paraesternal transversal dos vasos da base mostra a imagem hiperecoica ao nível da valva pulmonar atrésica e, ao Doppler colorido, identificamos o fluxo retrógrado do canal arterial para o tronco pulmonar.	
Vídeo 15-3 No plano paraesternal longitudinal, podemos evidenciar o arco aórtico livre, sem obstruções no seu trajeto, e a presença de múltiplas colaterais aortopulmonares, bastante prevalentes na atresia pulmonar com CIV.	

Vídeo	QR Code
Vídeo 16-1 Plano paraesternal eixo longo do VE num caso de SCEH. Observe que a cavidade ventricular esquerda e sua via de saída (aorta) são hipoplásicas.	
Vídeo 16-2 Ecocardiograma transtorácico plano paraesternal eixo curto das grandes artérias demonstrando a valva aórtica hipoplásica, bicúspide e espessada num caso de SCEH com estenose aórtica.	
Vídeo 16-3 Na SCEH, o ecocardiograma transtorácico com Doppler colorido, plano 4C demonstra o átrio esquerdo pequeno e o ventrículo esquerdo muito hipoplásico com atresia da valva mitral (imagem tipo "barra branca" em topografia mitral e sem transvalvar AE-VE ao Doppler colorido mitral). Observe as cavidades direitas bastante evidentes.	
Vídeo 16-4 Ecocardiograma transtorácico, plano 4C, demonstrando o tubo extracardíaco (pós-operatório de Fontan) em imagem "circular" próxima do átrio direito em um paciente com SCEH. Observe a insuficiência da valva tricúspide (fluxo do Doppler colorido em azul) e a hipoplasia das cavidades esquerdas.	
Vídeo 16-5 Ecocardiograma transtorácico 3D/4D demonstrando o tubo extracardíaco fenestrado (pós-operatório de Fontan) com o fluxo pelo tubo em vermelho e o da fenestração em azul pelo Doppler colorido.	
Vídeo 16-6 Ecocardiografia fetal no plano 4 câmaras mostra hipodesenvolvimento do ventrículo esquerdo compatível com a SCEH.	
Vídeo 17-1 No plano subcostal, identificamos o cavalgamento do vaso truncal no septo interventricular (em *slow motion*). O tronco da artéria pulmonar está emergindo da porção proximal do vaso truncal. Ao Doppler colorido, visualizamos fluxo sistodiastólico, caracterizando insuficiência e estenose da valva truncal.	
Vídeo 17-2 O plano longitudinal do ventrículo esquerdo mostra ampla comunicação interventricular com extensão para a via de saída e a emergência do tronco pulmonar da porção proximal do vaso truncal, caracterizando o *truncus arteriosus* tipo I.	

Vídeo	QR Code
Vídeo 17-3 No plano subcostal mostra a valva truncal espessada e ampla comunicação interventricular (em *slow motion*). Ao Doppler colorido mostra a disfunção valvar.	
Vídeo 17-4 No ecocardiograma fetal, observamos o plano de via de saída, o vaso único (vaso truncal) e a presença de insuficiência valvar significativa. A valva truncal é bastante espessada. Visualizamos a origem do tronco da artéria pulmonar e os ramos da porção ascendente do vaso truncal, caracterizando TA tipo I.	
Vídeo 18-1 Atriosseptostomia percutânea em um recém-nascido com TGA e CIA restritiva. Observe no ecocardiograma (plano subcostal): o cateter-balão entra pelo átrio direito via veia cava inferior e, depois de transpassar o forame oval o balão é inflado e puxado até a abertura da comunicação interatrial (CIA). O Doppler colorido demonstra o fluxo efetivo do átrio esquerdo para o direito pelo septo interatrial, após atriosseptostomia.	
Vídeo 18-2 TGA plano de via de saída do VE (VSVE). Ecocardiograma, plano subcostal, demonstrando a VSVE: observe que o vaso arterial que se origina do VE bifurca-se e apresenta um formato triangular, sendo, portanto, a artéria pulmonar.	
Vídeo 18-3 TGA: artérias em paralelo. Ecocardiograma 2D e com Doppler colorido, plano subcostal, com as grandes artérias em paralelo. O vaso arterial que se origina do VE (ventrículo posterior) apresenta um formato triangular (artéria pulmonar), e o que se origina do VD (ventrículo anterior) apresenta uma curvatura (aorta).	
Vídeo 18-4 TGA: plano paraesternal eixo longo demonstrando: discordância ventriculoarterial e grandes artérias em paralelo. Observe que nesse plano também é possível identificar que o AE está conectado ao VE (concordância AV à esquerda).	
Vídeo 18-5 TGA: ecocardiograma fetal, sinal do bumerangue. Esse sinal é um exercício espacial em que o examinador, partindo do plano em 4 câmaras, ao passar para o plano de via saída do VD observe a curvatura convexa do vaso (aorta) que se origina de sua via de saída nos casos de TGA. A sua curvatura convexa na via saída do VD assemelha-se ao formato de um bumerangue (*boomerang sign*); esse sinal pode auxiliar no diagnóstico pré-natal de TGA, inclusive no primeiro trimestre da gestação.	

Vídeo	QR Code
Vídeo 18-6 Pós-operatório tardio (POT) de Jatene, planos paraesternal eixo longo e apical 4C, demonstrando: a artéria aorta conectada ao VE em *status* pós-operatório e a contratilidade preservada do VE (análise qualitativa).	
Vídeo 19-1 Ecocardiograma transtorácico: transposição congenitamente corrigida das grandes artérias (TCGA) com estenose pulmonar subvalvar, plano subcostal. Observe as grandes artérias em paralelo, com aorta conectada ao ventrículo direito (ventrículo trabeculado – banda moderadora) e artéria pulmonar conectada ao outro ventrículo (esquerdo). O mosaico de cores ao Doppler colorido decorre da aceleração ao fluxo sistólico pulmonar (estenose pulmonar).	
Vídeo 19-2 Planos subcostal, paraesternal eixo longo, apical em 4 câmaras e supraesternal em um caso de TCGA demonstrando: 1. as grandes artérias em paralelo (discordância ventriculoarterial: aorta origina-se do ventrículo mais trabeculado, que é o ventrículo morfologicamente direito e está localizado à esquerda, e a AP origina-se do outro ventrículo (esquerdo) – plano subcostal, 2. presença de tecido tricuspídeo em via de saída do VE (TCGA associada à comunicação interventricular com oclusão parcial por esse tecido) – plano paraesternal longo eixo e 3. tronco e artérias pulmonares com diâmetros normais e aorta anterior - plano supraesternal.	
Vídeo 19-3 Plano apical 4 câmaras demonstrando a inversão ventricular na TCGA + comunicação interventricular (CIV): observe que o ventrículo localizado à esquerda contém a valva AV mais apical, pois corresponde à tricúspide e o ventrículo contralateral (VE) contém a valva mitral caracterizando a discordância ventriculoarterial. Há presença de tecido tricúspide no septo interventricular ocluindo parcialmente a CIV.	
Vídeo 19-4 Plano supraesternal em um caso de TCGA: observe a artéria pulmonar e sua bifurcação com diâmetros normais e a aorta anterior.	
Vídeo 20-1 No plano apical de câmaras, mostra o deslocamento apical do anel tricúspide com o folheto septal aderido ao SIV. Parte significativa do VD é "atrializada", com rechaço do SIV para esquerda e observamos o contraste espontâneo da insuficiência valvar.	
Vídeo 20-2 Ecocardiograma inicialmente no plano longitudinal do VE, observando-se as válvulas mitral e tricúspide simultaneamente em razão do deslocamento dos folhetos. A seguir, no plano apical em 4 câmaras, com o mapeamento ao Doppler colorido vemos a regurgitação tricúspide grave.	

Vídeo	QR Code
Vídeo 20-3 A anomalia de Ebstein é visualizada nos planos subcostal, longitudinal de VE e apical 4 câmaras com a identificação de insuficiência tricúspide severa ao Doppler colorido.	
Vídeo 20-4 Ecocardiograma de anomalia de Ebstein grave, não visualizamos as cúspides septal e inferior em razão do deslocamento apical extremo. Identificamos o movimento paradoxal do SIV, abaulando para a esquerda, devido ao aumento das pressões do ventrículo direito.	
Vídeo 20-5 Plano 4 câmaras em feto com anomalia de Ebstein apresentando cardiomegalia por aumento da porção atrializada do ventrículo direito, movimento anormal do septo interventricular abaulando em direção ao VE na diástole, e orifício de abertura da valva tricúspide deslocado para o ápice do coração.	
Vídeo 20-6 Pós-operatório (PO) recente da anomalia de Ebstein – técnica do Cone. O plano 4 câmaras demonstra a presença de desvio do SIV para esquerda e, a nível da valva tricúspide, mostra espessamento com restrição da mobilidade. Observa-se, também, pequeno derrame pericárdico anterior (próximo ao átrio direito).	
Vídeo 21-1 Ecocardiograma transtorácico, plano paraesternal longitudinal do ventrículo esquerdo (VE), vemos a hipoplasia do ventrículo direito e a aorta conectada ao VE (atresia tricúspide Tipo I A).	
Vídeo 21-2 Ecocardiograma transtorácico, plano paraesternal de eixo curto das grandes artérias num caso de atresia tricúspide vemos o fluxo turbulento (Doppler colorido) na artéria pulmonar num caso de atresia tricúspide com estenose pulmonar (EP). Observe que a aorta está à direita e posterior da artéria pulmonar.	
Vídeo 21-3 Ecocardiograma transtorácico, no plano 4 câmaras, observe: a hipoplasia do ventrículo direito, a comunicação interventricular (CIV) muscular e a barra muscular em topografia da valva tricúspide com ausência de conexão atrioventricular direita, caracterizando a atresia tricúspide.	
Vídeo 21-4 Ecocardiograma fetal. No plano 4C do coração fetal verificamos com o auxílio do Doppler colorido a atresia da válvula tricúspide devido à ausência do fluxo do átrio direito para o ventrículo direito. Observamos efetivo *shunt* do átrio direito para o átrio esquerdo através da comunicação interatrial.	

MENU DE VÍDEOS

Vídeo	QR Code
Vídeo 22-1 Ecocardiograma transtorácico, plano subcostal, demonstrando dupla via de entrada para câmara principal tipo VE (VU). Observe que as duas valvas atrioventriculares abrem para a câmara ventricular dominante (tipo VE).	
Vídeo 22-2 Ecocardiograma transtorácico 3D/4D, plano apical 4 câmaras, demonstrando via de entrada única para câmara principal tipo VD por ausência de conexão atrioventricular (AV) esquerda. As câmaras esquerdas são extremamente hipoplásicas, sendo difícil identificá-las e que não há conexão AV esquerda.	
Vídeo 22-3 Ecocardiograma transtorácico 3D/4D, plano apical de 4 câmaras, demonstrando um caso de defeito de septo atrioventricular (DSAVT) desbalanceado com fisiologia univentricular. Observe que a via de entrada é do tipo conexão atrioventricular (AV) comum por valva AV única (valva AV comum).	
Vídeo 22-4 Ecocardiograma transtorácico, plano paraesternal de eixo longo, demonstrando um caso de conexão atrioventricular univentricular (fisiologia univentricular) com via de saída única aórtica devido à atresia pulmonar.	
Vídeo 22-5 Ecocardiograma transtorácico, plano 4 câmaras, demonstrando um caso de inversão ventricular. Observe que o ventrículo localizado à esquerda é morfologicamente direito, pois contém a valva tricúspide que é mais apical, localizada à esquerda e é mais trabeculado. O ventrículo esquerdo está à direita e contém a valva mitral (menos apical).	
Vídeo 22-6 Ecocardiograma transtorácico com Doppler colorido, plano eixo curto das grandes artérias, demonstrando bandagem da artéria pulmonar (AP). Observe a imagem ecogênica ("barra branca") da bandagem na AP, o mosaico de cores ao Doppler colorido e a velocidade aumentada (4 m/s) ao Doppler pulsado.	
Vídeo 22-7 Ecocardiograma transtorácico com Doppler colorido, plano supraesternal, demonstrando o fluxo colorido da artéria subclávia esquerda para artéria pulmonar (= operação de Blalock-Taussig). Observe que o fluxo vem da região superior para a inferior, ou seja, está direcionado da artéria subclávia esquerda para artéria pulmonar.	
Vídeo 22-8 Ecocardiograma transtorácico, plano supraesternal, demonstrando a imagem em 2D da conexão (anastomose cirúrgica) entre a veia cava superior (VCS) e a artéria pulmonar (AP) e o Doppler colorido demonstrando o fluxo em azul direcionado da VCI para AP (operação de Glenn).	

Vídeo	QR Code
Vídeo 22-9 Ecocardiograma transtorácico 3D/4D, demonstrando o fluxo no interior do tubo extracardíaco que conecta a veia cava inferior à circulação pulmonar (operação de Fontan).	
Vídeo 23-1 No plano paraesternal longitudinal do ventrículo esquerdo (VE) observam-se dilatação e déficit contrátil difuso do VE compatível com CMP dilatada. Ao Doppler colorido, identifica-se insuficiência mitral severa. No plano 4 câmaras grande aumento das cavidades esquerdas e grave disfunção ventricular avaliada pelo *Simpson*.	
Vídeo 23-2 Nos planos paraesternal longitudinal do ventrículo esquerdo (VE), eixo curto ao nível dos músculos papilares e apical 4 câmaras confirma o déficit contrátil difuso do VE compatível com CMP dilatada.	
Vídeo 23-3 No plano longitudinal do ventrículo esquerdo (VE), observa-se o septo interventricular (SIV) bastante hipertrofiado compatível com CMP hipertrófica. Ao Doppler colorido, vemos o fluxo turbilhonar na via de saída do VE. No plano transversal ao nível dos músculos papilares, a presença de severa hipertrofia principalmente do SIV com a contratilidade preservada.	
Vídeo 23-4 No plano paraesternal transversal ao nível dos músculos papilares, evidencia-se acentuada hipertrofia do ventrículo esquerdo, com predomínio no septo interventricular.	
Vídeo 23-5 Ecocardiograma transtorácico 2D com *strain* num caso de cardiomiopatia hipertrófica. Para sua realização o paciente foi monitorado com traçado eletrocardiográfico e obtivemos clipes dos ciclos cardíacos nos planos apicais de 4, 2 e 3 câmaras. Após, foram traçadas as bordas internas da cavidade ventricular esquerda. Verificam-se nesse caso: função contrátil global reduzida com *strain* longitudinal global (em SGL) de – 13,6% (normal para o equipamento utilizado: valores inferiores ou iguais a – 18%) e a imagem do *bull's eye*, demonstrando que existe alteração da contratilidade segmentar (os segmentos de menor contratilidade em cor rosa mais clara).	
Vídeo 23-6 Ecocardiograma transtorácico 3/4D, plano apical 4C, em um caso de cardiomiopatia hipertrófica. Observe a hipertrofia do septo interventricular e da parede posterior do ventrículo esquerdo.	

Vídeo	QR Code
Vídeo 23-7 No plano apical 4 câmaras, identifica-se a presença de acentuadas trabeculações miocárdicas na parede lateroapical, portanto miocárdio não compactado.	
Vídeo 23-8 No plano longitudinal do ventrículo esquerdo, vemos sobrecarga das cavidades esquerdas, e no transverso visualiza-se a ampla comunicação interventricular (CIV). No plano apical 4 câmaras, identifica-se a presença de acentuadas trabeculações miocárdicas na parede lateroapical, portanto, miocárdio não compactado associado à CIV.	
Vídeo 24-1 No plano subcostal, observa-se a presença de derrame pericárdico moderado (= aumento da espessura do líquido pericárdico). No plano 4 câmaras, confirmamos a sua localização anterior, próximo ao ventrículo direito e posterior, ao ventrículo esquerdo. O Doppler colorido mostra a presença de uma insuficiência tricúspide.	
Vídeo 24-2 No plano paraesternal longitudinal do ventrículo esquerdo, observamos um derrame pericárdico volumoso com sinais de restrição diastólica.	
Vídeo 24-3 Plano apical mostra um derrame pericárdico volumoso e imagem chamada *swinging heart*.	
Vídeo 24-4 No ecocardiograma fetal, pode-se identificar um derrame pericárdico quando a espessura ≥ 2 mm, podendo estar associada a infecções congênitas, hidropsia e arritmias fetais.	
Vídeo 24-5 Derrame pleural.	
Vídeo 25-1 Ecocardiograma transtorácico, plano 4C, em um caso de mixoma atrial. Observe a grande massa no átrio esquerdo (AE), obstruindo a via de entrada do VE. Durante a diástole, ocorre protrusão da massa para o ventrículo esquerdo (VE).	

MENU DE VÍDEOS

Vídeo	QR Code
Vídeo 25-2 Rabdomiomas: ecocardiograma transtorácico demonstrando múltiplas massas em cavidades cardíacas.	
Vídeo 25-3 Rabdomiomas: ecocardiograma fetal (plano 4C) demonstrando múltiplas massas em cavidades cardíacas.	
Vídeo 25-4 Fibroma: observe a grande massa ocupando praticamente toda a cavidade ventricular esquerda.	
Vídeo 25-5 Ecocardiograma transtorácico (plano paraesternal de eixo longo do VE e apical 4C) de um paciente com lesão valvar mitral prévia, com história de febre e não relacionada ao uso de cateter, demonstrando: imagem de vegetação* em valva mitral (VM) e insuficiência da valva ao Doppler colorido. * Observe que a imagem ecogênica é filiforme, está em topografia valvar e sua movimentação não acompanha o miocárdio e sim a cúspide anterior da VM. Essas características e história clínica auxiliam em diferenciar a imagem de outros diagnósticos, como tumores e trombos.	
Vídeo 25-6 Ecocardiograma fetal demonstrando divertículo no ventrículo esquerdo (VE): observe que o divertículo se comunica com a cavidade do VE e apresenta contratilidade assíncrona com o miocárdio ventricular.	
Vídeo 26-1 Os planos subcostal e apical 4 câmaras identificam a imagem hiper-refringente de membrana no átrio esquerdo, separando em duas porções (proximal e distal), associada a uma comunicação interatrial tipo *ostium secundum*.	
Vídeo 26-2 No plano paraesternal de eixo curto, vemos uma comunicação da aorta e a porção proximal do tronco da artéria pulmonar. O Doppler colorido mostra o *shunt* esquerda/direita (fluxo em azul), que é confirmado pelo Doppler espectral.	

Vídeo	QR Code
Vídeo 26-3 No plano apical 4 câmaras visualizamos com auxílio do Doppler colorido um fluxo turbilhonar pela presença de banda muscular anômala no ventrículo direito.	
Vídeo 27-1 O plano subcostal mostra a presença de derrame pericárdico moderado em paciente portador de nefropatia crônica.	
Vídeo 27-2 O plano paraesternal longitudinal do VE e transverso no nível dos músculos papilares mostra a presença de hipertrofia ventricular esquerda compatível com hipertensão arterial crônica.	
Vídeo 27-3 No plano longitudinal do VE, observamos a imagem de ruptura da cordoalha tendínea da valva mitral e falha de coaptação de suas cúspides, secundário a febre reumática, fase aguda.	
Vídeo 27-4 Plano apical 4 câmaras demonstra aumento das cavidades esquerdas e ao Doppler colorido a insuficiência mitral severa.	
Vídeo 27-5 Plano paraesternal transverso, no nível das valvas semilunares evidenciamos aumento da porção proximal da artéria coronária esquerda e imagem de aneurisma coronariano na artéria descendente anterior.	
Vídeo 28-1 No plano transverso mapeamos a artéria carótida comum até a sua bifurcação. Superiormente à carótida comum visualizamos a veia jugular interna. Na bifurcação carotídea é o local onde ocorre a maioria das placas ateroscleróticas.	
Vídeo 28-2 Fluxo com Doppler colorido na carótida interna característico de baixa pulsatilidade. O Doppler pulsado evidencia fluxo na diástole para diferenciar da carótida externa que apresenta fluxo de alta pulsatilidade.	

MENU DE VÍDEOS

Vídeo	QR Code
Vídeo 28-3 Medimos a espessura mediointimal no terço distal da carótida comum na parede posterior 1 cm antes da bifurcação carotídea.	
Vídeo 28-4 Imagem hiperecogênica nas paredes anterior e posterior da carótida localizadas na bifurcação carotídea. Fluxo com Doppler colorido e pulsado no local da placa, evidenciando velocidades normais ao fluxo.	
Vídeo 29-1 Planos do ecocardiograma transtorácico 2D que devemos obter para cálculo do *strain* global longitudinal (SGLS) do VE. O paciente deve ser monitorado com traçado eletrocardiográfico e obtermos os clipes dos planos apical 4, 2 e 3 câmaras. Após, basta traçarmos as bordas internas da cavidade ventricular analisada. Em alguns equipamentos o traçado é automático, quando as bordas internas do endocárdio ventricular estão bem nítidas ou pode-se solicitar a marcação de alguns pontos como ápice e bordas basais para gerar esse traçado endocárdico. Verifica-se nesse caso de cardiomiopatia hipertrófica: função contrátil global reduzida com SGL de -13,6% e contratilidade segmentar alterada (= imagem do *bull's eye* com segmentos de menor contratilidade em cor rosa mais clara).	
Vídeo 29-2 Ecocardiograma transtorácico 3D/4D demonstrando a reconstrução da imagem tridimensional da fenda (*cleft*) da valva AV esquerda do VE a partir de uma imagem do plano transverso das valvas atrioventriculares (AV) em 2D em um caso de defeito do septo AV (DSAV). Observe a acurácia e a nitidez do detalhamento da imagem obtida.	
Vídeo 29-3 Ecocardiograma transtorácico 3D/4D demonstrando o tubo extracardíaco fenestrado (pós-operatório de Fontan) em imagem "circular" com o fluxo pelo tubo em vermelho e o da fenestração em azul pelo Doppler colorido.	
Vídeo 29-4 Ecocardiograma transtorácico 3D/4D demonstrando ventrículo direito (VD) aumentado e o septo interventricular com movimento para o ventrículo esquerdo (VE), indicando pressão suprassistêmica do VD em um caso de hipertensão arterial pulmonar.	
Vídeo 29-5 Ecocardiograma transtorácico 3D/4D plano 4C demonstrando o cálculo da fração de ejeção (FE) do VE pelo método 4D. Na imagem, observe que são obtidas as curvas de volumes diastólico (ED ou EDV) e sistólico final (ES ou EDS), possibilitando estimar a FE do VE em 54% (normal: > 50%).	

MENU DE VÍDEOS

Vídeo	QR Code
Vídeo 29-6 O vídeo demonstra como obter automaticamente os nove planos da ecocardiografia fetal a partir do plano 4C do coração fetal, utilizando o método *Fetal Intelligent Navigation Echocardiography* (FINE), também denominado 5D-*heart*. O botão do aparelho de ultrassom que disponibiliza esse recurso "5-D" é acionado e são adquiridos "volumes cardíacos" (imagens em blocos de vários ciclos do coração fetal) por alguns segundos. Após a aquisição (plano 4C), o examinador deve marcar sete estruturas importantes, dentre elas a aorta, a artéria pulmonar e as câmaras cardíacas. Na sequência, automaticamente, são gerados os nove planos da ecocardiografia fetal, nesse caso em um coração fetal normal.	
Vídeo 29-7 Ecocardiografia fetal utilizando o método *Fetal Intelligent Navigation Echocardiography* (FINE), também denominado 5D-*heart*, num caso de tetralogia de Fallot (TF). Observe que é possível identificar a artéria pulmonar pequena (cor azul) no plano 3 vasos com traqueia 3VT e a comunicação interventricular (fluxo azul entre os dois ventrículos: RV, LV) nos planos 4 e 5 câmaras (*four-chamber view/five-chamber view*), possibilitando o diagnóstico de TF. 3VT: plano 3 vasos com traqueia; P: artéria pulmonar; A e Ao: aorta; S: veia cava superior.	
Vídeo 29-8 Ecocardiograma com recurso de inteligência artificial. Basta obtermos um clipe do coração no plano eixo longo do VE em 2D. Em seguida, a "inteligência artificial" identifica as fases do ciclo cardíaco: telediástole e telessístole e realiza automaticamente as medidas do VE (mm, volumes, massa) e da sua FE.	
Vídeo 29-9 Ecocardiograma com recurso de inteligência artificial. Basta obtermos um clipe do coração no plano apical 4C em 2D. Em seguida, a "inteligência artificial" identifica as fases do ciclo cardíaco e o traceja automaticamente às bordas internas do VE na telediástole e na telessístole, resultando no cálculo da FE pelo método Simpson. Vídeo gentilmente cedido pela Samsung.	
Vídeo 29-10 Ecocardiograma transesofágico (ETE) com bolhas durante a investigação de forame oval patente em um adolescente com acidente vascular cerebral isquêmico (AVCI). Nesse caso, a pesquisa para fluxo direita/esquerda (forame oval) foi negativa, pois não ocorreu passagem do contraste injetado para as câmaras esquerdas. Observe a presença do contraste apenas em câmaras direitas.	

Vídeo	QR Code
Vídeo 29-11 Vídeo demonstrando como preparar a solução salina com microbolhas utilizada para a investigação de *shunt* intracardíaco ou pulmonar. A partir da quantidade mínima de 0,05mL/kg e 0,02 mL/kg da solução com microbolhas, o ecocardiograma transtorácico e o ETE podem, respectivamente, detectar a presença do *shunt*. Em adultos e crianças maiores, em geral, utilizamos 5 a 10 mL da solução salina 0,9%. Após obter bolhas (agitação das seringas no início do vídeo), a "torneira" de três vias é aberta para a veia periférica do antebraço do paciente e injetada rapidamente. A pesquisa é positiva quando ocorre a passagem das microbolhas injetadas para as câmaras cardíacas esquerdas. Quando no átrio esquerdo em até quatro ciclos cardíacos, considera-se o *shunt* como intracardíaco (forame oval pérvio: exemplo do vídeo) e após o quinto ciclo provavelmente extracardíaco (em geral, intrapulmonar). Quando negativo, a presença das microbolhas ocorre apenas em câmaras direitas. Alta especificidade (95%), sensibilidade razoável ao ETT (50-60%) embora maior ao ETE.	
Vídeo 30-1 Ecocardiograma transtorácico, demonstrando bandagem da artéria pulmonar (AP). Observe a imagem ecogênica ("barra branca") da bandagem na AP e o mosaico de cores ao Doppler colorido.	
Vídeo 30-2 Ecocardiograma transtorácico com Doppler colorido, plano supraesternal, demonstrando o fluxo colorido da artéria subclávia direita para artéria pulmonar direita (Cirurgia de Blalock-Taussig). Observe que o fluxo vem da região superior para a inferior, ou seja, está direcionado da artéria subclávia esquerda para artéria pulmonar.	
Vídeo 30-3 Operação de Glenn, plano supraesternal: observe o Doppler colorido demonstrando o fluxo em azul direcionado da VCI para AP (anastomose cirúrgica entre a veia cava superior e a artéria pulmonar ou operação de Glenn).	
Vídeo 30-4 Operação de Glenn com sinais de obstrução: observe o Doppler colorido, demonstrando o fluxo em mosaico de cores na anastomose VCI-APD.	
Vídeo 30-5 Ecocardiograma transtorácico, plano subcostal, demonstrando o fluxo da veia cava inferior conectada cirurgicamente à circulação pulmonar por tubo extracardíaco (operação de Fontan).	

MENU DE VÍDEOS

Vídeo	QR Code
Vídeo 30-6 Ecocardiograma transtorácico, plano 4 câmaras, demonstrando o tubo extracardíaco (imagem em "círculo" no átrio direito) que conecta a veia cava inferior para circulação pulmonar (operação de Fontan).	
Vídeo 30-7 Ecocardiograma transtorácico 3D/4D, demonstrando o tubo extracardíaco que conecta a veia cava inferior para circulação pulmonar (operação de Fontan).	
Vídeo 30-8 Ecocardiograma transtorácico com Doppler colorido, demonstrando o fluxo ("em azul") do tubo que conecta o ventrículo direito (VD) à artéria pulmonar (AP) (operação de Rastelli).	
Vídeo 30-9 Ecocardiograma transtorácico com Doppler demonstrando a aorta conectada cirurgicamente ao ventrículo esquerdo (plano paraesternal eixo longo do VE) e a contratilidade global do VE preservada (plano apical 4C) em um caso de pós-operatório tardio de operação de Jatene.	
Vídeo 30-10 Ecocardiograma transtorácico em um caso de pós-operatório de transplante cardíaco, demonstrando as linhas de sutura ("linhas brancas") entre o coração transplantado (do doador) e estruturas do sistema cardiovascular do coração do paciente no nível atrial (paraesternal eixo longo) e artéria pulmonar (paraesternal eixo curto).	

Atlas de Ecocardiografia Pediátrica

Thieme Revinter

EXAME DE ECOCARDIOGRAFIA PEDIÁTRICA

Nathalie J. M. Bravo-Valenzuela ▪ Eliane Lucas
Anna Esther Araujo e Silva ▪ Carla Verona Barreto Farias

Os autores descrevem, neste capítulo, de forma prática e ilustrativa, os principais planos ecocardiográficos realizados na criança e no adolescente. Ressaltamos que existem algumas diferenças no posicionamento, em especial, na criança menor e no recém-nascido (RN). A aquisição das imagens poderá ter algumas dificuldades no caso de crianças agitadas, sendo importante um clima lúdico com a utilização de brinquedos, vídeos e músicas ou, ainda, seio materno ou alimentos que possam distrair e acalmar a criança. Alguns casos podem necessitar sedação. Antes de iniciar o exame, é importante explicar brevemente como será realizado o exame de ecocardiograma transtorácico aos pais ou cuidador(a) que irá(ão) acompanhar o paciente durante a sua realização. Quando for possível o entendimento, essa explicação também deverá ser fornecida à criança de forma clara, conforme faixa etária e desenvolvimento cognitivo, ressaltando que o exame "não dói". O profissional que irá realizar o exame deve adotar uma postura de acolhimento.

A ecocardiografia transtorácica (ETT) é realizada por meio dos planos ecocardiográficos, que são posições do transdutor localizado no tórax do paciente, que facilitam o acesso ultrassônico às estruturas cardíacas. Utilizamos principalmente os planos subcostal, apical, paraesternal e supraesternal (Fig. 1-1). Os movimentos do transdutor para obter a imagem desejada são de inclinação anterior, posterior, lateralização e rotação, no sentido horário e anti-horário, e podem ser observados nos vídeos do presente capítulo.

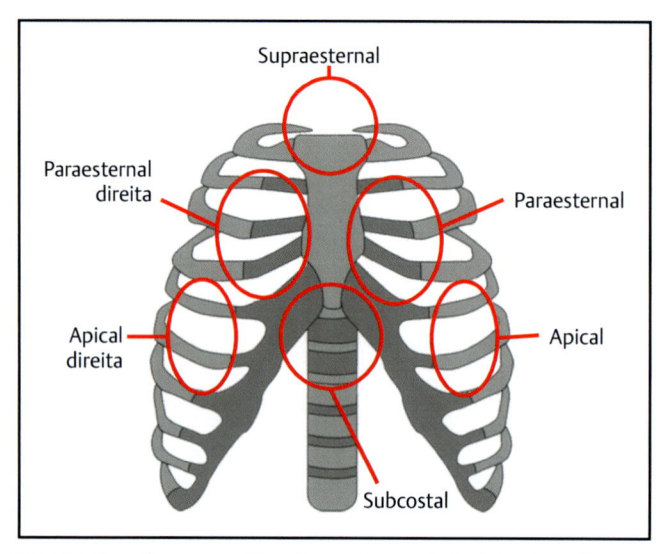

Fig. 1-1. Desenho esquemático demonstra os principais locais no tórax para obtenção dos planos ecocardiográficos ("janelas ecocardiográficas").

PLANO SUBCOSTAL

O plano subcostal é obtido com o paciente posicionado em decúbito dorsal, com os músculos abdominais relaxados e isso pode ser feito flexionando os joelhos. O transdutor é colocado no abdômen do paciente, na região subcostal, também chamada região subxifoide, ligeiramente à direita da linha média. Para melhorar a qualidade da imagem, realizamos movimentos com o transdutor, de rotação (horário e anti-horário) além de posteriorização e anteriorização. Neste plano, temos as quatro principais visualizações:

1. Plano subcostal eixo curto da veia cava inferior e aorta abdominal.
2. Plano subcostal eixo longo da veia cava inferior (eixo longo abdômen superior).
3. Plano subcostal eixo longo da aorta abdominal (eixo longo abdômen superior).
4. Plano subcostal eixo curto (bicaval, via de saída do VD e eixo curto dos ventrículos).
5. Plano subcostal eixo longo (4 câmaras e eixo longo dos ventrículos).

Plano Subcostal Eixo Curto da Veia Cava Inferior e da Aorta Abdominal

A veia cava inferior (VCI) e a aorta abdominal em eixo curto podem ser visualizadas nesse plano, com o transdutor abaixo do apêndice xifoide do paciente, perpendicular ao abdômen superior e com o *index* apontado para a esquerda do paciente, na posição de "3 horas" (▶ Vídeo 1-1). Nesse plano, a Ao abdominal é o vaso pulsátil e a VCI varia com a respiração. Em corações normais (*situs solitus*), a Ao é posicionada à esquerda posteriormente (próximo da coluna vertebral) e a VCI está anterior e à direita (Fig. 1-2; ▶ Vídeo 1-2). Assim, esse plano é importante na identificação do *situs* e suas anomalias, e alterações da pulsatilidade aórtica (baixo débito sistêmico, lesões Ao obstrutivas, como coarctação da Ao ou arterite de Takayasu). O diafragma também é identificado nesse plano e doenças, como paralisia diafragmática (pós-operatório de cirurgia cardíaca), hérnia diafragmática e derrame pleural, podem ser identificadas.

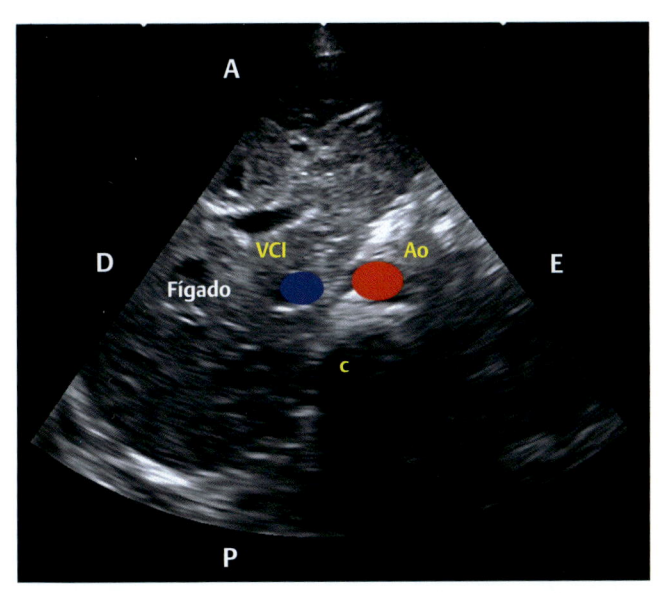

Fig. 1-2. Plano de abdômen superior: *situs* atrial e visceral *solitus* com aorta à esquerda e posterior (mesmo lado do estômago e próxima da coluna, em vermelho) e veia cava inferior (VCI) à direita (mesmo lado do fígado, em azul). A: anterior; P: posterior; C: coluna vertebral; E: lado esquerdo do paciente; D: lado direito do paciente; Ao: aorta.

Plano Eixo Longo da Veia Cava Inferior

A veia cava inferior (VCI) em longo eixo pode ser visualizada nesse plano. Partindo do plano do eixo curto da VCI e Ao, o transdutor é "rodado" no sentido anti-horário com o *index* direcionado para o queixo do paciente (posição "12 horas"), inclinado para a direita e ajustado até que o eixo longo da VCI seja visualizado (Fig. 1-3a; ▶ Vídeos 1-3 e 1-4). Isso é muito importante para avaliar o diâmetro da veia cava inferior e sua variabilidade respiratória. O diâmetro da VCI é medido no final da diástole com o modo-M em um plano perpendicular (ver Capítulo 4). Essas medidas podem ser utilizadas para estimar a pressão do átrio direito e, portanto, e o *status* do volume sistêmico.

Plano Subcostal Eixo Longo da Aorta Abdominal

O eixo longo da aorta abdominal pode ser visualizado a partir do plano subcostal. A aorta abdominal corre paralela à veia cava inferior do lado esquerdo. Partindo do eixo curto da VCI e Ao, o transdutor é "rodado" no sentido anti-horário com o *index* direcionado para o queixo do paciente (posição "12 horas"), inclinado para a esquerda e ajustado até que o eixo longo da aorta abdominal seja visualizado (Fig. 1-3b; ▶ Vídeos 1-4 e 1-5). Doppler colorido e Doppler espectral podem ser realizados.

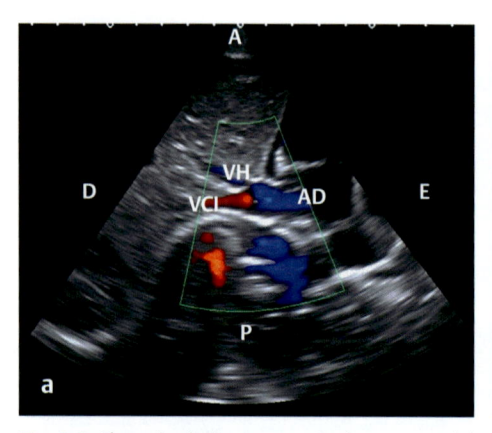

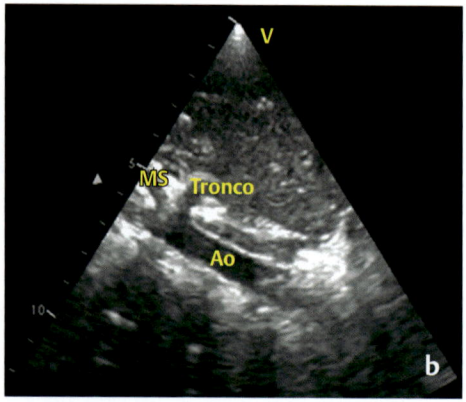

Fig. 1-3. Plano de abdômen superior longo eixo. (**a**) Veia cava inferior (VCI) em eixo longo e drenagem das veias hepáticas. (**b**) Aorta (Ao) abdominal em eixo longo com tronco celíaco e artéria mesentérica superior originando-se da sua parede anterior. A: anterior; P: posterior; E: lado esquerdo do paciente; D: lado direito do paciente; VH: veias hepáticas; tronco: tronco celíaco; MS: mesentérica.

Plano Subcostal Eixo Curto (Bicaval, Via de Saída do VD e Eixo Curto Ventrículos)

O plano subcostal eixo curto é obtido girando em 90° o transdutor à partir do plano subcostal eixo longo do abdômen superior (VCI e Ao). Posteriormente, movimentando o transdutor da região anterior para a posterior, será possível sequencialmente as imagens: bicaval (anterior e à direita), via de saída do VD e eixo curto dos ventrículos (posterior e à esquerda). Nessa movimentação do transdutor, num plano mais anterior e à direita do paciente, tanto a veia cava superior quanto a inferior são visibilizadas entrando no átrio direito, sendo chamado de "bicaval". Na posição mais posterior e à esquerda, são obtidas as imagens da via de saída do VD, o septo interventricular e a valva tricúspide, sendo possível avaliação morfofuncional das valvas tricúspide e pulmonar, de lesões obstrutivas de via de saída do VD e de comunicações interventriculares do tipo muscular.

Durante a angulação anteroposterior, o plano subcostal eixo curto dos ventrículos é obtido entre os planos bicaval e via de saída do VD, com movimentação adicional do transdutor para a esquerda. A valva mitral e os ventrículos com seus músculos papilares são avaliados nesse plano, semelhante ao plano paraesternal de eixo curto.

A Figura 1-4 ilustra sequencialmente a movimentação do transdutor para a obtenção das imagens "bicaval", "via de saída do VD" e "eixo curto dos ventrículos" no plano subcostal eixo curto (▶ Vídeos 1-7 a 1-9).

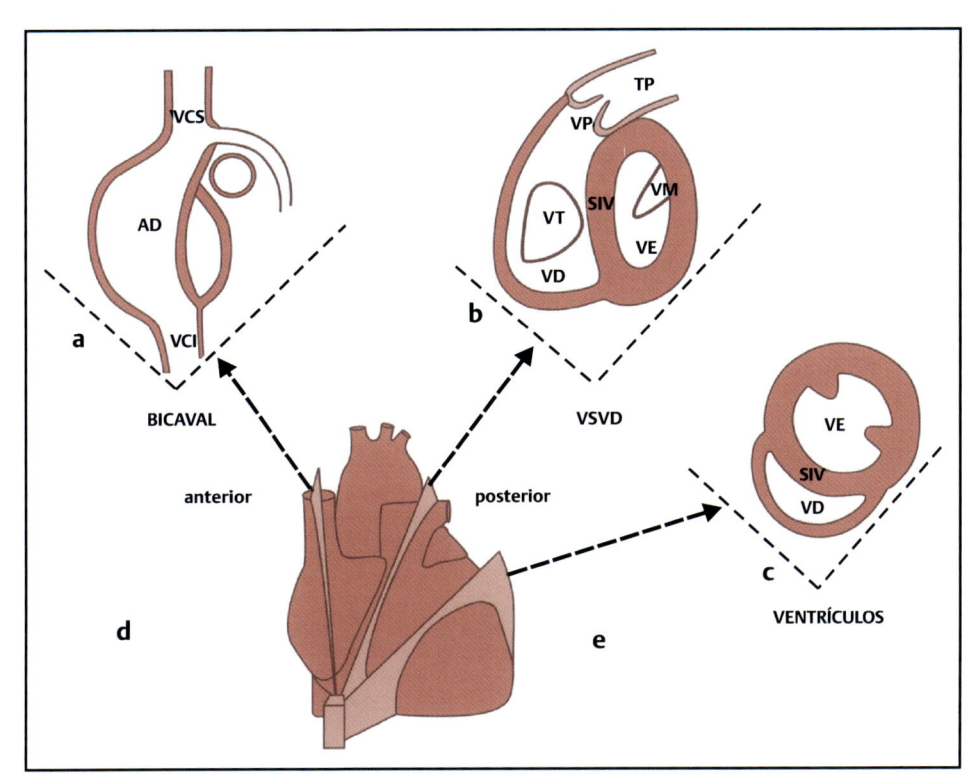

Fig. 1-4. Desenho esquemático demonstrando a posição do transdutor no plano subcostal eixo curto: (**a**) bicaval (transdutor em posição anterior e à direita); (**b**) via de saída do VD e (**c**) eixo curto dos ventrículos (transdutor em posição posterior e à esquerda). As setas vermelhas indicam a posição do *index* do transdutor para a obtenção das imagens. (**e**) Lado esquerdo do paciente; (**d**) lado direito do paciente. AD: átrio direito; VCS: veia cava superior; VCI: veia cava inferior; VT: valva tricúspide; VM: valva mitral; VP: valva pulmonar; TP: tronco da artéria pulmonar; VD: ventrículo direito; VE: ventrículo esquerdo; SIV: septo interventricular; VSVD: via de saída do VD.

Plano Subcostal Eixo Longo (4 Câmaras e Eixo Longo dos Ventrículos)

O plano subcostal eixo longo 4 câmaras e vias de saída do VE e do VD são obtidos com o transdutor na região subxifoide, inclinando-o da região caudal para a cranial do paciente (do ápice para a base do coração) (▶ Vídeo 1-10). O plano subcostal 4 câmaras demonstra os átrios e os ventrículos direito e esquerdo. É o plano preferencial para avaliar o septo interatrial, pois o feixe de ultrassom é perpendicular ao septo (▶ Vídeo 1-11). O pericárdio pode ser avaliado, assim como a função biventricular. Ainda nessa posição, com uma discreta movimentação posterior do transdutor, quando em posição habitual, o seio coronário é visto drenando para o átrio direito (AD), semelhante ao plano apical 4 câmaras.

Com uma angulação mais cranial do transdutor (base do coração) é possível obter o VE com sua via de saída subvalvar, valvar e aorta ascendente (▶ Vídeo 1-12). Também podem ser avaliados nesse plano: o septo interventricular (membranoso, subaórtico e muscular trabecular) e a junção da veia cava superior com o AD. Numa angulação cranial mais distal, é possível obter o eixo longo do VD e avaliar o VD, o AD, a via de saída do VD (região subvalvar, valvar e o tronco da AP), possibilitando a avaliação de lesões obstrutivas

Quadro 1-1. Plano Subcostal – Estruturas Cardíacas Avaliadas

- Veia cava inferior e superior
- Veias hepáticas
- Aorta abdominal
- Átrios direito e esquerdo
- Septo interatrial
- Septo interventricular
- Seio coronário
- Valvas mitral, tricúspide, aórtica e pulmonar
- Veias pulmonares
- Ventrículos esquerdo e direito

da via de saída do VD, como na tetralogia de Fallot, contratilidade do AD (análise qualitativa) e lesões da valva tricúspide.

O [▶] Vídeo 1-10 demonstra a movimentação do transdutor da região caudal para a cranial para a obtenção das imagens 4 câmaras e eixo longo dos ventrículos no plano subcostal eixo longo.

As estruturas avaliadas no plano subcostal estão descritas no Quadro 1-1.

PLANO PARAESTERNAL

O plano paraesternal pode ser obtido com o paciente em decúbito dorsal ou em decúbito lateral esquerdo. Inicialmente, em geral, obtemos o plano paraesternal eixo longo do VE com o transdutor posicionado na borda esternal esquerda média do paciente e com o *index* direcionado para o seu ombro direito (Fig. 1-5a e [▶] Vídeo 1-13). Nesse plano, é possível avaliar as vias de saída e entrada do VE e sua contratilidade e mensurar as dimensões das cavidades esquerdas e da aorta (raiz, junção sinotubular e porção ascendente) (Fig. 1-6a; [▶] Vídeos 1-14 e 1-15). Os óstios das artérias coronárias e a continuidade mitroaórtica também podem ser avaliadas. Com discreta movimentação anterior do transdutor, podemos obter o eixo longo do VD e analisar suas vias de entrada e saída (valvas tricúspide e pulmonar) (Fig. 1-6b, c; [▶] Vídeos 1-13 e 1-16).

O mapeamento com Doppler colorido permite avaliar se existe integridade do septo interventricular, disfunções valvares e obstruções da via de saídas ventriculares.

Para obter o plano paraesternal eixo curto, "rodamos" o transdutor no sentido horário com o *index* apontando para o ombro esquerdo do paciente ([▶] Vídeos 1-17 e 1-18). A visão eixo curto das grandes artérias consiste em valva aórtica (posicionada no centro da imagem), via de saída do VD (região infundibulovalvar do VD e artéria pulmonar), valva tricúspide e átrios (Fig. 1-7a e [▶] Vídeo 1-19). Movimentando o transdutor no sentido craniocaudal também é possível obtermos o eixo curto dos ventrículos ao nível dos músculos papilares e da valva mitral para a análise da contratilidade ventricular, do septo interventricular muscular e da valva mitral (Figs. 1-5b e 1-7b, c; [▶] Vídeos 1-17, 1-18, 1-20 e 1-21). O mapeamento em cores é importante para pesquisa de comunicação interventricular muscular e disfunção valvar mitral (Fig. 1-7).

O plano do "canal arterial" ou "ductal" é obtido posicionando-se o transdutor infraclavicular à esquerda com o *index* às "12 horas" (plano paraesternal alto), permitindo pesquisar se o canal arterial (*ductus arteriosus*) está pérvio ou não e, quando presente, mensura seu diâmetro ([▶] Vídeo 1-22). Nessa avaliação, o Doppler colorido é muito útil possibilitando a detecção de canais pequenos, além da direção do *shunt* (Fig. 1-8 e [▶] Vídeo 1-23).

O Quadro 1-2 descreve as estruturas avaliadas no plano paraesternal.

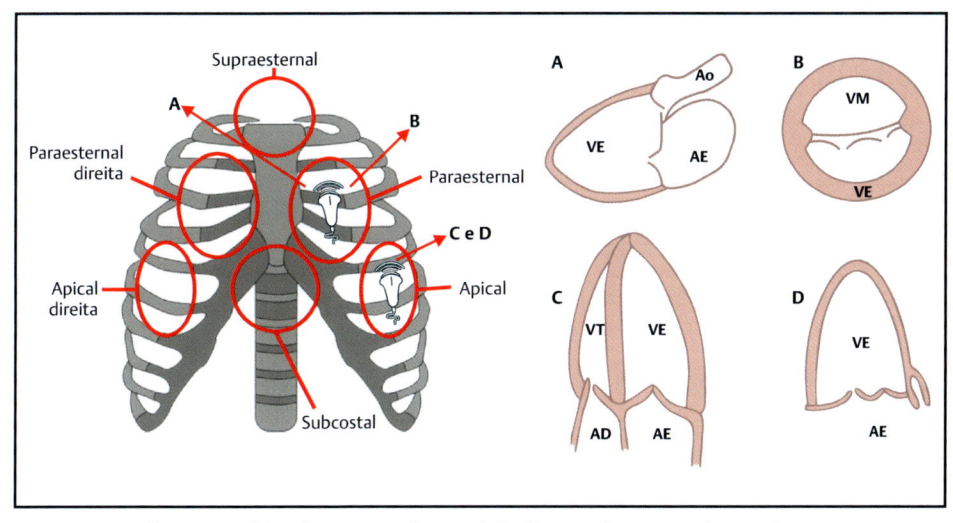

Fig. 1-5. Desenho esquemático demonstrando a posição do transdutor para obter as imagens ecocardiográficas nos planos: paraesternal longo eixo do VE (**a**), paraesternal eixo curto nível da valva mitral (**b**), apical 4 câmaras (**c**) e apical 2 câmaras (**d**). As setas vermelhas indicam a direção que deve estar posicionado o *index do* transdutor. AD: átrio direito; AE: átrio esquerdo; VD: ventrículo direito; VE: ventrículo esquerdo; Ao: aorta; VM: valva mitral.

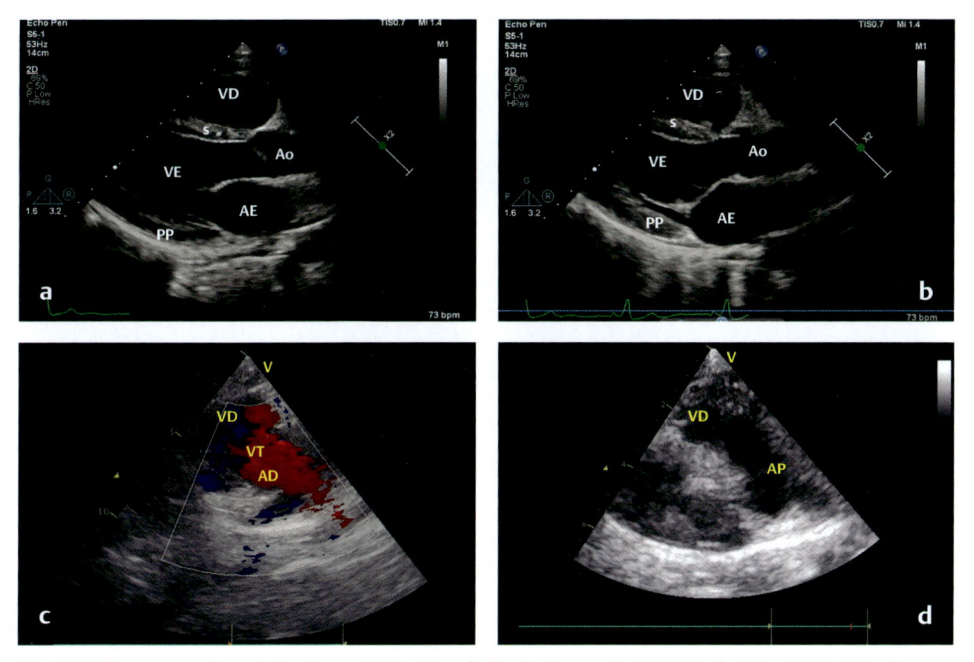

Fig. 1-6. Plano paraesternal eixo longo (2D e Doppler): eixo longo do VE diástole (**a**) e sístole (**b**); eixo longo do VD com sua via de entrada (**c**) e eixo longo do VD com sua via de saída (**d**). AD: átrio direito; AE: átrio esquerdo; VD: ventrículo direito; VE: ventrículo esquerdo; Ao: aorta; M: valva mitral; AP: artéria pulmonar; VT: valva tricúspide; VP: valva pulmonar; AP: artéria pulmonar; SIV: septo interventricular.

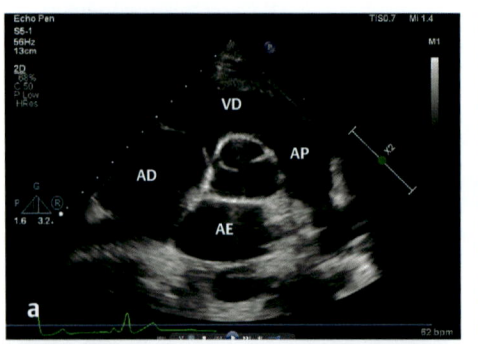

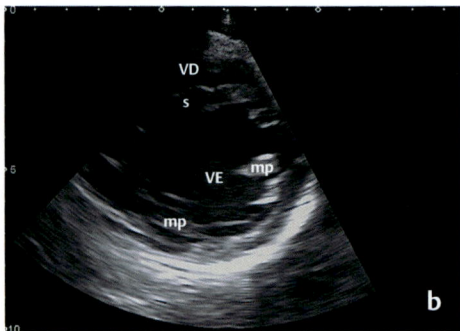

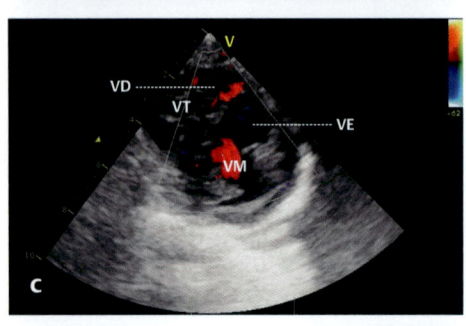

Fig. 1-7. Plano paraesternal eixo curto com Doppler colorido: grandes artérias (**a**), eixo curto dos ventrículos ao nível dos músculos papilares (**b**) e da valva mitral (**c**). AD: átrio direito; AE: átrio esquerdo; VD: ventrículo direito; Ao: aorta; AP: artéria pulmonar; VT; valva tricúspide; VP: valva pulmonar; VE: ventrículo esquerdo; S: septo interventricular; mp: músculo papilar; VM: valva mitral.

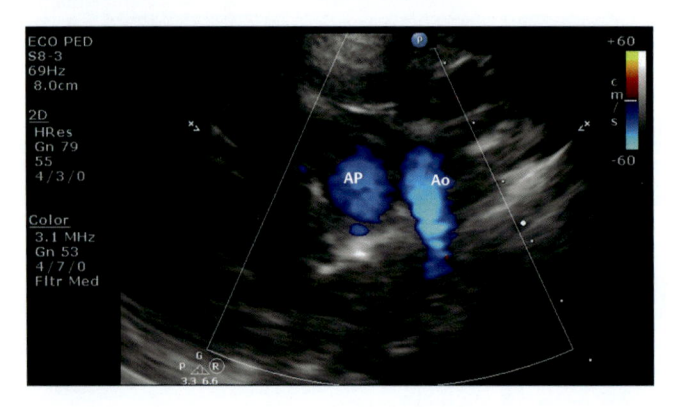

Fig. 1-8. Plano paraesternal alto (plano do "canal arterial") com Doppler colorido. Ao: aorta; AP: artéria pulmonar.

Quadro 1-2. Plano Paraesternal – Estruturas Cardíacas Avaliadas

- Veias cavas
- Átrios e ventrículos
- Septos interatrial e interventricular
- Seio coronário
- Veias pulmonares
- Valvas mitral, tricúspide, aorta e pulmonar
- Músculos papilares
- Tronco e artérias pulmonares
- Artérias coronárias
- Pericárdio

PLANO APICAL

O plano apical (4 e 5 câmaras e longo eixo: 2 e 3 câmaras) é obtido posicionando-se o transdutor no tórax do paciente na região onde o *ictus* do VE pode ser palpado e com o *index* voltado para a axila esquerda do paciente. Quando possível, objetivando melhor qualidade da imagem a ser obtida em crianças maiores ou adolescentes, o semidecúbito lateral esquerdo com o membro superior esquerdo elevado é a posição ideal na maioria dos exames (▶ Vídeo 1-24).

Em geral, iniciamos pelo plano apical 4 câmaras (visão posterior) e movimentamos, em direção posterior, o transdutor (posição equivalente às 2 ou 3 horas num relógio) (Fig. 1-5c e ▶ Vídeo 1-25), sendo possível avaliar: o átrio direito detalhando a entrada da veia cava inferior no AD e o seio coronário (Fig. 1-9a e ▶ Vídeo 1-26), o AE com veias pulmonares e a aorta torácica descendente próxima a esse átrio, o septo interventricular e os ventrículos com seus respectivos músculos papilares e de suas vias de entrada (valvas mitral e tricúspide) (Fig. 1-9b e ▶ Vídeo 1-27). Nessa avaliação, o Doppler colorido deve ser cuidadosamente utilizado na "busca" de comunicações interventriculares particularmente no septo muscular apical (Fig. 1-9c e ▶ Vídeo 1-28). Entretanto, não é indicado para a avaliação do septo interatrial, pois, devido à posição paralela do feixe do ultrassom, pode gerar uma falsa comunicação. Os recursos de Doppler pulsado e colorido são importantes na avaliação da função das valvas AVs e de obstruções ao fluxo, como membrana supravalvar mitral ou banda anômala do VD.

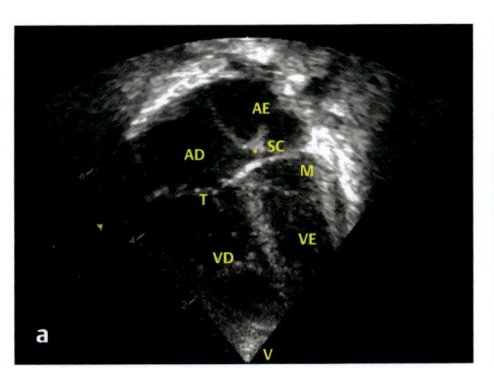

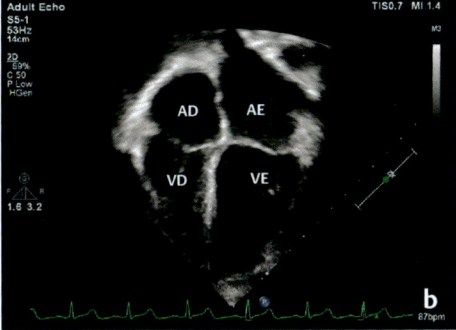

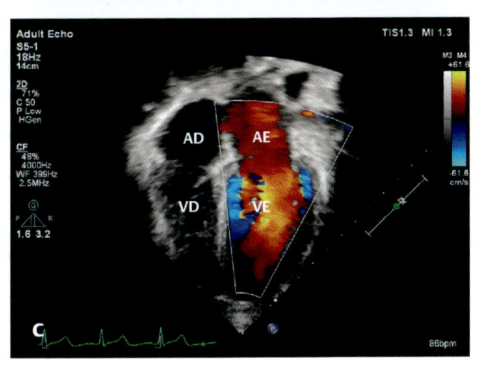

Fig. 1-9. Plano apical: (**a**) seio coronário, (**b**) 4 câmaras e (**c**) 4 câmaras com Doppler colorido. AD: átrio direito; AE: átrio esquerdo; VD: ventrículo direito; VE: ventrículo esquerdo; SC: seio coronário; M: valva mitral; T: valva tricúspide.

Para obtermos o plano apical 5 câmaras (visão anterior), partindo do apical 4 câmaras, basta uma inclinação anterior do transdutor, sendo possível a análise detalhada da via de saída do ventrículo esquerdo, incluindo a aorta ascendente (▶ Vídeo 1-28 e Fig. 1-10). O Doppler (pulsado e colorido) é útil no plano apical 5 câmaras para a adequada avaliação de obstrução ao fluxo de via de saída do VE e função das valvas AV e aórtica (▶ Vídeo 1-29).

Para obtermos o plano apical eixo longo "3 câmaras", partindo do apical 4 câmaras, basta "rodarmos" o transdutor no sentido anti-horário cerca de 60° (posição equivalente às 10 horas de um relógio) (Figs. 1-11a e 1-12a) ou ainda optarmos pela rotação horária até a posição equivalente às 4 horas de um relógio. Imagens via de saída do VE desde a região subvalvar até a aorta ascendente são obtidas nesse plano, assim como a análise qualitativa da contratilidade do VE e a adequada avaliação dos fluxos de via de saída do VE pelo Doppler colorido e pulsado.

O plano apical eixo longo "2 câmaras" é importante para quantificar o tamanho do AE (volume) e a função sistólica ventricular esquerda (global e segmentar). A contratilidade global do VE pode ser avaliada qualitativamente e quantitativamente pela mensuração dos seus volumes na telessístole e telediástole para cálculo da fração de ejeção pelo método Simpson (conforme detalhado no Capítulo 3) (▶ Vídeo 1-30). Esse plano pode ser obtido, partindo do apical 4 câmaras, pela rotação do transdutor no sentido anti-horário, em aproximadamente 60° (posição equivalente às 12-13 h do relógio) (Figs. 1-5c, 1-11b e 1-12b). Importante: a parede anterior do VE no plano "2 câmaras" estará posicionada à direita da imagem na tela do aparelho de ecocardiografia e a sua parede inferior estará à esquerda.

O Quadro 1-3 descreve as estruturas avaliadas no plano apical.

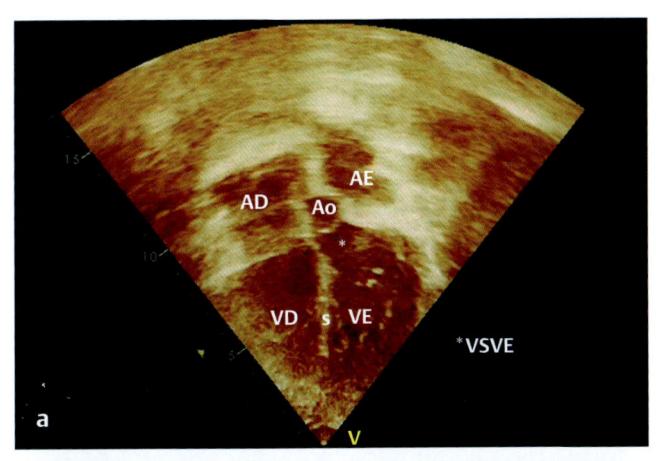

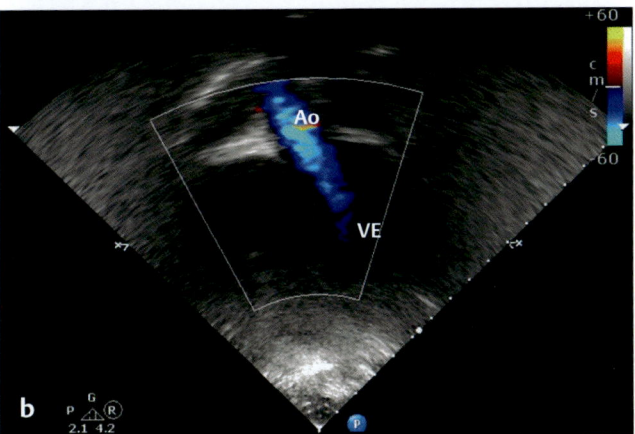

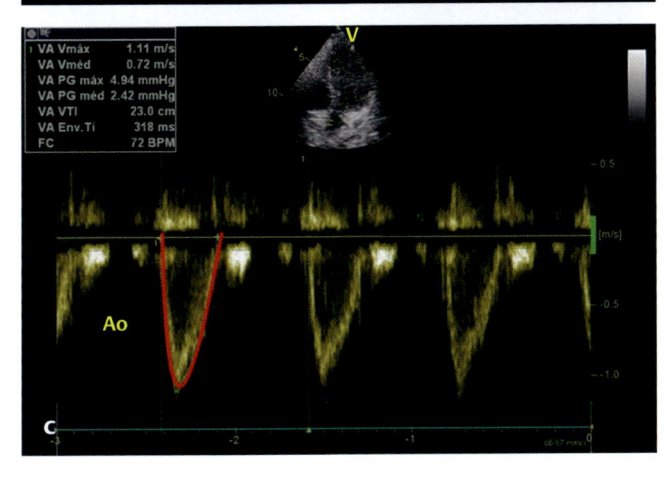

Fig. 1-10. Plano apical 5 câmaras demonstrando: (**a**) imagem em 2D e (**b**) com Doppler colorido. (**c**) Tracejando o fluxo obtido pelo Doppler do fluxo de via de saída do VE (VSVE) é possível obtermos a velocidade de tempo integral (VTI). A VTI da VSVE associada à área da VSVE (mensurada no plano paraesternal eixo longo do VE) e a frequência cardíaca possibilita o cálculo do débito cardíaco do VE pela fórmula: [VTI × área da VSVE em cm] × FC (ver detalhamento no Capítulo 3). AD: átrio direito; AE: átrio esquerdo; VD: ventrículo direito; VE: ventrículo esquerdo; s: septo interventricular; Ao: aorta.

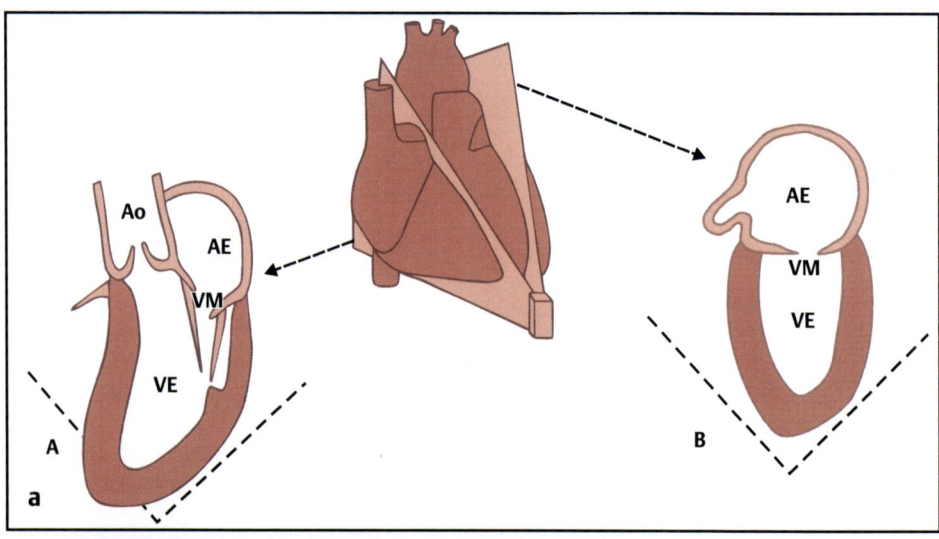

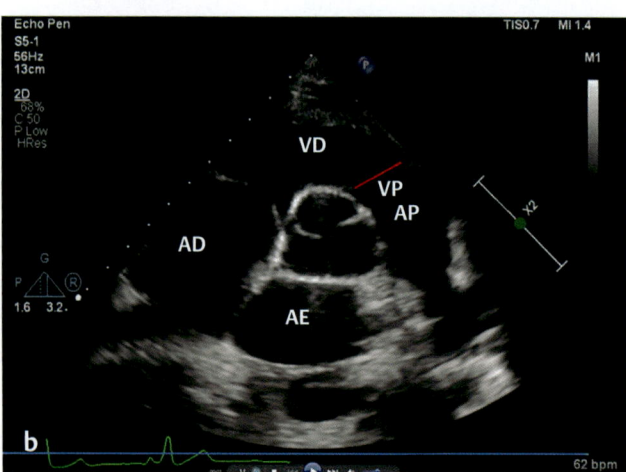

Fig. 1-11. Desenho esquemático demonstrando o plano apical: 3 (**a**) e 2 (**b**) câmaras.
AE: átrio esquerdo;
VE: ventrículo esquerdo;
Ao: aorta; VM: valva mitral.

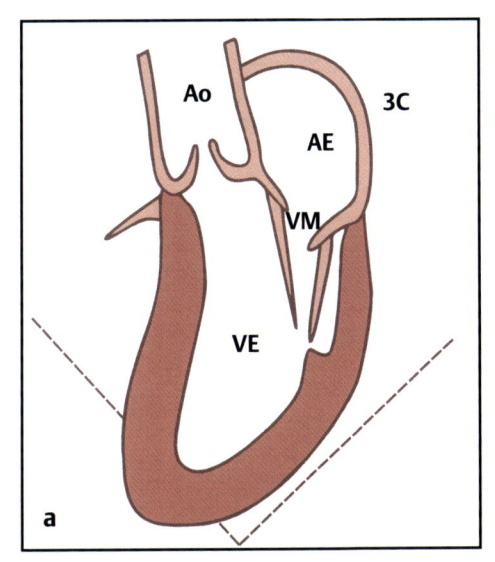

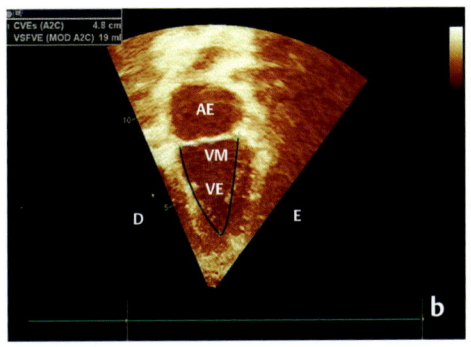

Fig. 1-12. Desenho esquemático demonstrando o plano apical 3 câmaras (**a**). Ecocardiograma transtorácico demonstrando o plano apical 2 câmaras (**b**). AE: átrio esquerdo; VE: ventrículo esquerdo; Ao: aorta; D: lado direito da imagem; E: lado esquerdo da imagem; VM: valva mitral.

Quadro 1-3. Plano Apical – Estruturas Cardíacas Avaliadas

- Veias: cava inferior, pulmonares
- Átrios
- Ventrículos e suas vias de saída
- Seio coronário
- Valvas mitral, tricúspide, aórtica e pulmonar
- Septo interventricular
- Músculos papilares
- Aorta ascendente
- Tronco e artérias pulmonares
- Pericárdio

PLANO SUPRAESTERNAL

O paciente deve ser posicionado em decúbito dorsal com uma leve angulação do pescoço, com o auxílio de travesseiro colocado nas costas na altura dos ombros. O transdutor pode ser colocado nas regiões da fúrcula ou supraclavicular (direita e esquerda) (▶ Vídeo 1-31).

Inicialmente fazendo o eixo sagital com o *index* às "12 horas", apontando posteriormente, obtemos a visão da aorta ascendente, ramos supra-aórticos e descendente (Fig. 1-13a e ▶ Vídeo 1-32). Em uma varredura, pode-se ver a aorta descendente e a sua localização no mediastino, ajudando assim a determinar a lateralidade do arco aórtico. A lateralidade aórtica está sendo abordada no Capítulo 11.

No eixo curto, com *index* do transdutor inicialmente em posição às "3 horas", identificamos a veia inominada esquerda dirigindo-se para a veia cava superior direita e abaixo também demonstra a artéria pulmonar direita (▶ Vídeo 1-31). Em indivíduos menores, as veias pulmonares direitas e esquerdas são bem visualizadas e conectadas no átrio esquerdo ("imagem do caranguejo") (Fig. 1-13b e ▶ Vídeo 1-33).

O mapeamento em cores é importante para definição do diâmetro, direção do fluxo e pesquisa de obstrução vascular. A veia inominada esquerda deve ser examinada por mapeamento de fluxo de cores para excluir a presença de uma veia superior esquerda.

O Quadro 1-4 descreve as estruturas avaliadas no plano supraesternal.

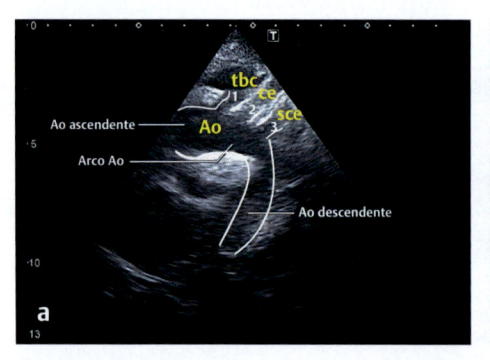

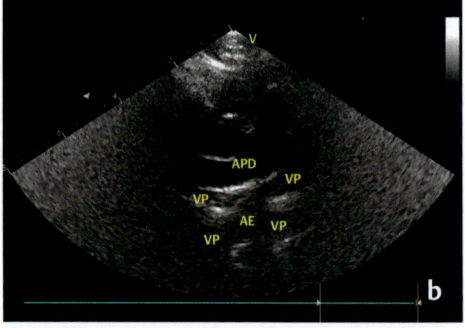

Fig. 1-13. Ecocardiograma transtorácico demonstrando o plano supraesternal: (**a**) aorta torácica (ascendente, arco e descendente) e eixo curto (**b**) com artéria pulmonar direita, átrio esquerdo e as veias pulmonares. Ao: aorta; tbc: tronco braquiocefálico (1); ce: artéria carótida esquerda (2); asce: artéria subclávia esquerda (3); APD: artéria pulmonar direita; VCS: veia cava superior; AE: átrio esquerdo; VP; veia pulmonar.

Quadro 1-4. Plano Supraesternal – Estruturas Cardíacas Avaliadas

- Veia cava superior
- Átrio esquerdo
- Veias pulmonares
- Aorta descendente
- Tronco e artérias pulmonares
- Arco aórtico
- Tronco braquiocefálico porção proximal
- Veia inominada

LEITURAS SUGERIDAS

Anderson RH, Shirali G. Sequential segmental analysis. Ann Pediatr Cardiol 2009;2(1):24-35.

Lai WW, Geva T, Shirali GS, Frommelt PC, Humes RA, Brook MM, et al. Task Force of the Pediatric Council of the American Society of Echocardiography; Pediatric Council of the American Society of Echocardiography. Guidelines and standards for performance of a pediatric echocardiogram: a report from the Task Force of the Pediatric Council of the American Society of Echocardiography. J Am Soc Echocardiogr 2006;19(12):1413-30.

Lopez L, Colan SD, Frommelt PC, Ensing GJ, Kendall K, Younoszai AK, et al. Recommendations for quantification methods during the performance of a pediatric echocardiogram: a report from the Pediatric Measurements Writing Group of the American Society of Echocardiography Pediatric and Congenital Heart Disease Council. J Am Soc Echocardiogr 2010 May;23(5):465-95; quiz 576-7.

Morhy SS, Barberato SH, Lianza AC, Soares AM, Leal GN, Rivera IR, et al. Posicionamento sobre indicações da ecocardiografia em cardiologia fetal, pediátrica e cardiopatias congênitas do adulto – 2020. Arq Bras Cardiol 2020 Nov;115(5):987-1005.

Silva CES, Souza CDF, Tasca R, Weitzel LH, Moisés VA, Ferreira LDC, et al. Normatização dos equipamentos e técnicas de exame para realização de exames ecocardiográficos. Arq Bras Cardiol 2004;82(S 2):1-10.

ANÁLISE SEGMENTAR SEQUENCIAL NAS CARDIOPATIAS CONGÊNITAS

Nathalie J. M. Bravo-Valenzuela

A análise sequencial segmentar (átrios, junção atrioventricular, massa ventricular e junção ventriculoarterial) permite o entendimento e a descrição detalhada das cardiopatias congênitas.

SITUS ATRIAL, MORFOLOGIA ATRIAL
Situs (▶ Vídeo 2-1)
Quais os tipos de *situs* atrial?

- *Situs solitus:* arranjo habitual em que o átrio com características morfológicas de átrio esquerdo se localiza à esquerda e o átrio morfologicamente direito localiza-se à direita (Fig. 2-1a e ▶ Vídeo 2-1).
- *Situs inversus:* arranjo "em espelho" em que o átrio morfologicamente direito se localiza à esquerda e o átrio morfologicamente esquerdo, à direita (Fig. 2-1 e ▶ Vídeo 2-2).
- *Isomerismo atrial esquerdo* (*situs ambigus tipo esquerdo*): dois átrios com morfologia de átrio esquerdo. Nesses casos, em geral, existe ausência do segmento intra-hepático da veia cava inferior (VCI) com drenagem pela veia ázigos (Az) ou hemiázigos (Haz). É frequente a associação com poliesplenia e cardiopatias congênitas como DSAV e CIA. A Figura 2-1c e o ▶ Vídeo 2-3 demonstram como identificar o *situs ambigus* E (isomerismo atrial E) no plano (eixo curto e longo) do abdômen superior.
- *Isomerismo atrial direito* (*situs ambigus tipo direito*): dois átrios com morfologia de átrio direito, sendo mais raro que o isomerismo esquerdo. Asplenia e cardiopatias cianogênicas estão frequentemente associadas ao isomerismo D. Define-se conexão ou drenagem venosa pulmonar anômala quando uma ou mais veias pulmonares se conectam em local que não seja o átrio morfologicamente esquerdo. Consequentemente, a conexão anômala de veias pulmonares ocorre por definição naqueles corações com dois átrios morfologicamente direitos (isomerismo D). A Figura 2-1d e ▶ Vídeo 2-4 exemplificam como identificar o *situs ambigus* D (isomerismo D) no ecocardiograma. No isomerismo atrial ou *situs ambigus* existe simetria bilateral dos átrios que, em geral, é acompanhada da simetria dos brônquios e um arranjo anormal de órgãos abdominais. São exemplos clássicos de heterotaxia visceral: 1. síndrome da poliesplenia (isomerismo E): átrios com morfologia de átrio esquerdo, pulmões bilobulados, fígado centralizado e poliesplenia e 2. síndrome de Ivemark (isomerismo D): átrios com morfologia de átrio direito, pulmões trilobulados, fígado centralizado e asplenia.

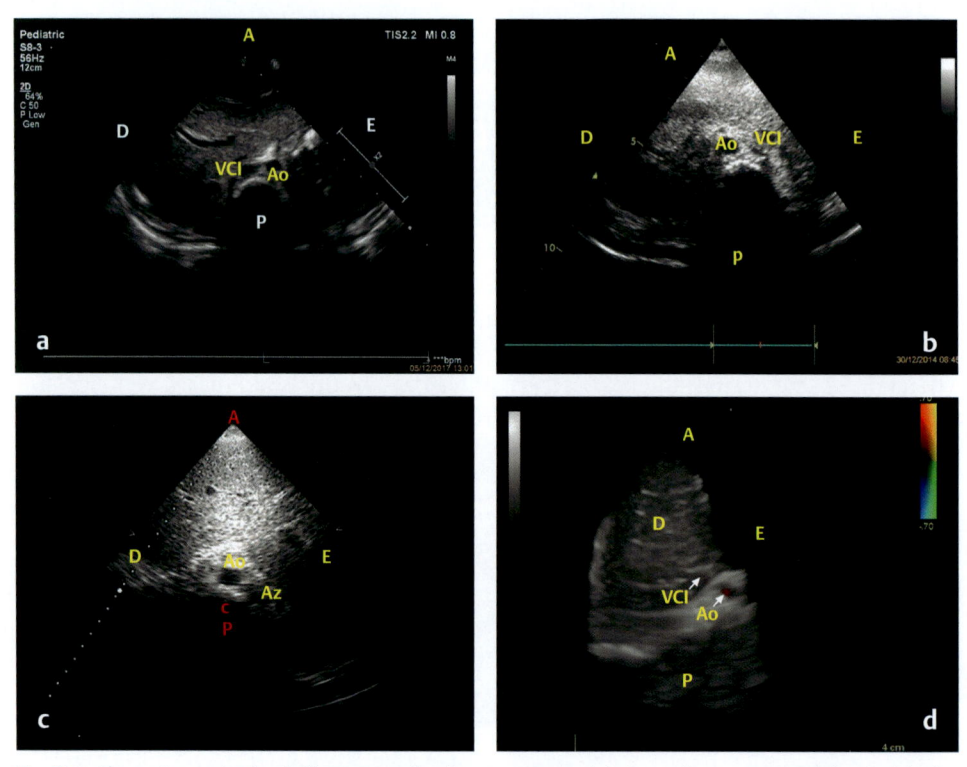

Fig. 2-1. Plano eixo curto do abdômen superior demonstrando: (**a**) *situs solitus* – a aorta abdominal (Ao) é o vaso posterior (próximo da coluna do lado paciente) e à esquerda e a veia cava inferior está à direita; (**b**) *situs inversus* – a aorta abdominal (vaso posterior) está localizada à direita e a veia cava inferior (VCI) está à esquerda da coluna do paciente; (**c**) isomerismo esquerdo – em geral os dois vasos estão situados à esquerda do paciente e o vaso venoso (veia ázigos ou hemiázigos) é o vaso posterior (próximo à coluna do paciente); (**d**) isomerismo direito em imagem 3D – os dois vasos (Ao e VCI) estão à direita e a aorta abdominal é o vaso posterior (imagem tridimensional). Az: veia ázigos; D: direita; E: esquerda; A: anterior; P: posterior; c: coluna do paciente.

Morfologia Atrial

- *Átrio esquerdo:* apêndice com base estreita ("dedo de luva") e em arranjo habitual que contém as veias pulmonares (Fig. 2-2).
- *Átrio direito:* apêndice com bases mais largas e em arranjo habitual que contém as veias cavas.

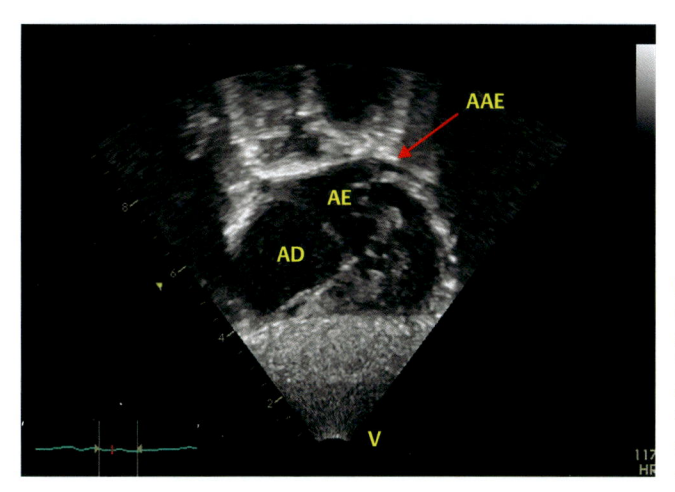

Fig. 2-2. Ecocardiograma transtorácico, plano subcostal, demonstrando o apêndice atrial "morfologicamente esquerdo" com base estreita (seta vermelha). AAE: apêndice atrial esquerdo; AE: átrio esquerdo; AD: átrio direito.

Como Definir o Situs Atrial pela Ecocardiografia?

PONTOS IMPORTANTES

- Identificar a morfologia atrial pelas características dos apêndices atriais
- Nos casos de isomerismo atrial, a presença do seio coronário afasta o diagnóstico de isomerismo D. Os planos paraesternal longo eixo e 4 câmaras permitem identificar o seio coronário. A ausência do segmento intra-hepático da VCI associa-se ao isomerismo atrial E
- Identificar os vasos: venoso (VCI ou Az ou Haz) e arterial (aorta abdominal) no plano (eixo curto e longo) do abdômen superior

POSIÇÃO DO CORAÇÃO NO TÓRAX

Habitualmente, o coração localiza-se à esquerda no tórax, com sua ponta (*apex*) para a esquerda (levocardia, *levoapex*) (Fig. 2-3). Entretanto, o coração pode posicionar-se no hemitórax direito com *apex* para a direita (dextrocardia), na linha mediana do tórax (mesocardia) ou mais raramente fora do tórax (*ectopia cordis*) (Fig. 2-4).

Em algumas situações extracardíacas (hipoplasia pulmonar D, hérnia diafragmática ou pneumotórax E), o coração pode estar deslocado para a direita: dextroposição.

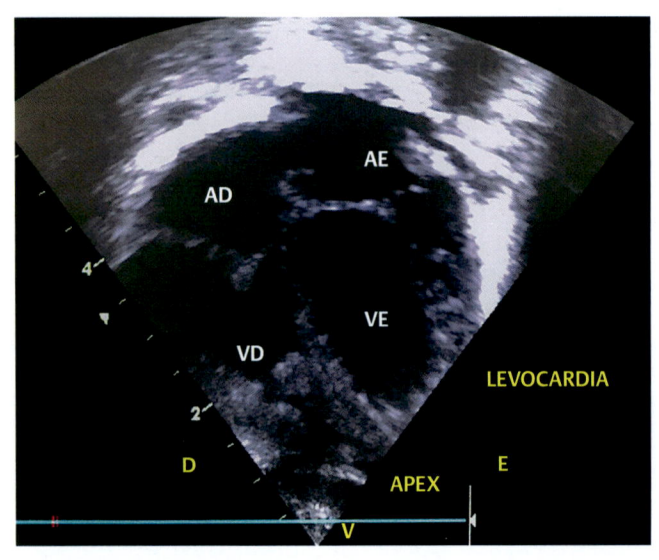

Fig. 2-3. Plano subcostal demonstrando *apex* do coração para a esquerda (levocardia). AE: átrio esquerdo; AD: átrio direito; VE: ventrículo esquerdo; VD: ventrículo direito; D: lado direito; E: lado esquerdo do paciente.

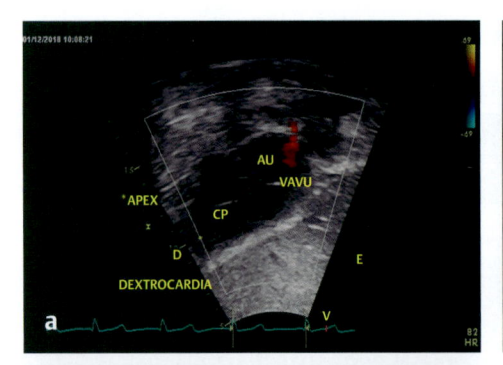

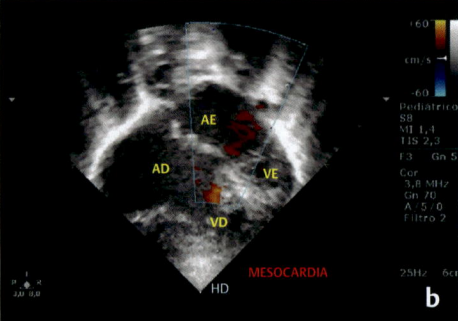

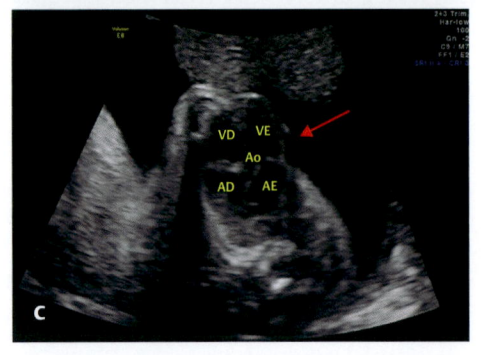

Fig. 2-4. Ecocardiograma transtorácico (plano subcostal) demonstrando: (**a**) dextrocardia (*apex* cardíaco para a D do paciente) e (**b**) mesocardia (coração posicionado na linha mediana do tórax). (**c**) Ecocardiograma fetal demonstrando o coração fora do tórax: *ectopia cordis* (seta vermelha). AD: átrio direito; AE: átrio esquerdo; VE: ventrículo esquerdo; VD: ventrículo direito; D: direita; E: esquerda; Ao: aorta; AU: átrio único; VAVU: valva atrioventricular única; CP: câmara principal.

Como Identificar a Posição Cardíaca pela Ecocardiografia?

PONTOS IMPORTANTES

- Definir a posição do coração refere-se a identificar sua posição em relação ao hemitórax D ou E. Mais raramente, a massa cardíaca pode estar fora do tórax (*ectopia cordis*)
- No plano subcostal, é possível definir a posição do coração e seu ápice (*apex*)

CONEXÕES VENOSAS
Sistêmica
- *Concordante:* veias cavas superior (VCS) e inferior (VCI) estão conectadas ao AD.
- *Anômala:*
  - Veia cava superior esquerda persistente é a anomalia do retorno venoso sistêmico mais comum, em que a veia cava superior (VCS) esquerda geralmente coexiste com a VCS direita e, em geral, drena para o seio coronário (Fig. 2-5), ou, mais raramente, para o AE.
  - Veia cava inferior (VCI) drena para o AE (muito raro).
  - Ausência do segmento intra-hepático da VCI – associa-se ao isomerismo atrial E, as veias hepáticas drenam, em geral, diretamente, no AD e o restante do retorno venoso da parte inferior do corpo se faz para VCS via ázigos ou pela hemiázigos via veia braquiocefálica.

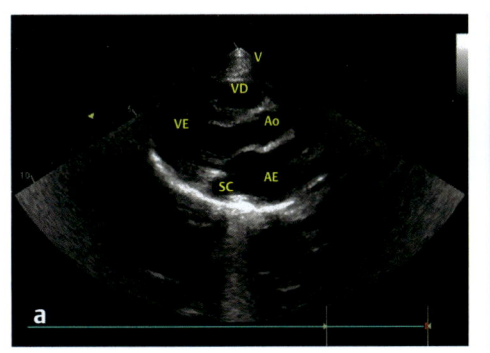

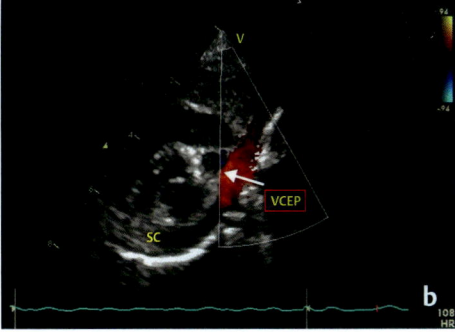

Fig. 2-5. Ecocardiograma transtorácico. (**a**) Plano paraesternal longitudinal demonstrando o seio coronário dilatado por drenagem da veia cava esquerda persistente (VCEP) e (**b**) supraesternal com mapeamento de fluxo em cores demonstrando a VCEP (seta). AE: átrio esquerdo; VE: ventrículo esquerdo; SC: seio coronário; VD: ventrículo direito; Ao: aorta.

Pulmonar
- *Concordante:* quando as quatro veias pulmonares estão conectadas ao átrio morfologicamente esquerdo (Fig. 2-6).
- *Pulmonar anômala:* define-se conexão ou drenagem venosa pulmonar anômala quando uma ou mais veias pulmonares conectam-se em local que não seja o átrio morfologicamente esquerdo. São classificadas em:
  - Parcial (< de 4 veias drenam no átrio morfologicamente esquerdo).
  - Total* (nenhuma das quatro veias drenam no átrio morfologicamente esquerdo).
  *** A forma total pode ser classificada em quatro tipos: supracardíaca** (em geral as veias pulmonares se unem em uma veia ou câmara coletora que drena na VCS ou na veia braquiocefálica); **cardíaca** (veias pulmonares drenam diretamente no átrio morfologicamente direito ou drenam para uma confluência que segue para o AD via VCS esquerda e SC); **infracardíaca** (veias pulmonares retornam via veia vertical para as hepáticas) ou **mista** (presença de drenagem supracardíaca e infracardíaca).

Como Identificar a Drenagem Venosa pela Ecocardiografia?

PONTOS IMPORTANTES

- O SC pode estar dilatado por retorno da VCS esquerda ou mais raramente por drenagem anômala de veias pulmonares
- A dimensão reduzida do AE e a não identificação de, ao menos, uma veia pulmonar no AE devem chamar a atenção para o diagnóstico da forma total de drenagem anômala de veias pulmonares
- Planos ecocardiográficos utilizados: supraesternal transversal (veias pulmonares-AE, avaliação da VCS), apical 4 câmaras (veias pulmonares-AE e SC), subcostal (presença da VCI ou Az/Haz, conexão VCI-AD, tamanho do AE) e paraesternal longitudinal (tamanho do AE, SC dilatado)

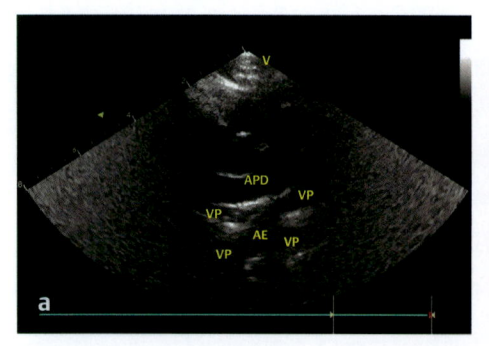

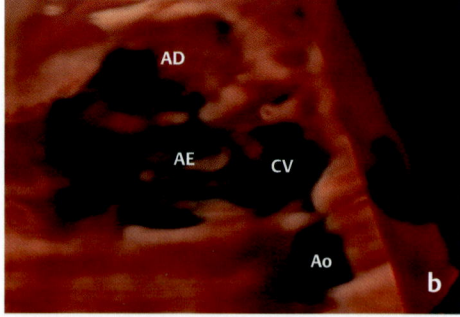

Fig. 2-6. (**a**) Ecocardiograma transtorácico 2D demonstrando plano supraesternal com imagem de retorno venoso pulmonar normal: presença de quatro veias pulmonares conectadas ao átrio esquerdo (AE) formando a chamada "imagem com formato de caranguejo". (**b**) Ecocardiograma fetal 3D/4D (plano 4 C, visão do septo interatrial e átrios) com imagem de câmara coletora posterior ao AE num feto com drenagem anômala total de veias pulmonares (forma supracardíaca). Observe a **distância aumentada entre a aorta e o AE**, sinal ecocardiográfico que deve "chamar atenção" para esse diagnóstico. VP: veia pulmonar; AD: átrio direito; APD: artéria pulmonar direita; CV: câmara venosa coletora; Ao: aorta.

CONEXÃO ATRIOVENTRICULAR (AV)
Biventricular (Fig. 2-7)

Na conexão AV biventricular, os dois ventrículos são morfologicamente normais (possuem as três porções: trabecular e as vias de entrada e de saída).

A) *Concordante:* arranjo habitual em que cada átrio é conectado ao seu respectivo ventrículo (▶ Vídeo 2-5).
B) *Discordante:* arranjo "em espelho" em que o AE se conecta ao VD e o AD conecta-se ao VE (▶ Vídeo 2-6).
C) *Ambígua E:* isomerismo E em que existem dois átrios com morfologia de AE.
D) *Ambígua D:* isomerismo D em que existem dois átrios com morfologia de AD.

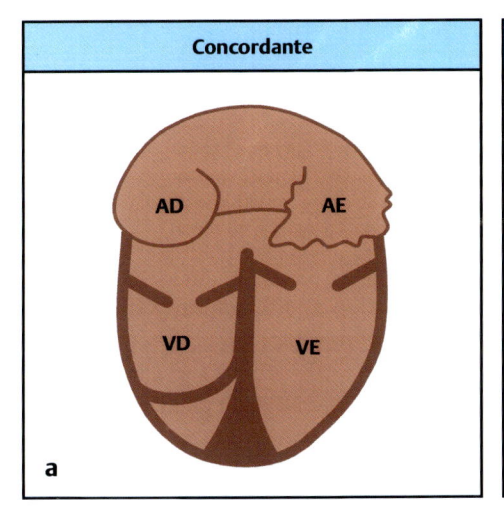

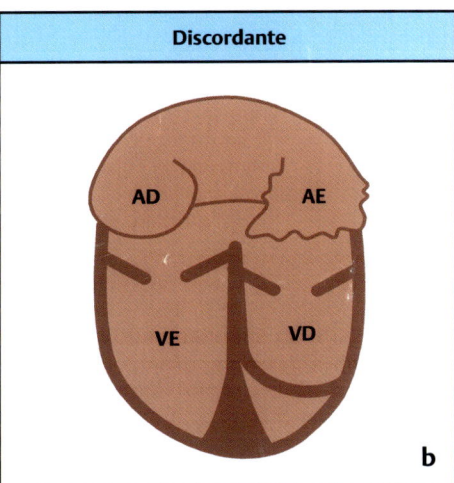

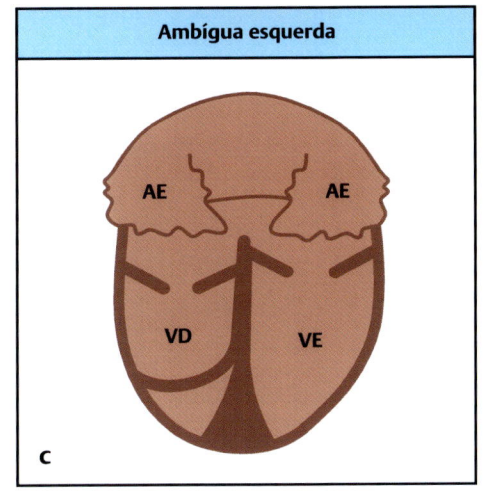

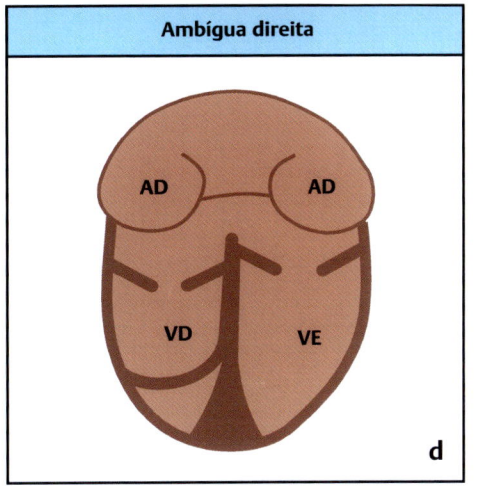

Fig. 2-7. Desenho esquemático com os tipos de conexão atrioventricular biventricular: (**a**) concordante, (**b**) discordante e (**c, d**) ambíguas tipo E e tipo D. AE: átrio esquerdo; AD: átrio direito; VE: ventrículo esquerdo; VD: ventrículo direito.

Univentricular (Fig. 2-8)

Na conexão AV univentricular, um dos ventrículos é menor e não possui uma de suas porções, sendo considerado como câmara rudimentar, e o outro ventrículo é o principal.

A) *Dupla via de entrada:* os dois átrios estão conectados à câmara principal (ventrículo dominante).
B) *Via de entrada única (ausência de conexão AV esquerda ou direita):* existe atresia da valva AV esquerda ou da direita.
C) *Via de entrada comum:* existe uma valva AV comum (VAV única).

Como Definir a Conexão AV pela Ecocardiografia?

PONTOS IMPORTANTES

- A conexão atrioventricular (AV) biventricular pode ser: concordante, discordante e ambígua tipos E ou D
- A conexão atrioventricular (AV) univentricular pode ser dos tipos: dupla via de entrada, via de entrada única (ausência de conexão AV esquerda ou direita) e via de entrada comum
- O plano 4 câmaras (subcostal e apical) permite a avaliação da conexão AV

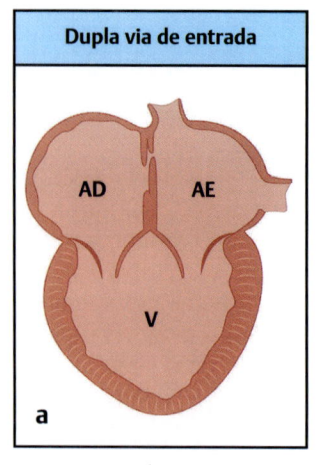

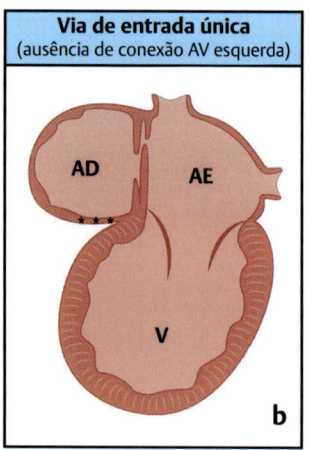

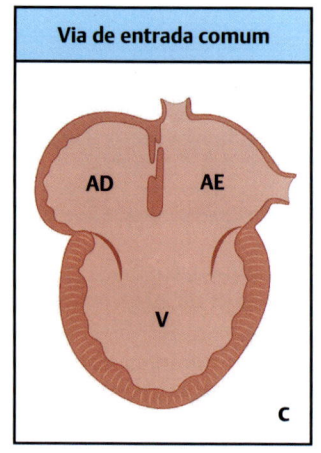

Fig. 2-8. Desenhos esquemáticos com os tipos de conexão atrioventricular univentricular: (a) dupla via de entrada, (b) via de entrada única (a figura demonstra ausência de conexão AV por atresia mitral) e (c) via de entrada comum por valva AV única ou comum. AE: átrio esquerdo; AD: átrio direito; V: ventrículo dominante (câmara principal).

MASSA VENTRICULAR (▶ VÍDEO 2-7)
Morfologia Ventricular

Em corações normais, o VD é o ventrículo anterior e o VE é o posterior. Em condições não habituais, a posição dos ventrículos pode estar invertida ("inversão ventricular") ou um ventrículo estar em posição superior e o outro inferior ("ventrículos superoinferiores") (Fig. 2-9).

Os ventrículos morfologicamente normais apresentam três porções: via de entrada, porção trabecular e via de saída. O ventrículo é hipoplásico ("câmara rudimentar") quando uma ou mais porções não estão presentes, sendo a conexão AV do tipo univentricular. Raramente existe uma única massa muscular, não sendo possível identificar suas características (morfologia indeterminada).

- *Ventrículo esquerdo:* em arranjo habitual é o ventrículo posterior, contém a valva mitral (2 cúspides) e é menos trabeculado (trabeculações finas).
- *Ventrículo direito:* em arranjo habitual é o ventrículo anterior, mais trabeculado e contém a banda moderadora (porção apical) e a valva tricúspide (3 cúspides) que apresenta localização mais apical que a valva mitral.

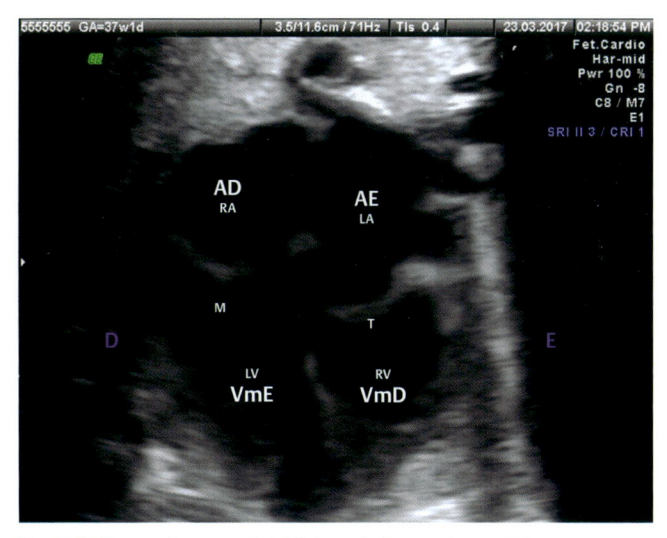

Fig. 2-9. Ecocardiograma fetal (plano 4 câmaras) com 37 semanas de gestação em um caso de transposição congenitamente corrigida, demonstrando a inversão ventricular e discordância VA. A valva tricúspide, que apresenta implantação mais apical em relação à valva mitral, acompanha o ventrículo morfologicamente direito (VmD) que está localizado à esquerda e conectado ao átrio direito. Note a presença da banda moderadora no VmD. AD/RA: átrio direito; AE/LA: átrio esquerdo; VmD/RV: ventrículo morfologicamente direito; VmE/LV: ventrículo morfologicamente esquerdo; D: lado direito; E: lado esquerdo.

Como Definir a Morfologia Ventricular pela Ecocardiografia?

PONTOS IMPORTANTES

- Em arranjo habitual, o VE é o ventrículo posterior e o VD é o ventrículo anterior
- O VD contém a valva tricúspide (topografia mais apical que a valva mitral) e a banda moderadora em sua porção apical. O VE contém a valva mitral e sua trabeculação é mais fina
- Os ventrículos morfologicamente normais apresentam três porções. Um ventrículo é hipoplásico quando uma ou mais porções não estão presentes
- São planos ecocardiográficos importantes: paraesternal (eixos longo e curto) e quatro câmaras

A Figura 2-10 exemplifica como identificar a morfologia ventricular ao ecocardiograma (plano apical 4 câmaras e paraesternal eixo curto dos ventrículos).

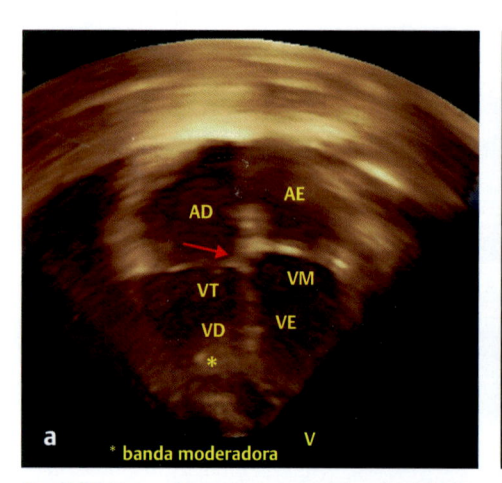

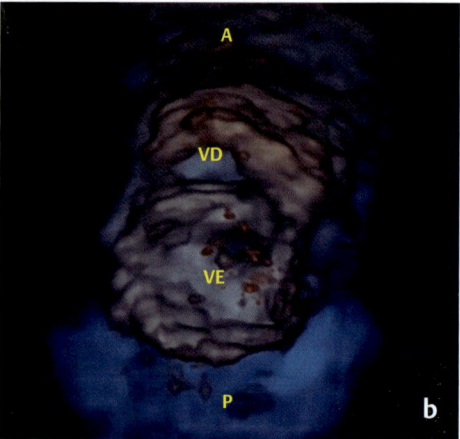

Fig. 2-10. Ecocardiograma transtorácico 3D: (**a**) plano apical 4 câmaras: o ventrículo direito contém a valva tricúspide (localização mais apical que a mitral, note a seta vermelha) e a banda moderadora; (**b**) plano parasternal eixo curto dos ventrículos: o VD é o ventrículo anterior e o esquerdo é o posterior. AE: átrio esquerdo; AD: átrio direito; VE: ventrículo esquerdo; VD: ventrículo direito; VT: valva tricúspide; VM: valva mitral; *: banda moderadora; A: anterior; P: posterior.

CONEXÃO VENTRICULOARTERIAL (VA) (▶ VÍDEOS 2-8 E 2-9)

Os tipos de conexão VA estão descritos a seguir.

- *Concordante:* arranjo habitual, em que cada artéria se conecta ao seu respectivo ventrículo (VE: aorta e VD: relação à artéria pulmonar).
- *Discordante:* as artérias conectam-se em discordância com cada ventrículo (VD: aorta e VE: relação à artéria pulmonar) (Fig. 2-11).
- *Dupla via de saída (do VE, do VD ou de ventrículo único):* as duas artérias originam-se completamente ou quase completamente (> 50%) de um ventrículo, que pode ser o VE, o VD ou ainda um ventrículo indeterminado (Fig. 2-12).
- *Via de saída única (comum por valva truncal, aórtica por atresia pulmonar ou pulmonar por atresia aórtica):* quando existe apenas uma artéria (artéria truncal), ou ainda quando não é possível identificar a valva pulmonar ou aórtica por atresia (Fig. 2-13).

Como Definir a Conexão VA pela Ecocardiografia?

PONTOS IMPORTANTES

- Identificar o tipo de conexão atrioventricular (VA). A conexão ventriculoarterial (VA) pode ser dos tipos: concordante, discordante, dupla via de saída, ou via de saída única
- Os planos paraesternal e apical 5 câmaras são importantes para essa avaliação

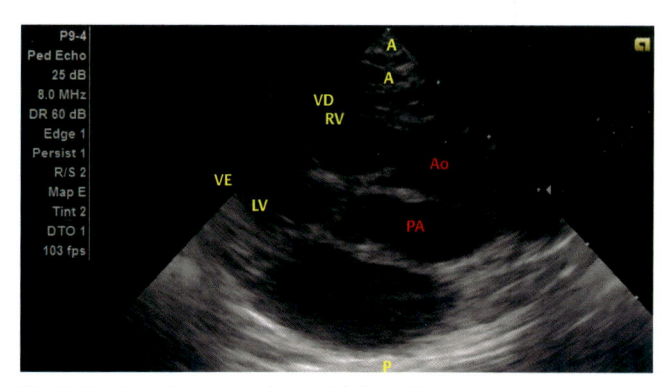

Fig. 2-11. Conexão ventriculoarterial discordante em um caso de transposição das grandes artérias (TGA). Plano paraesternal longitudinal: note as artérias em paralelo com aorta anterior originando-se do VD e a artéria pulmonar posterior com origem no VE. VD/RV: ventrículo direito; VE/LV: ventrículo esquerdo; Ao: aorta; PA: pulmonar (artéria pulmonar); A: anterior; P: posterior.

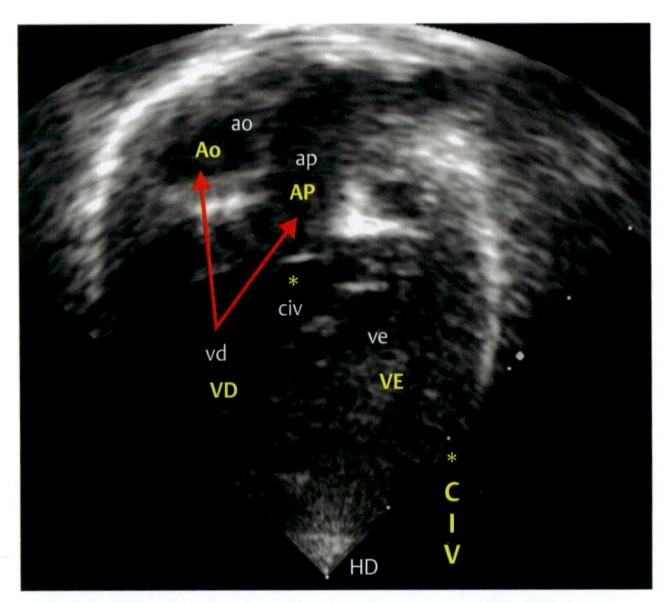

Fig. 2-12. Conexão ventriculoarterial com dupla via de saída do ventrículo com aorta anterior (dupla via de saída do ventrículo direito tipo Taussig-Bing). Plano apical: aorta (Ao) e artéria pulmonar (AP) originam-se do ventrículo direito. VE: ventrículo esquerdo; CIV: comunicação interventricular subpulmonar.

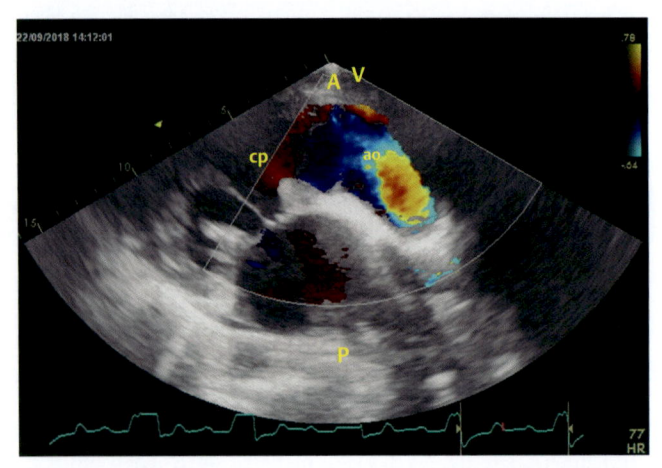

Fig. 2-13. Conexão ventriculoarterial por via de saída única aórtica em um paciente com câmara principal tipo direito, com aorta anterior e atresia pulmonar (plano paraesternal eixo longitudinal). CP: câmara principal; Ao: aorta; A: anterior; P: posterior.

VALVAS – RELAÇÃO ESPACIAL (▶ VÍDEO 2-10)
- As valvas atrioventriculares (AV) mantêm o fluxo de sangue da cavidade atrial para a ventricular e suas cordas tendíneas apresentam inserção no seu respectivo ventrículo. A valva tricúspide apresenta três cúspides e topografia mais apical em relação à mitral. O plano quatro câmaras é o mais importante para a avaliação ecocardiográfica das valvas AV.
- As valvas semilunares (aórtica e pulmonar) conectam os ventrículos às artérias e não apresentam cordas tendíneas. Em situação habitual, a valva aórtica está localizada à direita e posterior à valva pulmonar. Anormalidades na posição das valvas semilunares podem ocorrer, como: valva aórtica posicionada anterior e a D, anterior e a E, ou ainda em posição anteroposterior em relação à valva. O plano paraesternal é importante para essa avaliação.
- O *straddling* é uma condição na qual as cordas tendíneas de uma valva AV apresentam inserção no topo do septo interventricular (*straddling* tipo A) ou cruzam uma CIV com inserção no septo interventricular (SIV) ou músculo papilar do ventrículo contralateral (tipos B e C, respectivamente). O *overriding* é uma condição na qual uma valva AV ou VA abre sobre o septo interventricular com esvaziamento para ambos os ventrículos.

SEPTOS E LESÕES DE *SHUNT*
Forame Oval Pérvio, Comunicação Interatrial

O forame oval está localizado entre a porção superior do limbo e a válvula da fossa oval. Constitui uma pequena perfuração na válvula da fossa oval, comunicando os dois átrios. Está patente durante a vida fetal, com fechamento espontâneo pós-natal. Entretanto, sua patência é frequente em neonatos e lactentes, podendo persistir em 15 a 35% dos adultos jovens.

As comunicações interatriais (CIAs) são classificadas, de acordo com a localização, em quatro tipos descritos por ordem de frequência: *ostium secundum* (80% casos, geralmente, ocorrem isoladamente), *ostium primum*, seio venoso (veia cava superior ou veia cava inferior) e seio coronário. A Figura 2-14 exemplifica os tipos de CIA.

A CIA *ostium secundum* está localizada na porção central do septo interatrial (Fig. 2-15).

Como Avaliar a CIA pela Ecocardiografia?

PONTOS IMPORTANTES

- Avaliar a localização e repercussão hemodinâmica da CIA
- Quanto à localização, existem quatro tipos de CIA: *ostium secundum*, *ostium primum*, seio venoso e seio coronário
- O plano subcostal é o ideal para avaliação do septo interatrial quando favorável. O plano paraesternal eixo curto das grandes artérias também possibilita o adequado imageamento do septo interatrial

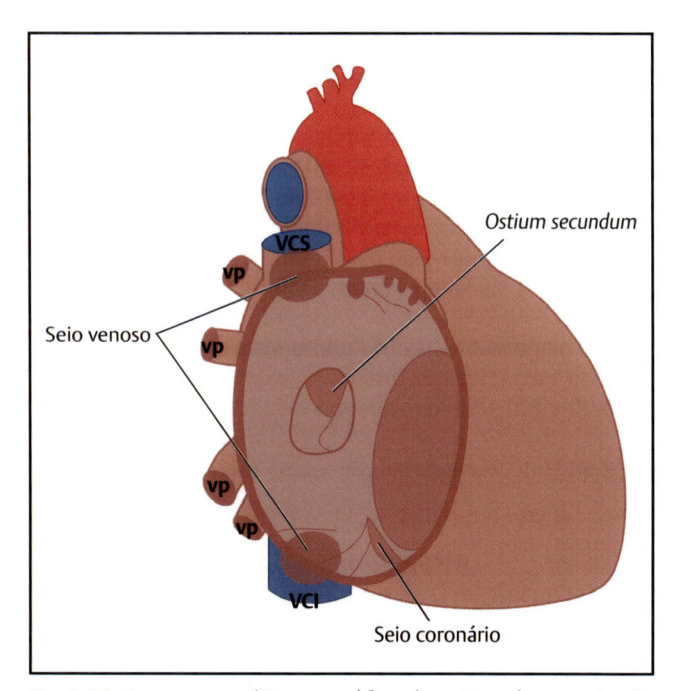

Fig. 2-14. Figura esquemática exemplificando os tipos de comunicação interatrial (CIA): CIA *ostium secundum*; CIA seio venoso e CIA seio coronário. CIA: comunicação interatrial; vp: veia pulmonar; VCS: veia cava superior; VCI: veia cava inferior.

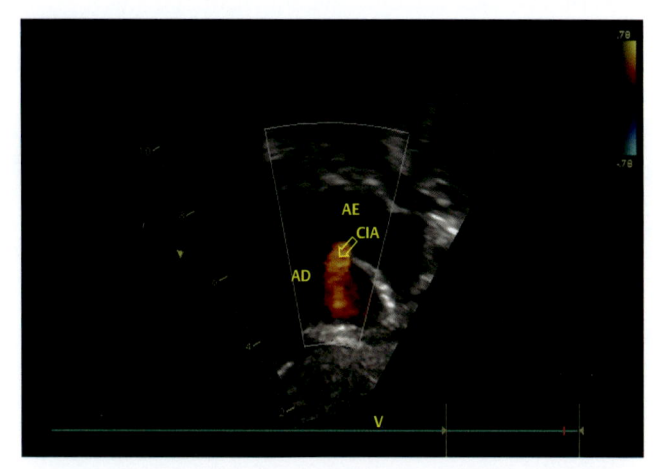

Fig. 2-15. Comunicação interatrial (CIA) *ostium secundum* com fluxo direcionado do átrio esquerdo (AE) para o átrio direito (AD) (plano subcostal, seta: Doppler colorido com fluxo em vermelho).

Comunicação Interventricular (CIV)

Atualmente, a Sociedade Internacional para Nomenclatura de Doenças Pediátricas e Cardíacas Congênitas (ISNP) propõe a classificação a seguir, considerando a região do ventrículo em que ocorre a abertura do defeito: 1. CIV perimembranosa (central); 2. CIV de via de entrada (que inclui as comunicações perimembranosas e as musculares com extensão para via de entrada ventricular, ou seja, com extensão para as valvas AV); 3. CIV muscular e 4. CIV de via de saída (que inclui as comunicações com extensão para via de saída ventricular quer perimembranosas quer musculares ou ainda as duplamente relacionadas). Entretanto, a classificação histórica da CIV categoriza o defeito quanto a sua localização na região anatômica do septo interventricular: 1. perimembranosa; 2. muscular (trabecular, antes da banda moderadora ou apical, após a banda); 3. justa-arterial ou subarterial, como, por exemplo, subaórtica ou subpulmonar, ou relacionada com as duas artérias (duplamente relacionada) (Fig. 2-16).

Como Avaliar a CIV pela Ecocardiografia?

> **PONTOS IMPORTANTES**
>
> - Identificar a posição do defeito no septo interventricular (SIV) e a região do ventrículo em que ocorre sua abertura
> - Avaliar a repercussão hemodinâmica da CIV
> - Os planos ecocardiográficos paraesternal (eixos curto e longo), apical e subcostal são importantes para o diagnóstico da CIV. O plano ecocardiográfico mais adequado será aquele em que o septo interventricular estiver perpendicular em relação ao feixe de ultrassom

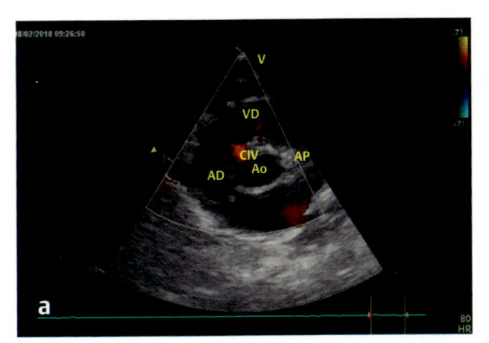

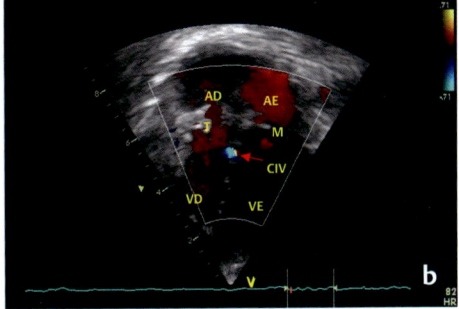

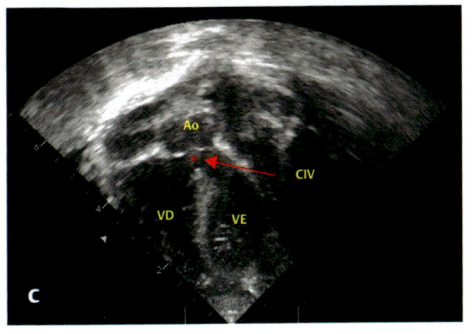

Fig. 2-16. Comunicação interventricular (CIV): (**a**) perimembranosa, com fluxo direcionado do ventrículo esquerdo (VE) para o ventrículo direito (VD) (plano paraesternal transversal, Doppler colorido com fluxo em vermelho); (**b**) muscular trabecular, com fluxo direcionado do ventrículo esquerdo para o direito (plano apical 4 câmaras, Doppler colorido com fluxo em vermelho) e (**c**) subarterial (subaórtica, observe a seta).
AD: átrio direito; AE: átrio esquerdo; Ao: aorta; AP: artéria pulmonar; T: valva tricúspide; M: valva mitral.

Defeito do Septo Atrioventricular

Refere-se a um espectro de malformações cardíacas decorrente de um defeito do septo atrioventricular (DSAV). Dependendo do tipo de DSAV, o *shunt* interventricular pode estar presente ou não e o número de orifícios da VAV pode variar. Na forma completa ou total do DSAV (DSAVT) existem: CIA *ostium primum*, CIV perimembranosa de via de entrada e um orifício da valva atrioventricular comum (valva AV única) (Fig. 2-17). No DSAVT é importante avaliar se existe simetria entre os ventrículos (forma balanceada) ou não (forma desbalanceada). O DSAV de forma total (DSAVT) pode, ainda, ser classificado quanto à inserção das cordas tendíneas da valva AV única em tipos: A, B e C (descrito no tópico Valvas). Na forma incompleta ou parcial de DSAV existem: CIA *ostium primum*, duas valvas atrioventriculares e um *cleft* (fenda) na cúspide anterior da valva mitral.

Como Avaliar o DSAV pela Ecocardiografia?

PONTOS IMPORTANTES

- No DSAV, existe uma desproporção entre a via de entrada e a via de saída ventricular (via de saída do VE alongada: *goose neck*)
- Identificar: a CIA *primum*, a presença ou não de CIV e o número de orifícios da valva AV comum
- O plano 4 câmaras é importante para identificar o DSAV. No DSAVT, a ausência do septo AV forma a letra "H" (Fig. 2-18: sinal do "H"). A insuficiência da valva AV, o grau de simetria dos ventrículos e a conexão AV também podem ser bem avaliados nesse plano
- Os planos paraesternal e apical 5 câmaras permitem a avalição das vias de saída dos ventrículos

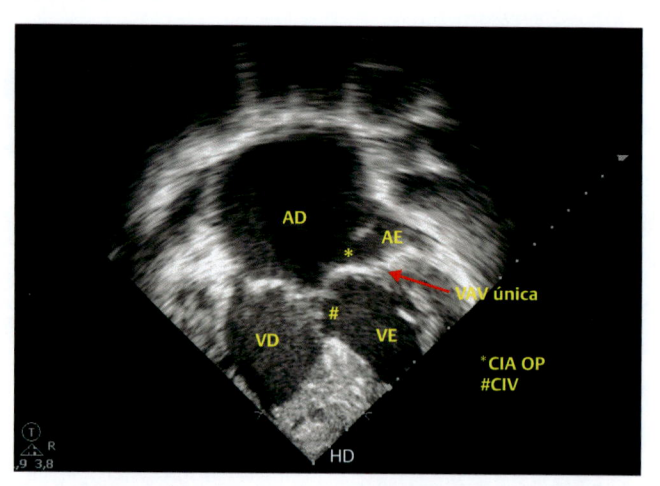

Fig. 2-17. Ecocardiograma transtorácico (plano apical 4 câmaras) de um paciente de 32 anos com defeito do septo atrioventricular total (DSAVT) e hipertensão arterial pulmonar. Note a presença de: CIA *ostium primum*, CIV perimembranosa de via de entrada e uma valva atrioventricular comum (única). AD: átrio direito; AE: átrio esquerdo; VE: ventrículo esquerdo; VD: ventrículo direito; *CIA OP: comunicação interatrial *ostium primum*; # CIV: comunicação interventricular de via de entrada; VAV: valva atrioventricular única.

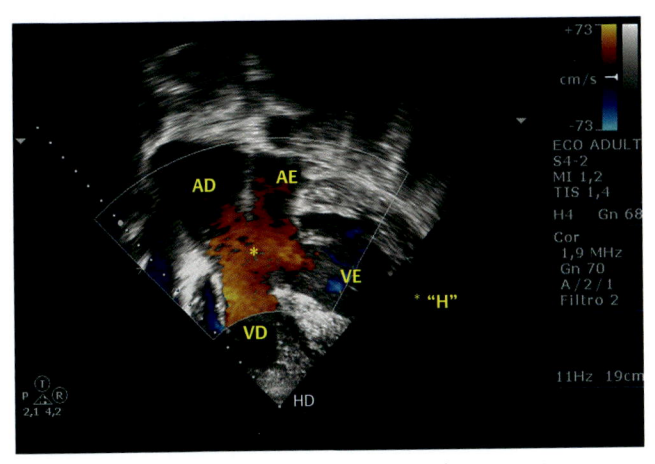

Fig. 2-18. Observe o sinal do "H" pela ausência do septo AV na diástole com o mapeamento de fluxo em cores (plano 4 câmaras). AD: átrio direito; AE: átrio esquerdo; VE: ventrículo esquerdo; VD: ventrículo direito; *CIA OP: comunicação interatrial *ostium primum*; # CIV: comunicação interventricular de via de entrada; VAV: valva atrioventricular única; H: sinal do "H".

Persistência de Canal Arterial (PCA)

O canal arterial conecta a artéria pulmonar principal com a aorta descendente (abaixo da artéria subclávia esquerda). O canal arterial pode situar-se à direita, quando o arco aórtico está posicionado desse lado. Raramente é bilateral. Sua patência é fisiológica no período fetal, ocorrendo o fechamento pós-natal, em geral, entre 48 horas e 3 meses de vida.

Como Avaliar PCA pela Ecocardiografia?

PONTOS IMPORTANTES

- O plano paraesternal eixo curto das grandes artérias e paraesternal alto (plano do "canal arterial") permitem identificar a presença do canal arterial (Fig. 2-19a, b)
- Os planos paraesternal longo eixo e 4 câmaras permitem mensurar as cavidades cardíacas e identificar se existem outras lesões de *shunt* associadas
- As técnicas de Doppler permitem avaliação da direção do fluxo pelo canal arterial e cálculos de pressão arterial pulmonar (Fig. 2-19b)

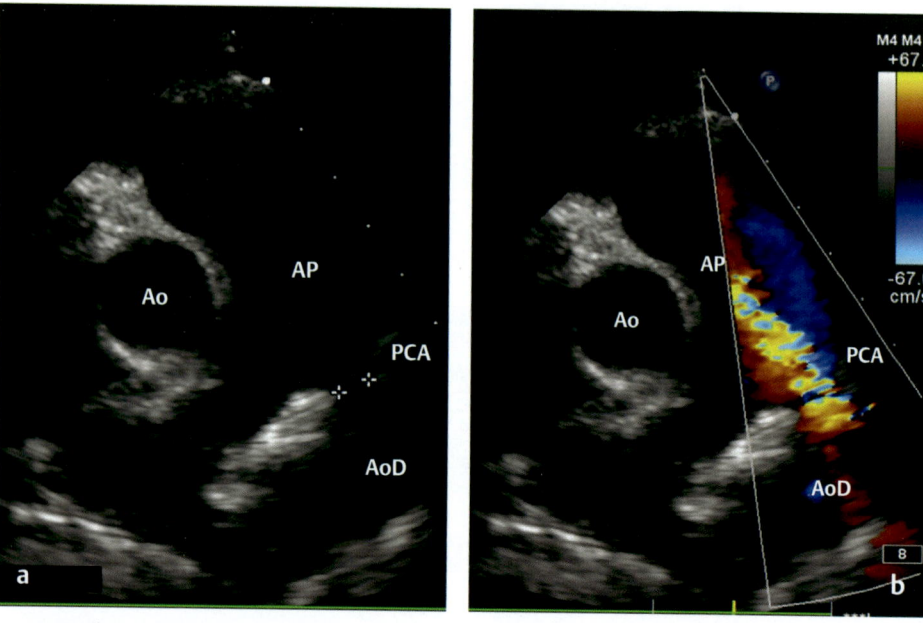

Fig. 2-19. Plano paraesternal eixo curto em um caso de persistência de canal arterial (PCA). Observe o canal arterial medindo 5,3 mm (**a**), com fluxo direcionado da aorta (Ao) para a artéria pulmonar ao Doppler colorido (**b**). AP: artéria pulmonar; AoD: aorta descendente.

Quais os Objetivos da Ecocardiografia nas Lesões Tipo *Shunt*?

São objetivos do ecocardiografista, além de detectar o *shunt* e sua direção, avaliar a repercussão hemodinâmica do defeito. O mapeamento de fluxo em cores (Doppler colorido) permite avaliação da direção do *shunt*. Nos casos de forame oval pérvio, a injeção de soro fisiológico agitado por via venosa pode auxiliar nessa avaliação. O ecocardiograma transesofágico (ETE) também pode ser utilizado quando o imageamento pelo ecocardiograma transtorácico for desfavorável. A repercussão do *shunt* pode ser avaliada pela análise dos diâmetros cavitários e pelo cálculo da razão entre os fluxos pulmonar/fluxo sistêmico (QP/QS) que utiliza os diâmetros e os fluxos das vias de saída ventricular (sistêmico e pulmonar).

LESÕES OBSTRUTIVAS AO FLUXO DE VIA DE SAÍDA VENTRICULAR

A obstrução ao fluxo de via de saída ventricular pode ocorrer em nível valvar, subvalvar ou supravalvar (Figs. 2-20 e 2-21). Em alguns casos, a obstrução é total com ausência de fluxo anterógrado por via de saída ventricular (Fig. 2-22). Nesses casos, a valva aórtica ou pulmonar está atrésica.

A coarctação da aorta é o estreitamento do arco aórtico que resulta em uma obstrução ao fluxo sanguíneo sistêmico (Fig. 2-23). Mais comumente, o estreitamento está localizado entre a origem da artéria subclávia esquerda e o canal arterial.

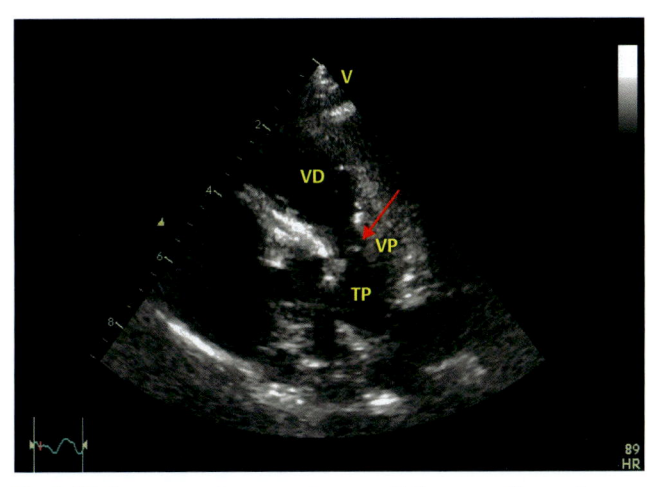

Fig. 2-20. Estenose pulmonar valvar congênita por malformação da valva pulmonar (VP). Note a valva pulmonar espessada e com diâmetro reduzido (seta, plano paraesternal eixo curto das grandes artérias). VD: ventrículo direito; TP: tronco da artéria pulmonar.

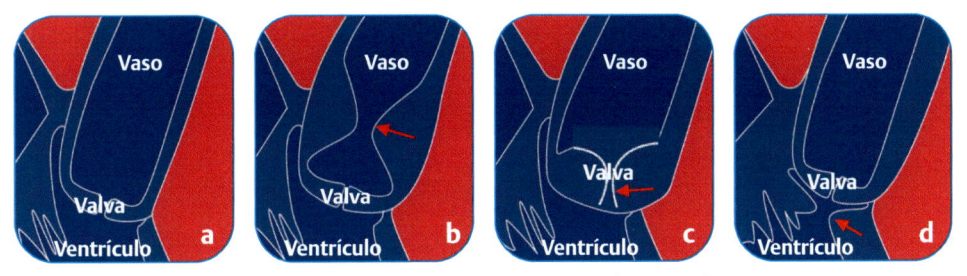

Fig. 2-21. O desenho esquemático demonstra via de saída ventricular: normal (**a**) e com estenose supravalvar (**b**), valvar (**c**) e subvalvar (**d**). Observe as setas com o local da estenose.

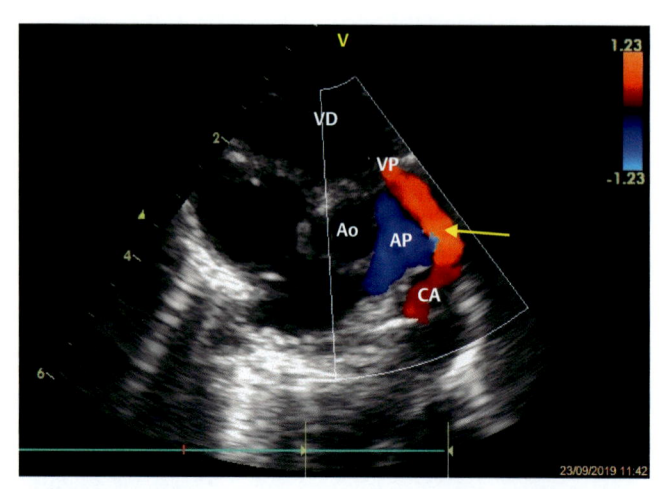

Fig. 2-22. Ecocardiograma transtorácico (plano paraesternal eixo curto das grandes artérias) num caso de atresia pulmonar. Observe que não há fluxo anterógrado pela valva pulmonar e sim fluxo retrógrado (seta, cor vermelha ao Doppler colorido) proveniente de canal arterial.
Ao: aorta; AP: artéria pulmonar; VP: valva pulmonar; VD: ventrículo direito; CA: fluxo do canal arterial.

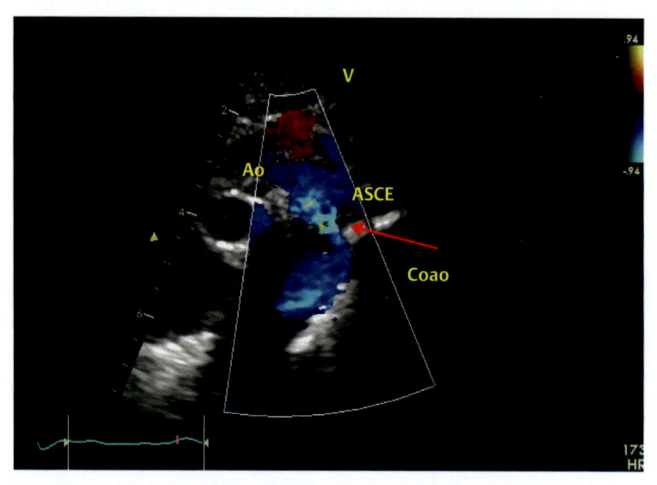

Fig. 2-23. Ecocardiograma transtorácico em um paciente (plano supraesternal) com coarctação da aorta abaixo da origem da artéria subclávia esquerda (seta vermelha: local do estreitamento ao Doppler colorido). Ao: aorta; ASCE: artéria subclávia esquerda; Coao: coarctação da aorta.

Como Avaliar as Lesões Obstrutivas ao Fluxo de Via de Saída Ventricular pela Ecocardiografia Transtorácica?

PONTOS IMPORTANTES

- Os planos paraesternal, apical 5 câmaras e supraesternal são importantes para avaliação da obstrução de via de saída ventricular
- As técnicas de Doppler permitem identificar o local e o grau de obstrução ao fluxo de via de saída ventricular estimando os gradientes sistólicos máximo e médio

LEITURAS SUGERIDAS

Anderson RH, Shirali G. Sequential segmental analysis. Ann Pediatr Cardiol 2009;2(1):24-35.

Anderson RH, Cook AC. Morphology of the functionally univentricular heart. Cardiol Young 2004;16(S1):3-8.

Bellsham-Revell H, Masani N. Educational series in congenital heart disease: The sequential segmental approach to assessment. Echo Res Pract 2019;6(1):R1-R8.

Edwards D, Maleszewski JJ. Classification and terminology of cardiovascular anomalies. In: Moss & Adams's Heart Disease in Infants, Children and Adolescents. 28th ed. Baltimore: Williams and Wilkins; 2013:48-51.

Goudar S, Shah S, Shirali G. Echocardiography of coarctation of the aorta, aortic arch hypoplasia, and arch interruption: Strategies for evaluation of the aortic arch. Cardiology in the Young 2016; 26(8):1553-62.

Ivemark BI. Implications of agenesis of the spleen on the pathogenesis of conotruncus anomalies in childhood. Analysis of the heart; malformations in the splenic agenesis syndrome, with 14 new cases. Acta Paediatr Scand Suppl 1955;44[S104]:7-110.

Lai WW, Geva T, Shirali GS, Frommelt PC, Humes RA, Brook MM, et al. Task Force of the Pediatric Council of the American Society of Echocardiography; Pediatric Council of the American Society of Echocardiography. Guidelines and standards for performance of a pediatric echocardiogram: a report from the Task Force of the Pediatric Council of the American Society of Echocardiography. J Am Soc Echocardiogr 2006;19(12):1413-30.

Lopez L, Houyel L, Colan SD, Anderson RH, Béland MJ, Aiello VD, et al. Classification of ventricular septal defects for the Eleventh Iteration of the International Classification of Diseases-Striving for Consensus: A report from the International Society for Nomenclature of Paediatric and Congenital Heart Disease. Ann Thorac Surg 2018;106(5):1578-89.

TÉCNICAS PARA AVALIAÇÃO DA FUNÇÃO CARDÍACA

Luciane Alves da Rocha Amorim ▪ Thiago Taucei Panizzi
Nathalie J. M. Bravo-Valenzuela

ENTENDENDO
O ciclo cardíaco compreende um período de sístole e um de diástole. Quando falamos de função cardíaca, devemos considerar a qualidade da função sistólica e da função diastólica do ventrículo esquerdo e do ventrículo direito.

FISIOPATOLOGIA
A insuficiência cardíaca (IC) ocorre quando o coração se torna incapaz de atender às necessidades metabólicas tissulares, quer por aumento da demanda ou da oferta tecidual.

Os parâmetros ecocardiográficos permitem a avaliação da função cardíaca sistólica e diastólica contribuindo para o diagnóstico e tratamento precoces das crianças com IC.

ETIOLOGIA DA IC
- Anomalias estruturais que levam à sobrecarga pressórica ou volumétrica na presença ou ausência de cianose.
- Disfunção miocárdica após correção de defeitos cardíacos.
- Cardiomiopatias, doenças congênitas do miocárdio ou adquiridas por erros inatos do metabolismo, distrofias musculares, infecções, drogas, toxinas, doença de Kawasaki e, ainda, outras causas menos frequentes, como arritmias.

IDENTIFICANDO PELA ECOCARDIOGRAFIA
Serão abordadas quatro etapas:

1. Função sistólica do ventrículo esquerdo.
2. Função diastólica do ventrículo esquerdo.
3. Função sistólica do ventrículo direito.
4. Função diastólica do ventrículo direito.

Função Sistólica do Ventrículo Esquerdo
A função sistólica do ventrículo esquerdo é feita com uma análise quantitativa, semiquantitativa e qualitativa (subjetiva).

Avaliação Quantitativa
Fração de Encurtamento Ventricular
A fração de encurtamento (Fenc) avalia a contratilidade global radial (circunferencial) do miocárdio e reflete, portanto, a função sistólica. Os diâmetros ventriculares, diastólico final (DDf) e sistólico final (DSf), correspondem, respectivamente, aos diâmetros máximo e mínimo de cada ventrículo e podem ser mensurados utilizando-se o modo unidimensional (modo-M) ou bidimensional, no plano paraesternal eixo longo (Fig. 3-1) ou no eixo curto do coração ao nível dos músculos papilares da valva mitral (Figs. 3-2 e 3-3; ▶ Vídeo 3-1). A Fenc pode ser calculada com a seguinte fórmula: (DDf – DSf)/DDf. Em geral, consideram-se como alterados os valores de Fenc < 0,30 e, em recém-nascidos, < 0,28.

Fração de Ejeção Ventricular
A fração de ejeção (FE) do ventrículo esquerdo também é um critério tradicionalmente utilizado no ecocardiograma de adultos e de crianças para a avaliação da função cardíaca global radial/circunferencial. Esses valores são normalmente obtidos com o modo bidimensional, modo-M ou tridimensional, no plano paraesternal eixo longo (Fig. 3-1) ou no eixo curto do coração na altura dos músculos papilares da valva mitral (Fig. 3-2).

Estima-se a fração de ejeção utilizando os volumes ventriculares pela fórmula: FE = [(VDf - VSf)/VDf]]. VDf: volume diastólico máximo ventricular ou volume telediastólico; VSf: volume mínimo ventricular ou volume telessistólico.

Podemos calcular o volume ventricular por meio do método de Teichholz: volume do VE = $7 \times D^2/2,4 + D$ (D: diâmetro do VE pelo modo-M ou pelo 2D, em que podemos considerar o diâmetro máximo e o mínimo, para estimar o VDf e o VSf, respectivamente). Uma alternativa para estimar a FE do VE é utilizando o método área-comprimento, em que são feitos a área planimetrada e o diâmetro longitudinal do VE, com a seguinte fórmula: volume do VE = $5 \times A^2/C$ (A: área planimetrada; C: diâmetro longitudinal).

Na presença de alterações na contratilidade segmentar, o método de Simpson biplanar é o mais indicado. É resultado de um cálculo matemático complexo, em que basicamente divide o VE em vários discos, e a somatória desses discos estima o volume ventricular. Deve ser medido no plano apical 4 e 2 câmaras, evitando imagens curtas e não incluindo as trabeculações e os músculos papilares no momento da medida (Fig. 3-3; ▶ Vídeos 3-2 e 3-3).

Os métodos tridimensional (3D) e quadridimensional (4D) devem ser utilizados sempre que disponíveis por serem mais precisos e com melhor reprodutibilidade, pois apresentam boa correlação com a ressonância magnética (Fig. 3-4 e ▶ Vídeo 3-4). No entanto, atualmente, têm desvantagens pelo seu custo mais elevado e menor disponibilidade de equipamentos de ecocardiografia com esses recursos.

Conforme descrito nas Figuras 3-1 e 3-2, a FE do VE também pode ser estimada pela mensuração dos diâmetros diastólico e sistólico máximos do VE elevados ao cubo (método de cubo: FE (%) = $(DDf)^3-(DSf)^3/(DDf)^3 \times 100$).

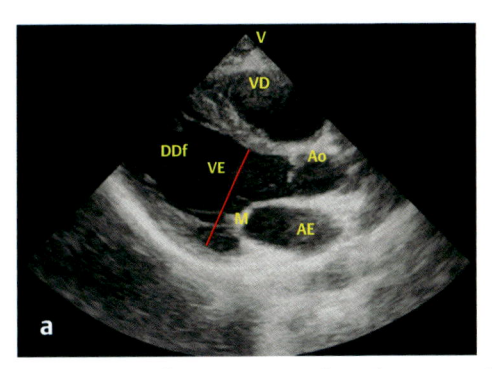

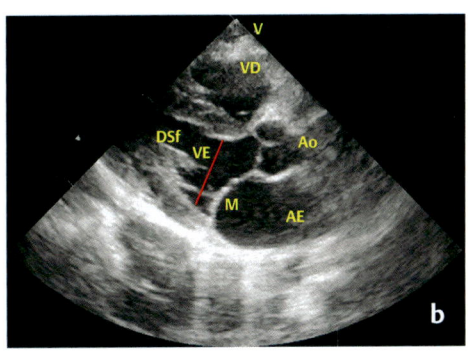

Fig. 3-1. Ecocardiograma transtorácico demonstrando como mensurar os diâmetros: **(a)** máximo (telediastólico) e **(b)** mínimo (telessistólico) do ventrículo esquerdo (VE) no plano paraesternal eixo longo do ventrículo esquerdo. A fração de encurtamento (Fenc) pode ser calculada utilizando-se a fórmula: Fenc = DDf − DSf/DDf. A fração de ejeção (FE) pode ser calculada pela fórmula: FE (%) = (DDf)3−(DSf)3/(DDf)3×100. Atenção: mensurar o DDf do VE no último frame do cine antes da abertura da valva mitral e o DSf do VE no seu diâmetro mínimo. Observe a linha vermelha posicionada entre a valva mitral (M) e os músculos papilares utilizando os bordos internos do VE. DDf ou VEd: diâmetro máximo ventricular esquerdo ou diâmetro telediastólico do VE; DSf ou VEs: diâmetro mínimo ventricular esquerdo ou diâmetro telessistólico do VE; Ao: aorta; VD: ventrículo direito.

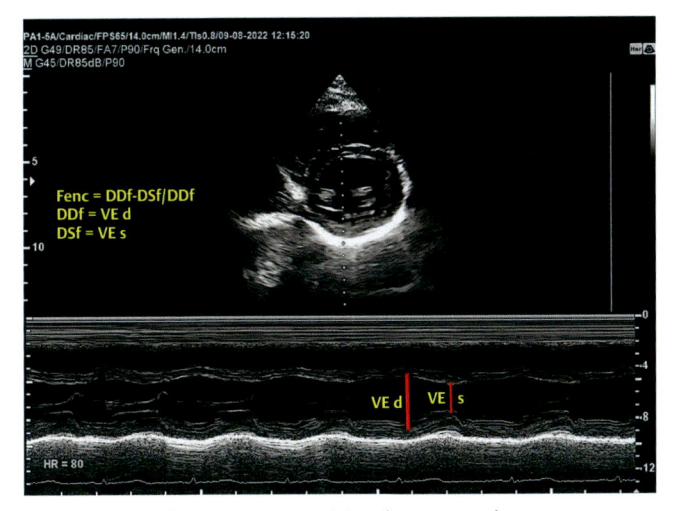

Fig. 3-2. Ecocardiograma transtorácico demonstrando como mensurar os diâmetros máximo (telediastólico) e mínimo (telessistólico) do VE no plano paraesternal eixo curto dos ventrículos utilizando o modo-M e aplicando as fórmulas da fração de encurtamento (Fenc) e de ejeção (FE). Fórmulas: Fenc = DDf − DSf/DDf e FE (%) = (DDf)3−(DSf)3/(DDf)3×100. Atenção: o cursor do modo-M deve ser posicionado entre os músculos papilares do VE. DDf ou VEd: diâmetro máximo ventricular esquerdo ou diâmetro telediastólico do VE; DSf ou VEs: diâmetro mínimo ventricular esquerdo ou diâmetro telessistólico do VE. Ao: aorta; VD: ventrículo direito.

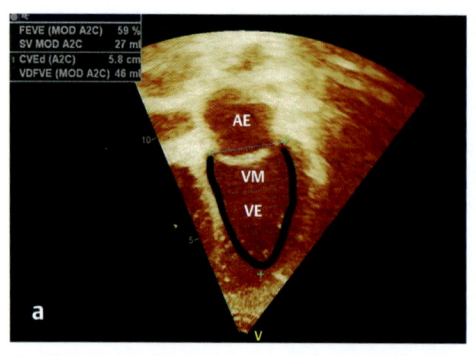

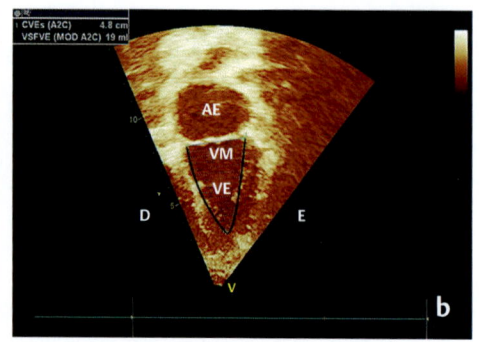

Fig. 3-3. Ecocardiograma transtorácico plano 2C demonstrando a FE pelo método de Simpson. Nas imagens, observe a FE do VE estimada em 59% ao mensurarmos o volume ventricular esquerdo na telediástole (**a**) e na telessístole (**b**). Em geral, os equipamentos de ecocardiograma disponibilizam o cálculo automático da FE, ou quando não disponível, o cálculo manual pode ser realizado aplicando a fórmula: [(VDf – VSf)/VDf].

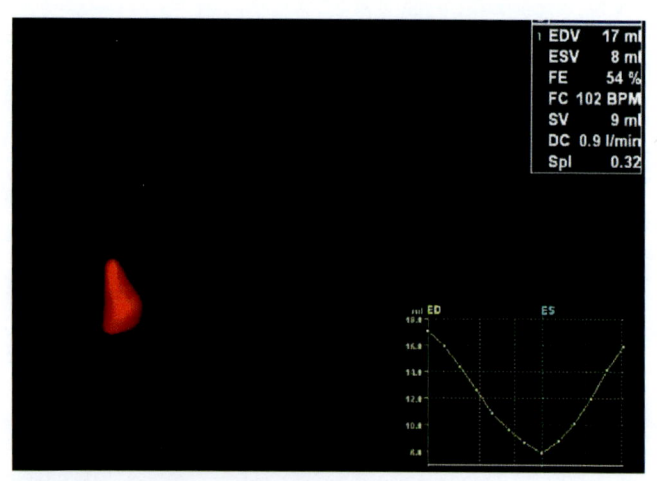

Fig. 3-4. Ecocardiograma transtorácico 3D/4D plano 4C demonstrando o cálculo da fração de ejeção (FE) pelo método 3D/4D. Na imagem, observe as curvas de volume, reconstrução 3D/4D da imagem do VE (em vermelho) e FE estimada em 54% ao mensurarmos o volume ventricular esquerdo na telediástole e na telessístole.

Débito Cardíaco

Débito Cardíaco (DC) é a medida do fluxo sanguíneo produzido pelo coração a cada batimento, que é calculada em litros por minuto. O DC é essencial para saber sobre o desempenho cardíaco do paciente e auxilia na avaliação da perfusão tecidual principalmente nos pacientes críticos. Será abordado no Capítulo de ECO funcional. O DC pode ser calculado pela medida do diâmetro e Doppler do fluxo da via de saída ventricular, aplicando a fórmula (Fig. 3-5, detalhado no Capítulo 4).

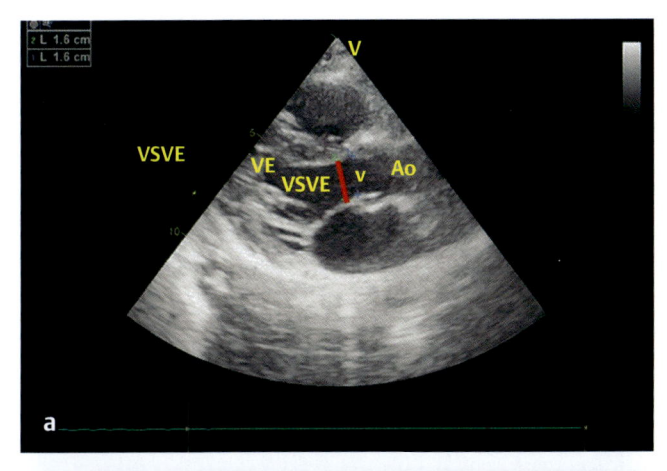

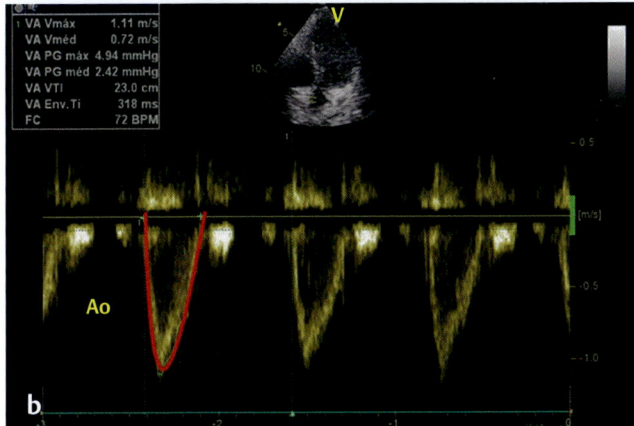

Fig. 3-5. Ecocardiograma transtorácico demonstrando como obter o DC do ventrículo esquerdo (VE): (a) medir o diâmetro via de saída do VE na telesístole (= valva Ao em abertura máxima) no plano paraesternal eixo longo do VE* e (b) medir a velocidade de tempo integral (VTI) do fluxo aórtico. Após obter essas medidas, basta aplicar a fórmula para o cálculo do DC: DC = [VS (área da VSVE**) × VTI Ao] × FC.
*A linha vermelha (proximal ao plano valvar Ao) demonstra o local correto para realizar a medida da VSVE.
**A área da VSVE equivale a 3,14 × [diâmetro da VSVE mensurado em cm/2]^2.

Avaliação Semiquantitativa

Considerando o modo-M, podemos realizar uma avaliação através da medida da excursão sistólica máxima da valva mitral (MAPSE) e da medida da separação da onda E da valva mitral (= ponto máximo do movimento de abertura da sua cúspide anterior) e o limite da borda endocárdica do septo interventricular. Dentre essas, a utilizada na faixa etária pediátrica é a medida MAPSE, que vamos detalhar neste capítulo. Por meio do Doppler, podemos também estimar o índice de *performance* miocárdica, a derivada de pressão-tempo e utilizar a onda S' do Doppler tecidual.

Excursão Sistólica Máxima da Valva Mitral

O modo-M pode ser usado para avaliar a função sistólica longitudinal por meio da mensuração do movimento anular atrioventricular e obtenção dos valores de excursão sistólica máxima das valvas mitrais (MAPSE). Para mensuração deste parâmetro no plano 4C, o modo-M deve ser posicionado na junção entre a valva mitral e a parede livre ventricular (Fig. 3-6). Os valores de referência MAPSE apresentam uma correlação positiva com idade e área de superfície corpórea e, por isso, seus valores devem ser colocados em Z-*scores*. A MAPSE varia de uma média de 0,57 cm (0,38-0,76 cm) em neonatos até 1,63 cm (1,31-1,95 cm) em adolescentes de 18 anos.

Apesar de existirem curvas de referência, não devemos considerar apenas uma medida isolada. O ideal é o acompanhamento desse ventrículo realizando medidas seriadas desse deslocamento valvar, para definirmos melhor a *performance* do miocárdio.

Tais valores podem ser consultados no *site*: http://parameterz.blogspot.com/

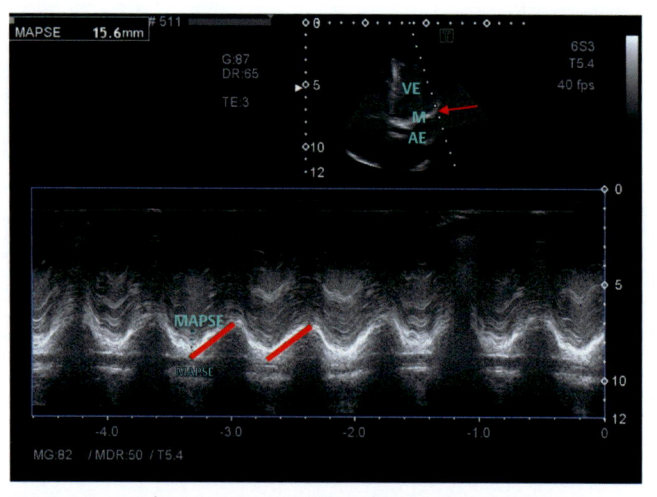

Fig. 3-6. Ecocardiograma transtorácico plano quatro câmaras demonstrando como mensurar MAPSE = 15,6 mm ou 1,56 cm.
MAPSE = excursão sistólica máxima da valva mitral; AE: átrio esquerdo; VE: ventrículo esquerdo; M: valva mitral.

Índice de *Performance* Miocárdica

O índice de *performance* miocárdica (IPM ou índice de Tei) foi desenvolvido em meados da década de 1990 para expressar o desempenho ventricular global, inclui parâmetros tanto sistólico quanto diastólico e pode ser aplicado para o ventrículo esquerdo ou direito. O IPM engloba os intervalos de tempo derivados do Doppler: tempo de ejeção (TE – todo o período de ejeção observado ao Doppler), tempo de contração isovolumétrica (TCIV – final da onda A e começo da sístole) e tempo de relaxamento isovolumétrico (TRIV –final da sístole e começo da onda E). Com esses valores, obtemos: IPM = TCIV + TRIV/TE. A disfunção sistólica está relacionada com o aumento do TCIV ou diminuição do TE. A disfunção diastólica corresponde ao aumento do TRIV. Com isso, o IPM está aumentado tanto na disfunção sistólica quanto na disfunção diastólica (Fig. 3-7).

Valores normais do IPM para o VE (Doppler pulsado): em geral 0,39 +/– 0,05.

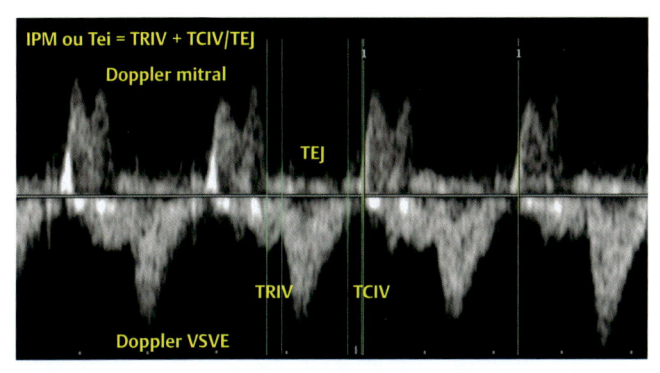

Fig. 3-7. No plano 5C é possível obter Doppler do fluxo de via de entrada do ventrículo (= fluxo diastólico pela valva mitral) e o Doppler de via de saída do VE (Doppler aórtico). São mensurados os intervalos de tempo derivados do Doppler: tempo de ejeção (TE – todo o período do Doppler aórtico ou da insuficiência mitral ao Doppler), tempo de contração isovolumétrica (TCIV – final da onda A até o começo do TE) e tempo de relaxamento isovolumétrico (TRIV – final do TE até o começo da onda E). O IPM é então calculado pela fórmula: IPM = TCIV + TRIV/TE.

Derivada de Pressão-Tempo do VE

A derivada de pressão-tempo (Dp/Dt) é um índice de função sistólica e diastólica do ventrículo. É a capacidade de aumentar o gradiente de pressão durante o período de contração, considerando o intervalo de tempo necessário para a velocidade aumentar de 1 a 3 m/s.

Na presença de uma insuficiência valvar mitral, obtemos o refluxo na curva espectral por meio do Doppler contínuo, medimos o intervalo de tempo entre 1 e 3 m/s (4 e 36 mm Hg, respectivamente) e aplicamos a seguinte fórmula: Dp/Dt = 32 (mm Hg)/intervalo (s). Alguns equipamentos de ecocardiografia já estão programados para realizar esse cálculo automaticamente (Fig. 3-8).

Valores normais: em geral, quando < 800 mm Hg/s, indica contratilidade reduzida do VE e, quando > 1.200 mm Hg/s, indica contratilidade preservada – considerar que podem variar dependendo da referência utilizada.

Onda S' do Doppler Tecidual

A medida da onda S' no Doppler tecidual corresponde a uma medida indireta da função sistólica longitudinal do ventrículo esquerdo (Fig. 3-9).

Valores normais: variam com idade, consultar em *sites*, como, por exemplo: http://parameterz.blogspot.com/

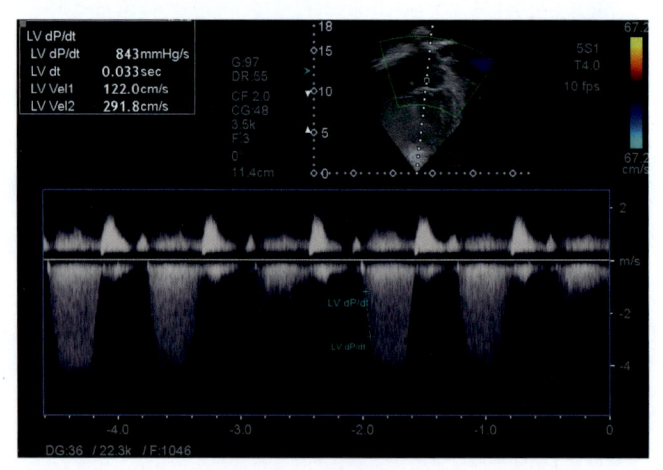

Fig. 3-8. Doppler da insuficiência mitral, no plano 4C, demonstrando como obter o Dp/Dt. Observe que o intervalo de tempo entre 1 e 3 m/s foi mensurado e, nesse caso, o equipamento calculou automaticamente o valor (843 mm Hg/s).

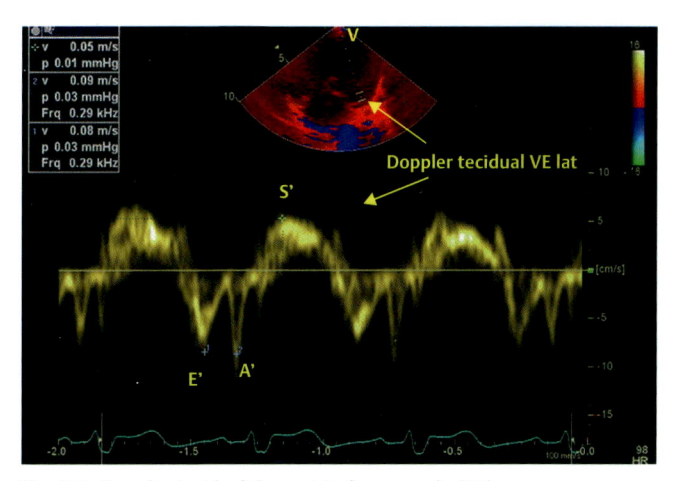

Fig. 3-9. Doppler tecidual do ventrículo esquerdo (VE) para mensurar onda S' do VE. Observe que a amostra-Doppler foi posicionada na parede lateral do VE ao nível da valva mitral. E': onda E do fluxo mitral (enchimento rápido da diástole; A': onda A do fluxo mitral (enchimento lento da diástole); S': onda S do fluxo mitral (sístole ventricular).

Avaliação Qualitativa

Deve ser realizada em múltiplas incidências, com boa qualidade de imagem, mais bem avaliada se a função está normal ou em casos de disfunção importante, dependente da experiência do observador.

Temos que conhecer os diversos segmentos do ventrículo esquerdo para analisar a qualidade de contração de cada um deles (Fig. 3-10). De acordo com o escore de motilidade, graduamos o movimento de 1 a 4 (sendo 1: normal, 2: hipocinético, 3: acinético e 4: discinético). Cada segmento ventricular deve ser graduado e a somatória deles dividida pelo número total de segmentos analisados. Consideramos normal se igual a 1, e, quanto maior a medida, pior o prognóstico.

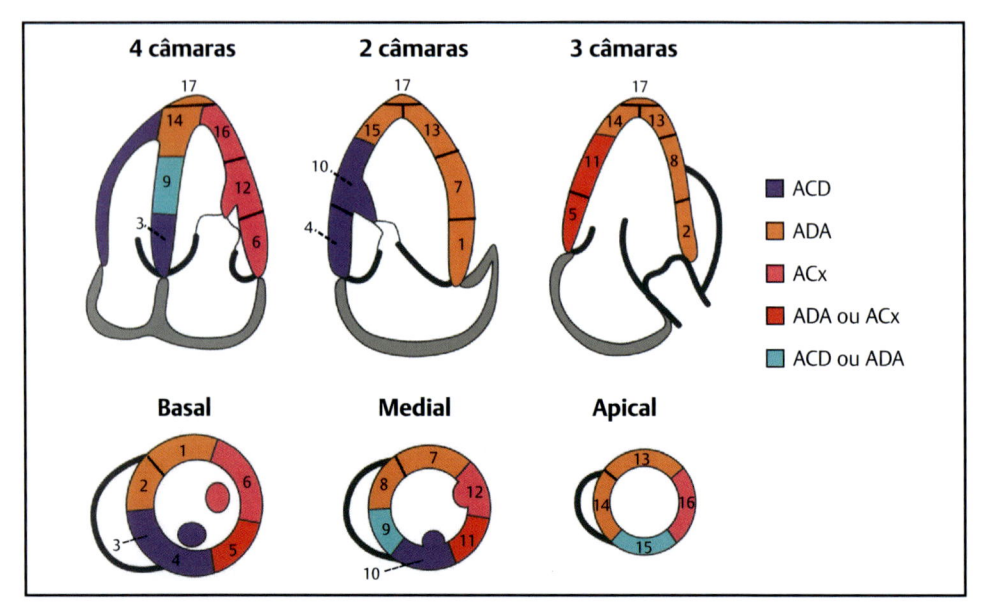

Fig. 3-10. Desenho esquemático demonstrando os diversos segmentos do ventrículo esquerdo (VE). Segmentos miocárdicos: *1.* basal anterior; *2.* basal anteroseptal; *3.* basal inferosseptal; *4.* basal inferior; *5.* basal inferolateral; *6.* basal anterolateral; *7.* medial anterior; *8.* medial; anteroseptal; *9.* medial inferosseptal; *10.* medial inferior; *11.* medial inferolateral; *12.* medial anterolateral; *13.* apical anterior; *14.* apical septal; *15.* apical inferior; *16.* apical lateral; *17.* ápice. ACD: artéria coronária direita; ADA: artéria descendente anterior; ACx: artéria circunflexa.

Função Diastólica do Ventrículo Esquerdo

A função diastólica é normal quando o ventrículo se enche de maneira adequada durante o repouso e no exercício, sem elevação anormal das pressões. A disfunção diastólica antecede a disfunção sistólica, justificando assim a grande importância da avaliação ecocardiográfica completa e acurada, pois a detecção precoce de uma disfunção diastólica pode prever um quadro clínico de insuficiência cardíaca.

A diástole ocupa cerca de ⅔ do ciclo cardíaco, iniciando com o fechamento da valva aórtica e compreendendo quatro fases: relaxamento isovolumétrico, enchimento ventricular rápido, diástase e contração atrial (Fig. 3-11).

O relaxamento isovolumétrico do ventrículo (RIV) corresponde ao período inicial da diástole. Valva mitral e valva aórtica estão fechadas, não existe alteração volumétrica do ventrículo neste momento e há uma progressiva redução da pressão intracavitária.

No enchimento ventricular rápido, existe uma menor pressão dentro do ventrículo em relação ao átrio, e a valva atrioventricular abre. Cerca de 80% do enchimento ventricular acontece nessa fase ativa da diástole.

Durante a diástase, existe uma equalização entre as pressões do ventrículo e do átrio, e, nesse momento, o átrio torna-se um conduto passivo e o fluxo venoso prevalece nesse trajeto até a contração atrial, fase em que se finaliza o enchimento ventricular.

A avaliação ecocardiográfica da função diastólica do ventrículo deve ser baseada na compreensão da dinâmica do ciclo cardíaco. Os parâmetros avaliados na função diastólica

TÉCNICAS PARA AVALIAÇÃO DA FUNÇÃO CARDÍACA

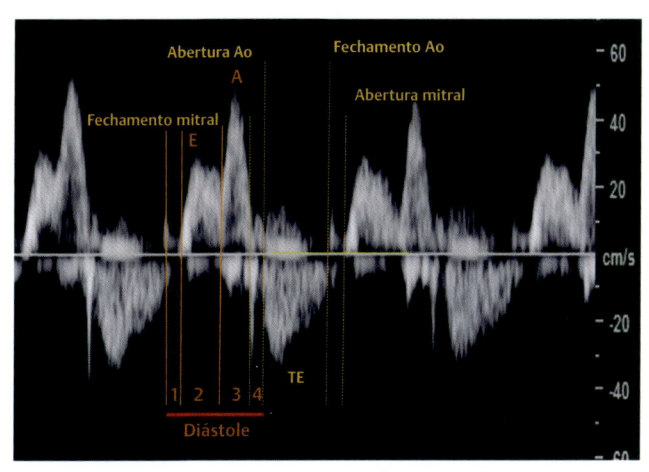

Fig. 3-11. Doppler dos fluxos de via de entrada (Doppler diastólico mitral) e de via de saída do VE (fluxo aórtico) demonstrando as fases do ciclo cardíaco.

são basicamente: relaxamento, complacência e pressões de enchimento do ventrículo. Esses parâmetros podem sofrer mudanças de acordo com as condições da fração de ejeção, da coexistência de doenças valvares, do ritmo cardíaco e da frequência cardíaca no momento do exame.

Sempre devemos considerar uma avaliação detalhada das características anatômicas do coração, considerando a cardiopatia de base e identificando uma possível etiologia para uma disfunção diastólica.

Nossa atenção deve ser dada ao átrio esquerdo, fluxo mitral e fluxo venoso pulmonar.

Dimensão do Átrio Esquerdo

Dimensão do átrio esquerdo é uma medida indireta e tem correlação com a duração e a gravidade da disfunção diastólica. Devemos ter cuidado ao avaliar sua medida em casos de bradicardia, arritmia, valvopatia mitral e em crianças atletas, pois o átrio esquerdo pode aumentar de volume nesses casos, sem ser por disfunção diastólica.

Podemos avaliar o volume do átrio esquerdo realizando o corte apical 4 câmaras e 2 câmaras, com medidas ao final da sístole, que correspondem ao máximo de enchimento do átrio esquerdo (Fig. 3-12). Temos a técnica de discos biplanares e o tracejamento da borda endocárdica, com cuidado para sempre excluir as cúspides da valva mitral durante as medidas.

Outra técnica na avaliação do volume do átrio esquerdo é pelo método tridimensional.

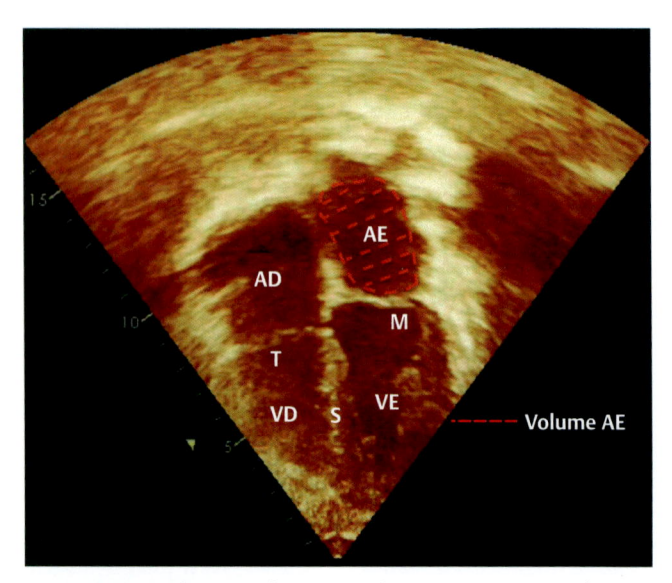

Fig. 3-12. Ecocardiograma demonstrando como mensurar o volume do AE no plano apical 4 câmaras.

Padrão do Fluxo Mitral

Por meio do Doppler pulsado podemos avaliar o fluxo sanguíneo da valva mitral no plano apical 4 câmaras e 2 câmaras. A amostra do Doppler pulsado de 1 a 3 mm deve ser posicionada entre as extremidades das cúspides da valva mitral, região onde a velocidade do fluxo sanguíneo é mais alta.

O padrão do fluxo mitral é bifásico, com predomínio da onda E em relação a onda A. Em que a onda E é o fluxo sanguíneo inicial, logo após a abertura valvar, correspondente ao enchimento ventricular rápido, e a onda A é o final da diástole, correspondente a contração atrial (Fig. 3-13a).

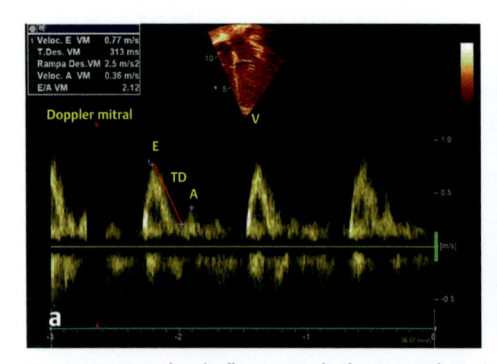

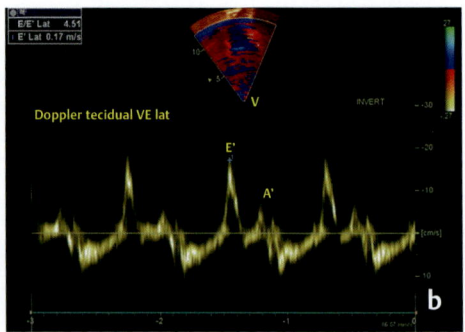

Fig. 3-13. Doppler do fluxo mitral, plano apical 4C. (**a**) Doppler pulsado com as ondas (E e A) mitral e o tempo de desaceleração da onda E (medida do tempo de descida do pico da onda E até a linha de base da curva espectral do Doppler). (**b**) Doppler tecidual mitral com as medidas de suas ondas (E', A', S'). A amostra do Doppler tecidual (< 5 mm) deve ser posicionada na parede lateral do VE ao nível da valva mitral (o mais paralelo possível), utilizando-se uma escala de 10-30 cm/s.

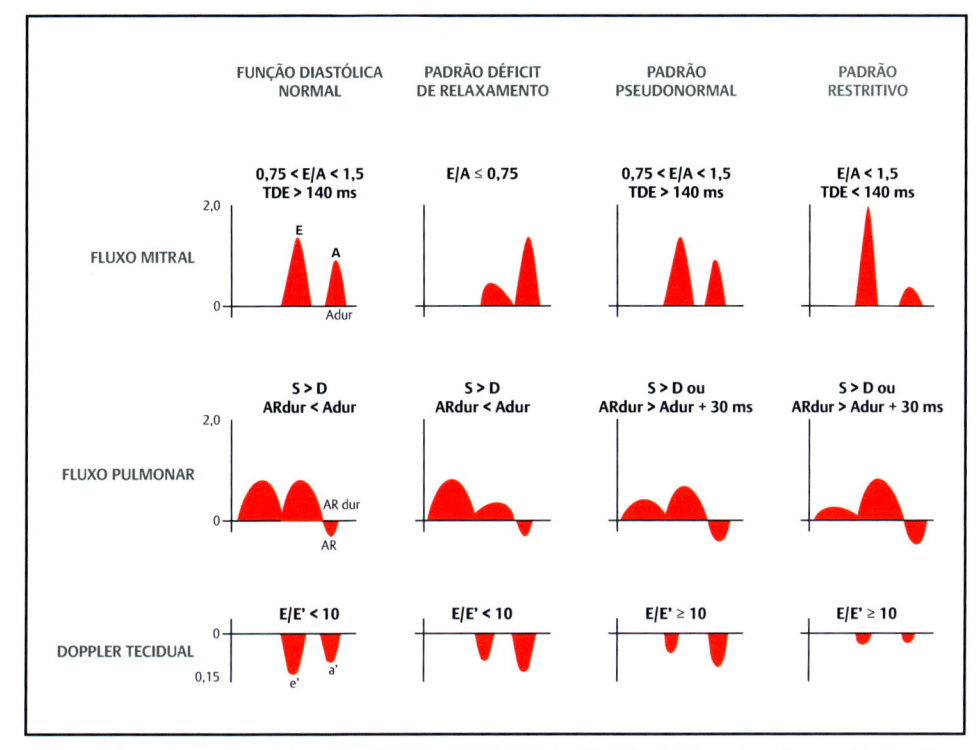

Fig. 3-14. Desenho esquemático do padrão normal das ondas (E e A) mitral e veia pulmonar (S, D e A) e quanto aos tipos de disfunção diastólica do VE.

Alterações na relação entre ondas E e A sugerem algum grau de disfunção diastólica do ventrículo esquerdo. Acrescentamos ainda uma outra medida do fluxo mitral denominada tempo de desaceleração da onda E: medida do tempo de descida do pico da onda E até a linha de base da curva espectral do Doppler pulsado (Fig. 3-14, fluxo mitral).

Padrão do Fluxo Venoso Pulmonar

O fluxo sanguíneo da veia pulmonar acrescenta informações sobre a disfunção diastólica do ventrículo esquerdo.

No plano subcostal ou apical 4 câmaras, podemos visibilizar o retorno venoso pulmonar e posicionar a amostra do Doppler pulsado, com volume de 1 a 3 mm, na região de 1 a 2 cm do óstio da veia pulmonar.

O padrão do fluxo venoso pulmonar é trifásico. Existem o componente sistólico do fluxo sanguíneo, com o relaxamento do átrio esquerdo e a contração ventricular (onda S), e dois componentes diastólicos (onda D e onda A reversa/Ar), com a fase de enchimento ventricular durante a abertura da valva mitral e a queda da pressão no átrio esquerdo (onda D) e a fase de enchimento ventricular pela contração atrial, em que existe um fluxo reverso na curva espectral (onda Ar).

Alterações na relação entre ondas S, D e Ar sugerem algum grau de disfunção diastólica do ventrículo esquerdo (Fig. 3-14, fluxo pulmonar).

Doppler Tecidual

O Doppler tecidual é uma ferramenta mais moderna que o Doppler pulsado e avalia a velocidade do movimento das fibras miocárdicas. Acrescenta informações sobre a função diastólica com menor influência da pré-carga, apesar de ser limitado em situações de prótese valvar.

Na posição apical 4 câmaras, devemos posicionar a amostra do Doppler tecidual em torno de 1 cm do anel valvar mitral, na porção septal e lateral do ventrículo. Teremos o registro de uma onda S', onda e' e onda a'. Onda S' significa o movimento positivo em direção ao ápice cardíaco do ventrículo esquerdo durante a sístole. E as duas ondas e' e a' são negativas durante a diástole, como imagem em espelho do padrão do fluxo sanguíneo pela valva mitral (Fig. 3-13b e ▶ Vídeo 3-5).

Alterações nesses valores também auxiliam na interpretação do grau de disfunção diastólica do ventrículo esquerdo.

Valores normais variam com idade: consultar nos *sites* e aplicativos de internet como, por exemplo, https://www.cardioz.co

Em adolescentes de 18 anos e adultos:

- Valores alterados (Fig. 3-14, Doppler tecidual):
  - Onda e' septal < 7 cm/s ou e' lateral < 10 cm/s.
  - Relação E/e' > 14.
- Valores normais (Fig. 3-14, Doppler tecidual):
  - Relação E/e' < 8.
- Zona cinza:
  - Relação E/e' entre 8 e 14.

Quando a fração de ejeção ventricular está normal, as recomendações da Sociedade Americana de Ecocardiografia e a Sociedade Europeia de Imagem Cardiovascular são avaliar a função diastólica do ventrículo esquerdo com base em quatro variáveis:

- Relação E/e'.
- Velocidades da onda e' – septal e lateral.
- Volume indexado do átrio esquerdo.
- Velocidade de pico da regurgitação tricúspide.

A presença de mais de dois desses critérios anormais significa que estamos diante de uma disfunção diastólica do ventrículo esquerdo.

Seguindo os dados do fluxograma da Diretriz Americana de Imagem Cardiovascular 2016, para graduar a disfunção diastólica em grau I, II e III, devemos realizar as seguintes avaliações:

- Relação da onda E/A.
- Velocidade da onda E.
- Relação E/e'.
- Velocidade da IT.
- Volume indexado do AE.

Considera-se disfunção diastólica do VE quando > 50% dos parâmetros acima estiverem presentes, indeterminado quando 50% e normal quando < 50%.

Função Sistólica do Ventrículo Direito

O ventrículo direito possui características anatômicas peculiares. As fibras miocárdicas são agrupadas de forma laminar com um certo grau de angulação entre o endocárdio e o epicárdio. No ventrículo direito, as fibras estão quase planas na base do coração, tornam-se mais anguladas no ápice, na porção septal e na porção de via de saída.

TÉCNICAS PARA AVALIAÇÃO DA FUNÇÃO CARDÍACA

Todas essas características anatômicas diferenciam a forma de avaliação funcional do ventrículo direito. Sendo assim, fazem parte dos critérios de avaliação da função sistólica do ventrículo direito:

- Índice de *performance* miocárdica do VD.
- Excursão sistólica máxima da valva tricúspide (TAPSE).
- Variação fracional da área do ventrículo direito.
- Doppler tecidual: onda S'.
- FE do VD em 3D/4D e *strain*.

Índice de Performance Miocárdica do VD

O índice de *performance* miocárdica (IPM ou índice de Tei), como já foi discutido no ventrículo esquerdo, expressa o desempenho global do ventrículo, inclui parâmetros sistólico e diastólico.

O IPM engloba os intervalos de tempo derivados do Doppler pelo fluxo da valva tricúspide e pelo fluxo sistólico da valva pulmonar ou da insuficiência tricúspide: tempo de ejeção (TE – todo o período de ejeção observado ao Doppler na valva pulmonar), tempo de contração isovolumétrica (TCIV – final da onda A no fluxo tricuspídeo e começo da sístole no fluxo pulmonar) e tempo de relaxamento isovolumétrico (TRIV – final da sístole observado através do fluxo pulmonar e começo da onda E detectada pelo fluxo tricuspídeo). Com esses valores, obtemos: IPM = TCIV + TRIV/TE (Fig. 3-15). A disfunção sistólica está relacionada com o aumento do TCIV ou diminuição do TE. A disfunção diastólica corresponde ao aumento do TRIV. Com isso, o IPM está aumentado tanto na disfunção sistólica quanto na disfunção diastólica.

Valores normais do IPM do VD: em geral, 0,28 ± 0,04 (Doppler pulsado) e < 0,55 (Doppler tecidual).

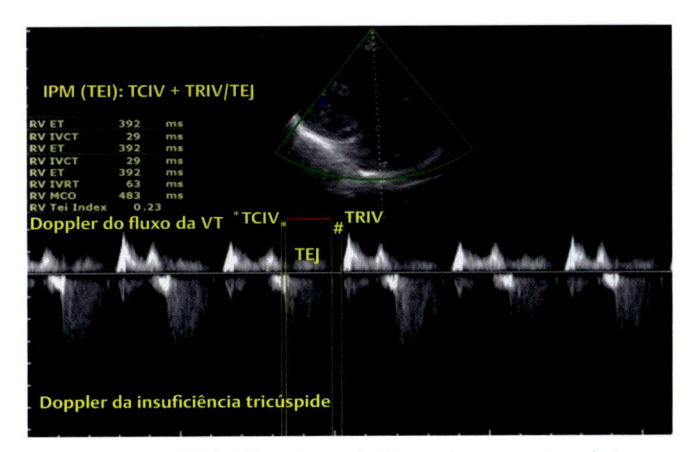

Fig. 3-15. IPM ou TEI do VD pode ser obtido no plano paraesternal eixo longo do VD num caso com insuficiência tricúspide, sendo mensurados os intervalos de tempo: tempo de ejeção (TE – todo o período da insuficiência tricúspide observado ao Doppler), tempo de contração isovolumétrica (TCIV – final da onda A do fluxo diastólico tricuspídeo e começo da insuficiência tricúspide) e tempo de relaxamento isovolumétrico (TRIV – final da e até começo da onda E do fluxo diastólico tricuspídeo). Com esses valores, obtemos: IPM = TCIV + TRIV/TE.

Excursão Sistólica Máxima da Valva Tricúspide

A avaliação do deslocamento máximo do anel valvar valoriza o conceito do movimento longitudinal do ventrículo durante o ciclo cardíaco. Durante a sístole, o anel valvar aproxima-se da região apical e, quanto maior o deslocamento do anel, melhor a função sistólica global longitudinal desse ventrículo. Assim sendo, podemos avaliar esse deslocamento pelo modo-M alinhado na direção da porção mais lateral do anel valvar. O traçado do modo-M demonstrará o movimento de excursão do anel durante o ciclo cardíaco e a medida dessa distância é o deslocamento do anel valvar. Esse parâmetro, é utilizado para avaliar a função do ventrículo direito quando é realizada a medida no anel tricúspide (TAPSE) (Fig. 3-16 e ▶ Vídeo 3-6).

Mesmo com as medidas de Z-*score* sendo utilizadas como padrão de normalidade, é sugerido sempre que a utilização desse parâmetro seja feita com medidas seriadas, pois cada paciente pode apresentar uma curva de normalidade individualizada respeitando cada tipo de cardiopatia congênita.

Valores de normalidade variam com a idade: consultar no *site* http://parameterz.blogspot.com/

Variação Fracional da Área do Ventrículo Direito

A variação fracional da área do ventrículo direito (FAC, *fractional area change*) é obtida por meio da seguinte equação: FAC do VD = (ADf - ASf)/ADf × 100. ADf: Área diastólica final do VD; ASf: área sistólica final do VD.

A medida é realizada no modo bidimensional, incluindo todo o ventrículo direito no plano ecocardiográfico, mostrando o ápice e a parede lateral durante todo o ciclo cardíaco e devemos excluir as trabeculações na planimetria da área do VD (Fig. 3-17).

Valores de normalidade para adultos: ≥ 35%.

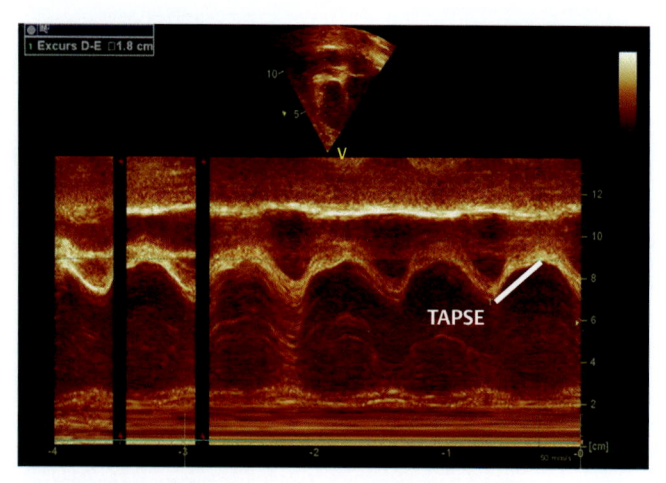

Fig. 3-16. Ecocardiograma transtorácico, plano apical 4C, demonstrando como mensurar a excursão sistólica máxima da valva tricúspide (TAPSE). Observe que o cursor do modo-M foi posicionado paralelamente à parede do VD ao nível da valva tricúspide.

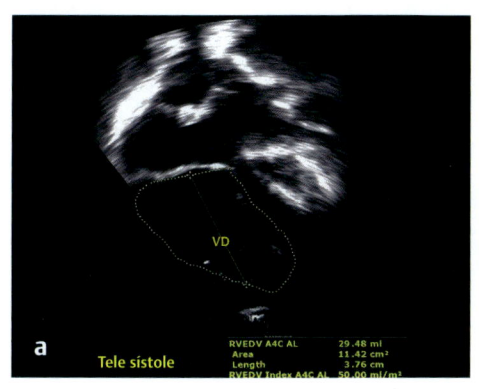

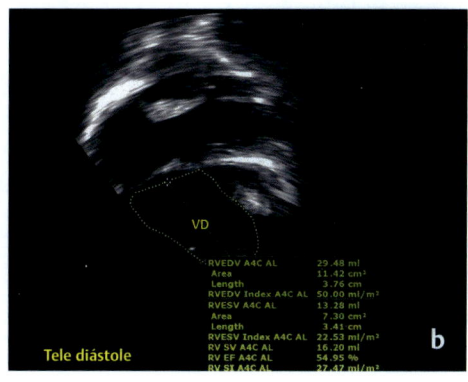

Fig. 3-17. Ecocardiograma transtorácico, plano 4C, demonstrando como medir a área do VD no final da diástole (**a**) e da sístole (**b**) para cálculo da variação fracional da área do ventrículo direito (FAC do VD).

Doppler Tecidual: Onda S'

A medida da onda S' no Doppler tecidual corresponde a uma medida indireta da função sistólica longitudinal do ventrículo direito (Fig. 3-18).

Valores de normalidade para adultos: ≥ 9,5cm/s.

Valores de normalidade na faixa etária pediátrica variam com a idade: consultar no *site* http://parameterz.blogspot.com/

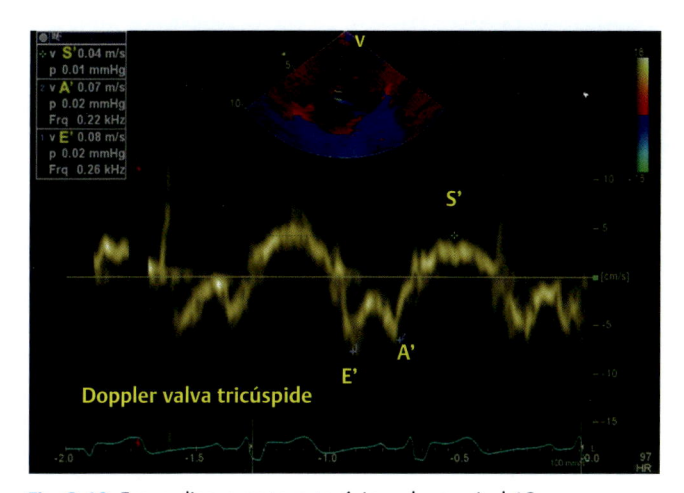

Fig. 3-18. Ecocardiograma transtorácico, plano apical 4C, demonstrando como obter a onda S' do VD. Observe que a amostra do Doppler tecidual é posicionada na parede anterior do VD ao nível da valva tricúspide.

FE do VD em 3D/4D e Strain

A fração de ejeção do VD pelo método tridimensional/quadridimensional (3D/4D) e o *strain* serão abordados de maneira detalhada no Capítulo 29 (Figs. 3-4 e 3-19).

Função Diastólica do Ventrículo Direito

Os critérios de avaliação da função diastólica do ventrículo direito são:

- Doppler pulsado da valva tricúspide.
- Doppler tecidual do ânulo tricuspídeo.
- Doppler pulsado da veia hepática.
- Avaliação da veia cava inferior.

A avaliação do Doppler pulsado da valva tricúspide pode sugerir alguma disfunção diastólica se existir uma relação da onda E/A < 0,8. Se a relação da onda E/A for 0,8 a 2,1, com razão E/e' > 6 ou predomínio de fluxo diastólico nas veias hepáticas, existe provavelmente um padrão de enchimento pseudonormal. Nos casos da relação E/A > 2,1 e com tempo de desaceleração < 120 ms, teremos um padrão de enchimento restritivo.

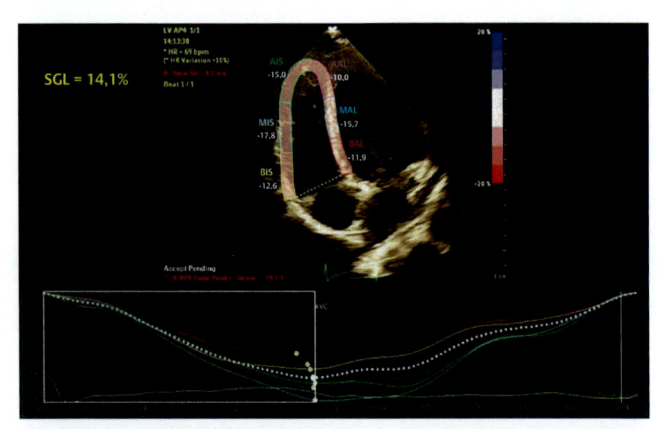

Fig. 3-19. Ecocardiograma transtorácico bidimensional para a análise do *strain* global longitudinal (SGL) do VD num caso de adolescente com hipertensão arterial pulmonar e disfunção sistólica do VD. Observe o resultado do SGL de − 14,1%. Este valor é obtido pela média de todos os segmentos e demonstra que a função sistólica do VD se encontra reduzida (valor de referência normal para o equipamento de ecocardiograma utilizado para realizar esse exame: valores inferiores ou iguais a -20%). SGL: *strain* global longitudinal.

RESUMINDO
- São parâmetros de avaliação da função sistólica do VE: análise qualitativa da sua contratilidade (global e segmentar), FE (fração de ejeção), DC, MAPSE e onda S' do VE.
- São parâmetros de avaliação da função sistólica do VD: análise qualitativa da sua contratilidade, FAC (variação fracional da área, do inglês: *fractional area change*), DC (débito cardíaco), TAPSE e onda S' do VD.
- O desempenho global ventricular, o índice de *performance* miocárdico (IPM), pode ser calculado tanto para o VE como para o VD, e constitui um parâmetro ecocardiográfico que avalia tanto a função sistólica e diastólica, pois seu cálculo inclui tempos do ciclo cardíaco (sístole e diástole).
- São parâmetros de avaliação da função sistólica do VD: análise qualitativa da sua contratilidade, FAC, DC, TAPSE e onda S' do VD.
- São parâmetros de avaliação da função diastólica do VD: padrão do fluxo mitral (Doppler pulsado e tecidual), padrão do fluxo venoso pulmonar e dimensão do AE (volume).
- São parâmetros de avaliação da função diastólica do VD: padrão do fluxo tricúspide (Doppler pulsado e tecidual), padrão do fluxo da veia hepática.
- Para calcular a FE do VE, aplicamos a fórmula FE = [(VDf - VSf)/VDf]. Os métodos 3D/4D são mais precisos e apresentam melhor reprodutibilidade, porém nem sempre são disponíveis (custo mais elevado do equipamento). Pelo método 2D Simpson, basta mensurar os volumes diastólico final (VDf) e sistólico final (VSf) do VE no plano apical 4C ou 2C. Pelos métodos Teichholz e cubo (2D e modo-M), mensuramos os diâmetros máximo (DDf) e mínimo do VE (DSf) nos planos paraesternal, eixo longo do VE ou eixo curto dos ventrículos. Podemos calcular o volume ventricular pelo método de Teichholz: volume do VE = 7 × D²/2,4 + D (D: diâmetro do VE pelo modo-M ou pelo 2D, em que podemos considerar o diâmetro máximo e o mínimo para estimar o VDf e o VSf, respectivamente). Pelo método de cubo, aplicamos a fórmula: FE (%) = (DDf)3−(DSf)3/(DDf)3 × 100).
- Para calcular a FAC do VD, basta obtermos as áreas diastólica final (ADf) e sistólica final (ASf) do VD no plano apical 4C e aplicar a seguinte equação: FAC do VD = (ADf - ASf)/ADf × 100.
- Ao obtermos os tempos do ciclo cardíaco pelo Doppler de vias de entrada ventricular e de via saída ventricular ou insuficiência da valva AV, o IPM pode ser calculado pela fórmula: TCIV + TRIV/TE. A disfunção sistólica está relacionada com o aumento do TCIV ou diminuição do TE. A disfunção diastólica corresponde ao aumento do TRIV. TCIV: tempo de contração isovolumétrica; TE: tempo de ejeção; TRIV: tempo de relaxamento isovolumétrico.
- Os valores normais de TAPSE, MAPSE e ondas Doppler tecidual são idealmente expressos em Z escores, pois variam com a idade, sendo importante consultar em sítios de internet e/ou aplicativos de dispositivos móveis, como, por exemplo: http://parameterz.blogspot.com/ e https://www.cardioz.co.

LEITURAS SUGERIDAS
Bravo-Valenzuela NJ, Peixoto AB, Nardozza LM, Souza AS, Araujo Júnior E. Applicability and technical aspects of two-dimensional ultrasonography for assessment of fetal heart function. Med Ultrason 2017;19(1):94-101.

Eidem BW, McMahon CJ, Cohen RR, Wu J, Finkelshteyn I, Kovalchin JP, et al. Impact of cardiac growth on Doppler tissue imaging velocities: a study in healthy children. Journal of American Society of Echocardiography 2004;17(3):212-21. Disponível em https://www.cardioz.co. [acesso em 13 de novembro de 2022].

Huhta JC. Fetal congestive heart failure. Sem Fetal Neonatal Med 2005;10(6):542-52.

Koestenberger M, Nagel B, Ravekes W, Avian A, Heinzl B, Fritsch P, et al. Left ventricular long axis function: reference values of the mitral annular plane systolic excursion in 558 healthy children and calculation of z-score values. Am Heart J 2012;164:125-131.

Koestenberger M, Ravekes W, Everett AD, Stueger HP, Heinzl B, Gamillscheg A, et al. Right ventricular function in infants, children and adolescents: Reference values of the Tricuspid Annular Plane Systolic Excursion (TAPSE) in 640 healthy patients and calculation of z score values. J Am Soc Echocardiogr 2009 Jun;22(6):715-9. Epub 2009 May 7.

Nagueh SF, Smiseth OA, Appleton CP, Byrd BF 3rd, Dokainish H, Edvardsen T, et al. Recommendations for the evaluation of left ventricular diastolic function by echocardiography: An update from the American Society of Echocardiography and the European Association of Cardiovascular Imaging. J Am Soc Echocardiogr 2016;29(4):277-314.

Parameter(z): Age-Adjusted Reference Values and Z-Scores for Tissue Doppler Velocities according to Data published by Investigators at Texas Children's Hospital. [acesso em 26 de Junho de 2022]. Disponível em: http://www.parameterz.com/refs/eidem-jase-2004.

Parameter(z): Fetal Echo Z-Scores [acesso em 08 de novembro de 2022]. Disponível em: parameterz.blogspot.com/2008/09.

Parameter(z): TAPSE RV Function Z-Scores. [acesso em 26 de junho de 2022]. Disponível em: http://parameterz.blogspot.com/2010/12/tapse-rv-function-z-scores.html.

Rosa ML, Morhy SS. Como eu faço avaliação de função diastólica do ventrículo esquerdo em crianças e em cardiopatias congênitas. Arq Bras Cardiol: Imagem Cardiovasc 2022;35(3):ecom29.

ULTRASSONOGRAFIA CARDÍACA FOCADA: "ECOCARDIOGRAFIA FUNCIONAL"

CAPÍTULO 4

Sócrates Pereira Silva

ENTENDENDO

O objetivo deste capítulo é orientar o pediatra ou clínico geral para utilizar a ultrassonografia cardíaca focada (USCF ou FOCUS do inglês, *Focused Ultrasound for Pediatric Diseases*) de forma prática. Também conhecida como ecocardiografia funcional, dentre outras denominações, consideramos que a terminologia USCF seja mais apropriada para expressar a aplicabilidade do exame.

A USCF é um segmento da ultrassonografia *point-of-care*. Como meio auxiliar de investigação, é uma ferramenta complementar ao exame físico e visa a responder questões específicas relacionadas com um contexto clínico. Para tal, estabelece-se um planejamento, ou seja, obtém-se imagens preestabelecidas e sequenciais, objetivando fornecer informações que permitirão a adoção de conduta proativa mais imediata no manejo clínico ou pós-cirúrgico.

A USCF caracteriza-se por apresentar aplicabilidade muito ampla, podendo ser utilizada, principalmente, na avaliação de derrame pericárdico, do estado hemodinâmico (sinais de choque ou congestão), da função cardíaca (sistólica e diastólica) e acesso vascular (Quadro 4-1). Essas informações em tempo real são ferramentas importantes para orientar o manejo terapêutico, predizendo o estado volêmico do paciente e sua responsividade a fluidos, avaliando a função cardíaca sistólica e diastólica, pela medição das cavidades cardíacas e Doppler, além de aumentar a exequibilidade e segurança nos procedimentos de acesso venoso central e cateterismo arterial. Na suspeita de cardiopatia congênita (CC) pela USCF, as imagens podem ser enviadas para um *expert* (cardiologista pediátrico) e o ecocardiograma deve ser solicitado.

Quadro 4-1. Principais Aplicações da USCF ("Ecocardiografia Funcional")

1. Avaliação hemodinâmica e da função cardíaca na hipotensão e choque
2. Suspeita de derrame pericárdico
3. Suspeita de hipertensão arterial pulmonar do recém-nascido ou hipertensão arterial pulmonar aguda em crianças maiores
4. Obtenção de acesso vascular central
5. Canulação para ECMO
6. Situações específicas na neonatologia: suspeita clínica de PCA, asfixia perinatal e hérnia diafragmática congênita

ECMO: terapia de oxigenação por membrana extracorpórea, do inglês *extracorporeal membrane oxygenation*; PCA: patência de canal arterial.

COMO REALIZAR A USCF ("O ECOCARDIOGRAMA FUNCIONAL")?

A USCF ("ecocardiografia funcional") pediátrica pode ser realizada com qualquer aparelho de ultrassonografia que apresente os seguintes requisitos: transdutor setorial com frequência (3 a 12 MHz e, em geral, 5 a 7,5 MHz para crianças menores) e comandos simples para otimização de imagem (ganho, profundidade e foco). Outras funcionalidades, como Doppler e o modo unidimensional (modo-M), não são essenciais, mas aprimoram a avaliação.

De uma forma geral, os principais planos ecocardiográficos a serem avaliados são: subcostal (= subxifoide), paraesternal eixos longo e curto, apical e supraesternal (Fig. 4-1).

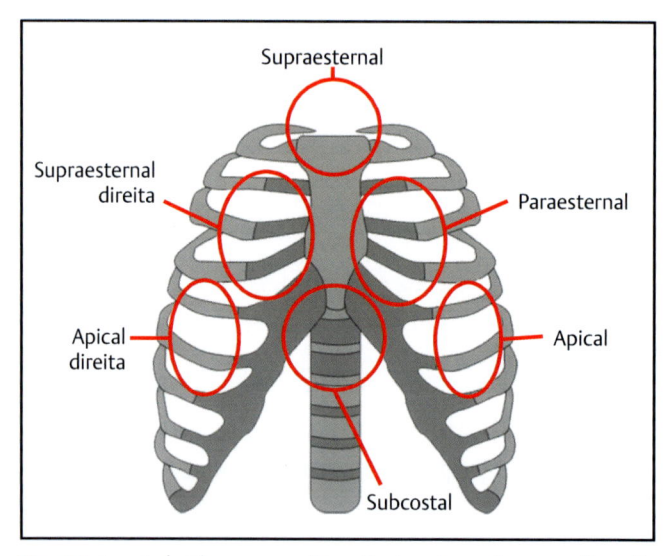

Fig. 4-1. Locais do tórax para a obtenção dos planos da ecocardiografia funcional. O plano apical direito e paraesternal direito são utilizados nos casos em que o coração está posicionado à direita.

IDENTIFICANDO PELA USCF ("ECOCARDIOGRAFIA FUNCIONAL")
Janela Subcostal ou Subxifoide
Aplicabilidade
1. Avaliar o grau de hidratação/estado volêmico pela pré-carga e estimar a responsividade a fluidos pela avaliação do diâmetro e variabilidade da VCI. Avaliação **qualitativa da VCI**: enchimento normal, VCI não deve estar colabada ou túrgida.
   Avaliação **quantitativa da VCI**: por mensuração dos seus diâmetros máximo e mínimo (Quadro 4-2, Fig. 4-2 e ▶ Vídeo 4-1).

Quadro 4-2. Avaliação Quantitativa da VCI

	Se ventilação espontânea		
Hipovolemia	$dVCI_{máx} \leq 2{,}1$ cm **ou** $dVCI_{min} < 50\%$ do $dVCI_{máx}$		
Hipervolemia	$dVCI_{máx} > 2{,}1$ cm **ou** $dVCI_{min} > 50\%$ do $dVCI_{máx}$		
	Se ventilação controlada (sedação, bem adaptado ao ventilador sendo VC = 6-8 mL/kg), calcule o ΔVCI:		
Hipovolemia	$\dfrac{dVCI_{máx} + dVCI_{min}}{dVCI_{min}} \times 100\%$	> 18%	Responsivo a volume
Hipervolemia	$\dfrac{dVCI_{máx} + dVCI_{min}}{dVCI_{min}} \times 100\%$	< 18%	Não responsivo a volume
	Ou		
Hipovolemia	$\dfrac{dVCI_{máx} - dVCI_{min}}{\dfrac{dVCI_{máx} + dVCI_{min}}{2}} \times 100\%$	>12%	Responsivo a volume
Hipervolemia	$\dfrac{dVCI_{máx} - dVCI_{min}}{\dfrac{dVCI_{máx} + dVCI_{min}}{2}} \times 100\%$	< 12%	Não responsivo a volume

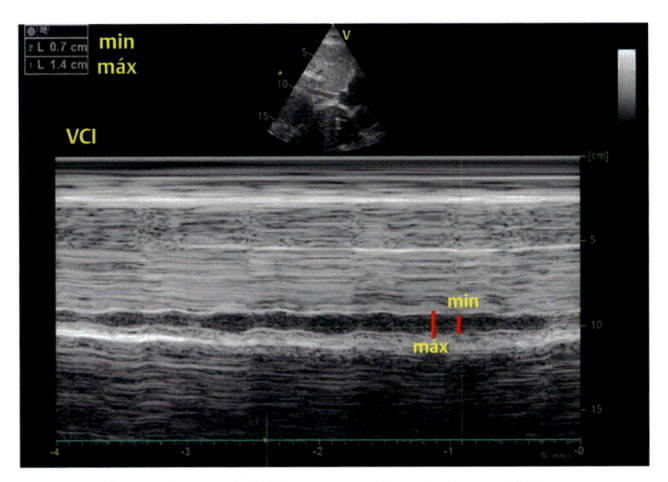

Fig. 4-2. Plano subcostal abdômen superior eixo longo VCI demonstrando como medir os diâmetros máximo e mínimo da veia cava inferior (VCI).

2. Avaliar o grau de hidratação em pacientes em ventilação espontânea pela relação entre os diâmetros transversos da VCI/Ao (Quadro 4-3 e Fig. 4-3).
3. Avaliação do fluxo da aorta abdominal: nas situações de baixo débito, a pulsatilidade da aorta abdominal estará diminuída; em PCA com repercussão hemodinâmica, haverá fluxo diastólico e, na coarctação da aorta, haverá fluxo de reforço diastólico além da pulsatilidade reduzida. Em PCA com grande repercussão hemodinâmica, o Doppler da artéria mesentérica e da aorta abdominal podem apresentar fluxo reverso (Fig. 4-4 e ▶ Vídeo 4-2).
4. Verificar se há derrame pericárdico e análise qualitativa da contratilidade ventricular, permitindo diferenciar os diversos tipos de choque (Quadro 4-4, Fig. 4-5 e ▶ Vídeo 4-3).

Quadro 4-3. Avaliação do Grau de Hidratação pela Relação entre os Diâmetros Transversos da VCI/Ao

Obtenção da imagem pelo plano subcostal longitudinal (plano da VCI)		
Identifique a VCI e a Ao, mensure os diâmetros transversos e calcule a relação		
$\dfrac{dVCI_{máx}}{dAo_{máx}}$	Estado volêmico	Responsivo a volume?
≤ 0,8	Hipovolemia	SIM
> 1,3	Hipervolemia	NÃO

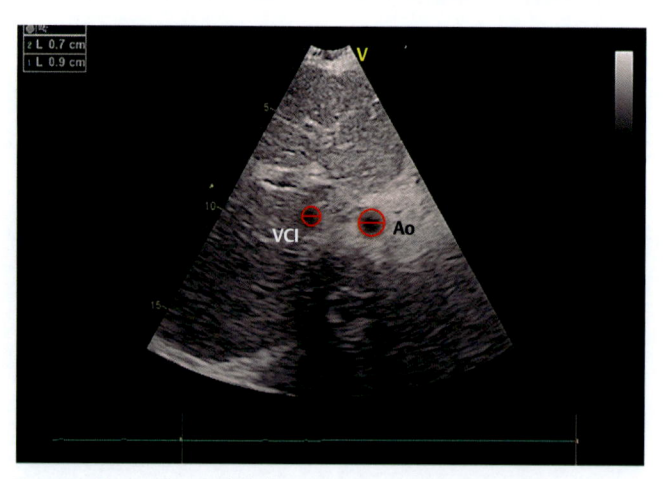

Fig. 4-3. Plano subcostal abdômen superior eixo curto VCI/Ao demonstrando a relação entre os diâmetros transversos da veia cava inferior (VCI) e da aorta (Ao).

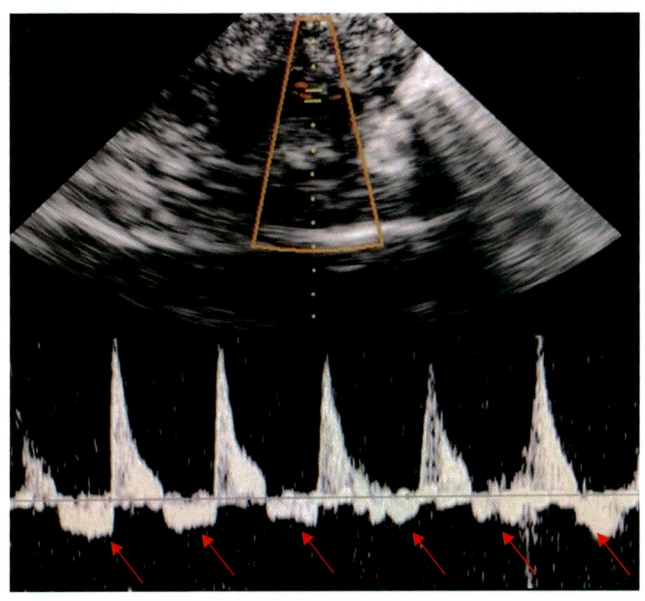

ULTRASSONOGRAFIA CARDÍACA FOCADA: "ECOCARDIOGRAFIA FUNCIONAL"

Fig. 4-4. Ecocardiograma transtorácico, plano abdômen superior, em um caso PCA com grande *shunt* esquerda/direita (E-D), demonstrando o Doppler da artéria mesentérica com refluxo diastólico (setas).

Quadro 4-4. Características Ecocardiográficas dos Diferentes Tipos de Choque

Tipo de choque	USCF
Hipovolêmico	VD e VE hiperdinâmicos
	DDFVE e DSFVE ↓
	VCI colapsável e estreita*
Cardiogênico	Hipocontratilidade de VD ou VE
	VCI pouco colapsável ou dilatada
Obstrutivo	DP ou pneumotórax
	VE hiperdinâmico
	VCI pouco colapsável ou dilatada
Distributivo	VE hiperdinâmico
	DDFVE normal/DSFVE ↓
	VCI pouco colapsável ou dilatada

DDFVE: diâmetro diastólico final de VE; DSFVE: diâmetro sistólico final de VE.

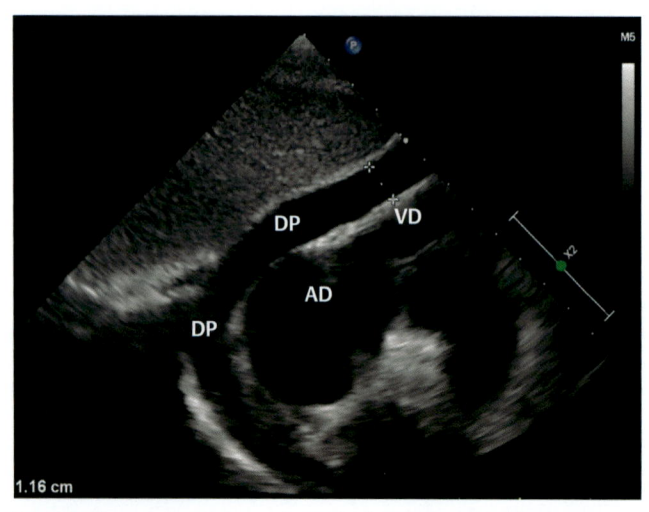

Fig. 4-5. Plano subcostal ou subxifoide demonstrando volumoso derrame pericárdico (DP). AD: átrio direito; VD: ventrículo direito.

Paraesternal Eixo Longo
Aplicabilidade
1. Avaliação qualitativa da função sistólica de VE (▶ Vídeo 4-4):
   Qual a sua impressão ao avaliar a contração de VE? Apresenta boa contratilidade? Apresenta disfunção contrátil (= sistólica)? Sim ou não?
2. Avaliação quantitativa da função sistólica de VE:
   Obtenha o diâmetro final diastólico de VE (*dDfVE*) e o diâmetro final sistólico de VE (*dSfVE*) (Fig. 4-6). Posteriormente, a fração de encurtamento (Fenc) e a fração de ejeção (Fej) (Quadro 4-5). A Fenc é mais utilizada e reprodutível (valor normal, em geral, entre 25 e 41%).

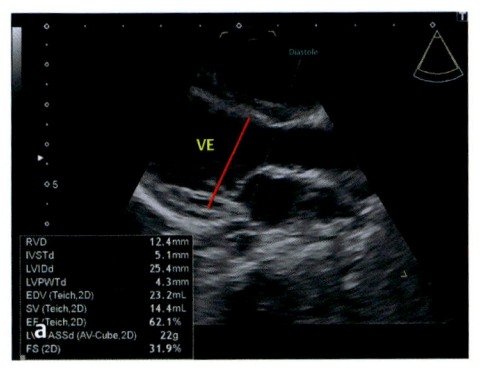

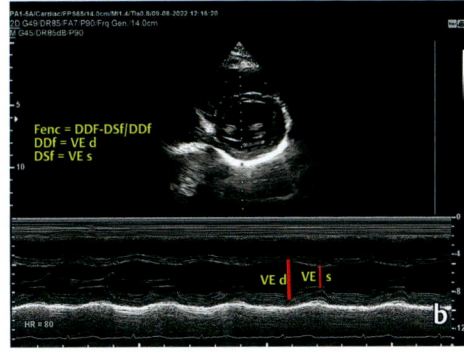

Fig. 4-6. Plano paraesternal eixo longo (**a**) e eixo curto dos ventrículos demonstrando como obter os diâmetros máximo e mínimo do ventrículo esquerdo (**b**) para cálculos da fração de ejeção (Fej VE) e encurtamento (Fenc VE) pelos métodos 2D e modo-M, respectivamente. VE: ventrículo esquerdo; VEd: diâmetro telediastólico do ventrículo esquerdo (= diâmetro máximo do VE); VES: diâmetro telessistólico do ventrículo esquerdo (= diâmetro mínimo do VE); VD: ventrículo direito; AE: átrio esquerdo; Ao: aorta.

Quadro 4-5. Fração de Encurtamento (Fenc) ou Delta D (A) e Fração de Ejeção (Fej) do VE (B)

A) Fração de encurtamento (Fenc) do VE:				
Medidas do *dDfVE* e do *dSfVE*				
após medir *dDfVE* e *dSfVE*, aplique a fórmula:				
$\dfrac{dDfVE - dSfVE}{dDfVE} \times 100\%$	**Normal**	**RNT**	**RNPT**	**Feto**
	25-45%	25-41%	23-40%	> 28%
B) Fração de ejeção (Fej) do VE:				
Medir *dDfVE* e do *dSfVE*				
$\dfrac{(dDfVE)^3 - (dSfVE)^3}{(dDfVE)^3} \times 100\%$	**Normal**	**Grau da disfunção**		
	> 55-65%	Leve	Moderada	Grave
		41-55%	31-40%	≤ 30%

3. Avaliação do débito (DC) e índice cardíacos (IC) do VE:
    Para esses cálculos, o diâmetro da VSVE deve ser mensurado no paraesternal eixo longo, na base de implantação da válvula aórtica na telessístole (proximal ou distal ao plano valvar Ao, com a valva Ao em abertura máxima). Observe como mensurar a VSVE na Figura 4-7a. A área do diâmetro da VSVE multiplicada pela velocidade de tempo integral (VTI) do fluxo aórtico (Ao) obtido pelo Doppler Ao no plano 5 câmaras possibilitará a estimativa do volume sistólico ejetado (VS) pelo VE. Aplicando-se a fórmula: VS × frequência cardíaca, é possível calcular o DC do VE (Fig. 4-7b).

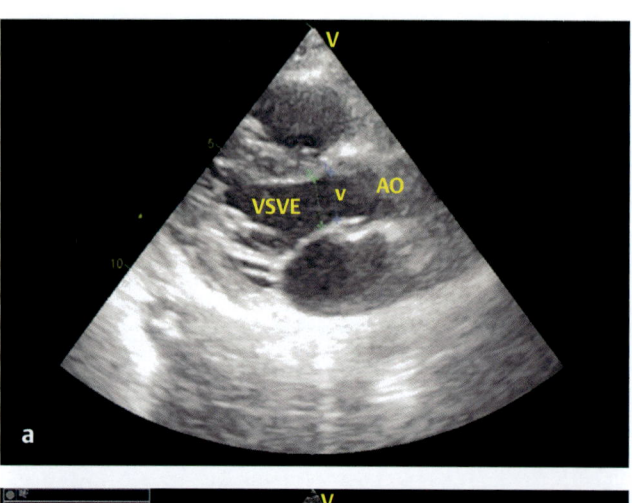

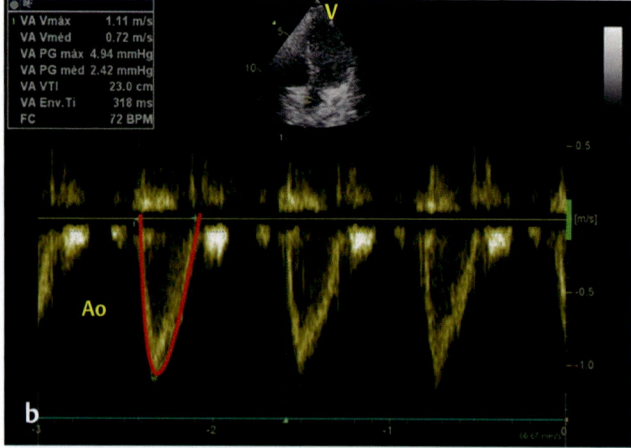

Fig. 4-7. (a) Plano paraesternal eixo longo via de saída do VE demonstrando como mensurar a VSVE na telessístole (valva Ao em abertura máxima). As linhas amarela (proximal ao plano valvar Ao) e vermelha (distal a valva Ao) demonstram os locais corretos para realizar a medida da VSVE. (b) Plano apical 5 câmaras demonstrando como obter a velocidade de tempo integral (VTI) pelo Doppler aórtico para cálculo do débito cardíaco (DC) do VE. DC= [VS (área da VSVE**) × VTI Ao] × FC. ** A área da VSVE equivale a: $3,14 \times [\text{diâmetro VSVE}/2]^2$.

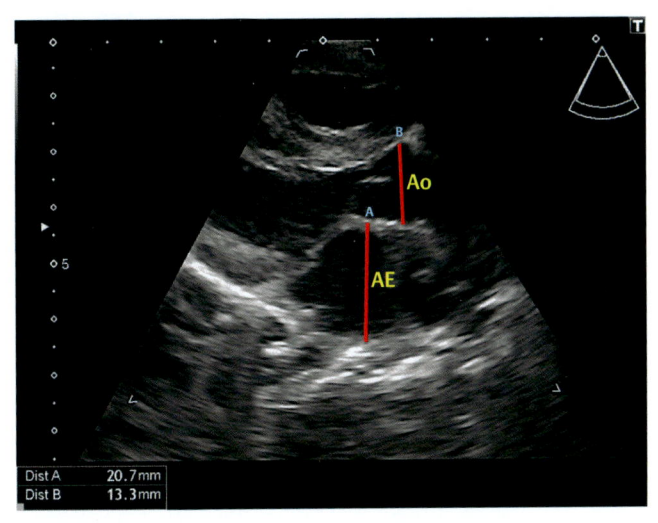

Fig. 4-8. Plano paraesternal eixo longo via de saída do VE demonstrando como mensurar a aorta (Ao) e o átrio esquerdo (AE). Mensuramos o diâmetro máximo do AE. A aorta é mensurada antes da abertura das suas cúspides. Após obtermos as medidas de ambas as estruturas, dividimos o AE pela Ao para calcularmos a relação (AE/Ao).

4. A análise da relação entre as dimensões do átrio esquerdo (AE) e da aorta é importante, principalmente nos recém-nascidos (RN), para avaliar repercussão de canal arterial patente (PCA). Num coração normal é possível observar que o AE e Ao apresentam dimensões semelhantes. Quando numa avaliação qualitativa o AE parece aumentado, devemos realizar a avaliação quantitativa: medir o AE e a aorta ao bidimensional (2D) ou pelo modo-M (Fig. 4-8). No PCA moderado, o AE é > 1,5 vezes que a medida da aorta (Ao) e, no PCA grande, > 2 vezes que a Ao.

Paraesternal Eixo Curto
Aplicabilidade
1. Avaliação qualitativa e quantitativa da função global do VE (▶ Vídeo 4-5).
2. Avaliação de derrame pericárdico (▶ Vídeo 4-6).

Paraesternal Alto: Visão Ductal ("Corte do Canal")
Aplicabilidade
A avaliação do canal arterial (PCA) em recém-nascidos, principalmente os prematuros (RNPT), é desta forma: guiar a terapia farmacológica, correlacionando o estado hemodinâmico do RN e deterioração ventilatória com o PCA ao fluxo direcionado da aorta para artéria pulmonar (*shunt* esquerda-direita), ocasionado o hiperfluxo pulmonar. No PCA com *shunt* E-D, o seu fluxo está em cor "vermelha "ao Doppler colorido (Fig. 4-9).

Na hipertensão arterial pulmonar (HAP), o fluxo do PCA direcionado da direita para a esquerda (da artéria pulmonar para a Aorta) pode ser identificado em cor "azul" pelo Doppler colorido.

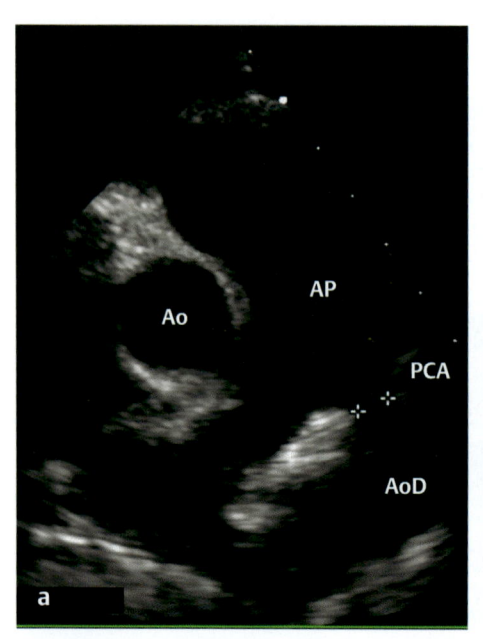

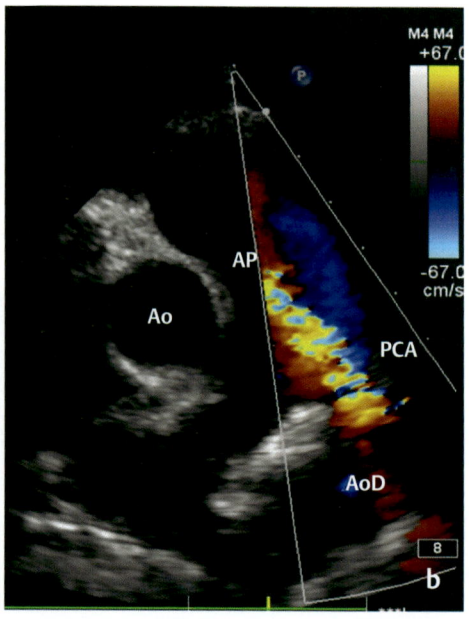

Fig. 4-9. Plano paraesternal alto ("corte do canal") demonstrando a presença do canal arterial patente sem (**a**) e com Doppler colorido (**b**). Ao: aorta (plano valvar); AoD: aorta descendente; PCA: patência de canal arterial; AP: artéria pulmonar.

Plano Apical
Apical 4 Câmaras
Aplicabilidade
1. Avaliar (quantitativamente) a função sistólica global longitudinal do VD pelo **TAPSE** (movimento anular valvar tricúspide). Como fazer a medida do TAPSE? Medir a excursão sistólica máxima da valva tricúspide (VT) utilizando o modo-M (unidimensional) posicionado entre a VT e a parede livre do VD (▶ Vídeo 4-7 e Fig. 4-10). Em geral, consideram-se valores de TAPSE normais > 16 mm em adultos e adolescentes; entretanto, em RN (1,5-2,5 kg: 4,5 mm +/-0,3 mm 2,5-3,6 kg: 8 mm +/- 0,16 mm), lactentes e crianças, esses valores são menores, sendo importante consultar: http://parameterz.blogspot.com.br/2010/12/tapse-rv-function-z-scores.html.
2. Avaliar qualitativamente a função sistólica global do VE (contratilidade do VE) (▶ Vídeos 4-8 e 4-9) e avaliar o aumento de cavidades (p. ex., PCA grande, aumento do AE e do VE).
3. Avaliação da hipertensão arterial pulmonar (HAP): analisar o VD (contratilidade, hipertrofia e aumento) e, na presença de insuficiência tricúspide (IT), é possível estimar a pressão sistólica da AP (PSAP). Mensuramos a velocidade máxima da IT utilizando a fórmula Bernoulli (gradiente máximo = velocidade máxima^2 × 4). Após calcular o gradiente é possível estimar a PSAP adicionando pressão do átrio direito (considera-se essa pressão como 5 mm Hg se VCI 0-50% de colabamento, 10 mm Hg se VCI colabar > 50% e 20 mm Hg se não colabar) (Fig. 4-11 e ▶ Vídeo 4-10).

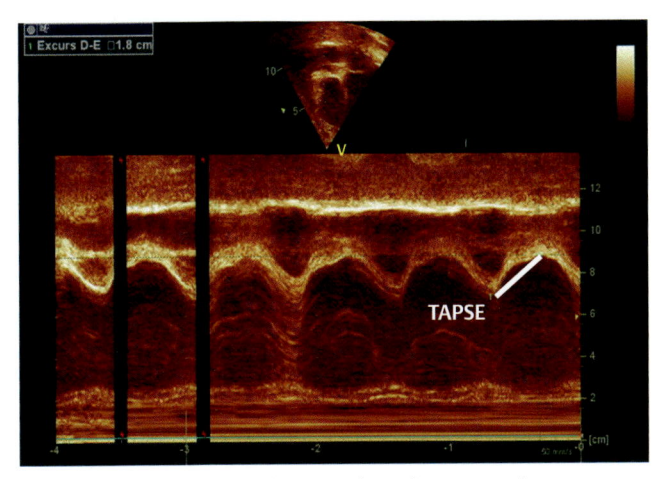

Fig. 4-10. Ecocardiografia, plano apical 4C, demonstrando como mensurar a excursão sistólica máxima da valva tricúspide (TAPSE) utilizando o modo-M (unidimensional) posicionado entre a VT e a parede livre do VD.

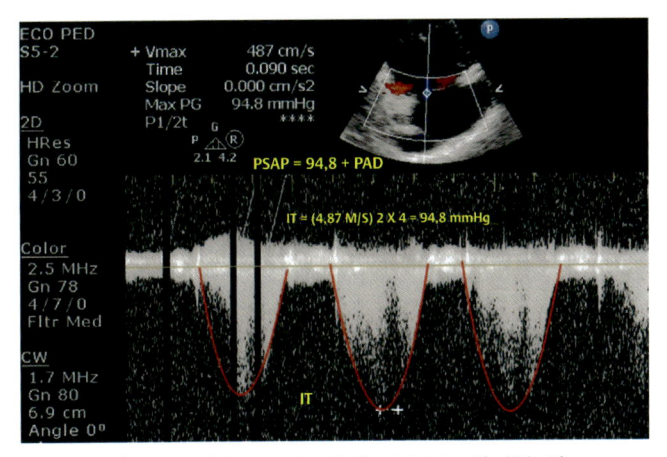

Fig. 4-11. Plano apical 4C com insuficiência tricúspide (IT). Observe que é possível estimar pressão sistólica da AP (PSAP) adicionando a pressão do átrio direito (AD) ao gradiente da IT. Como calcular esse gradiente? Medir a velocidade máxima da IT e aplicar a fórmula Bernoulli (gradiente máximo = velocidade máxima^2 × 4).

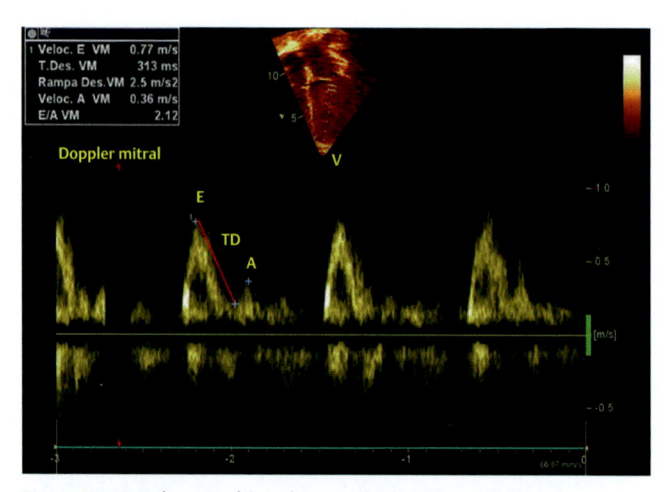

Fig. 4-12. Doppler mitral (via de entrada do VE) possibilitando a análise do enchimento ventricular esquerdo (função diastólica) pela relação das ondas E e A. Onda E: enchimento ventricular rápido; Onda A: enchimento ventricular lento.

4. Avaliar o enchimento ventricular esquerdo (função diastólica) pela relação E-A do Doppler pulsado mitral ou ainda E-e' pelo Doppler tecidual do VE (Fig. 4-12).
5. Identificar derrame pericárdico e avaliar se existem sinais de restrição diastólica (▶ Vídeo 4-6).

Apical 5 Câmaras
Aplicabilidade
1. Cálculo do débito cardíaco (DC): pela mensuração da **VTI** - Integral de velocidade e tempo da VSVE (Fig. 4-6):

> DC:
> Volume sistólico (VS) = VTI × área de VSVE
> DC = VS × FC

2. Tempo de relaxamento isovolumétrico (TRIV): pela obtenção das ondas dos fluxos de via de entrada e de saída do VE (Doppler mitral e aórtico), posiciona-se a amostra do Doppler pulsado entre a mitral e a aorta (Fig. 4-13). No RN com PCA grande, o TRIV está reduzido (< 30 ms) e, nos pacientes com déficit de relaxamento ventricular, o TRIV está aumentado. O índice de *performance* do miocárdio (IPM) ou Tei pode ser obtido para o VE e para o VD, sendo considerado alterado quando IPM do VE > 0,44 para o Doppler pulsado e para o VD quando > 0,32 para o Doppler pulsado e quando > 0,55 para o tecidual. IPM (Tei) = (TCIV+TRIV)/TEJ. TCIV: tempo de contração isovolumétrico; TRIV: tempo de relaxamento isovolumétrico; TEJ: tempo de ejeção.

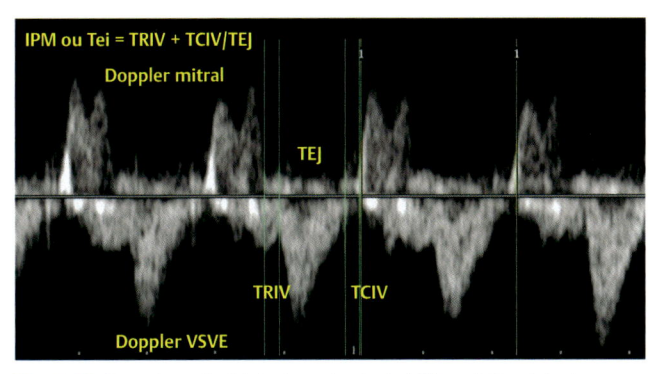

Fig. 4-13. Doppler mitral (via de entrada do VE) e aórtico (via de saída do VE) possibilitando a avaliação do tempo de relaxamento isovolumétrico (TRIV) e o cálculo do índice de *performance* (IPM ou Tei) do VE. IPM = TRIV + TCIV/TEJ. TRIV: tempo de relaxamento isovolumétrico; TCIV: tempo de contração isovolumétrica; TEJ: tempo de ejeção ventricular.

PONTOS IMPORTANTES

- Plano subcostal ou subxifoide, importante para avaliar: 1. o grau de hidratação/estado volêmico pela avaliação do diâmetro e variabilidade da VCI. A VCI com enchimento normal não deve estar colabada ou túrgida; 2. derrame pericárdico
- Plano paraesternal longo e curto eixo, importante para avaliar: 1. contratilidade do VE pela análise qualitativa e pela quantitativa utilizando a fórmula da fração de ejeção: [diâmetro máximo do VE – diâmetro mínimo do VE/diâmetro máximo do VE]^3 (N > 55%)
- As medidas: área da via de saída do VE (obtida na sístole) e da velocidade de tempo integral (VTI) do fluxo de VSVE (obtida no plano 5C) possibilitado o cálculo do DC do VE manualmente [área da VSVE × VTI.VSVE × FC] ou de modo automático pelo próprio equipamento de ecocardiograma
- No RN, o canal arterial patente pode ser identificado nos planos paraesternal eixos curtos das grandes artérias e paraesternal alto ("corte do canal"). A direção do *shunt* pelo canal pode avaliada pelo Doppler, com fluxo colorido em 'vermelho' no PCA quando o *shunt* é da esquerda para a direita (Ao-TP) e em 'azul' no fluxo direcionado da direita para à esquerda (TP-Ao). Existe repercussão do PCA quando: 1. razão AE/Ao > 1,5 (plano paraesternal eixo longo); 2. aumento do AE/VE (análise qualitativa) no plano apical 4C; 3. fluxo retrógrado no Doppler arterial: aorta abdominal, mesentérica, celíaca (plano subcostal) e artéria cerebral média e/ou anterior (Doppler transfontanela)

LEITURAS SUGERIDAS

Groves AM, Singh Y, Dempsey E, Molnar Z, Austin T, El-Khuffash A, et al. European Special Interest Group 'Neonatologist Performed Echocardiography' (NPE). Introduction to neonatologist-performed echocardiography. Pediatr Res. 2018 Jul;84(Suppl 1):1-12.

Jain A, Sahni M, El-Khuffash A, Khadawardi E, Sehgal A, McNamara PJ. Use of targeted neonatal echocardiography to prevent postoperative cardiorespiratory instability after patent ductus arteriosus ligation. J Pediatr. 2012;160(4):584-9.e1.

Mercolini F, Di Leo V, Bordin G, Melotti R, Sperotto F, Pettenazzo A, et al. Central venous pressure estimation by ultrasound measurement of inferior vena cava and aorta diameters in pediatric critical patients: An Observational Study. Pediatr Crit Care Med. 2021.

Mertens L, Seri I, Marek J, Arlettaz R, Barker P, McNamara P, et al. Targeted neonatal echocardiography in the neonatal intensive care unit: practice guidelines and recommendations for training. Eur J Echocardiogr. 2011 Oct;12(10):715-36.

Tissot C, Singh Y. Neonatal functional echocardiography. Curr Opin Pediatr. 2020 Apr;32(2):235-44.

ANOMALIAS DA POSIÇÃO CARDÍACA E DO *SITUS* ATRIAL

CAPÍTULO 5

Nathalie J. M. Bravo-Valenzuela

ENTENDENDO

Em condições normais, o coração está no lado esquerdo do tórax (levocardia) com *situs solitus* para o arranjo visceral e atrial (Fig. 5-1a). São exemplos de arranjo atrial alterado: *situs inversus*, *situs ambiguus* esquerdo (= isomerismo atrial esquerdo) e *situs ambiguus* direito (= isomerismo atrial direito) (Fig. 5-1b-d). Na visão normal do tórax fetal, o coração aponta para a cavidade torácica anterior esquerda (Fig. 5-2a). As anomalias congênitas da posição cardíaca no tórax incluem: mesocardia e dextrocardia (Fig. 5-2b, c). Em raros casos, o coração pode estar posicionado fora do tórax: *ectopia cordis* (Fig. 5-3 e ▶ Vídeo 5-1). É importante diferenciar a dextrocardia da dextroversão, sendo a última uma condição não congênita que decorre de uma circunstância que desvia o coração para o lado direito do tórax.

INCIDÊNCIA

- A dextrocardia com *situs inversus totalis* é mais frequente (1:10.000) que a com *situs solitus* (1:30.000) e apresenta menor incidência de malformações (cardíacas e extracardíacas) do que na dextrocardia com *situs solitus*.
- A dupla via de saída do ventrículo direito (DVSVD), a síndrome de Kartagener, a fístula traqueoesofágica, a hipoplasia pulmonar, o ânus imperfurado e a espinha bífida são exemplos de algumas malformações cardíacas e extracardíacas que frequentemente se associam à dextrocardia com *situs solitus*.
- No isomerismo direito ocorre associação com cardiopatias cianogênicas e, em geral, a veia cava inferior (VCI) está presente.
- No isomerismo esquerdo são frequentes a ausência do segmento hepático da veia cava inferior (VCI), com drenagem pela veia ázigos (Az) ou hemiázigos, e a associação com cardiopatias, como defeito do septo atrioventricular (DSAV) e a comunicação interatrial (CIA).
- Fatores de risco: história de familiar com esta condição e consanguinidade, e filho de mãe com diabetes melito pré-gestacional.

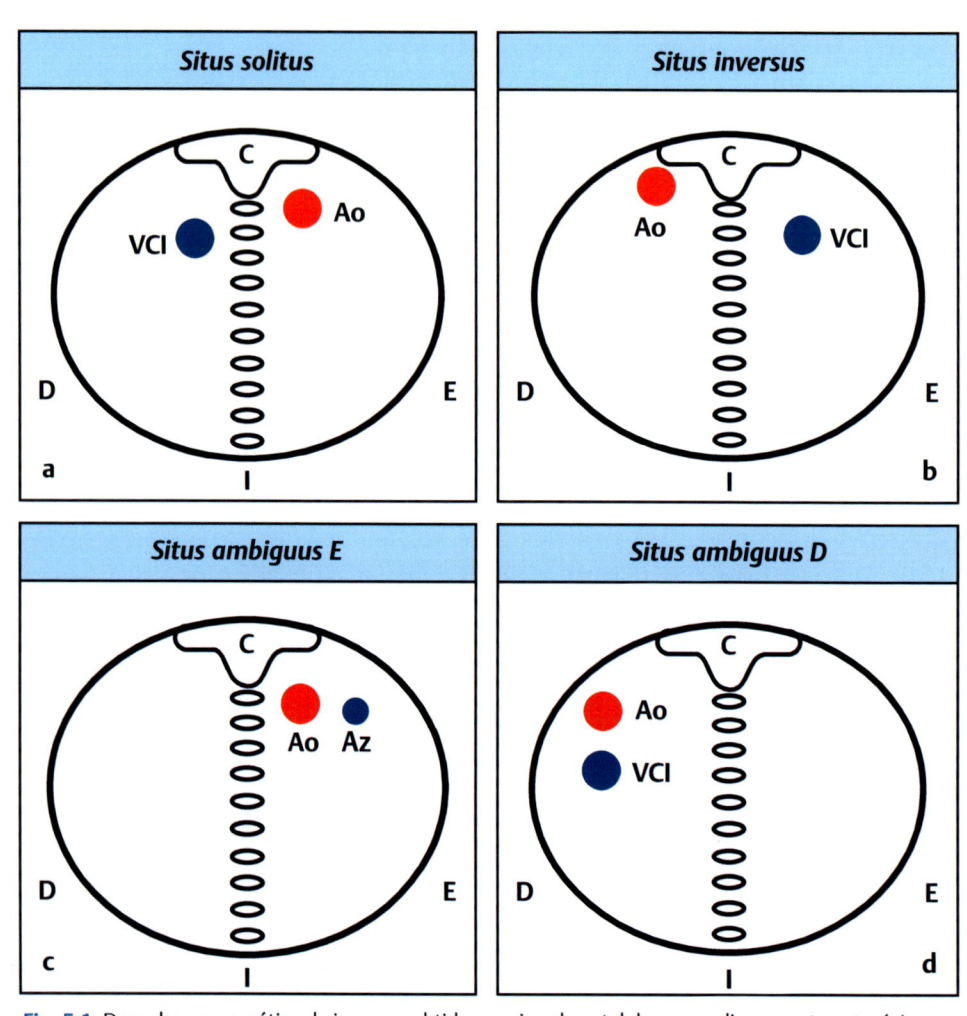

Fig. 5-1. Desenho esquemático da imagem obtida por via subcostal do ecocardiograma transtorácico demonstrando o plano do abdômen superior. (**a**) *Situs solitus* visceral e atrial. Observe que o estômago está à E e o fígado à D (*situs visceral solitus*). O s*itus* atrial acompanha o visceral e, portanto, também é *solitus*: a aorta localiza-se posteriormente (próximo da coluna vertebral) e à E (mesmo lado do estômago) e a veia cava inferior está à D (mesmo lado do fígado). (**b**) *Situs inversus*: imagem em "espelho". (**c**) *Situs ambiguus* esquerdo (isomerismo esquerdo): observe que o vaso venoso é o vaso posterior (próximo da coluna fetal), pois se trata de ázigos, e não da VCI, e o vaso arterial (aorta) está em posição anterior. (**d**) *Situs ambiguus* direito (isomerismo direito): os dois vasos estão situados à direita da coluna fetal, sendo a veia cava inferior o vaso anterior e a aorta, posterior (próximo da coluna do feto). Ao: aorta; VCI: veia cava inferior; Az: veia ázigos; c: coluna; D: lado direito do paciente; E: lado esquerdo do paciente.

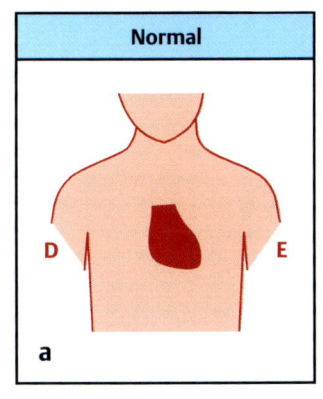

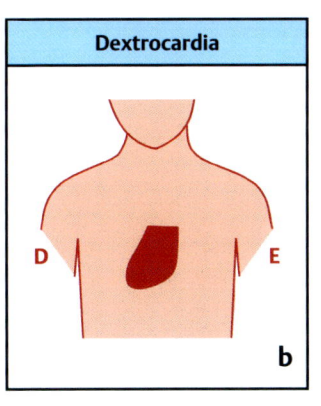

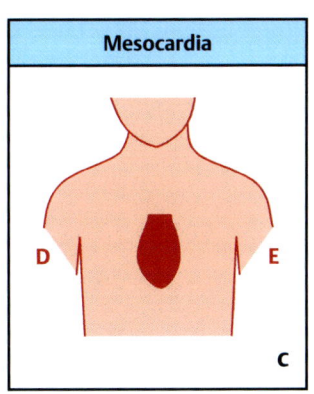

ANOMALIAS DA POSIÇÃO CARDÍACA E DO *SITUS* ATRIAL

Fig. 5-2. O desenho esquemático demonstra as posições do coração no tórax. No centro, o coração apresenta posição normal: maior parte da massa cardíaca em hemitórax E e seu ápice (*apex*) apontando para a E (levocardia) (**a**). (**b**) Observa-se a imagem de dextrocardia (coração em hemitórax D e com seu *apex* apontando para à D) e em (**c**) está a imagem de mesocardia (coração posicionado no centro do tórax). E: esquerda; D: direita.

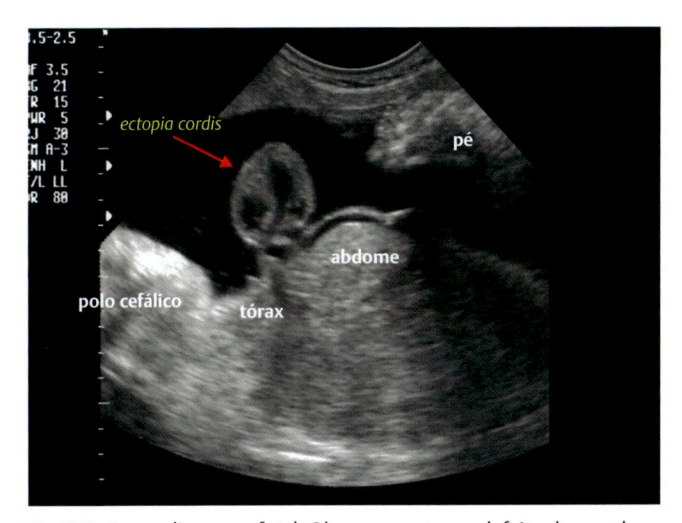

Fig. 5-3. Ecocardiograma fetal. Observe o extenso defeito da parede torácica com a *ectopia cordis* (coração fora do tórax).

CLASSIFICAÇÃO
Posição Cardíaca
1. Levocardia.
2. Mesocardia.
3. Dextrocardia.
4. Dextroposição.
5. *Ectopia cordis*.

Situs Atrial
1. *Solitus*.
2. *Inversus*.
3. Isomerismo ou *ambiguus* tipo esquerdo.
4. Isomerismo ou *ambiguus* tipo direito.

MORFOLOGIA

Na levocardia, o coração está no lado esquerdo do tórax (posição habitual). Na mesocardia, o coração está posicionado no centro do tórax (linha média, atrás do esterno). Na dextrocardia, o coração está no hemitórax direito e o seu ápice aponta para o lado direito do tórax. Na dextroposição, o coração está deslocado para o hemitórax direito devido a uma condição extracardíaca que modificou seu posicionamento habitual (hérnia diafragmática, massas torácicas ou derrame pleural). Na *ectopia cordis*, o coração está posicionado fora do tórax.

O *situs solitus* é o arranjo atrial normal em que o átrio morfologicamente E está à esquerda e o morfologicamente D está posicionado à direita (Fig. 5-1a). O *situs inversus* é conhecido como arranjo "em espelho" (Fig. 5-1b). No isomerismo atrial (*situs ambiguus*) esquerdo existem dois átrios com morfologia de átrio esquerdo e, no direito, os átrios são morfologicamente do tipo direito (Fig. 5-1c, d). O átrio morfologicamente esquerdo contém a membrana do forame oval e o seu apêndice apresenta formato em "dedo de luva" (base estreita). O formato do apêndice atrial direito é um triângulo de base larga. A morfologia dos apêndices atriais determina o *situs* atrial. No caso de isomerismo atrial, ambos os átrios são morfologicamente tipo E ou tipo D. As principais características do isomerismo atrial esquerdo e direito estão descritas no Quadro 5-1.

No Quadro 5-1, em asterisco (*) estão assinaladas as características mais frequentes do isomerismo atrial esquerdo, as quais não são exclusivas. Frequentemente, a simetria bilateral dos brônquios e as alterações esplênicas acompanham o isomerismo atrial D e E. Em ambos os tipos de isomerismo, o fígado está centralizado. São as chamadas síndromes esplênicas ou heterotaxia (Fig. 5-4).

Quadro 5-1. Principais Características do Isomerismo Atrial E e D

Isomerismo atrial esquerdo	Isomerismo atrial direito
Átrios com morfologia AE (AAE com formato de "dedo de luva", ausência de nó sinusal)	Átrios com morfologia AD (AAD com formato triangular, 2 "nós sinusais")
Ausência da porção hepática da VCI, presença de veia Az ou Haz*	Veias pulmonares drenam em átrios com morfologia AD
Cardiopatias com obstrução ao fluxo de via de saída do VE, CIV, DVSVD, BAVT*	Cardiopatias com obstrução ao fluxo de via de saída do VD, VAV única, TGA, VU*

(*)Características frequentes, mas não exclusivas, do isomerismo E e do D. AE: átrio esquerdo; AD: átrio direito; AAE: apêndice atrial esquerdo; AAD: apêndice atrial direito; VCI: veia cava inferior; Az: veia ázigos; Haz: veia hemiázigos; VE: ventrículo esquerdo; CIV: comunicação interventricular; DVSVD: dupla via de saída do VD; BAVT: bloqueio AV total; VD: ventrículo direito; VAV: valva atrioventricular; TGA: transposição das grandes artérias; VU: fisiologia de ventrículo único, por exemplo, defeito do septo AV desbalanceado.

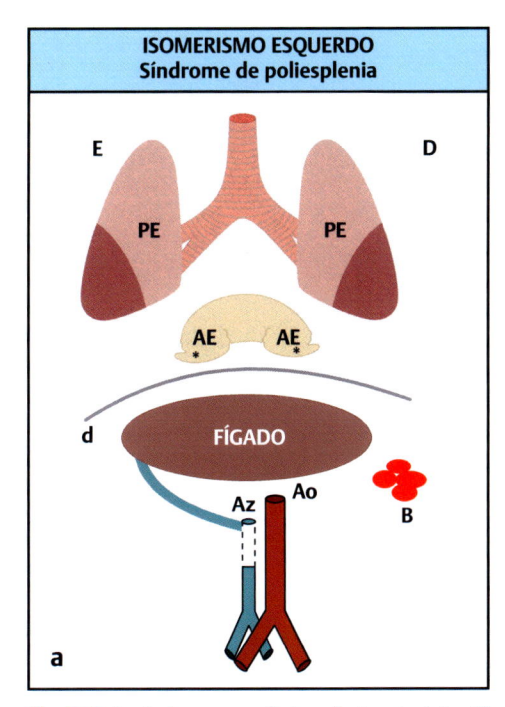

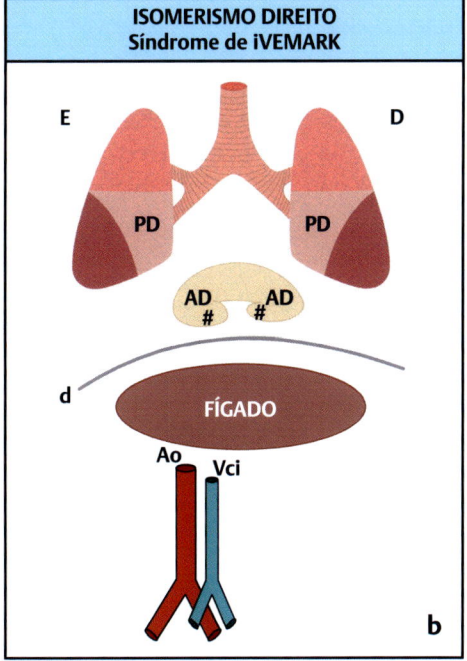

Fig. 5-4. As síndromes esplênicas (heterotaxia) estão exemplificadas nesse desenho esquemático. (**a**) Síndrome da poliesplenia: átrios com morfologia de átrio esquerdo (isomerismo E), pulmões bilobulados (= morfologicamente tipo E), fígado centralizado e poliesplenia, e (**b**) síndrome de Ivemark: átrios com morfologia de átrio direito (isomerismo D), pulmões trilobulados, fígado centralizado e asplenia. AE: átrio esquerdo; PE: pulmão esquerdo; E: lado esquerdo; B: baço; AD: átrio direito; PD: pulmão direito; D: lado direito.

ANOMALIAS ASSOCIADAS
Anomalias Cardíacas
- Isomerismo atrial E: DSAV, CIA, bloqueio AV (BAV), coarctação de aorta, CIV, persistência da veia cava superior esquerda, estenose pulmonar.
- Isomerismo atrial D: dupla via de saída do ventrículo direito (DVSVD), defeito do septo atrioventricular (DSAV), arco aórtico à direita, atresia pulmonar.

Anomalias Extracardíacas
- Isomerismo E: deleção 7p, hérnia diafragmática à esquerda, obstrução intestinal.
- Isomerismo D: trissomia 18, cisto de plexo coroide, malformação de Dandy-Walker, síndrome de Poland, derrame pleural.
- *Ectopia cordis:* pentalogia de Cantrell.
- Dextrocardia: síndrome da Cimitarra (Dextrocardia + hipoplasia do pulmão direito por sequestro pulmonar + retorno venoso pulmonar anômalo à direita).

INDENTIFICANDO PELA ECOCARDIOGRAFIA
Plano Subcostal ou Subxifoide

No plano subcostal do abdômen superior (eixos longo e curto) é possível identificar a aorta e a veia cava inferior. No coração normal, o *situs* atrial é *solitus*: a veia cava inferior (VCI) é o vaso que está à direita e anterior e aorta abdominal é o vaso posicionado à E e posterior (próximo à coluna) (Fig. 5-5a). No *situs* atrial *inversus*, observa-se a imagem "em espelho" (VCI à E e Ao abdominal à D) (Fig. 5-5b e ▶ Vídeo 5-2). No isomerismo direito (*situs ambiguus* D), a VCI e a aorta estão localizadas no mesmo lado da coluna (lado direito) (Fig. 5-5c e ▶ Vídeo 5-3). No isomerismo esquerdo (*situs ambiguus* E), o vaso venoso, em geral, é a veia ázigos ou a hemiázigos, sendo o vaso venoso posterior (próximo da coluna do paciente) em vez da aorta, como ocorre nos demais tipos de *situs* (Fig. 5-5d e ▶ Vídeo 5-4). O Doppler pode auxiliar na identificação da direção do fluxo pelos vasos e na diferenciação entre fluxo venoso (baixa velocidade) e o arterial (Fig. 5-5e).

No plano subcostal, podemos identificar a posição do coração no tórax. Na posição normal, o coração está à esquerda (levocardia) no tórax, sendo seu ápice também direcionado para a esquerda (Fig. 5-6). Na dextrocardia e na dextroposição, o coração está posicionado no hemitórax direito, sendo o ápice (*apex*) para a direita na dextrocardia (Fig. 5-7 e ▶ Vídeo 5-5). Na mesocardia, o coração está posicionado no centro do tórax (Fig. 5-8). Mais raramente, o coração pode estar posicionado fora do tórax (*ectopia cordis*) (Fig. 5-3 e ▶ Vídeo 5-1 *ectopia cordis*).

A morfologia atrial e o septo interatrial podem ser avaliados adequadamente por via subcostal. O átrio morfologicamente direito possui apêndices com base larga triangular ("pirâmide") e, no morfologicamente esquerdo, seus apêndices possuem base estreita, com formato em "dedo luva" (Fig. 5-9).

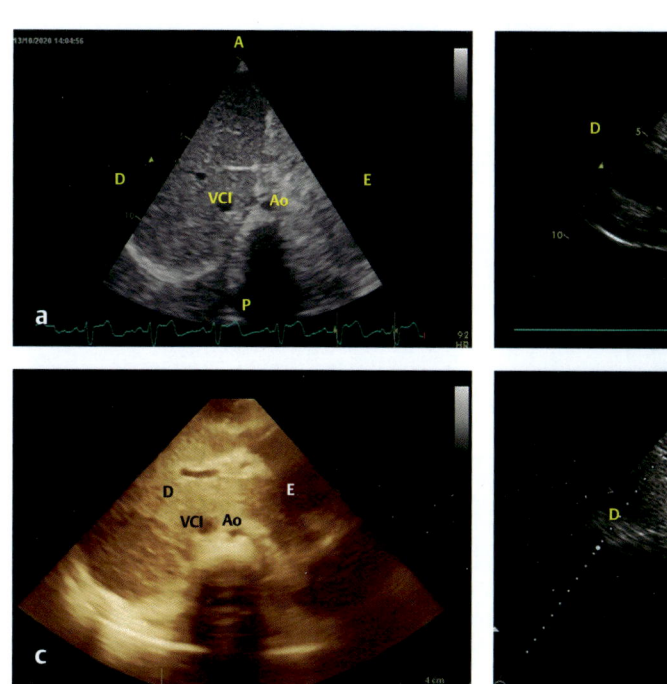

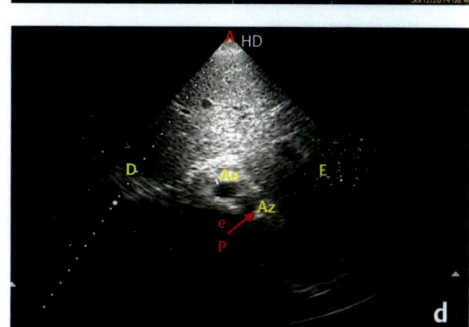

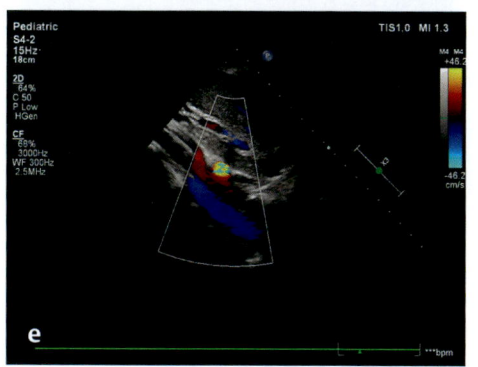

ANOMALIAS DA POSIÇÃO CARDÍACA E DO *SITUS* ATRIAL

Fig. 5-5. Ecocardiograma transtorácico, plano abdômen superior eixo curto demonstrando: (**a**) *situs solitus:* normal (Ao posterior e à esquerda e VCI à D e anterior), (**b**) *situs inversus* ("imagem em espelho"), (**c**) *situs ambiguus* ou isomerismo direito: Ao e VCI à direita da coluna do paciente, sendo a aorta o vaso próximo da coluna do paciente (vaso arterial posterior), e (**d**) *situs ambiguus* ou isomerismo esquerdo (o vaso venoso é a veia ázigos e posiciona-se posteriormente, observe a seta vermelha). (**e**) Ecocardiograma transtorácico, plano abdômen superior (eixo longo) com Doppler colorido, demonstrando que o vaso venoso em azul é o vaso posterior num caso de isomerismo esquerdo. A: anterior; P: posterior; E: esquerdo; D: direito; Ao: aorta; VCI: veia cava inferior; Az: veia ázigos.

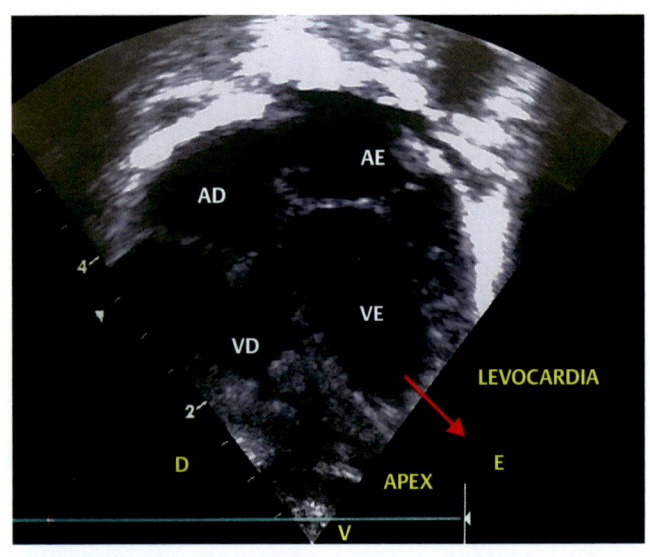

Fig. 5-6. Ecocardiograma transtorácico, plano subcostal, demonstrando coração com posição normal no tórax, à esquerda (levocardia). Observe o seu ápice (*apex*) à E (seta). E: lado esquerdo do paciente; D: lado direito do paciente; AE: átrio esquerdo; VE: ventrículo esquerdo; AD: átrio direito; VD: ventrículo direito.

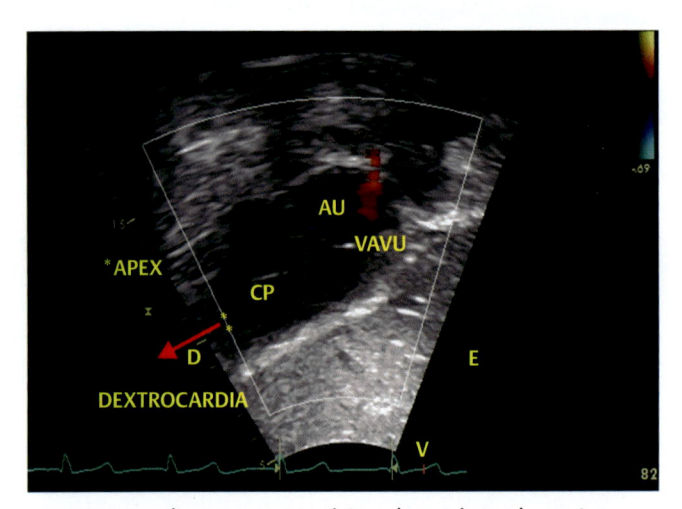

Fig. 5-7. Ecocardiograma transtorácico, plano subcostal, com imagem do coração com seu ápice (**apex*) direcionado para a D (seta) num caso com fisiologia univentricular. E: lado esquerdo do paciente; D: lado direito do paciente; AU: "átrio único"; VAU: valva atrioventricular única; CP: câmara ventricular principal.

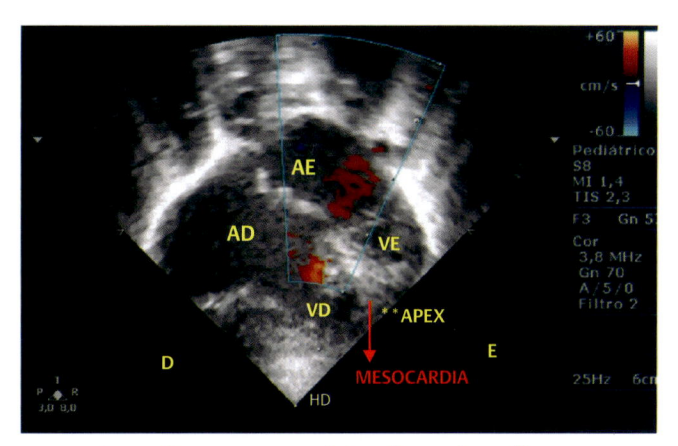

ANOMALIAS DA POSIÇÃO CARDÍACA E DO *SITUS* ATRIAL

Fig. 5-8. Ecocardiograma transtorácico, plano subcostal, num caso de mesocardia (seta). E: lado esquerdo do paciente; D: lado direito do paciente; C: região central do tórax do paciente.

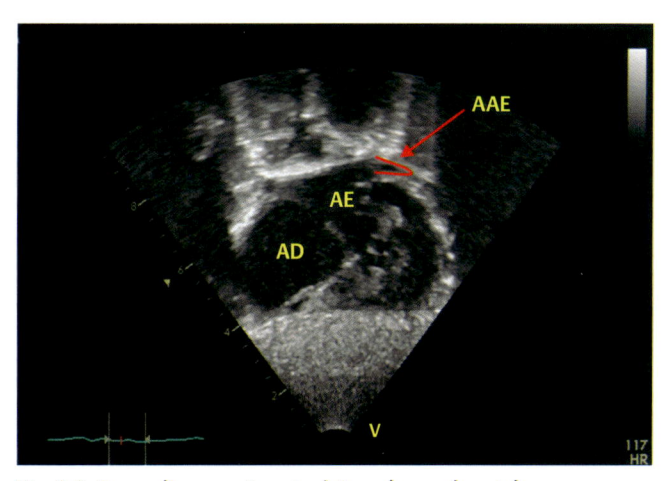

Fig. 5-9. Ecocardiograma transtorácico, plano subcostal, demonstrando o formato do apêndice atrial esquerdo (AAE) em dedo de luva (seta). AE: átrio esquerdo; AD: átrio direito.

Planos Paraesternal e Apical

Na dextrocardia com *situs inversus*, as cavidades cardíacas apresentam imagem em espelho (átrio e ventrículo direitos estão posicionados à esquerda e, no lado esquerdo, encontramos o reverso). Na dextrocardia com *situs solitus*, as cavidades cardíacas estão normoposicionadas (Fig. 5-10). A morfologia atrial pode ser analisada nos planos paraesternal transverso e apical. Lesões cardíacas associadas, como DSAV, DVSVD, dentre outras, podem ser identificadas.

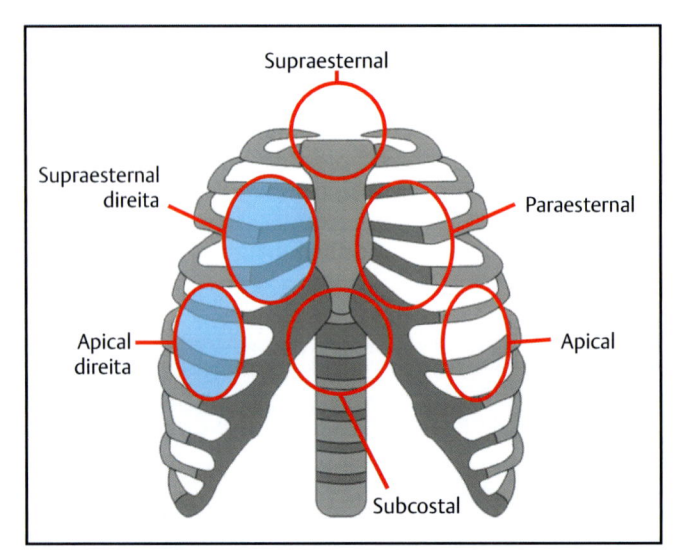

Fig. 5-10. Na dextrocardia e na dextroposição, para se obter as imagens no plano transtorácico do ecocardiograma, o ideal é posicionar o paciente em decúbito lateral direito e colocar o transdutor no hemitórax à direita (2/3º espaço) paraesternal direito (▶ Vídeo 5-4) e apical direito. Observe áreas em azul.

DIAGNÓSTICO DIFERENCIAL

Cardiopatias congênitas complexas com má posição do estômago, justaposição da veia cava inferior e aorta descendente.

RESUMINDO

Importante para o diagnóstico pela ecocardiografia:

- Como identificar o *situs* atrial? No plano do abdômen superior, devemos observar a VCI e a aorta em relação aos lados direito e esquerdo e à coluna do paciente. A análise das características morfológicas de cada átrio também é importante.
- *Situs solitus*: VCI à direita, aorta abdominal à esquerda e posterior (próximo da coluna). No *situs inversus*, a imagem é em "espelho" (VCI à E, Ao posterior à D).
- Como identificar o isomerismo D? No plano quatro câmaras, é possível identificar que os átrios são morfologicamente do tipo direito, ou seja, ambos possuem apêndices com base larga triangular ("pirâmide"). No plano do abdômen superior, a VCI e a aorta estão localizadas no mesmo lado da coluna (lado direito).
- Como identificar o isomerismo E? No plano quatro câmaras, é possível identificar que os átrios são morfologicamente do tipo esquerdo, pois os apêndices possuem base estreita (formato em "dedo de luva") e, no plano do abdômen superior, o vaso venoso (ázigos ou hemiázigos) está mais próximo da coluna do paciente, pois é o vaso posterior.

LEITURAS SUGERIDAS

Anderson RH, Shirali G. Sequential segmental analysis. Ann Pediatr Cardiol 2009;2(1):24-35.

Araujo Junior E, Bravo-Valenzuela NJM. Anomalias da posição e situs atrial. In: Atlas de ecocardiografia fetal. 1. ed. Rio de janeiro: Thieme-Revinter; 2021. v. 1, p. 55-64.

Hagler DJ, O 'Leary PW. Cardiac malpositions and anormalities of atrial and visceral situs. In: Moss & Adams heart diseases in infants, children and adolescents. Cap 2. 7th ed. Philadelphia: Lippincott; 2016. p.1149-70.

Ivemark BI. Implications of agenesis of the spleen on the pathogenesis of conotruncus anomalies in childhood. Analysis of the heart; malformations in the splenic agenesis syndrome, with 14 new cases. Acta Paediatr Scand Suppl 1955;44[S104]:7-110.

Maldjian PD, Saric M. Approach to dextrocardia in adults. Review American Journal of Roentgenology 2007;188:6_supplement, S39-S49.

Tripathi S, Ajit Kumar VK. Comparison of morphologic findings in patients with dextrocardia with situs solitus vs situs inversus: a retrospective study. Pediatr Cardiol 2019;40(2):302-9.

DRENAGEM ANÔMALA DAS VEIAS PULMONARES

CAPÍTULO 6

Eliane Lucas ▪ Nathalie J. M. Bravo-Valenzuela

ENTENDENDO
Define-se conexão ou drenagem anômala venosa pulmonar (DAVP) quando uma ou mais veias pulmonares conectam-se em local que não seja o átrio morfologicamente esquerdo. Essas anomalias podem ocorrer de forma isolada ou associadas a outras alterações intracardíacas.

INCIDÊNCIA
A incidência tanto da forma parcial quanto da forma total é difícil de ser definida, porém se estima que representem menos de 1% de todas as cardiopatias congênitas. Estudos de incidência de cardiopatia congênita demonstram a ocorrência da forma total em cerca de 0,091 de cada 1.000 nascidos vivos.

CLASSIFICAÇÃO
Forma Parcial
Uma ou mais veias pulmonares, porém não todas, drenam no átrio morfologicamente direito ou numa veia sistêmica (Fig. 6-1). Na associação com comunicação interatrial (CIA)

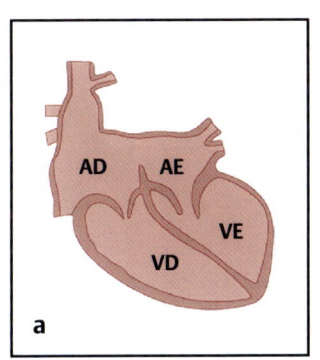

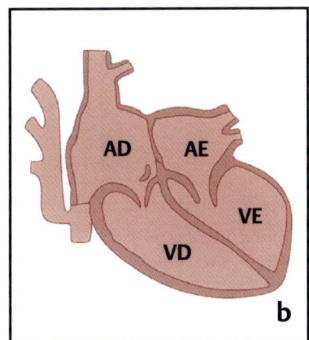

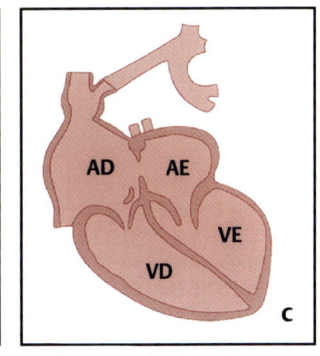

Fig. 6-1. Locais de drenagem de veias pulmonares na forma parcial de conexão anômala: (**a**) veias pulmonares direitas drenam em VCS; (**b**) veias pulmonares direitas drenam em VCI – síndrome da Cimitarra; (**c**) veias pulmonares esquerdas drenam na veia inominada esquerda. AE: átrio esquerdo; AD: átrio direito; VE: ventrículo esquerdo; VD: ventrículo direito.

do tipo seio venoso de veia cava superior (VCS), a veia pulmonar superior direita (VPSD) está conectada no átrio direito ou na veia cava superior em 80% dos casos (DAPVP). Nesse tipo de CIA, é importante considerar que, mesmo nos casos em que não há anomalia anatômica da conexão venosa pulmonar, sempre existirá um retorno venoso funcional do fluxo da VPSD para o AD, pois, na CIA do tipo seio venoso de veia cava superior, o defeito posiciona-se na parte superior do AD. Na síndrome de Cimitarra podemos ter associação com dextrocardia, hipoplasia do pulmão direito por sequestro pulmonar, e as veias pulmonares direitas drenam para a veia cava inferior (VCI).

Forma Total

Todas as veias pulmonares se conectam diretamente ao átrio direito ou a uma veia sistêmica (Fig. 6-2). A forma total pode ser classificada em quatro tipos:

- *Conexão anômala supracardíaca (tipo I):* as veias pulmonares unem-se em uma confluência e através de uma veia vertical drenam na veia inominada esquerda ou veia cava superior (Fig. 6-3a).
- *Conexão anômala intracardíaca (tipo II):* as veias pulmonares drenam diretamente no átrio direito ou drenam para uma confluência que segue para a veia cava superior esquerda, seio coronário e, enfim, átrio direito (Fig. 6-3b).

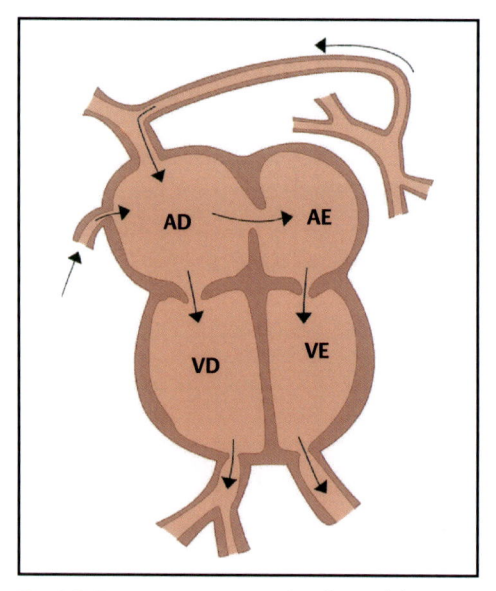

Fig. 6-2. Drenagem venosa anômala total de veias pulmonares: todas as quatro veias pulmonares conectam-se diretamente ao átrio direito por uma veia sistêmica (veias pulmonares ⇒ veia vertical ⇒ veia cava superior ⇒ átrio direito).

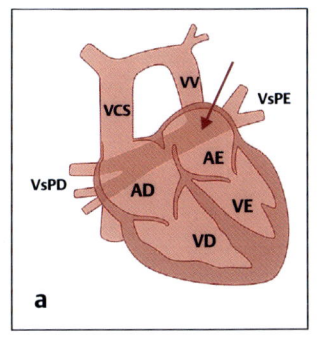

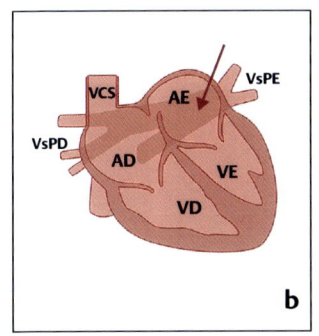

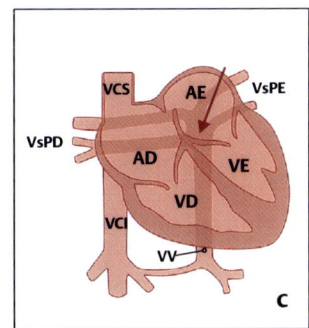

Fig. 6-3. Locais mais comuns de drenagem de veias pulmonares na forma total de conexão anômala. Observe que todas as veias pulmonares drenam no átrio direito, através de uma confluência venosa (seta vermelha) ou por veia vertical posterior ao átrio esquerdo: (**a**) drenagem supracardíaca; (**b**) drenagem cardíaca; (**c**) drenagem infracardíaca. AE: átrio esquerdo; AD: átrio direito; VE: ventrículo esquerdo; VD: ventrículo direito; VCS: veia cava superior; VCI: veia cava inferior; VV: veia vertical; VsPD: veias pulmonares direitas; VsPE: veias pulmonares esquerdas; SC: seio coronário; seta vermelha: confluência venosa.

- *Conexão anômala infracardíaca (tipo III):* as veias pulmonares drenam em uma confluência que se conecta a uma veia vertical que desce ao lado do esôfago, passa através do diafragma e drena na veia porta. O local da passagem da veia vertical pelo diafragma é um ponto de estenose nesse trajeto. Formas obstrutivas são consideradas cardiopatias críticas (Fig. 6-3c).
- *Conexão mista (tipo IV):* há mistura dos tipos de drenagem venosa anômala.

ANOMALIAS CARDÍACAS ASSOCIADAS
- *Forma parcial:* CIA (principalmente tipo seio venoso), tetralogia de Fallot.
- *Forma total:* cerca de um terço dos casos tem outras cardiopatias congênitas associadas, como comunicação interventricular, estenose pulmonar, coarctação da aorta, interrupção do arco aórtico, estenose aórtica, tetralogia de Fallot, atresia pulmonar, síndrome da hipoplasia do coração esquerdo e outras conexões atrioventriculares do tipo univentricular, e transposição das grandes artérias.

IDENTIFICANDO PELA ECOCARDIOGRAFIA
É o método mais frequentemente utilizado para o diagnóstico inicial de DAVP. A utilização do Doppler colorido auxilia na identificação das veias pulmonares e local de sua drenagem, tanto na forma total quanto parcial.

Na forma total, não é possível identificar as veias pulmonares conectadas ao AE; também chama atenção o AE de tamanho reduzido. Na forma total supracardíaca, é possível observar a presença de uma câmara coletora das veias pulmonares, posterior ao átrio esquerdo (Figs. 6-4 e 6-5, ▶ Vídeo 6-1). Na forma total intracardíaca para seio coronário (SC), o fluxo das veias pulmonares para o SC (Doppler colorido), que está dilatado, confirma esse diagnóstico.

Na forma total de DAVP total infracardíaca, a presença de VCI dilatada deve chamar atenção para essa forma de DAVP e o Doppler colorido pode possibilitar a identificação do retorno das veias pulmonares para VCI, e, na forma obstrutiva, nota-se o aumento da velocidade do fluxo pulmonar.

Nas formas parciais de DAVP, o Doppler colorido é fundamental para o detalhamento de qual ou quais veias apresenta(m) retorno anômalo.

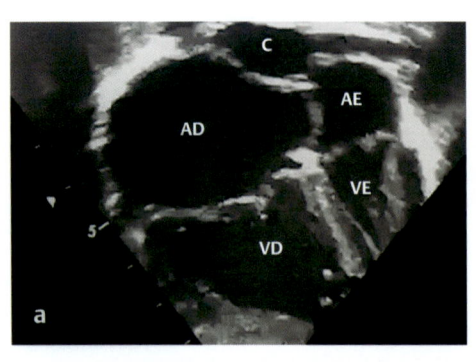

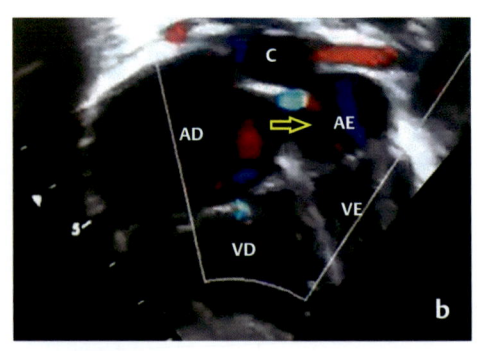

Fig. 6-4. Ecocardiograma transtorácico na posição de 4C na DATVP forma supracardíaca (veias pulmonares drenam para veia vertical ou veia cava superior que retorna para câmara coletora). (**a**) É possível observar a presença de uma câmara coletora (C) do retorno venoso pulmonar posterior ao átrio esquerdo e a presença de aumento de cavidades direitas. (**b**) O mapeamento em cores demostra o *shunt* atrial da direita para esquerda pela CIA. AD: átrio direito; AE: átrio esquerdo; CIA: comunicação interatrial; VD: ventrículo direito; VE: ventrículo esquerdo.

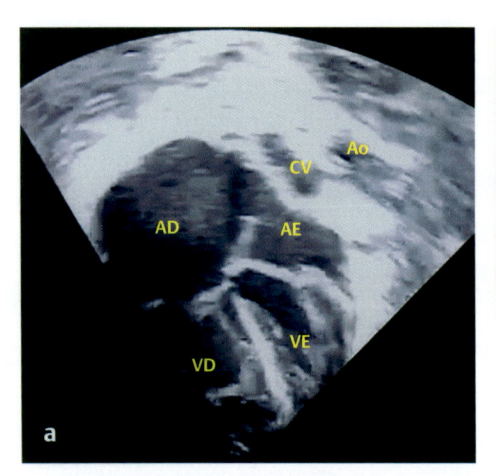

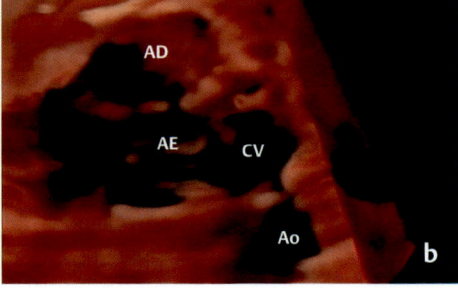

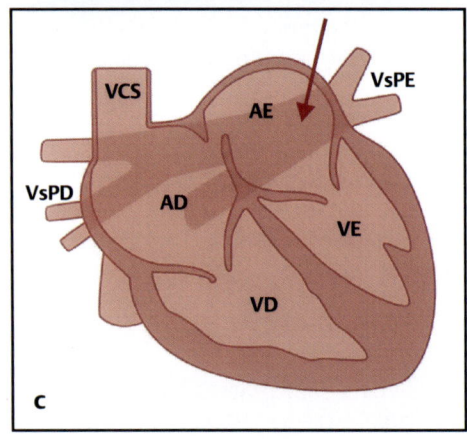

Fig. 6-5. Ecocardiograma 2D pediátrico (**a**) e 3D/4D fetal (**b**) com drenagem anômala total de veias pulmonares, forma cardíaca, mostra câmara coletora de veias pulmonares posterior ao átrio esquerdo. Observe o aumento do átrio direito (AD), o átrio esquerdo (AE) pequeno e o aumento da distância entre a aorta torácica e o AE (sinais que devem "chamar atenção" para o diagnóstico de DVATVP). Desenho esquemático demonstrando (seta vermelha) que, na forma cardíaca, as veias pulmonares drenam direto na câmara coletora (**c**). CV: coletor de veias pulmonares (câmara coletora); Ao: aorta.

Plano Subcostal

Permite identificar a presença de CIA (se *shunt* interatrial é restritivo ou não) e dos diâmetros das cavidades ventriculares, e a presença de sobrecarga volumétrica do VD.

Nos casos de DAVP total infracardíaca, a VCI dilatada e o fluxo direcionado do AD para o AE pela CIA devem chamar atenção para esse diagnóstico. Nas formas obstrutivas, é possível identificar velocidade aumentada do fluxo venoso pulmonar ao Doppler pulsado (> 1,0 m/s, onda A positiva) e mosaico de cores ao Doppler colorido.

Nos casos de DAVP total intracardíaca, o SC dilatado deve chamar atenção e o fluxo das veias pulmonares com retorno para essa estrutura (Doppler) possibilitam a confirmação desse diagnóstico.

Plano Paraesternal Longitudinal

Do ventrículo esquerdo, mostra a sobrecarga volumétrica do VD por meio do movimento aplanado do SIV. Do **ventrículo direito** podemos visualizar o tamanho do 'anel' da VT que pode estar dilatado nos casos em que existe aumento do VD. Também, o SC dilatado com retorno venoso pulmonar para ele pode ser identificado nos casos de DAVP intracardíaca para SC.

Avaliação indireta da presença de hipertensão pulmonar mostra a hipertrofia do VD associado ao rechaço do SIV para a esquerda.

Plano Paraesternal Eixo Curto

Ao nível dos músculos papilares permite a avaliação dos diâmetros ventriculares e a presença de SIV achatado em função da sobrecarga de volume do VD.

Plano Apical

No de 4 câmaras, identificamos as sobrecargas de volume do AD e VD. Na DAVP total, o tamanho do AE geralmente é reduzido (pequeno) e não visualizamos a drenagem das veias pulmonares no AE. Tanto na DAVP total quanto nas parciais com repercussão hemodinâmica (em geral aquelas com retorno anômalo de > de 2 veias pulmonares), o diâmetro do VE está reduzido devido ao rechaço do SIV para esquerda causado pela sobrecarga de volume do VD. Nesse plano é possível mensurar os volumes atriais e ventriculares indexando para superfície corpórea, o que pode auxiliar a definir se existe sobrecarga volumétrica de cavidades direitas e se o AE é pequeno.

É possível identificar o SC dilatado e, ao Doppler colorido, mapear as veias pulmonares drenando para essa estrutura quando a DAVP total é do tipo intracardíaca para SC. Mais raramente na DAVP de forma total intracardíaca, as veias pulmonares drenam diretamente para AD, sendo fundamental a avaliação do fluxo venoso pulmonar pelo Doppler colorido e pulsado.

Também, podemos estimar a pressão sistólica da artéria pulmonar (PSAP) através da regurgitação tricúspide, que muitas vezes está aumentada na presença de hipertensão arterial pulmonar (HAP).

Plano Supraesternal

Permite observar a drenagem venosa pulmonar, identificando separadamente as veias pulmonares e a drenagem no coletor pelo eixo curto desse plano ou ainda pelo plano infracavicular esquerdo ("imagem do caranguejo") (Fig. 6-6).

A veia vertical pode ser identificada e o Doppler colorido possibilita a avaliação da direção do fluxo e dos possíveis locais de obstrução, sendo o mais comum entre a artéria pulmonar esquerda e o brônquio esquerdo.

Identifica a drenagem da veia inominada e veia cava superior nos casos de DAVP total supracardíaca.

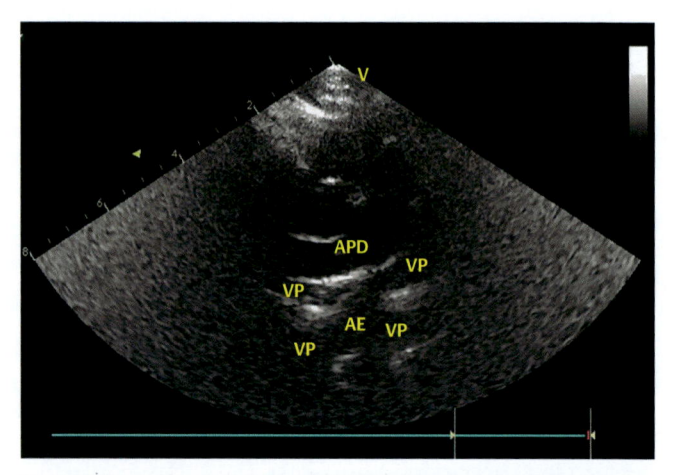

Fig. 6-6. Ecocardiograma 2D pediátrico demonstrando a imagem em "caranguejo" no plano esternal eixo curto num caso com retorno venoso pulmonar normal.

ECOCARDIOGRAMA APÓS O TRATAMENTO CIRÚRGICO

- Avaliação da função ventricular global e segmentar do VD/VE.
- Avaliação da implantação das veias pulmonares ou da veia coletora, sendo importante identificar se não há obstrução residual utilizando o Doppler pulsado e principalmente o colorido (Fig. 6-7 e ▶ Vídeo 6-2).
- Avaliação das dimensões das cavidades direitas qualitativa e se possível quantitativa (mensurar volumes ou dimensões pelo modo-M ou 2D).
- Avaliar se existe *shunt* interatrial residual e a sua direção quando presente.
- Estimar a pressão arterial pulmonar quando existe regurgitação tricúspide e, na sua ausência, avaliar se existem sinais indiretos de HAP (SIV com rechaço para a esquerda).

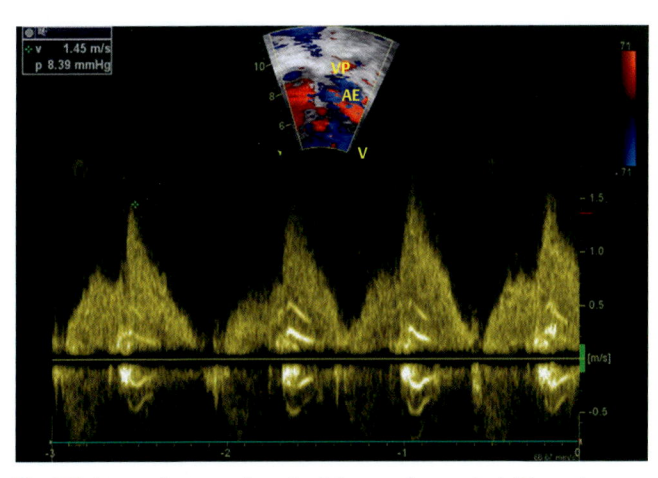

Fig. 6-7. Ecocardiograma transtorácico no plano apical 4C no pós-operatório tardio de DATVP. Com Doppler é possível observar o aumento da velocidade (1,45 m/s) no local da conexão cirúrgica das veias pulmonares ao átrio esquerdo. AE: átrio esquerdo; VP: conexão cirúrgica do retorno venoso pulmonar ao AE.

ECOCARDIOGRAFIA FETAL

O diagnóstico pré-natal constitui um grande desafio, mas é possível, sobretudo nas formas parciais. Na forma total de DAVP, são chaves para esse diagnóstico no plano 4C do coração fetal a não identificação das veias pulmonares, o aumento da distância do AE em relação a aorta descendente, a discrepância VD/VE (aumento desproporcional do VD em relação ao VE) e a presença de uma câmara coletora posterior ao AE (▶ Vídeo 6-3). Na forma total de DAVP, quando infracardíaca, é possível identificar a dilatação da VCI no plano abdômen superior fetal e, quando intracardíaca, observa-se o SC dilatado nos planos 4C e via de saída do VE. O Doppler colorido é uma ferramenta fundamental na avaliação do retorno venoso pulmonar, possibilitando identificar o local do retorno venoso anômalo e se existe obstrução. Técnicas avançadas de ecocardiografia fetal como 3D/4D podem ser muito úteis nessa identificação.

DIAGNÓSTICO DIFERENCIAL

- *Cor triatriatum sinister*: presença de uma membrana no AE (mais bem identificado no plano apical 4C).
- Atresia da veia pulmonar comum: rara, letal, ausência de comunicação da confluência das veias pulmonares com o coração ou com veias sistêmicas, chave para o diagnóstico. Ao Doppler colorido não se detecta "saída" do fluxo venoso pulmonar para o coração ou veias.
- Estenose de veias pulmonares sem anomalia de conexão: aumento da velocidade das veias pulmonares (> 1,0 m/s) que retornam para AE, aumento de cavidades direitas, HAP.

RESUMINDO

- Na DVAP, é importante identificar cada veia pulmonar e seu local de conexão, sendo as imagens obtidas em 2D ou 3D e o Doppler (pulsado e colorido) ferramentas ecocardiográficas importantes nessa "busca".
- A ausência de fluxo venoso pulmonar no AE, o tamanho reduzido do AE e o aumento de cavidades direitas devem chamar atenção para o diagnóstico da forma total de DAVP.
- No plano subcostal, são achados da forma total infradiafragmática de DAVP: VCI dilatada, fluxo venoso das veias pulmonares para VCI ao mapeamento pelo Doppler e, nas formas obstrutivas, velocidade aumentada do fluxo venoso pulmonar ao Doppler pulsado com mosaico de cores no local da obstrução ao Doppler colorido.
- No plano 4C, a dilatação do SC e a ausência das veias pulmonares no AE estão presentes na forma total intracardíaca de DAVP para SC.
- No plano supraesternal, na forma total supracardíaca, é possível: identificar uma veia ou câmara coletora atrás do AE (local onde identificamos as veias pulmonares), ou identificar a VCS ou a inominada dilatada nos casos com retorno anômalo para uma dessas veias.
- Avaliação do septo interatrial: tamanho da CIA e direção do *shunt* (fluxo direcionado do AD para o AE estão presentes na forma total; velocidade aumentada e mosaico de cores ao Doppler são sinais de CIA restritiva).

LEITURAS SUGERIDAS

Bravo-Valenzuela NJN, Lucas E, Silva AEA, Farias CV. Atlas de ecocardiografia fetal. 1a ed. Rio de Janeiro: Thieme Revinter Publicações; 2021.

Brown DW. Pulmonary venous anomaly. In: Lai WW, Mertens LL, Cohen MS, Geva T, editors. Echocardiography in pediatric and congenital heart disease: from fetus to adult. 1st ed. Hoboken, NJ: Wiley-Blackwell; 2022. p. 189-246.

Geva T, Van Praagh S. Anomalies of the pulmonary veins. In: Moss and Adams' heart disease in infants, children, and adolescents: Including the fetus and young adult. 7th ed. Philadelphia, PA: Lippincott Williams and Wilkins; 2008.

Júnior Araújo E, Bravo-Valenzuela NJM, Peixoto AB, editors. Perinatal cardiology-Part 2. 1st ed. Cingapura: Bentham Science Publishers; 2020. v. 2. p. 225-80.

Park MK. Cyanotic congenital heart defects. In: Park MK, Salamat M. Park's pediatric cardiology for practitioners. 7. ed. Philadelphia: Elsevier; 2021. p.186-9.

Peixoto AB, Silva AEA, Bravo-Valenzuela NJM. Anomalias dos sistemas venosos pulmonares e sistêmicos. In: Bravo-Valenzuela NJM, Lucas E, Silva AEA, Farias CVB. Atlas de ecocardiografia fetal. Rio de Janeiro: Thieme Revinter; 2021. p.65-74.

COMUNICAÇÃO INTERATRIAL

Eliane Lucas ■ Anna Esther Araujo e Silva
Fernanda Maria Correia Ferreira Lemos

ENTENDENDO

A comunicação interatrial (CIA) é definida como uma falha no desenvolvimento do septo interatrial. O forame oval patente é fisiológico e possui um papel importante na vida fetal por direcionar o fluxo do sangue oxigenado proveniente do ducto venoso, que se dirige do átrio direito (AD) para o átrio esquerdo (AE) e consequentemente para a circulação sistêmica (Fig. 7-1).

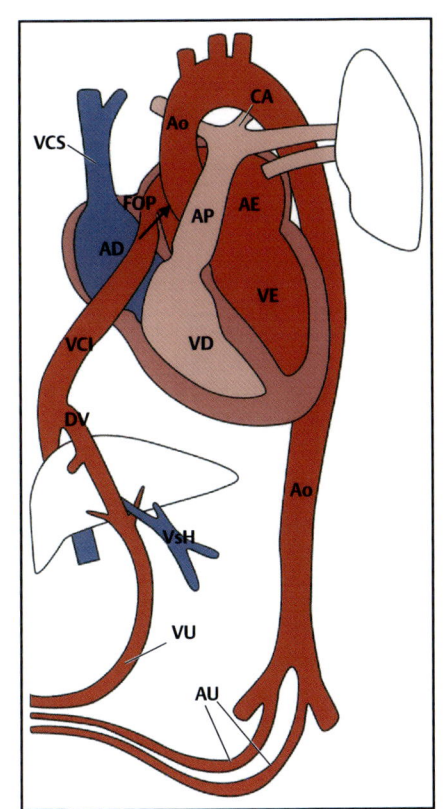

Fig. 7-1. Desenho esquemático da circulação fetal demonstrando como as duas circulações são interdependentes. Observe como se comunicam pelo forame oval, ducto arterioso e istmo aórtico, com fluxo da direita para esquerda, pois as pressões arteriais intrapulmonares são elevadas no período fetal. AD: átrio direito; AE: átrio esquerdo; AU: artérias umbilicais; CA: canal arterial; DV: ducto venoso; VCI: veia cava inferior; VCS: veia cava superior; VD: ventrículo direito; VE: ventrículo esquerdo; VsH: veias hepáticas; VU: veia umbilical.

INCIDÊNCIA

Representa cerca de 10% das cardiopatias congênitas na sua forma isolada, sendo a prevalência maior no sexo feminino.

MORFOLOGIA

Classificamos a CIA dependendo da sua localização (Fig. 7-2):

1. Tipo *ostium secundum* representa 50-70% de todas as CIA e localiza-se no nível do forame oval.
2. Tipo *ostium primum* situa-se na parte inferior do septo interatrial, e a sua incidência faz parte dos defeitos do septo atrioventricular.
3. Tipo seio venoso localiza-se na desembocadura da veia cava superior ou da veia cava inferior. Corresponde a 10% das CIA. O mais comum é o localizado próximo à veia cava superior que, em geral, está associado à drenagem anormal de veia pulmonar direita.
4. Tipo seio coronário é extremamente raro e está localizado na porção posteroinferior do septo.

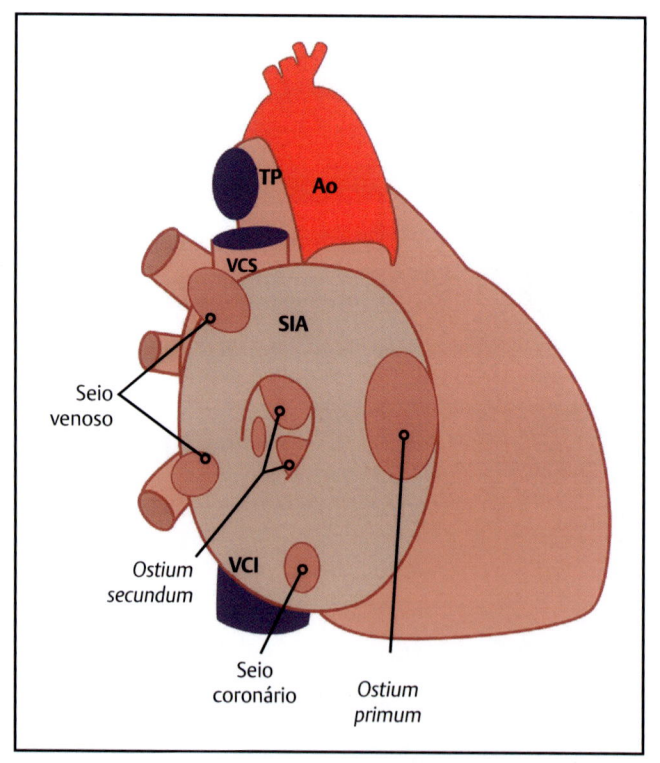

Fig. 7-2. Diagrama esquemático das localizações das comunicações interatriais. Ao: Aorta; SIA: septo interatrial; TP: tronco da artéria pulmonar; VCI: veia cava inferior; VCS: veia cava superior.

COMUNICAÇÃO INTERATRIAL

Durante a vida fetal, não é possível diagnosticar a CIA tipo *ostium secundum*, devido à presença do forame oval, que, na vida fetal, é normalmente patente e amplo. Já os defeitos do *ostium primum* são mais fáceis de serem visualizados, e, quando há fenda mitral, pode-se observar a presença de regurgitação mitral na fase intrauterina. A presença de CIA *ostium primum*, mesmo isolada, sinaliza sempre para a presença de síndromes genéticas.

Forame Oval Patente

O forame oval patente (FOP) é uma comunicação interatrial normal presente durante a vida fetal. É limitado pelo limbo (*septum secundum* embrionário) e ocluído pela válvula do forame oval, que é o *septum primum* embrionário. Geralmente, o fechamento do FOP ocorre após o nascimento devido a um aumento na pressão do átrio esquerdo acima do átrio direito. Isso faz com que a válvula do FO seja empurrada contra o limbo fechando a conexão. O fechamento anatômico pode não ocorrer em 25%-30% da população.

IDENTIFICANDO PELA ECOCARDIOGRAFIA

A ecocardiografia permite identificar o tipo e as repercussões hemodinâmicas não só com as medidas das cavidades, mas também avaliações da magnitude do *shunt* (Qp:Qs). O tamanho absoluto da comunicação pode ser algumas vezes difícil de medir, devido a sua forma elíptica, assim, muitas vezes, não vemos todos os seus bordos. Nos casos de CIA pequenas, não encontramos os sinais indiretos de sobrecarga volumétrica do ventrículo direito e nem a movimentação anômala do septo interventricular (SIV). Entretanto, nas comunicações moderadas e grandes que refletem aumento do volume do VD e AD, temos a movimentação paradoxal do SIV (movimento anterior do SIV na sístole). Normalmente na ausência de sobrecarga volumétrica do VD, o SIV durante a sístole, se movimenta posteriormente em direção à parede posterior do VE. A ecocardiografia também possibilita a avaliação da pressão da artéria pulmonar e a pesquisa de lesões associadas (Figs. 7-3 e 7-4; ▶ Vídeo 7-1).

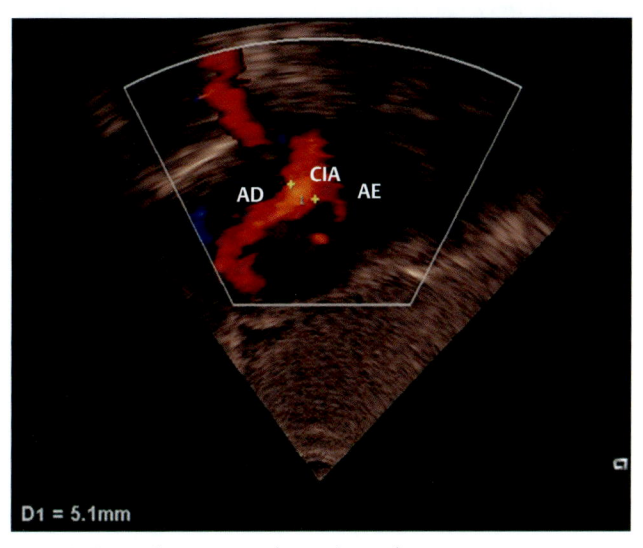

Fig. 7-3. Ecocardiograma no plano subcostal mostra uma comunicação interatrial (CIA) tipo *ostium secundum* com o fluxo em cores do átrio esquerdo (AE) para o átrio direito (AD).

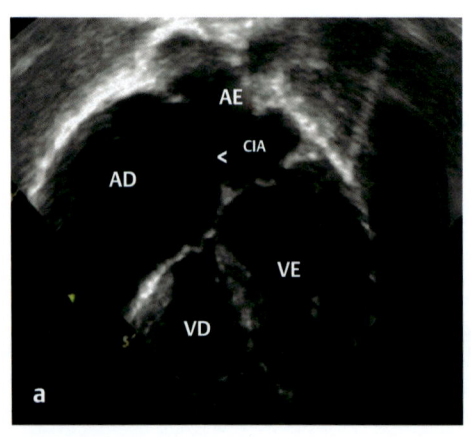

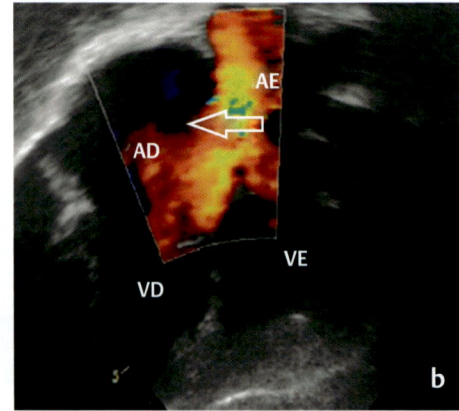

Fig. 7-4. Ecocardiograma de uma comunicação interatrial (CIA) ampla. (**a**) Grande orifício da CIA e (**b**) grande *shunt* da esquerda para direita. AD: átrio direito; AE: átrio esquerdo; VD: ventrículo direito; VE: ventrículo esquerdo.

Plano Subcostal
Longitudinal

É o plano preferencial para avaliar a presença e localização da CIA, pois coloca o feixe de ultrassom praticamente perpendicular ao plano do septo interatrial. É a incidência em que são analisados o tamanho do defeito e a direção do fluxo sanguíneo.

O tipo *ostium secundum* é o mais frequente e caracteriza-se por uma falha no septo interatrial em sua porção média. Em geral, o *shunt* ocorre do AE para o AD. Devem-se afastar as anomalias das veias pulmonares, pois, quando presentes, são contraindicações ao fechamento por prótese no cateterismo cardíaco.

Plano Transversal

A CIA tipo seio venoso, quando está localizada na região superior e posterior do septo interatrial, encontra-se ao lado da veia cava superior (Fig. 7-5; ▶ Vídeos 7-2 e 7-3). Geralmente, está associada à drenagem anômala das veias pulmonares. O Doppler colorido mostra a direção anormal do fluxo da veia pulmonar para dentro do AD, em vez do AE.

Podemos encontrar este tipo de defeito em região inferior, localizado próximo da veia cava inferior e abaixo do forame oval. Na avaliação da via de entrada do AD, a posição da valva de Eustáquio deve ser observada. Trata-se de uma estrutura linear que surge da junção entre a veia cava inferior com o AD.

Dependendo do deslizamento feito com o transdutor, são obtidas imagens do VD, da via de saída correspondente, da valva pulmonar e do tronco da artéria pulmonar com seus respectivos ramos. O Doppler tanto pulsado quanto contínuo avalia a velocidade e demonstra a existência ou não de gradiente significativo na via de saída do ventrículo direito (VSVD).

COMUNICAÇÃO INTERATRIAL

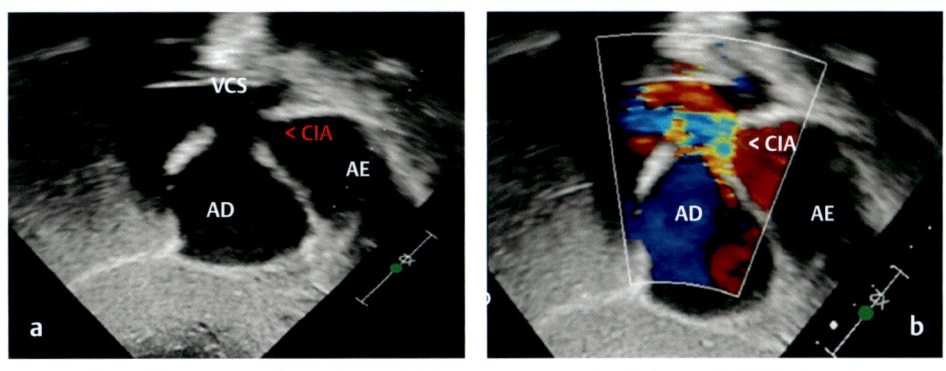

Fig. 7-5. Ecocardiograma no plano subcostal. (**a**) Mostra a comunicação interatrial (CIA) tipo seio venoso localizada na porção alta do SIA e (**b**) grande *shunt* da esquerda para direita. AD: átrio direito; AE: átrio esquerdo; VCS: veia cava superior.

Plano Paraesternal

Longitudinal

Neste plano, podemos observar as dimensões do VD, assim como a retificação do septo interventricular, que indicam a presença de sobrecarga volumétrica de cavidades direitas em defeito que demonstra repercussão hemodinâmica.

A CIA tipo seio coronário ocorre quando sua estrutura está parcialmente ou totalmente sem teto, por não haver tecidos entre o assoalho do AE e o seio coronário. O Doppler colorido mostra o *shunt* proveniente do AE em direção ao seio, através da falha em sua cobertura (Fig. 7-6 e ▶ Vídeo 7-4).

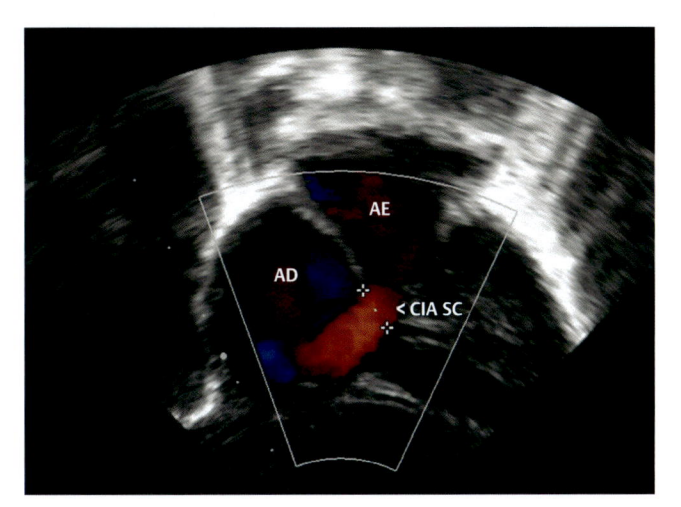

Fig. 7-6. No plano apical de 4 câmaras, identificamos, ao Doppler colorido, a dilatação do seio coronário (SC) e o *shunt* esquerda-direita. AD: átrio direito; AE: átrio esquerdo; CIA: comunicação interatrial.

Plano do Eixo Curto

Esta incidência é bastante utilizada para a visualização da VSVD, do tronco da artéria pulmonar e seus ramos direito e esquerdo. A estenose valvar pulmonar pode estar associada à CIA e deve ser investigada por meio da colocação tanto do Doppler pulsado quanto do contínuo na artéria pulmonar.

Inclusive, este plano permite a visualização do septo interatrial, em caso de dificuldade na obtenção de imagens pelo corte subcostal. Pode-se observar com o Doppler colorido o *shunt* entre os átrios esquerdo e direito, presente na CIA tipo *ostium secundum*.

A pressão média da artéria pulmonar é estimada pelo método do tempo de aceleração do fluxo da VSVD, medida como o intervalo entre o início da curva de fluxo até o máximo de sua velocidade.

No plano de eixo curto ao nível dos ventrículos, observamos a presença de sobrecarga volumétrica do VD e movimento paradoxal do SIV, na CIA com repercussões hemodinâmicas (Fig. 7-7).

Plano Apical de 4 Câmaras

O tipo *ostium primum* pode ser por aqui identificado, sendo caracterizado como uma falha no septo interatrial em sua porção inferior. Neste caso, o septo atrial não se estende até o nível das valvas atrioventriculares.

A estenose mitral deve ser afastada, pois pode aumentar o *shunt* entre os átrios devido ao aumento da pressão no AE.

O crescimento das cavidades direitas é bem visualizado nesta incidência. A dilatação anular devido ao *shunt* atrial de longa duração pode desencadear insuficiência tricúspide gradual. O Doppler colorido demonstra a existência de regurgitação tricúspide e o pulsado estima a pressão sistólica do VD.

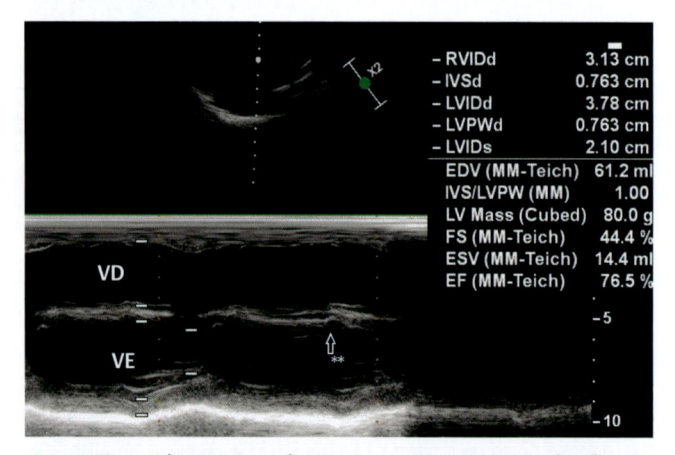

Fig. 7-7. Ecocardiograma modo-M mostra movimento paradoxal do septo interventricular (**) devido à sobrecarga volumétrica do ventrículo direito (VD) na CIA com repercussões hemodinâmicas. VE: ventrículo esquerdo.

Plano Supraesternal
Longitudinal
Neste plano, avaliamos a aorta ascendente, o arco aórtico, os vasos supra-aórticos e as artérias pulmonares que podem ser visualizadas, especialmente, seu ramo direito.

Transversal
Dependendo do movimento feito com transdutor, ao ser posteriorizado, o AE encontra-se logo abaixo do ramo direito da artéria pulmonar. O deslizamento demonstra a drenagem venosa pulmonar normal para dentro do AE. Quando presente, a anomalia das veias pulmonares pode estar associada à presença de CIA e necessitar de reparo cirúrgico.

Doppler
Avaliação do Shunt Interatrial × Pressão Arterial Pulmonar
Na presença de insuficiência tricúspide (IT), podemos mensurar a pressão sistólica da artéria pulmonar (PSAP), entretanto, na ausência de IT, a avaliação é feita por meio de sinais indiretos de HAP, como o rechaço do septo interventricular para a esquerda, a dilatação da artéria pulmonar e a hipertrofia do VD. Quando a velocidade máxima da insuficiência tricúspide pelo Doppler está acima de 3,4 m/s, em geral, existe HAP grave.

O cálculo da PSAP utilizando a velocidade máxima da IT é feito pela seguinte fórmula:

$$\text{PSAP} = \text{velocidade máxima da IT} + \text{pressão no AD}$$

pAD estimada de 5 a 10 mm Hg, se VCI está normal (diâmetro e variabilidade normais) e pAD de 15 mm Hg, se VCI congesta (diâmetro aumentado, variabilidade reduzida).

$$\text{PSAP normal} = 30 \text{ mm Hg}$$

Também é possível estimar a pressão média na AP (PMEAP) na presença de insuficiência pulmonar (IP), aplicando-se a fórmula:

$$\text{PMEAP} = \text{velocidade máxima da IP} \times 4$$

$$\text{PMEAP normal até } 20 \text{ mm Hg}$$

Ao Doppler colorido, na presença de HAP grave e não reativa, o fluxo pela CIA torna-se direcionado do átrio direito para o esquerdo.

Em presença de comunicações moderadas ou amplas, o índice de fluxo entre as circulações pulmonar e sistêmica pode auxiliar na avaliação da magnitude do *shunt* intracardíaco. Na existência de hiperfluxo pulmonar importante, o valor do Qp:Qs está, em geral, acima de 1,5. O fluxo pulmonar (Qp) é calculado a partir da VSVD e o sistêmico (Qs), a partir da VSVE. A razão Qp:Qs pode ser calculada pela ecocardiografia com a seguinte fórmula (Fig. 7-8):

$$Q_p = \text{integral da velocidade-tempo (VTI) do Doppler da VSVD} \times 0{,}75 \times (\text{diâmetro da VSVD})$$

$$Q_s = \text{integral da velocidade-tempo (VTI) do Doppler da VSVE} \times 0{,}75 \times (\text{diâmetro da VSVE})$$

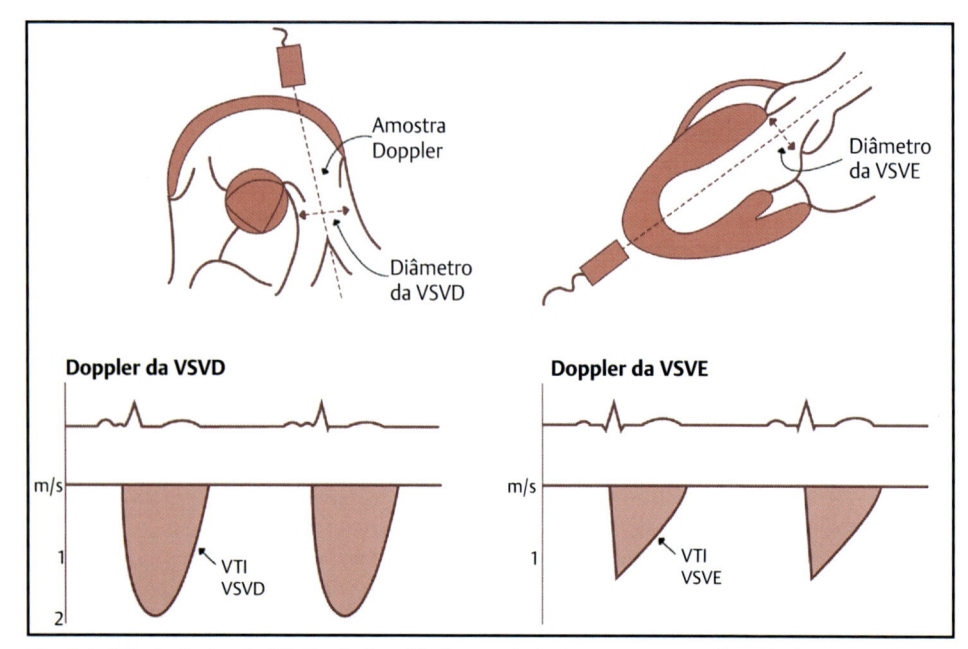

Fig. 7-8. Cálculo do Qp:Qs. VSVD: via de saída do ventrículo direito; VSVE: via de saída do ventrículo esquerdo; VTI: integral tempo-velocidade.

ECOCARDIOGRAFIA FETAL

No feto, devido à presença do forame oval não possibilita o diagnóstico de CIA tipo *ostium secundum*.

A CIA *ostium primum* pode ser identificada no plano 4 câmaras do ecocardiograma fetal por uma falha na porção inferior do septo interatrial próximo às valvas atrioventriculares, que se encontram inseridas linearmente. Ao Doppler colorido observa-se fluxo através da CIA *ostium primum* do átrio direito para o átrio esquerdo.

Na CIA seio venoso, num plano sagital das duas cavas, visualiza-se uma descontinuidade entre a veia superior (mais comum a CIA seio venoso de veia cava superior) e a junção com o septo interatrial, com a veia cava cavalgando o defeito.

Segundo a literatura, a CIA tipo seio coronário não foi relatada em fetos até a presente data.

ANOMALIAS ASSOCIADAS

- Persistência do canal arterial.
- Coarctação da aorta.
- Prolapso da valva mitral.
- Comunicação interventricular.
- Transposição dos grandes vasos.
- Drenagem anômala de veias pulmonares.
- Associação com síndromes genéticas, em particular a S. de Holt-Oram.

TÓPICOS NA AVALIAÇÃO APÓS O FECHAMENTO HEMODINÂMICO OU CIRÚRGICO (▶ VÍDEO 7-5)
- Presença de comunicação interatrial residual.
- Dimensões e função ventricular direita e esquerda.
- Avaliação das válvulas atrioventriculares.

RESUMINDO
1. A CIA é uma falha no desenvolvimento do septo interatrial.
2. É classificada em: *ostium secundum*, *ostium primum*, seio venoso e seio coronário.
3. O FOP é uma comunicação interatrial normal presente durante a vida fetal.
4. O ecocardiograma transtorácico bidimensional com Doppler permite identificar o tipo e as repercussões hemodinâmicas do defeito.
5. A janela subcostal é preferencial para avaliar a presença da CIA *ostium secundum*.
6. O tipo *ostium secundum* é o mais frequente e caracteriza-se por uma falha no septo interatrial em sua porção média.

LEITURAS SUGERIDAS
Brandão AP, Diamant JDA, Albanesi FFM. Persistência do canal arterial. Cap.21. In: Macruz R, Snitcowsky R, editores. Cardiologia pediátrica. São Paulo: Sarvier; 1983. p. 362-475.

Brandão LF, Queres JFM, Matoso LB, Lucas E. ECG nas cardiopatias congênitas mais frequentes. In: Mallet AR, Muxfeldt ES. Eletrocardiograma: da graduação à prática clínica. Rio de Janeiro: Thieme Revinter Publicações; 2019.

Chamié F, Simões LC, Chamié D Ramos S, Silva JFA. Tratamento percutâneo do canal arterial com prótese de Amplatzer Duct Occluder II. Rev Bras Cardiol Invas. 2010;18(2):204-11.

Herdy GV, Araujo e Silva AE, Lucas E, Bravo-Valenzuela N, Farias CV, et al. Cardiologia pediátrica: Prática clínica. Rio de Janeiro: Thieme Revinter Publicações; 2022.

Medeiros Sobrinho JH, Fontes VF, Pontes SJ. Defeitos do canal e do septo atrioventricular. In: Cardiopatias congênitas. São Paulo: Sarvier; 1990. p. 341-65.

Park MK. Park's pediatrics cardiology for practitioners. 6th ed. Philadelphia: Elsevier Saunders; 2014.

Pedra CAC, Esteves CA, Braga SLN, Fernandes SR, Pontes SC, Silva PM, et al. Oclusão percutânea do pequeno canal arterial com molas de Gianturco: impacto na otimização da seleção dos pacientes e da não-tolerância ao fluxo residual significativo imediato nos resultados. Rev Bras Cardiol Invas. 2008;16(1):86-90.

Webb C, Smallhorn J, Therrien J. Congenital heart disease. In: Zipes DP, Libby P, Bonow RO, Braunwald E, editors. Braunwald's heart diseases. 10th ed. Philadelphia: Elsevier Saunders; 2015. p. 1391-412.

COMUNICAÇÃO INTERVENTRICULAR

CAPÍTULO 8

Anna Esther Araujo e Silva ▪ Eliane Lucas

ENTENDENDO

É a cardiopatia congênita mais frequente no período pós-natal, representando cerca de 35-40% de todas as cardiopatias congênitas no primeiro ano de vida. Como as pressões de ambos os ventrículos são similares na vida fetal, na presença de uma comunicação interventricular (CIV) isolada não ocorre alteração hemodinâmica. Somente após o nascimento, com a queda da resistência pulmonar, ocorre o *shunt* esquerda-direita, podendo, em alguns casos, evoluir para insuficiência cardíaca e hipertensão pulmonar. A CIV pode-se encontrar isolada ou fazendo parte de diversas cardiopatias complexas, dentre elas podemos citar: tetralogia de Fallot, defeito do septo atrioventricular, coartação da aorta e transposição dos grandes vasos. Serão abordados neste capítulo os aspectos da CIV isolada.

INCIDÊNCIA

A literatura mundial mostra uma alta prevalência de 1,8 a 3 em cada 1.000 nascidos vivos. O fechamento espontâneo da CIV pode ocorrer em média 70% nos pequenos defeitos, em especial, localizados no septo trabecular muscular.

MORFOLOGIA

O septo interventricular (SIV) pode ser dividido em quatro porções, por meio da sua visualização pelo ventrículo direito (VD). O septo membranoso é localizado entre o trato de saída do ventrículo esquerdo, próximo a válvula aórtica e abaixo da crista supraventricular (CSV). O septo trabecular ou muscular é o maior, estendendo-se da válvula tricúspide ao ápex. O de via de entrada separa os anéis atrioventriculares e, por último, o septo de via de saída localizado próximo das cúspides aórtica e pulmonar e acima da CSV (Fig. 8-1).

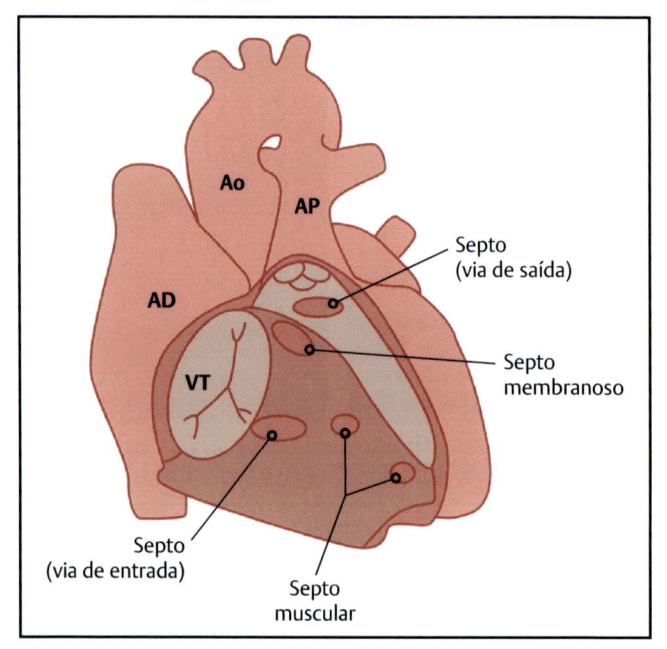

Fig. 8-1. Morfologia do SIV: visão pelo VD. AD: átrio direito; Ao: aorta; AP: artéria pulmonar; SIV: septo interventricular; VD: ventrículo direito; VT: válvula tricúspide.

CLASSIFICAÇÃO DA CIV

A classificação depende da localização e extensão da comunicação no septo interventricular (SIV). A localização mais frequente é em torno do septo membranoso, chamada CIV perimembranosa (75-80% dos casos), ou seja, na junção da valva tricúspide e o anel aórtico. Quando a CIV é cercada por músculo, é chamada CIV muscular, sendo a sua localização na porção trabecular do SIV em 15-20% dos casos. A CIV duplamente relacionada compõe 5% de todos os defeitos e é comum na população asiática. Esta CIV está localizada no septo da via de saída, sendo o teto formado pelas valvas aórtica e pulmonar.

A CIV pode ter um desalinhamento do SIV trabecular e o septo de via de saída, e estes casos são chamados de CIV de mau alinhamento. (Fig. 8-2 e Quadro 8-1).

A classificação da CIV é ainda bastante controversa, porém recentemente o Consenso Internacional da Classificação da CIV (2018) acrescentou novas terminologias, como CIV central perimembranosa, CIV de via de entrada, CIV de via de saída, CIVs musculares e CIV duplamente relacionada, que estão sendo gradativamente adotadas.

Tipos de CIV

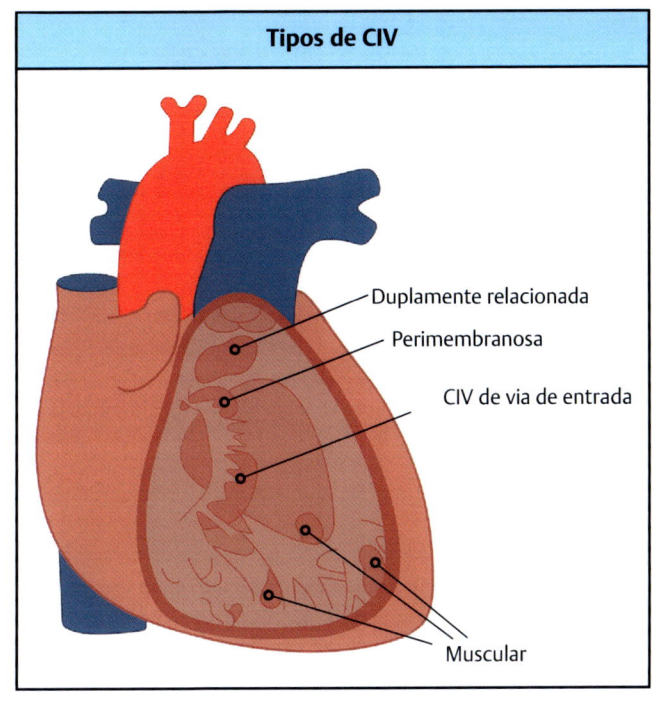

Fig. 8-2. Tipos e localizações das comunicações interventriculares (CIV) (visão do septo interventricular pelo lado direito).

Quadro 8-1. Tipos de CIV e os Adequados Planos Ecocardiográficos

Tipo	Características	Planos
Perimembranosa	Localiza-se próximo à cúspide septal da valva tricúspide perto da região subaórtica. Pode associar-se a mal alinhamento do SIV	Plano paraesternal longitudinal e eixo curto
Muscular	Pode ser única ou múltipla, este também chamado "queijo suíço", este mais comum na porção trabecular	Plano apical 4 câmaras e plano paraesternal longitudinal
Duplamente relacionada	Localizado logo abaixo das cúspides das valvas aórtica e pulmonar	Plano apical 5 câmaras e plano transversal eixo curto

IDENTIFICANDO PELA ECOCARDIOGRAFIA

Os principais objetivos da avaliação ecocardiográfica são:

- Determinar o tipo, o tamanho e a localização da CIV (Fig. 8-3).
- Aspectos anatômicos importantes como as estruturas adjacentes e medidas das margens da CIV.
- A avaliação hemodinâmica pode ser feita com o auxílio do mapeamento color Doppler que mostra a direção e o grau de *shunt* através da CIV.
- Estimar a relação Qp/Qs (fluxo pulmonar/fluxo sistêmico) com o auxílio do Doppler, realizando a análise da velocidade do fluxo da via de saída da artéria pulmonar e da aorta.
- Medida da pressão sistólica do ventrículo direito obtida com a medida do gradiente VE/VD por meio da CIV.
- Medida da pressão sistólica pulmonar (PSAP) avaliada pelo jato da insuficiência tricúspide, caso presente.
- Diâmetros das cavidades e da função ventricular que devem ser avaliados pelo escore-z (http://zscore.chboston.org).
- Pesquisa de CIVs acessórias, em especial tipo "queijo suíço", localizada frequentemente na porção muscular trabecular.
- Identificação de lesões associadas, sendo as mais frequentes coarctação da aorta, comunicação interatrial e válvula aórtica bicúspide.

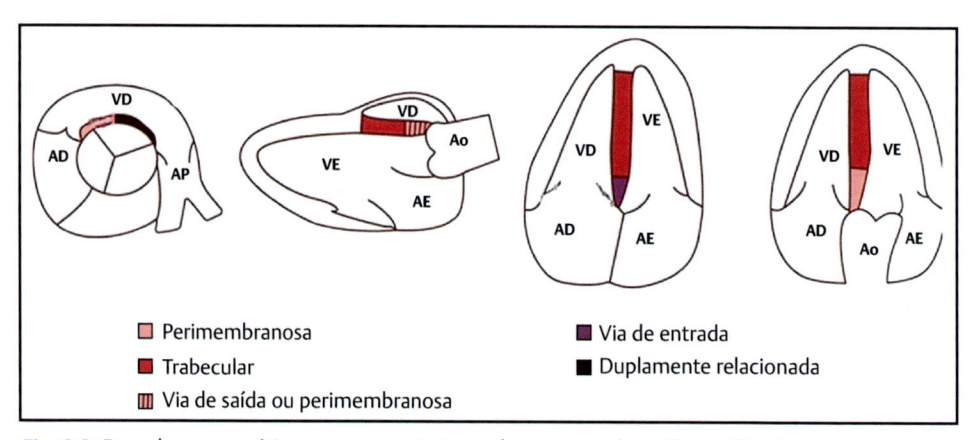

Fig. 8-3. Desenho esquemático mostra os principais planos ecocardiográficos utilizados e as respectivas localizações da CIV. (**a**) Plano paraesternal eixo curto; (**b**) plano paraesternal longitudinal do VE; (**c**) plano apical 4 câmaras e (**d**) plano apical 5 câmaras. AD: átrio direito; AE: átrio esquerdo; Ao: aorta; VD: ventrículo direito; VE: ventrículo esquerdo; AP: artéria pulmonar.

CIV Perimembranosa

É localizada caracteristicamente em região subaórtica próximo à cúspide tricuspídea ou aórtica (▶ Vídeo 8-1), podendo, em alguns casos, ter extensão para porção muscular do septo levando ao desalinhamento do SIV (Figs. 8-4 a 8-9).

Em alguns casos da CIV perimembranosa ampla com extensão para via de entrada e, assim, no plano 4 C, ambas as válvulas atrioventriculares se encontram no mesmo plano (Fig. 8-10 e ▶ Vídeo 8-2).

A CIV perimembranosa pode-se estender para a via de saída do ventrículo esquerdo (VSVE), e esse achado é característico na tetralogia de Fallot, sendo, portanto, mais bem identificada no plano paraesternal longitudinal de VE (▶ Vídeos 8-3 e 8-4). Na tetralogia de Fallot clássica, no plano paraesternal eixo curto das grandes artérias, além da CIV perimembranosa (em topografia de "11 horas"), é possível identificar o septo infundibular hipertrofiado e com desvio anterior (▶ Vídeo 8-5).

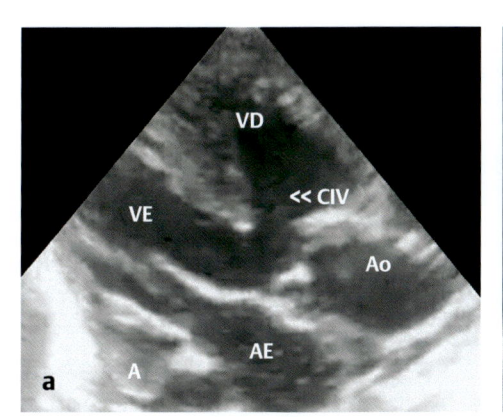

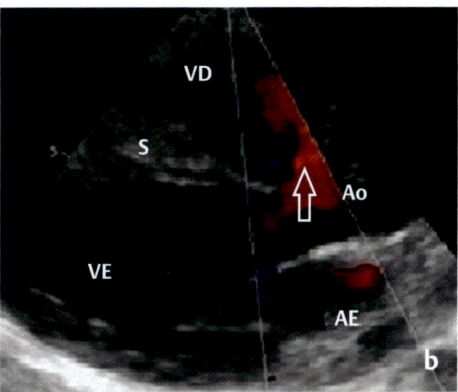

Fig. 8-4. Plano paraesternal longitudinal do VE. (**a**) Visualizamos a comunicação interventricular (CIV) perimembranosa na via de saída do ventrículo esquerdo (VE). (**b**) Ao Doppler colorido, identificamos a direção do fluxo esquerda para a direita, através da CIV. AE: átrio esquerdo; Ao: aorta; VD: ventrículo direito.

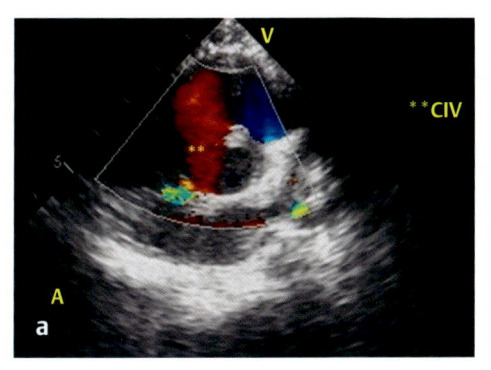

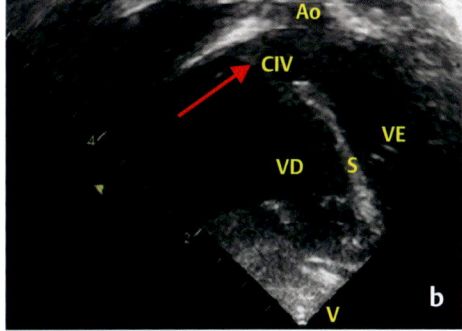

Fig. 8-5. (**a**) No plano paraesternal de eixo curto com Doppler colorido, observamos uma ampla comunicação interventricular (CIV) perimembranosa. (**b**) No plano subcostal 5C, evidenciamos a CIV (seta vermelha), extensão para via de saída do ventrículo esquerdo (VE). AE: átrio esquerdo; 5C: cinco câmaras; Ao: aorta; VD: ventrículo direito.

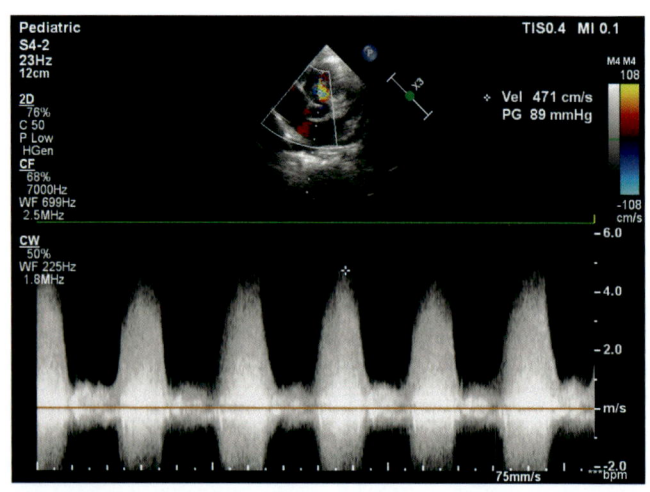

Fig. 8-6. Plano paraesternal de eixo curto das grandes artérias demonstra o gradiente VE/VD de 89 mm Hg através da CIV.

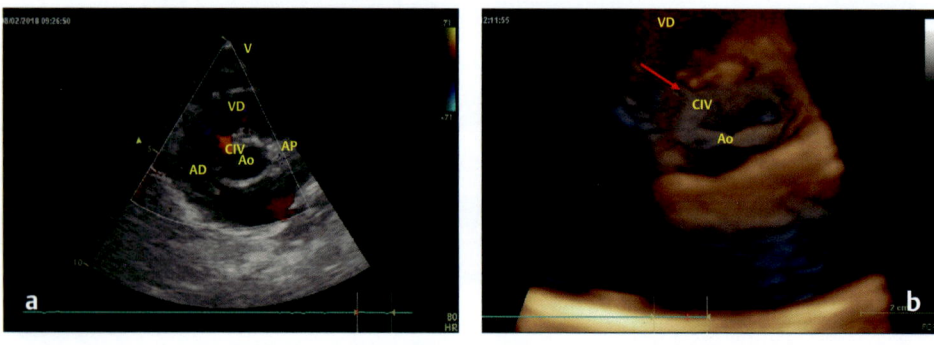

Fig. 8-7. Plano paraesternal de eixo curto das grandes artérias. (**a**) Identificamos a comunicação interventricular (CIV) perimembranosa (próxima a VT) pequena, com mapeamento do Doppler colorido e imagem em 2D e (**b**) a imagem em 3D/4D com maior nitidez. AD: átrio direito; AE: átrio esquerdo; Ao: aorta; AP: artéria pulmonar; VD: ventrículo direito; VT: valva tricúspide.

COMUNICAÇÃO INTERVENTRICULAR

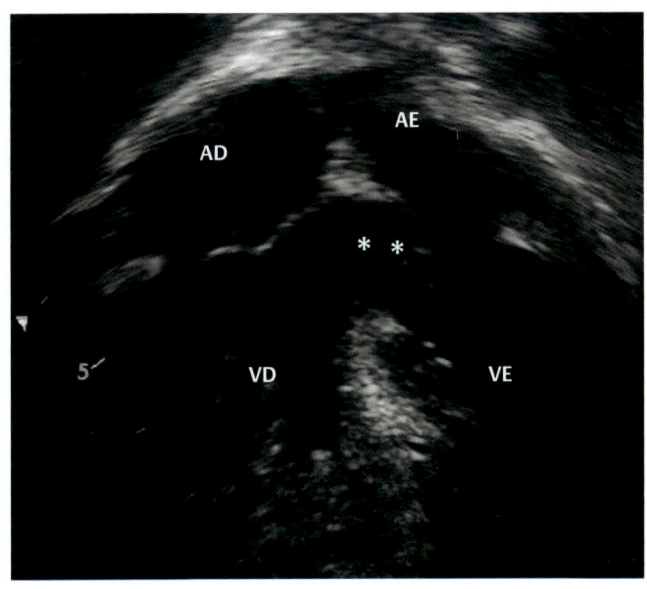

Fig. 8-8. Plano subcostal. Nos recém-natos e lactentes, este plano é de fácil execução auxiliando na visualização da CIV. AD: átrio direito; AE: átrio esquerdo; VD: ventrículo direito; VE: ventrículo esquerdo; **: comunicação interventricular.

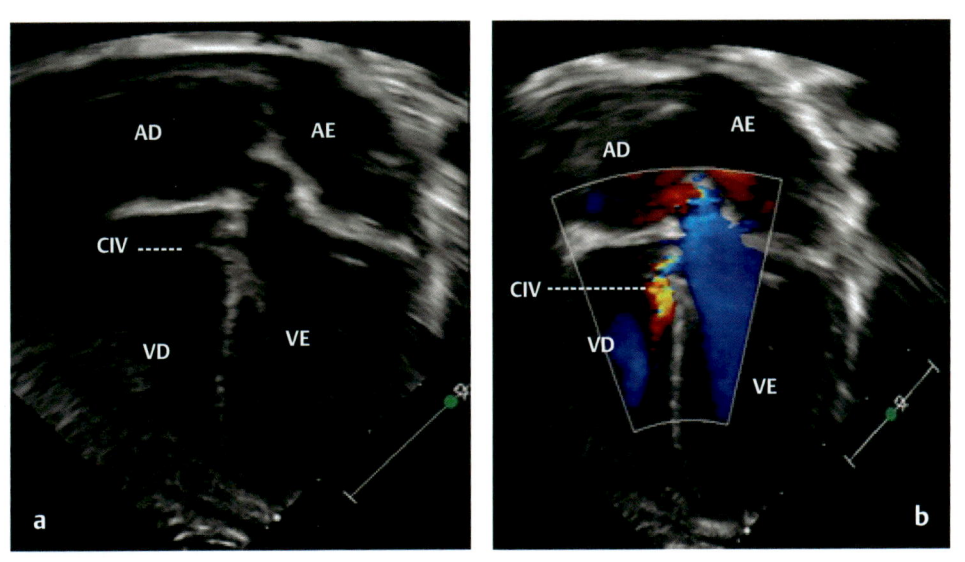

Fig. 8-9. Plano apical 4 câmaras. (**a**) Visualizamos a comunicação interventricular (CIV) perimembranosa com discreto aneurisma do septo membranoso. (**b**) O Doppler colorido mostra o *shunt* VE/VD. AD: átrio direito; AE: átrio esquerdo; VD: ventrículo direito.

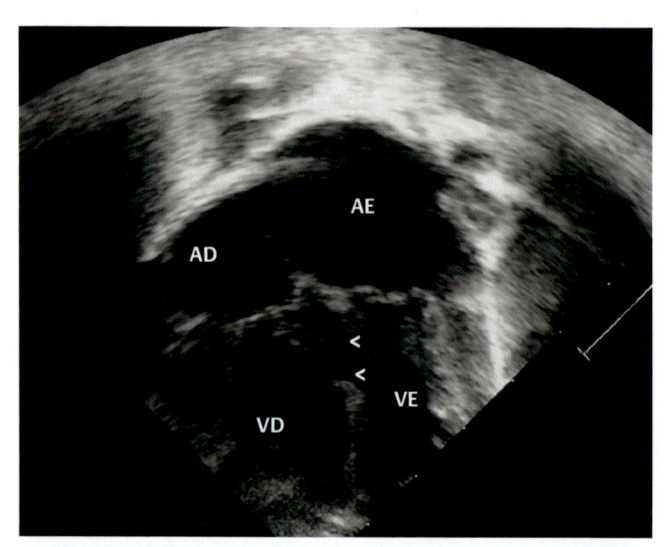

Fig. 8-10. No plano apical 4C, observamos a CIV perimembranosa ampla com extensão para via de entrada (seta) com a presença das valvas AVs no mesmo plano. AD: átrio direito. AE: átrio esquerdo; VD: ventrículo direito; VE: ventrículo esquerdo.

CIV Muscular

A CIV muscular pode ser única ou múltipla. A sua localização na porção média do septo interventricular é chamada CIV muscular trabecular (Figs. 8-11 e 8-12; ▶ Vídeo 8-6), que pode ter extensão para porção de via de entrada ou via de saída do septo interventricular.

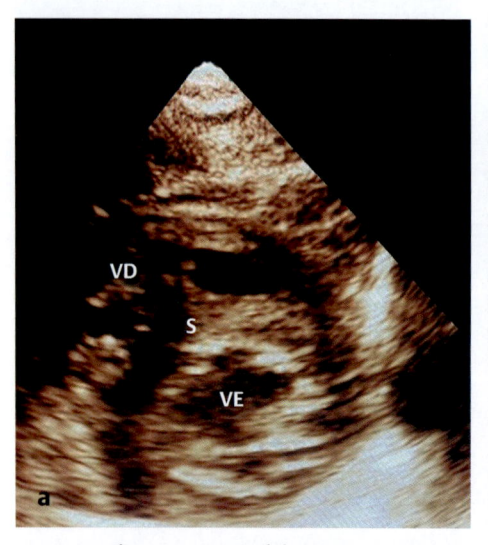

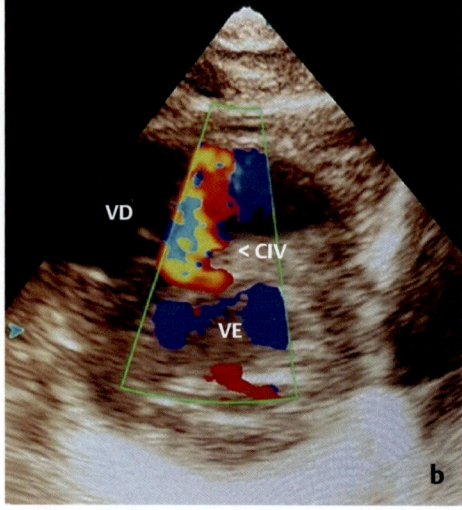

Fig. 8-11. Plano paraesternal de eixo curto dos ventrículos. (**a**) Podemos visualizar a comunicação interventricular (CIV) na porção muscular trabecular. (**b**) Doppler colorido mostra o *shunt* E/D. S: septo interventricular; VD: ventrículo direito; VE: ventrículo esquerdo.

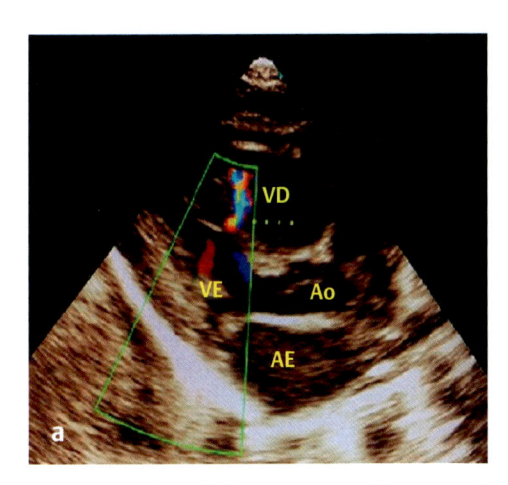

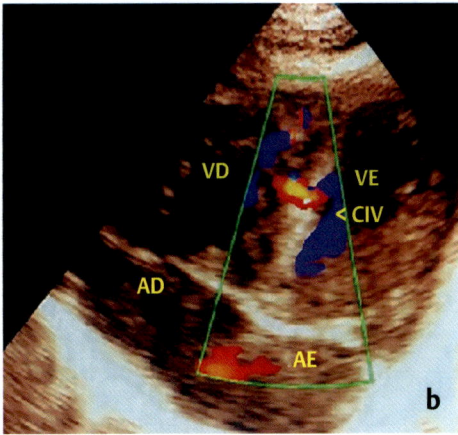

Fig. 8-12. O plano 4C demonstra, em (**a**), a comunicação interventricular (CIV) no SIV trabecular muscular e, em (**b**), no plano 4C, o mapeamento Doppler colorido confirma a sua localização. Ao: aorta; AD: átrio direito. AE: átrio esquerdo; VD: ventrículo direito; VE: ventrículo esquerdo.

CIV Duplamente Relacionada

É um tipo raro de CIV, sendo mais encontrada em pacientes de origem asiática. O "teto" da CIV é formado pelas cúspides das valvas semilunares (aórtica e pulmonar) e alguns casos podem apresentar insuficiência aórtica associada (Fig. 8-13).

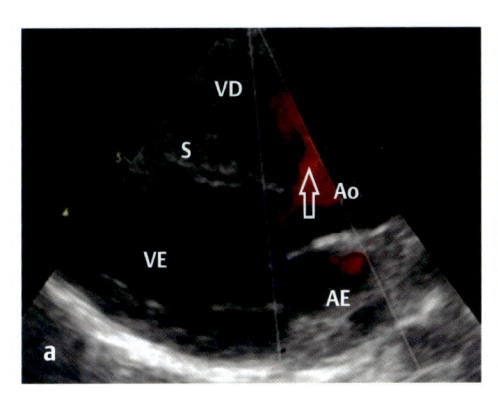

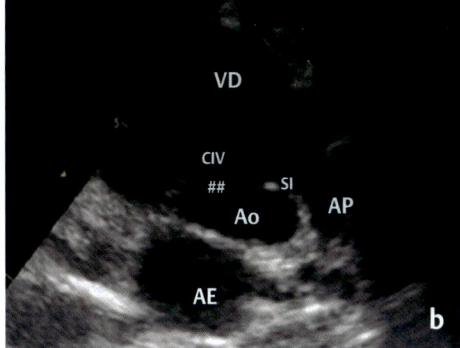

Fig. 8-13. (**a**) No plano longitudinal do ventrículo esquerdo (VE) que mostra a comunicação interventricular (CIV) e (**b**) paraesternal eixo curto, visualizamos a CIV duplamente relacionada ##; VD: ventrículo direito; AP: artéria pulmonar.

Doppler
Avaliação da Pressão Arterial Pulmonar (PSAP)

Na presença de insuficiência tricúspide (IT), podemos mensurar a pressão sistólica da artéria pulmonar (PSAP), entretanto, na ausência de IT, a avaliação é feita por meio de sinais indiretos de HAP, como o rechaço do septo interventricular para a esquerda, a dilatação da artéria pulmonar e a hipertrofia do VD. Quando a velocidade máxima da insuficiência tricúspide pelo Doppler está acima de 3,4 m/s, em geral, existe HAP grave.

Calcula-se a PSAP utilizando a velocidade máxima da IT pela seguinte fórmula:

$$\text{PSAP} = \text{velocidade máxima da IT} + \text{pressão no AD}$$

pAD estimada de 5 a 10 mm Hg, se VCI está normal (diâmetro e variabilidade normais) e pAD de 15 mm Hg, se VCI congesta (diâmetro aumentado, variabilidade reduzida).

$$\text{PSAP normal} = 30 \text{ mm Hg}$$

Também é possível estimar a pressão média na AP (PMEAP) na presença de insuficiência pulmonar (IP), aplicando-se a fórmula:

$$\text{PMEAP} = \text{velocidade máxima da IP} \times 4$$

$$\text{PMEAP normal até } 20 \text{ mm Hg}$$

AVALIAÇÃO DO QP:QS

Em presença de comunicações moderadas ou amplas, o índice de fluxo entre as circulações pulmonar e sistêmica pode auxiliar na avaliação da magnitude do *shunt* intracardíaco. Na existência de hiperfluxo pulmonar importante, o valor do Qp:Qs está, em geral, acima de 1,5. O fluxo pulmonar (Qp) é calculado a partir da VSVD e o sistêmico (Qs) a partir da VSVE. A razão Qp:Qs pode ser calculada pela ecocardiografia com a seguinte fórmula (Fig. 8-14):

$$Qp = \text{integral da velocidade-tempo (VTI) do Doppler da VSVD} \times 0{,}75 \times (\text{diâmetro da VSVD})$$

$$Qs = \text{integral da velocidade-tempo (VTI) do Doppler da VSVE} \times 0{,}75 \times (\text{diâmetro da VSVE})$$

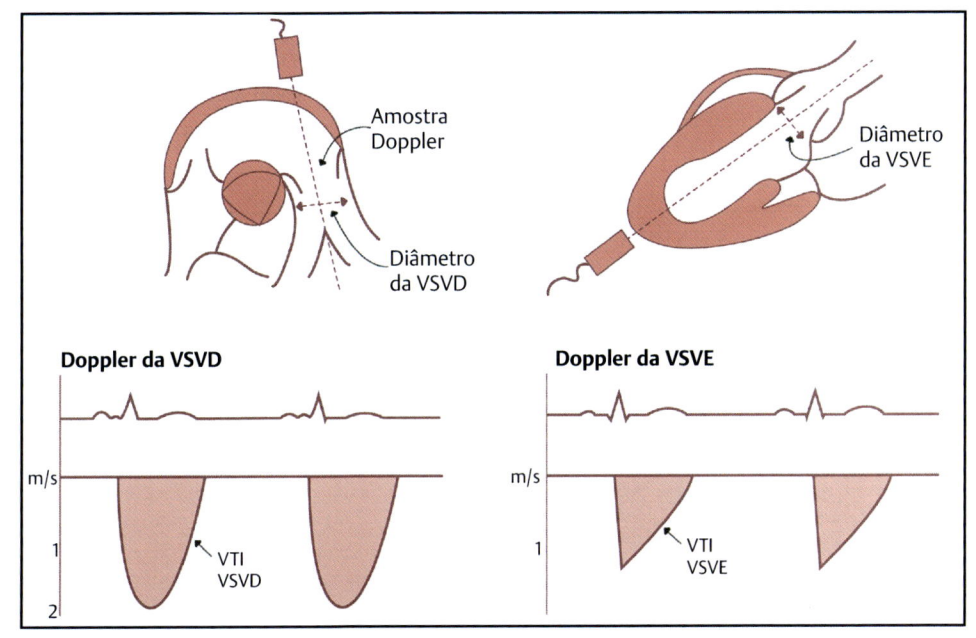

Fig. 8-14. Cálculo do Qp:Qs. VSVD: via de saída do ventrículo direito; VSVE: via de saída do ventrículo esquerdo; TVI: integral tempo-velocidade.

TÓPICOS IMPORTANTES APÓS O FECHAMENTO DA CIV PELA CIRURGIA OU HEMODINÂMICA: (▶ VÍDEO 8-7)
- Presença da prótese ocluindo a CIV, avaliar se existe comunicação residual.
- Quando houver plastia da válvula aórtica, estimar a presença de insuficiência aórtica residual.
- Dimensões e função ventricular direita e esquerda.
- No caso de fechamento por cirurgia, avaliar a oclusão da CIV pelo *patch* e a existência de *shunt* residual.

ECOCARDIOGRAFIA FETAL
- A maioria das CIVs (75%) são perimembranosas, e a ecocardiografia fetal pode não demonstrar a comunicação no plano 4 câmaras. Nestes casos, é necessário a realização do plano 5 câmaras (anteriorização) para permitir o seu diagnóstico.
- No feto, é importante pesquisar, no septo interventricular, a presença do brilho nos bordos da CIV verdadeira ("artefato T") que auxilia na diferenciação dos falso-positivos.
- Geralmente a CIV muscular pequena pode ser apenas visualizada com o mapeamento Doppler colorido na ecocardiografia fetal (▶ Vídeo 8-8).

RESUMINDO
- A CIV pode ocorrer isoladamente ou em associação a vários defeitos cardíacos, como tetralogia de Fallot, dupla via de saída do ventrículo direito, *truncus arteriosus*, transposição de grandes artérias, entre outros.
- A CIV muscular trabecular é identificada principalmente no plano apical 4 câmaras, sendo o Doppler colorido bastante utilizado nos casos tipo "queijo suíço".
- Na presença de uma CIV, é importante pesquisar outras lesões associadas principalmente: CIA, coarctação da aorta, estenose pulmonar e canal arterial patente.
- A associação da CIV com as doenças cromossômicas é bastante prevalente, em especial nas trissomias do 18, 13 e 21.

LEITURAS SUGERIDAS
Assef CC, Lucas E, Ferreira FM, Pinoti D, Correira RP, Valenzuela NM, et al. Epidemiological profile of paediatric outpatients followed in a tertiary paediatric cardiology center in Brazil. Prenatal Cardiology Journal 2021.

Herdy G, Araujo e Silva AE, Lucas E, Bravo-Valenzuela N, Farias CV et al. Cardiologia pediátrica: Clínica. Rio de Janeiro: Thieme Revinter Publicações; 2022.

Lopez L, Houyel L, Colan SD, Anderson RH, Béland MJ, Aiello VD, et al. Classification of ventricular septal defects for the eleventh iteration of the international classification of diseases—striving for consensus: a report from the international society for nomenclature of pediatric and congenital heart disease. Ann Thorac Surg 2018;106(5):1578-89.

Park MK. Cyanotic congenital heart defects. In: Park MK, Salamat M. Park's pediatric cardiology for practitioners. 7th ed. Philadelphia: Elsevier; 2021. p.214-17.

Sternfeld A, Sheffy A, Tamir A, Mizrachi Y, Assa S, Shohat M, et al. Isolated ventricular septal defects demonstrated by fetal echocardiography: prenatal course and postnatal outcome. The Journal of Maternal-Fetal & Neonatal Medicine.

DEFEITO DO SEPTO ATRIOVENTRICULAR

Eliane Lucas ▪ Anna Esther Araujo e Silva

ENTENDENDO

O defeito do septo atrioventricular (DSAV) é um defeito do desenvolvimento dos coxins endocárdicos que pode resultar em uma comunicação interatrial (CIA) do tipo *ostium primum*, uma comunicação interventricular (CIV) de via de entrada, e anormalidades das valvas atrioventriculares, como a valva atrioventricular única (VAVU). Possui um amplo espectro de apresentações, sendo as mais prevalentes: a forma do DSAV total (DSAVT) com todos os elementos citados e a forma parcial em que o septo interventricular se encontra íntegro.

INCIDÊNCIA

O DSAV representa de 3 a 4% das cardiopatias congênitas (CC). Cerca de 40% dos portadores de síndrome de Down possuem alguma CC e o DSAV está presente em 50% dos casos.

MORFOLOGIA E CLASSIFICAÇÃO

Nos corações normais existem dois anéis atrioventriculares e duas valvas atrioventriculares. No DSAV há um anel atrioventricular único, podendo existir duas valvas atrioventriculares no mesmo plano ou uma única valva. Existe associação com CIA tipo *ostium primum* (na porção baixa do septo interatrial) e CIV de via de entrada (Fig. 9-1).

Os DSAVs são, em geral, classificados em forma total e forma parcial (Fig. 9-2).

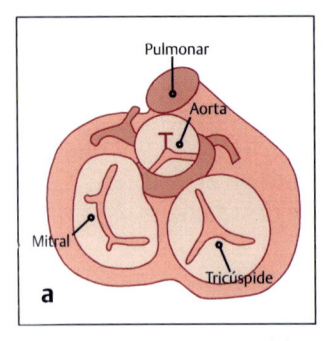

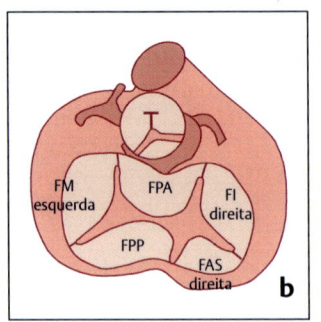

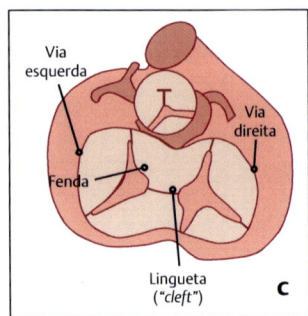

Figs. 9-1. Diagrama mostra (**a**) aspecto das valvas atrioventriculares no coração normal, (**b**) anel AV único com valva AV única (5 folhetos) no **DSAV total** e (**c**) anel AV único com duas valvas AV no **DSAV parcial**. FPA: folheto-ponte anterior; FPP: folheto-ponte posterior; FLA: folheto lateral esquerdo; FAD: folheto anterior direito; FLD: folheto lateral direito; VAV: valva atrioventricular.

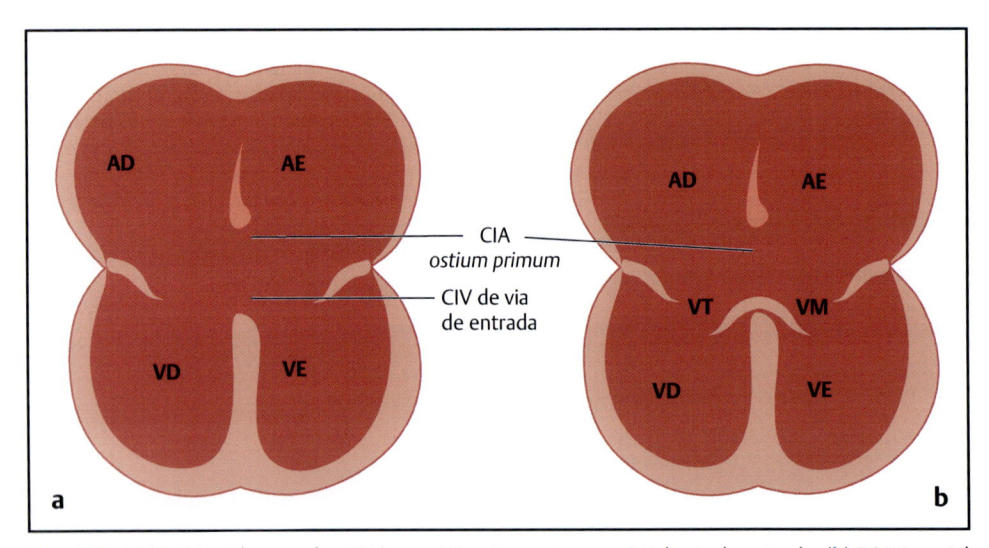

Figs. 9-2. (**a**) DSAV total com valva AV única, CIA *ostium primum* e CIV de via de entrada. (**b**) DSAV parcial com duas valvas AV e CIA *ostium primum*. AD: átrio direito; AE: átrio esquerdo; VD: ventrículo direito; VE: ventrículo esquerdo; CIA: comunicação interatrial; CIV: comunicação interventricular; VT: valva tricúspide; VM: valva mitral.

DSAV FORMA TOTAL
- CIA *Ostium Primum*.
- Valva AV única, com regurgitação de grau leve a grave, formada por cinco folhetos: folheto-ponte anterior, folheto-ponte posterior, folheto lateral esquerdo, folheto anterior direito e folheto lateral direito.
- CIV ampla de via de entrada.

Classificação de Rastelli

Esta classificação é utilizada para descrever os aspectos anatômicos no DSAVT, em especial do folheto-ponte anterior, com o objetivo de auxiliar o planejamento cirúrgico.

- *Tipo A:* o folheto-ponte anterior (FPA) está relacionado em sua maior parte com o VE, e as cordoalhas estão implantadas na porção superior do septo interventricular (SIV). Forma comum em pacientes com síndrome de Down.
- *Tipo B:* o FPA estende-se para o VD, com consequente diminuição do folheto anterior direito. As cordoalhas inserem-se no corpo do VD. É a forma menos comum.
- *Tipo C:* o FPA é maior e não há inserção de cordoalhas no SIV. Frequentemente encontrado em associação a outras cardiopatias congênitas, como tetralogia de Fallot, transposição das grandes artérias e isomerismos.

DSAV total não balanceado é uma forma de DSAVT em que existe hipoplasia de um dos ventrículos. Na maioria desses casos, observamos que o ventrículo dominante é o direito (Fig. 9-3).

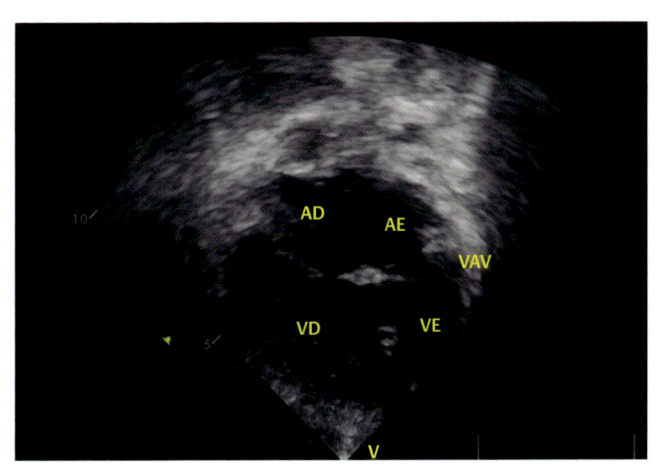

Fig. 9-3. DSAV total não balanceado. Observa-se a desproporção de tamanho entre o VE e VD. AD: átrio direito; AE: átrio esquerdo; VD: ventrículo direito; VE: ventrículo esquerdo; VAV: valva atrioventricular.

DSAV FORMA PARCIAL
- CIA *Ostium Primum*.
- O septo interventricular (SIV) é íntegro devido à presença de uma lingueta que une os dois folhetos-ponte aderidos ao topo do SIV.
- Duas valvas AVs (direita e esquerda) estão no mesmo plano.

A valva AV esquerda possui um *cleft* (fenda) no folheto anterior, que permite regurgitação valvar de graus variáveis.
DSAV forma intermediária ou de transição é uma apresentação rara em que evidenciamos as duas valvas AVs no mesmo plano, a CIA *ostium primum*, *cleft* mitral e uma CIV de via de entrada, geralmente, restritiva (▶ Vídeo 9-1).

IDENTIFICANDO PELA ECOCARDIOGRAFIA
Situs Abdominal/Lateralidade
No DSAV parcial e total, a apresentação mais usual é o *situs solitus*. Pode-se encontrar a associação de DSAV na forma total, nos casos de ambos os isomerismos, especialmente o tipo esquerdo.

Plano Subcostal
- De 2 câmaras é possível identificar a CIA *ostium primum* e a valva AV única no DSAV total. No DSAVP, temos as duas valvas AVs que se encontram no mesmo plano. O Doppler colorido permite avaliar o grau de *shunt* AE/AD por meio da CIA (Fig. 9-4).
- De 4 câmaras com angulação superoanterior demonstra o "alongamento" da via de saída, conhecido como "pescoço de cisne". O Doppler estima não só o *shunt* atrial como a regurgitação da valva AV esquerda, na presença de *cleft* mitral.

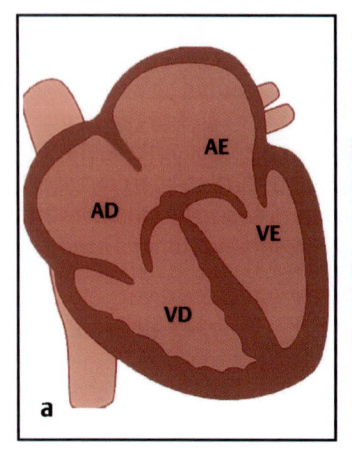

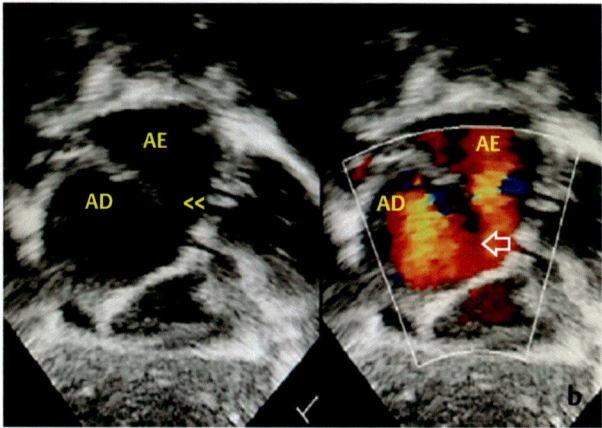

Fig. 9-4. (**a**) O diagrama mostra o DSAV forma parcial, duas valvas AVs no mesmo plano e a comunicação interatrial *ostium primum* (CIA OP). (**b**) Confirmamos a CIA porção baixa do SIA (setas amarelas) e, ao *color* Doppler, identifica-se o *shunt* esquerda-direita (seta branca). AD: átrio direito; AE: átrio esquerdo; VD: ventrículo direito; VE: ventrículo esquerdo.

Plano Paraesternal
Longitudinal do VE
No DSAVP, visualizamos o VD de dimensão aumentada e, no DSAVT, ambos os ventrículos apresentam as suas dimensões aumentadas.

Eixo Curto
Ao nível das válvulas semilunares no DSAVT e no DSAVP, o tronco pulmonar pode-se encontrar dilatado em função do hiperfluxo. Observamos com frequência a presença de canal arterial pérvio.

Alguns casos de DSAVT associam-se à tetralogia de Fallot e podemos observar, neste plano, a presença da estenose infundibular e valvar pulmonar. Ao Doppler colorido, observamos fluxo sistólico turbilhonar.

No DSAVP ao nível da válvula mitral (VM), podemos identificar uma fenda (*cleft*) no folheto anterior e o Doppler colorido permite avaliar a insuficiência valvar (Fig. 9-5).

No DSAVT ao nível dos músculos papilares, podemos identificar a CIV também na porção trabecular do SIV.

Plano Apical
De 4 Câmaras
No DSAVT, visualizamos a CIV de via de entrada geralmente ampla. O Doppler mostra o *shunt* atrial e ventricular e avalia funcionalmente a valva AV por meio do mapeamento da regurgitação (Fig. 9-6). A identificação do local de inserção das cordoalhas da válvula atrioventricular única determina o tipo de DSAVT segundo a classificação de Rastelli.

Neste plano DSAV parcial, a CIA *ostium primum* é facilmente identificada. As valvas AVs estão inseridas no topo do SIV e, portanto, encontram-se no mesmo plano. A fenda (*cleft*) mitral é visualizada no plano transverso dos ventrículos, ao nível da valva mitral (Figs. 9-6 a 9-8 e ▶ Vídeos 9-2 e 9-3).

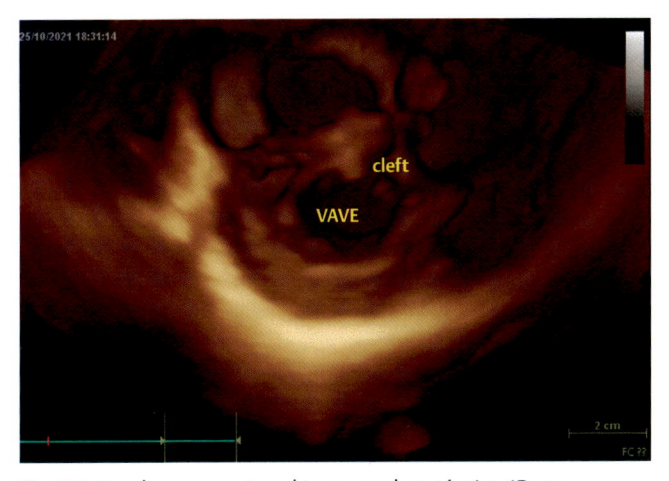

Fig. 9-5. No plano paraesternal transversal, na técnica 4D, no DSAV observamos a presença da fenda (*cleft*) na VM. VAVE: valva atrioventricular esquerda; VM: válvula mitral.

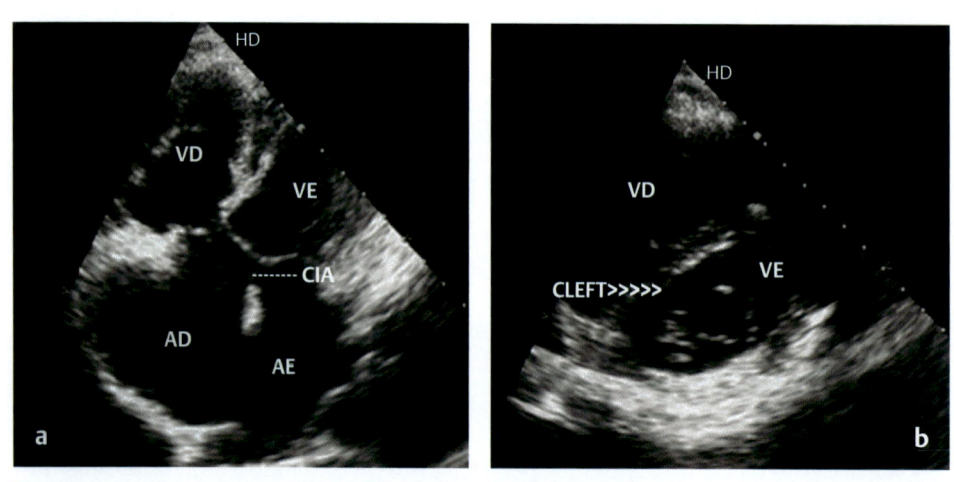

Fig. 9-6. Ecocardiograma em DSAV parcial. (**a**) Plano apical de 4C demonstra ampla CIA *ostium primum*. (**b**) plano paraesternal transversal mostra SVD e presença de uma fenda (*cleft*) apontando para a via de entrada. 4C: quatro câmaras; AD: átrio direito; AE: átrio esquerdo; VD: ventrículo direito; VE: ventrículo esquerdo.

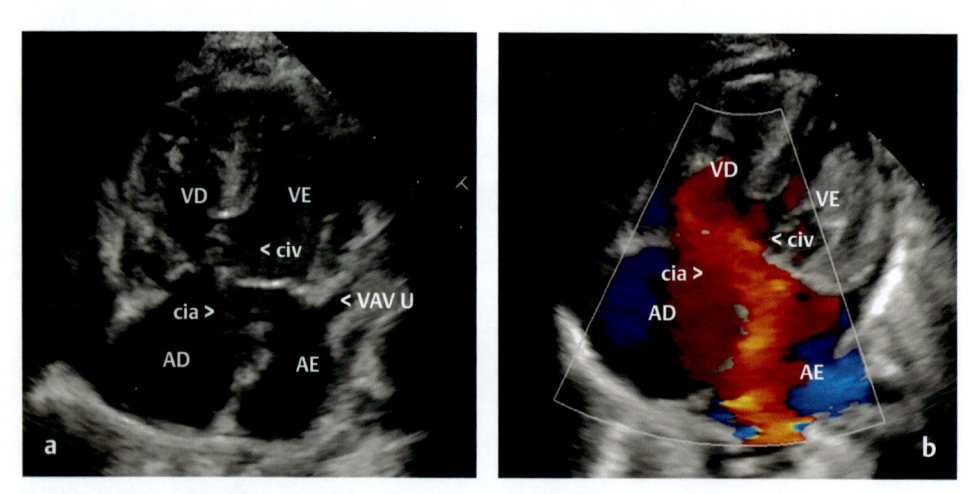

Fig. 9-7. DSAVT. (**a**) No plano apical de 4C identificamos VAVu, CIA OP e CIV ampla de via de entrada. (**b**) No mapeamento em cores, observamos o *shunt* AE/AD através da CIA OP e o *shunt* VE/VD. 4C: quatro câmaras; AD: átrio direito; AE: átrio esquerdo; CIA OP: comunicação interatrial *ostium primum;* DSAVT: defeito atrioventricular forma total; VAVu: valva AV única; VD: ventrículo direito; VE: ventrículo esquerdo.

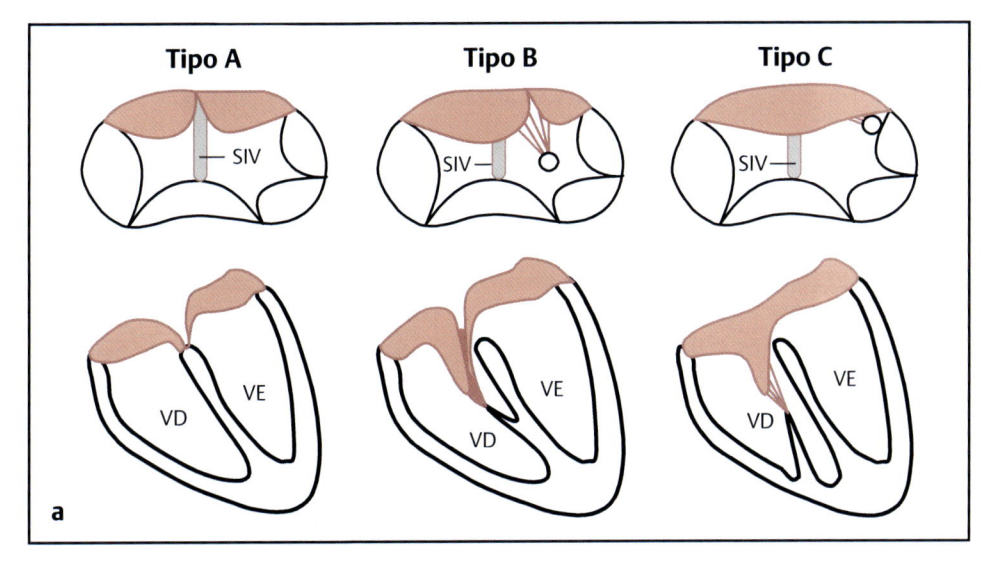

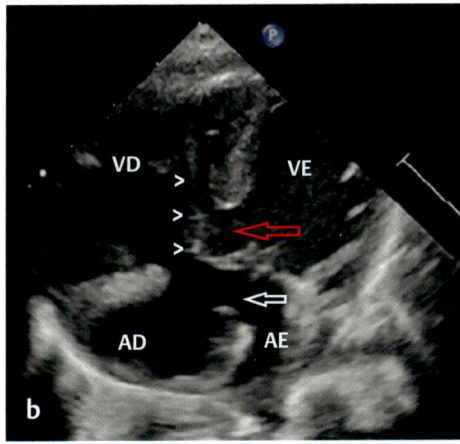

Fig. 9-8. (**a**) O diagrama mostra a classificação de Rastelli e os 3 tipos (A, B e C). (**b**) No plano apical de 4C, vemos um caso de DSAVT do tipo B de Rastelli. Visualizamos também a CIA OP (seta branca) e a CIV ampla de via de entrada (seta vermelha). 4C: quatro câmaras; AD: átrio direito; AE: átrio esquerdo; CIA OP: comunicação interatrial *ostium primum;* VD: ventrículo direito; VE: ventrículo esquerdo.

Plano Supraesternal

Neste plano, avaliamos a posição do arco aórtico que a maioria dos DSAVs se encontra à esquerda da coluna, porém podem estar à direita, quando em associação à tetralogia de Fallot.

DSAV TOTAL NÃO BALANCEADO

Nestes casos, podemos ter a presença da dominância esquerda, em que VE é maior, o VD é hipoplásico e a valva atrioventricular comum está localizada no lado esquerdo em relação ao septo interventricular. Ou, ao contrário, a dominância direita em que o VE é hipoplásico. A ecocardiografia, portanto, auxilia analisando o grau de hipoplasia ventricular, utilizando a relação da valva atrioventricular única (VAV) e o seu componente esquerdo. Se esta relação for < 0,4 (40%), significa dominância direita ou ≥ 0,6 (60%), dominância esquerda. A maioria dos pacientes com DSAV balanceado encontra-se entre 0,4 a 0,6 (Fig. 9-9 e ▶ Vídeos 9-4 e 9-5).

> Cálculo = Valva AV E/valva AV única = 2,0/2,9 = 0,68 = 68% → dominância E

No DSAV total não balanceado, deve ser avaliado o ângulo entre o septo interventricular (SIV) e os seus componentes D e E da valva AV. Nos DSAV balanceados, encontramos este ângulo obtuso (> 90°) e, ao contrário, nas formas não balanceadas, este ângulo é agudo e, portanto, menor que 90° (Fig. 9-10).

> **Cálculo** = linha do SIV ao bordo direito da implantação da VAV e outra linha do SIV ao bordo esquerdo da VAV. Se o ângulo for > 90° é DSAVT balanceado e < 90°, não balanceado. AD: átrio direito; AE: átrio esquerdo; SIV: septo interventricular; VAV: valva atrioventricular; VD: ventrículo direito; VE: ventrículo esquerdo.

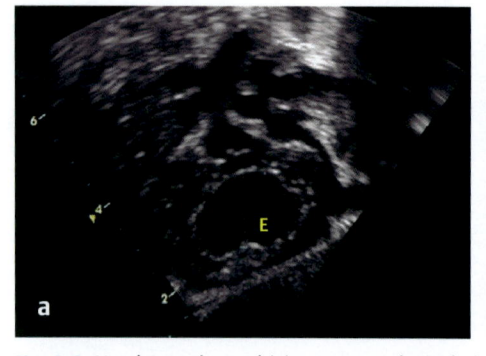

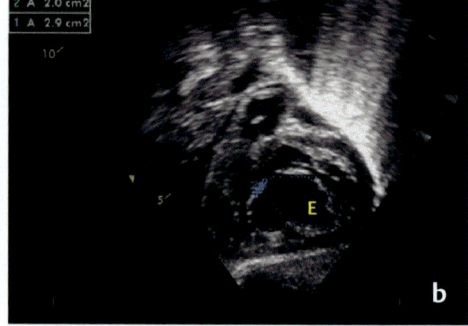

Fig. 9-9. No plano subcostal (**a**), vemos a relação habitual no DSAVT balanceado e, (**b**) neste caso de DSAVT não balanceado, a relação ≥ 0,6 mostra a dominância esquerda.

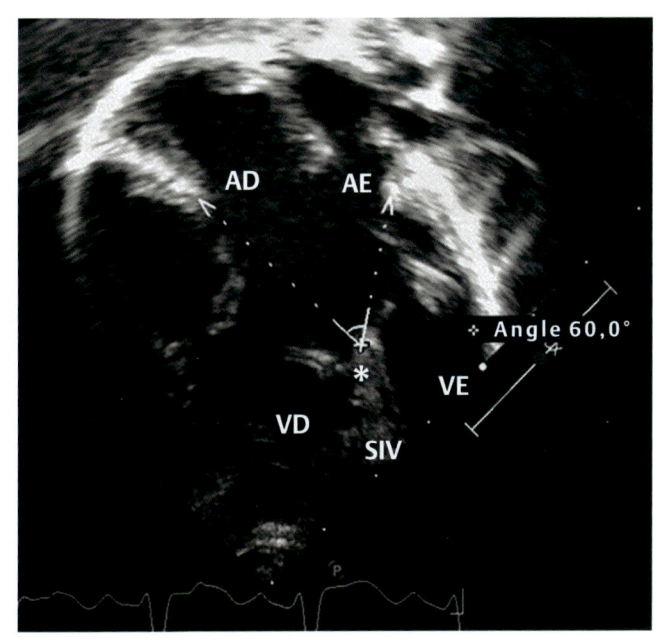

Fig. 9-10. A imagem mostra como obter o ângulo entre o SIV e os componentes D e E da valva AV. Neste caso, o ângulo é de 60°, portanto é um DSAVT não balanceado.

TÓPICOS IMPORTANTES NA AVALIAÇÃO NO PÓS-OPERATÓRIO
- Presença de comunicação interventricular residual.
- Presença de comunicação interatrial residual.
- Avaliação das válvulas atrioventriculares, mobilidade e competência, principalmente quando houve sutura do *cleft* mitral.
- Dimensões e fluxo das artérias pulmonares, quando houve abordagem cirúrgica nos casos de associação com estenose de ramo.
- Arco aórtico, em casos de correção de COA e/ou interrupção quando associados.
- Dimensões e função ventricular direita e esquerda.

LESÕES ASSOCIADAS
- Isomerismos, em especial o esquerdo.
- Malformações extracardíacas.
- Anomalias cromossômicas (35-50%, sendo a síndrome de Down a mais frequente).

ECOCARDIOGRAFIA FETAL
No feto, o defeito atrioventricular forma total é uma cardiopatia de fácil visualização no plano de 4 câmaras (▶ Vídeo 9-6). Entretanto, o DSAV forma parcial e o intermediário são raramente diagnosticados no feto.

O DSAVT é uma cardiopatia congênita bastante prevalente em associação com as anomalias cromossômicas.

RESUMINDO

O defeito atrioventricular de forma parcial compreende uma CIA *ostium primum*, fenda mitral (*cleft*) e dois anéis atrioventriculares no mesmo plano.

O seio coronário dilatado por persistência da veia cava superior esquerda deve ser o diagnóstico diferencial de CIA *ostium primum*.

A classificação de Rastelli é utilizada na avaliação do DSAVT, sendo o tipo A o mais prevalente nos portadores da síndrome de Down.

LEITURAS SUGERIDAS

Allen HD. Shaddy RE, Penny DJ, Feltes TF, Cetta F. Moss and Adams' heart disease in infants, children, and adolescents including the fetus and young adult. 9th ed. Philadelphia: Wolters Kluwer Health/Lippincott Williams & Wilkins; 2016.

Anderson RH, Baker EJ, Ho SY, Rigby ML, Ebels T. The morphology and diagnosis of atrioventricular septal defects. Cardiol Young 1991;1:187-202.

Assef CC, Lucas E, Ferreira FM, Pinoti D, Correira RP, Valenzuela NM, et al. Epidemiological profile of paediatric outpatients followed in a tertiary paediatric cardiology center in Brazil. Prenatal Cardiology Journal 2021.

Herdy GV, Araujo e Silva AE, Lucas E, Bravo-Valenzuela N, Farias CV, et al. Cardiologia pediátrica: Prática clínica. Rio de Janeiro: Thieme Revinter Publicações; 2022.

Park MK. Cyanotic congenital heart defects. In: Park MK, Salamat M. Park's pediatric cardiology for practitioners. 7th ed. Philadelphia: Elsevier; 2021. p.135-41.

LESÕES OBSTRUTIVAS DAS VIAS DE SAÍDA DO VENTRÍCULO DIREITO E DO ESQUERDO

CAPÍTULO 10

Nathalie J. M. Bravo-Valenzuela ▪ Eliane Lucas

Neste capítulo, descrevemos as cardiopatias congênitas (CC) caracterizadas por obstrução ao fluxo da via de saída do ventrículo direito ou esquerdo. A obstrução ao fluxo da via de saída ventricular pode ser total (atresia pulmonar ou aórtica) ou parcial (estenose pulmonar ou aórtica) (Fig. 10-1).

Nas estenoses críticas, embora a obstrução ao fluxo do trato de saída ventricular não seja total, é muito importante considerar que o fluxo anterógrado pela artéria (pulmonar ou aorta) não é suficiente para manter o débito (pulmonar ou sistêmico), e necessita do fluxo proveniente do canal arterial (fluxo reverso na artéria pulmonar ou na aorta).

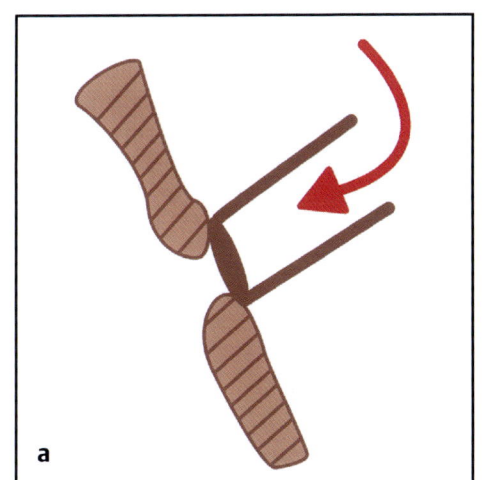

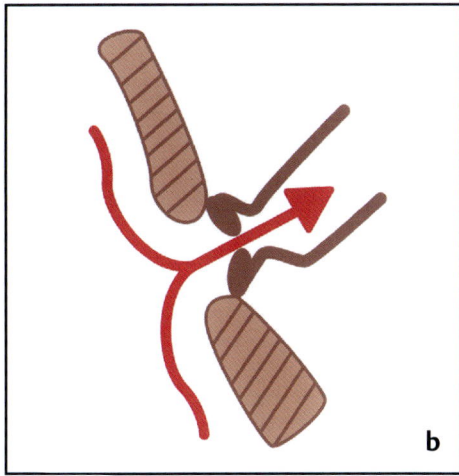

Fig. 10-1. Desenho esquemático mostra a via de saída ventricular: (**a**) com atresia (observe a seta que demonstra que não há fluxo pela valva e sim por via retrógrada) e (**b**) com estenose (observe a seta que demonstra que há fluxo transvalvar anterógrado).

LESÕES OBSTRUTIVAS DO TRATO DE SAÍDA DO VENTRÍCULO DIREITO
Entendendo

A estenose pulmonar (EP) caracteriza-se por uma obstrução incompleta do trato de saída do ventrículo direito (VD) (Fig. 10-2). A obstrução pode-se localizar em vários níveis: artéria pulmonar e/ou nos ramos (estenose supravalvar) ou na própria valva pulmonar (estenose valvar) (Fig. 10-2b, c). A EP também pode estar na região infundibular, abaixo da valva pulmonar, chamada estenose subpulmonar (Fig. 10-2d).

Incidência

A EP é uma anomalia comum e constitui cerca de 10 a 25% de todas as cardiopatias congênitas (CC), podendo ser uma lesão isolada ou estar associada a outras CC.

Quando a EP ocorre na forma isolada com septo interventricular íntegro, a forma valvar é a mais frequente. As estenoses sub e supravalvares são geralmente associadas a cardiopatias congênitas complexas, como a tetralogia de Fallot, dupla via de saída do ventrículo direito e conexões atrioventriculares univentriculares.

Morfologia/Classificação

A classificação depende da localização da estenose. A EP valvar representa a maioria dos casos na forma isolada (90%) e, nestes casos, as cúspides valvares são espessadas e frequentemente fusionadas, com restrição de abertura. Isso leva ao típico movimento sistólico em *dome* da valva pulmonar (▶ Vídeo 10-1).

A anatomia das valvas e o diâmetro do anel pulmonar podem ser muito variados. Nos corações normais, o anel valvar pulmonar e a junção sinotubular possuem o mesmo tamanho, porém, nos casos de estenose supravalvar, a medida da junção é menor. As valvas podem ter três cúspides que não se abrem bem na sístole, podem ser bicúspides ou a valva pode ser formada apenas por uma membrana espessa. Pode-se associar à síndrome de Noonan e a malformações craniofaciais.

Uma valva pulmonar displásica é uma forma especial de estenose pulmonar valvar, comum na rubéola congênita. As cúspides são extremamente pequenas e espessadas.

Menos frequente é a EP subpulmonar ou infundibular em que há músculos hipertrofiados do trato de saída do ventrículo direito (TSVD) que podem levar à obstrução. É frequentemente associada à tetralogia de Fallot. A localização supravalvar pode comprometer o tronco e ramos pulmonares e associar-se a outras cardiopatias do grupo conotruncal.

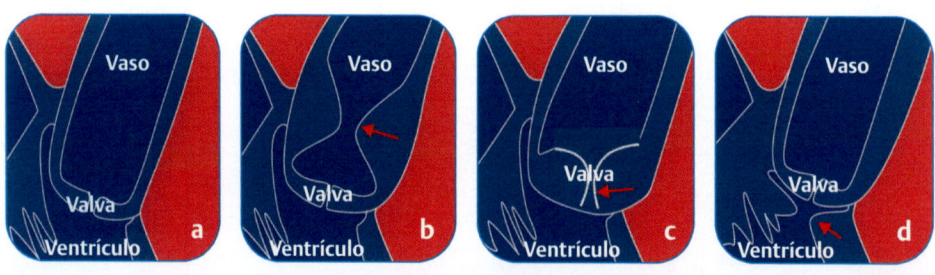

Fig. 10-2. O desenho esquemático demonstra as possibilidades de vias de saída ventricular: normal (**a**) e com estenose supravalvar (**b**), valvar (**c**) e subvalvar (**d**). Observe as setas sinalizando o local da estenose.

Fisiopatologia

A estenose pulmonar leva a uma resistência ao esvaziamento do VD. Como consequência, a pressão de VD pode aumentar em níveis sistêmicos. O gradiente de pressão VD-AP é tanto maior quanto mais restritiva a estenose. Durante o exercício, os pacientes podem ser incapazes de aumentar o débito sistólico. Na estenose leve, a pressão sistólica de VD não ultrapassa 50% da sistêmica. Na moderada, ela representa 50-75% da sistêmica, e, na grave, a pressão sistólica está entre 75-120% da sistêmica. O fluxo pulmonar está diminuído nas estenoses críticas, que são CC ducto-dependentes.

Identificando pela Ecocardiografia

O ecocardiograma avalia as alterações anatomofuncionais, como a mobilidade e o diâmetro da valva pulmonar, assim como as características do tronco e ramos pulmonares. A presença de dilatação pós-estenótica está presente principalmente na estenose valvar (▶ Vídeo 10-2). A obstrução do TSVD reflete no grau de hipertrofia e o tamanho da cavidade ventricular e, pelo Doppler, pode-se avaliar o gradiente entre VD e artéria pulmonar.

Plano Subcostal

Nesse plano, é importante avaliar o septo interatrial, pois podemos ter a associação com comunicação interatrial ou forame oval patente. O mapeamento por meio do Doppler colorido identifica a presença de insuficiência da válvula tricúspide, nos casos de EP severa (Fig. 10-3).

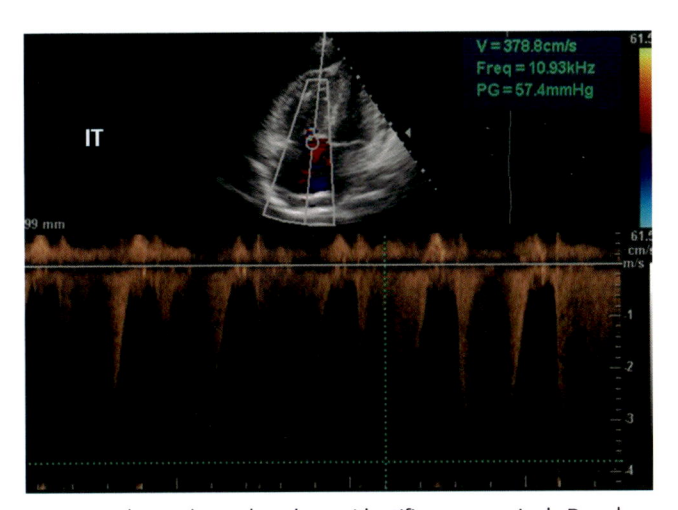

Fig. 10-3. Plano subcostal: podemos identificar, por meio do Doppler espectral e o Doppler colorido, a presença de insuficiência da valva tricúspide (IT) principalmente nos casos de EP moderada a grave, permitindo mensurar a pressão do VD.

Plano Paraesternal
Longitudinal do VE e do VD (Eixo Longo)

Nesse plano, é possível estimar o grau de hipertrofia ventricular direita (HVD), principalmente, nos casos de EP moderada a severa. (Fig. 10-4 e ▶ Vídeo 10-1).

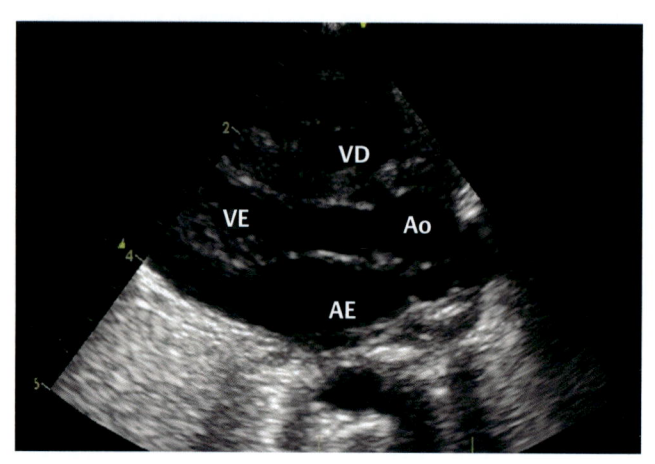

Fig. 10-4. No plano longitudinal do VE podemos identificar anteriormente a HVD que representa nos casos de maior intensidade de obstrução ao fluxo no TSVD. AE: átrio esquerdo; Ao: aorta; VD: ventrículo direito; VE: ventrículo esquerdo.

Plano Eixo Curto ao Nível das Valvas Semilunares

É importante identificar o fluxo sanguíneo do TSVD, a valva pulmonar (VP) e seu diâmetro e morfologia. A EP valvar é a mais prevalente e podemos encontrar VP tricúspide, bicúspide ou raramente monocúspide (Fig. 10-5).

Na EP subvalvar, também chamada infundibular, em geral, associa-se a comunicação interventricular (CIV). O diâmetro do anel VP tem grande importância analisando-se pelo *Z-score*, pois pode sinalizar a possibilidade do tratamento hemodinâmico, nos casos graves. A identificação do canal arterial também pode ser avaliada nesse plano, quando temos essa associação. O Doppler colorido na VSVD na EP identifica o fluxo sistólico turbilhonar e a velocidade máxima mostra o gradiente VD-AP (Figs. 10-6 e 10-7). Mensurando a velocidade sistólica máxima (velocidade de "pico": V), o gradiente (ΔP) pode ser calculado manualmente ou automaticamente pelo próprio aparelho do ecocardiograma, aplicando-se a Equação de **Bernoulli simplificada** (Fig. 10-8).

$$\text{Gradiente de pressão } (\Delta P) = 4\,V^2$$

Plano Eixo Curto ao Nível dos Ventrículos

É possível identificar as dimensões e função sistólica ventricular (análise qualitativa e quantitativa) (Fig. 10-6). Semelhantemente ao plano paraesternal longitudinal, pesquisamos a presença de HVD nos casos de EP severa.

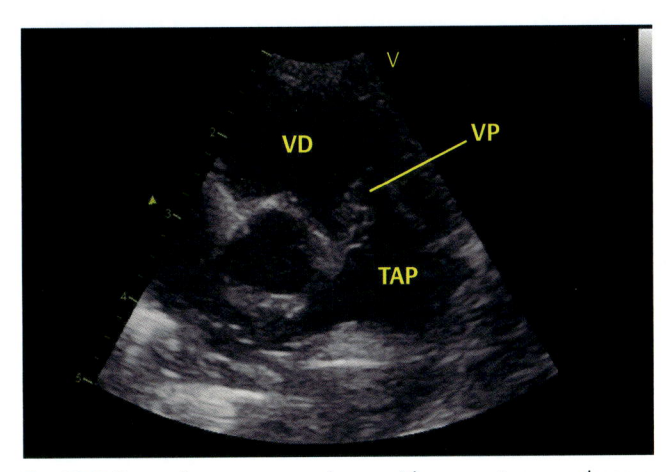

LESÕES OBSTRUTIVAS DAS VIAS DE SAÍDA DO VENTRÍCULO DIREITO E DO ESQUERDO

Fig. 10-5. Ecocardiograma em recém-nascido com estenose pulmonar valvar. Plano paraesternal eixo curto. Observe (traço amarelo) a valva pulmonar espessada e redundante. TAP: tronco da artéria pulmonar; VD: ventrículo direito; VP: valva pulmonar.

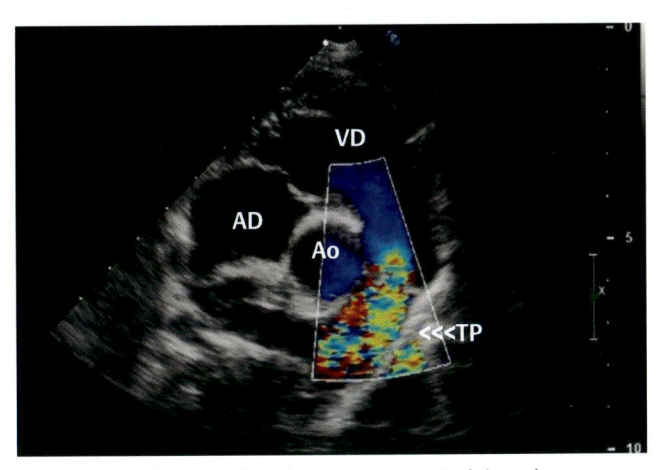

Fig. 10-6. EP valvar. No plano de eixo curto ao nível das valvas semilunares, identificamos, na VSVD, um fluxo turbilhonar (mosaico) logo após a valva pulmonar e a dilatação pós-estenótica do TP.
AD: átrio direito; Ao: aorta; TP: tronco pulmonar; VD: ventrículo direito.

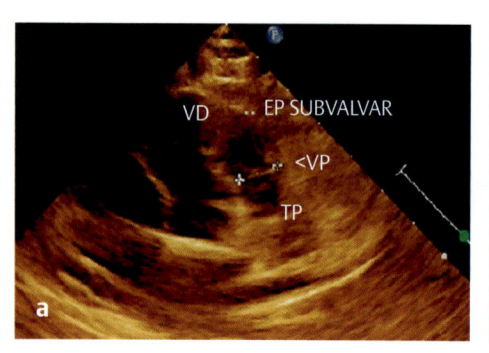

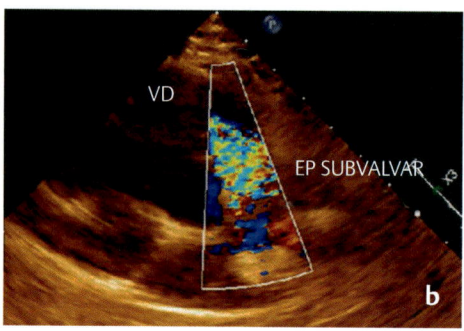

Fig. 10-7. EP infundíbulo-valvar. No plano de eixo curto ao nível das valvas semilunares, identificamos, na via de saída do VD (VSVD), (**a**) a redução da VSVD pela presença da hipertrofia e desvio anterior do septo infundibular, característico na tetralogia de Fallot. (**b**) Observamos o aumento da velocidade do fluxo ao nível da valva pulmonar e subvalvar (infundibular). TP: tronco pulmonar; VD: ventrículo direito; VP: valva pulmonar.

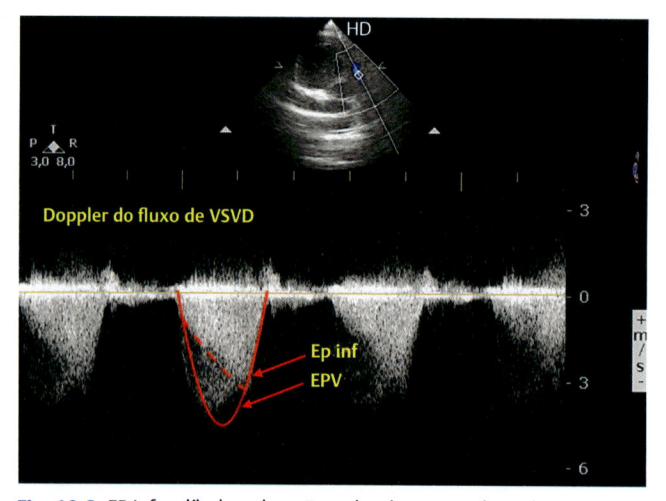

Fig. 10-8. EP infundíbulo-valvar. Doppler da VSVD, plano de eixo curto ao nível das valvas semilunares, demonstrando a EP infundíbulo-valvar característica da tetralogia de Fallot. Observem o aumento das velocidades do fluxo ao nível da subvalvar ou infundibular (linha tracejada vermelha) e ao nível valvar (linha contínua vermelha).
O Doppler contínuo demonstra as velocidades máximas na VSVD. Com essas velocidades, basta aplicarmos a fórmula Bernoulli para calcularmos os gradientes máximos. EP: estenose pulmonar; EP inf: estenose pulmonar infundibular (= subvalvar); EPV: estenose pulmonar valvar; VSVD: via de saída do ventrículo direito.

Quadro 10-1. Doppler em VSVD: Classificação quanto ao Grau da EP

Velocidades e gradientes sistólicos ao nível da obstrução da VSVD		
	Gradiente de pico VD-AP (mm Hg)	Velocidade de pico VD-AP (m/s)**
EP Leve	< 36 mm Hg	< 3 m/s
EP Moderada	36-64 mm Hg	3-4 m/s
EP Grave	> 64 mm Hg	> 4 m/s

VSVD: Via de saída do ventrículo direito; VD: ventrículo direito; AP: artéria pulmonar.
** Diretrizes do American College of Cardiology (ACC)/American Heart Association (AHA).

Planos Apical 4 e 5 Câmaras

O plano apical 4 câmaras na EP avalia a competência da VT e, no plano apical 5 câmeras estimamos o grau de obstrução do TSVD. Na presença de estenose infundibular (subpulmonar), o Doppler colorido demonstra mosaico e cores ao nível da obstrução, além de estimar os gradientes sistólicos (Quadro 10-1).

Plano Supraesternal

Podemos verificar a lateralidade do arco aórtico e a identificação dos diâmetros das artérias pulmonares direita e esquerda, assim como o fluxo turbilhonar identificado pelo Doppler colorido na presença de estenose periférica.

A relação entre o grau de estenose e as velocidades dos fluxos na área estenótica e gradientes pressóricos são mais precisos nas estenoses leves a moderadas, pois ainda mantêm preservada a função e geometria ventricular.

Importância da Ecocardiografia no Cateterismo Terapêutico

O tratamento está indicado quando o gradiente VD-AP é maior que 50 mm Hg. A maioria das EPs valvares é tratável por valvuloplastia percutânea (dilatação) com balão, durante o cateterismo cardíaco, e o resultado é satisfatório. A avaliação ecocardiográfica prévia deve determinar a morfologia valvar, o diâmetro do anel pulmonar, a localização da obstrução, o gradiente estimado, a presença de insuficiência valvar, o tamanho do VD e as lesões associadas.

Ecocardiograma após o Tratamento Cirúrgico/Hemodinâmico

- A avaliação da função ventricular global e segmentar do VD.
- Avaliação de estenose pulmonar residual e, assim, necessitando novo procedimento.
- Presença de regurgitação pulmonar importante como complicação da valvuloplastia.

LESÕES OBSTRUTIVAS DO TRATO DE SAÍDA DO VENTRÍCULO ESQUERDO

A obstrução ao fluxo de via de saída ventricular do ventrículo esquerdo (VE) pode ocorrer em nível valvar, subvalvar ou supravalvar. Em alguns casos, a obstrução é total com ausência de fluxo anterógrado através da via de saída ventricular (valva aórtica atrésica) (Fig. 10-1).

Neste capítulo são abordadas as lesões do tipo estenose aórtica valvar, subvalvar e supravalvar (Fig. 10-2).

Incidência

A estenose aórtica congênita (EAO) compreende cerca de 3 a 8% de todas as cardiopatias congênitas (CC). Os pacientes com valvas malformadas (por exemplo: valva aórtica bicúspide) podem evoluir com estenose ou com insuficiência valvar, ainda na faixa etária pediátrica ou após esse período. A prevalência de EAO é maior no sexo masculino do que no feminino e a associação com outros defeitos cardíacos ocorre em 20% dos casos.

Classificação

Quanto ao local da obstrução ao fluxo de via de saída ventricular (Fig. 10-2):

- Valvar 60-70%.
- Subvalvar 10-20%.
- Supravalvar 2-5%.

Quanto ao grau da obstrução ao fluxo de via de saída ventricular (Fig. 10-1):

- Estenose (leve, moderada e grave).
- Atresia.

Morfologia
Estenose Aórtica Valvar

Ocorre quando a obstrução ao fluxo na via de saída do VE é localizada na valva aórtica. A EAO decorre, em geral, de uma anormalidade morfológica da valva aórtica relacionada com o número de cúspides e, menos frequentemente, de uma hipoplasia no anel valvar ou uma displasia mixomatosa (Fig. 10-9). O exemplo mais comum de malformação é a valva aórtica bicúspide, que resulta da fusão de cúspides com espessamento e posterior rigidez, geralmente na segunda década da vida (Fig. 10-10 e ▶ Vídeo 10-3). Entretanto, alguns pacientes desenvolvem dilatação da raiz da aorta, com incidência aumentada de dissecção da artéria na idade adulta. Quanto menor o número de cúspides, maior é a propensão para a estenose. As valvas aórticas com uma cúspide (unicúspide) podem apresentar estenose desde o nascimento. Outras causas de estenose aórtica valvar não congênita são as doenças inflamatórias ou infecciosas, degeneração mixomatosa, acúmulo de lípides, fibrose adquirida e calcificação.

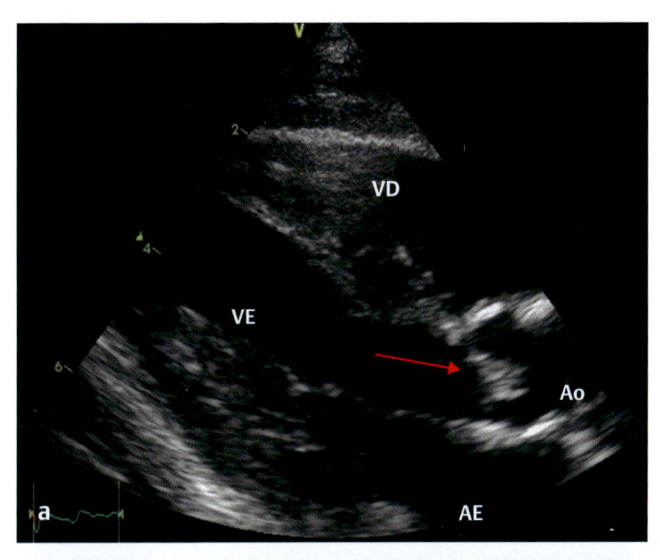

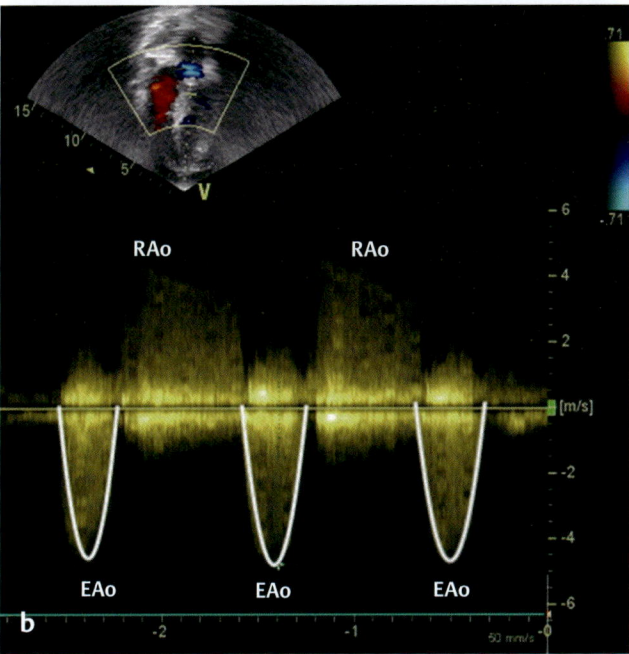

Fig. 10-9. (**a**) O plano paraesternal longitudinal do ventrículo esquerdo (VE) demonstra a valva aórtica espessada (seta) com excursão valvar na sístole. (**b**) Observamos, ao Doppler, a insuficiência aórtica (RAo) associada à estenose. Nestes casos de dupla lesão aórtica, a presença de sinais indiretos de gravidade, como a HVE (hipertrofia do ventrículo esquerdo), é um indicador de gravidade da EAo. AE: átrio esquerdo; Ao: aorta; VD: ventrículo direito; AD: átrio direito; EAo: estenose aórtica; RAo: refluxo valvar pela insuficiência aórtica.

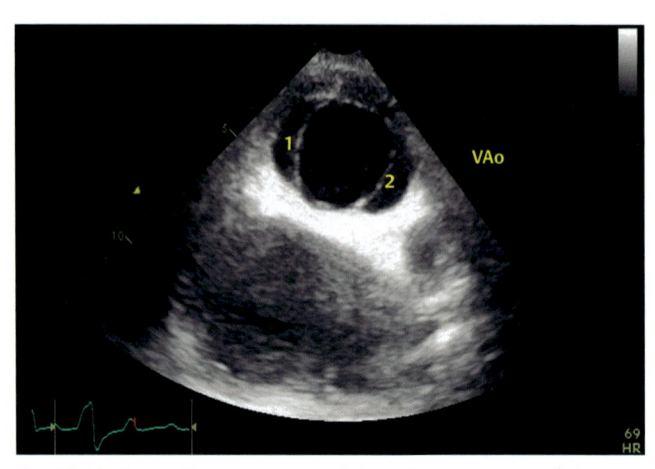

Fig. 10-10. Ecocardiograma transtorácico, plano paraesternal eixo curto das grandes artérias (valvas semilunares), demonstrando: valva aórtica (VAo) bicúspide clássica ou tipo zero decorrente de fusão das cúspides coronarianas direita e esquerda (75% das valvas aórticas bicúspides). *1:* cúspide 1 (fusão das cúspides coronarianas direita e esquerda); *2:* cúspide 2 (não coronariana).

Estenose Aórtica Subvalvar

Em geral, decorre de uma obstrução anatômica fixa abaixo da valva aórtica por presença de uma membrana ou tecido fibromuscular (Fig. 10-11). A EAo subvalvar tipo membrana e a tipo anel fibroso são raramente observadas no primeiro ano de vida e estão comumente associadas a outros defeitos cardíacos, como CIV, valva aórtica bicúspide e coarctação da aorta (CoAo) (Fig. 10-12). Também podem ocasionar obstrução subvalvar: anomalias da valva mitral (inserção anômala de tecido subvalvar acessório no septo interventricular de via de saída) e CIV de mal alinhamento com desvio posterior do septo infundibular (▶ Vídeo 10-4). A EAo subvalvar pode ser dinâmica por hipertrofia do septo interventricular (cardiomiopatia hipertrófica obstrutiva).

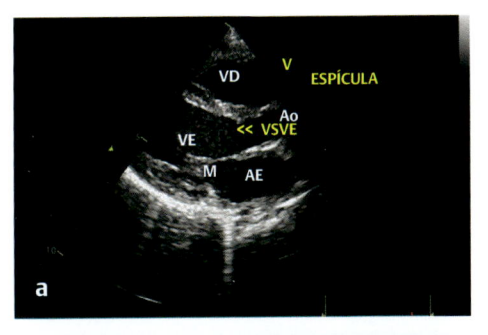

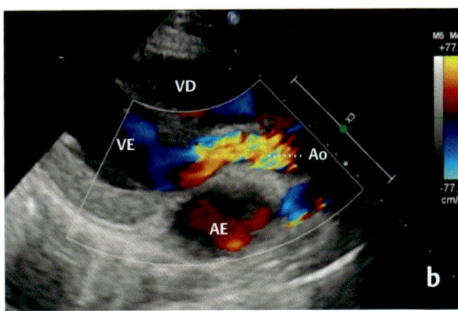

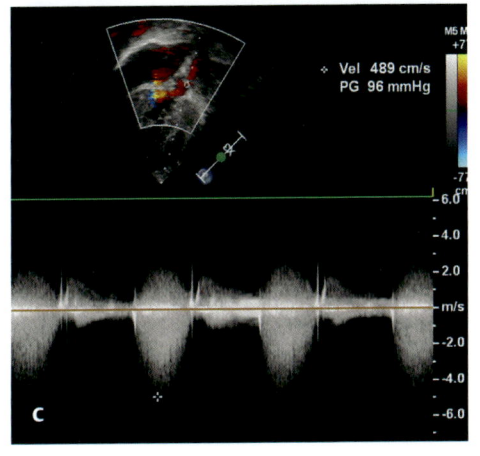

Fig. 10-11. (**a**) Ecocardiograma transtorácico 2D plano paraesternal num caso com evolução para estenose aórtica subvalvar (ESAo): observe a espícula na via de saída do VE (VSVE).
(**b**, **c**) O Doppler colorido e contínuo demonstra a evolução para ESAo por membrana subáortica obstrutiva. (**b**) Fluxo em mosaico de cores e (**c**) gradiente sistólico aumentado na via de saída do VE. Ao: aorta; VE: ventrículo esquerdo; AE: átrio esquerdo; VD: ventrículo direito; M: valva mitral.

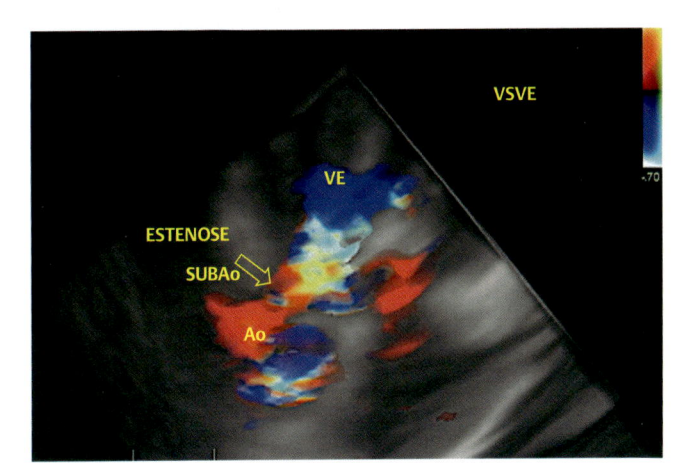

Fig. 10-12. Ecocardiograma transtorácico 3D/4D com Doppler colorido, plano paraesternal (eixo longo do VE), num caso de estenose subaórtica em associação com coarctação da aorta. Observe o fluxo em mosaico ao Doppler colorido no local da estenose. VSVE: via de saída do VE; SUBAo: subaórtica; VE: ventrículo esquerdo; Ao: aorta.

Estenose Aórtica Supravalvar

É rara e ocorre quando a obstrução fixa ao fluxo de via de saída do VE está localizada na aorta ascendente acima dos seios de Valsalva. Pode ser em forma de ampulheta ou membrana fibrosa e difusa ou localizada. Em 30 a 50% dos casos está associada à síndrome de Williams-Beuren (doença genética autossômica dominante). Entretanto, a EAo supravalvar pode ocorrer de forma esporádica, ou, ainda, na forma familiar (herança autossômica dominante) (Fig. 10-13 e ▶ Vídeo 10-5).

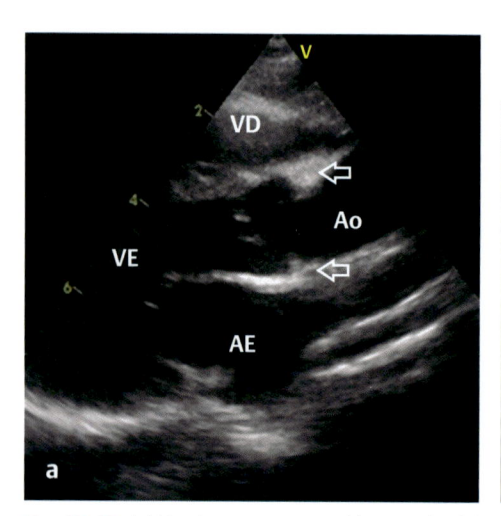

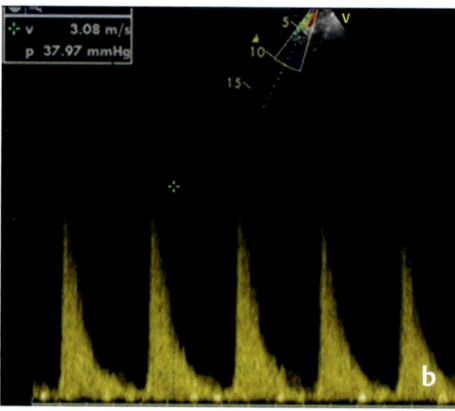

Fig. 10-13. (a) No plano paraesternal longitudinal do ventrículo esquerdo, observamos, em A, um estreitamento da região após a valva aórtica (setas brancas) compatível com estenose supravalvar aórtica. **(b)** No plano supraesternal longitudinal da aorta (Ao), o Doppler identifica um fluxo turbilhonar na aorta ascendente com gradiente de 37 mm Hg. VD: ventrículo direito; VE: ventrículo esquerdo. (Imagens cedidas pela Dra. Anette Boabaid.)

Identificando pela Ecocardiografia

Os planos apical 5 câmaras, paraesternal, subcostal, eixo longo e supraesternal são importantes para avaliação da obstrução. As técnicas de Doppler permitem quantificar a obstrução ao fluxo de via de saída ventricular, estimando os gradientes sistólicos máximo e médio.

Planos Paraesternal e Subcostal
Eixo Longo do VE

Nos planos subcostal e paraesternal eixo longo do VE, observamos a contratilidade e espessura do miocárdio do VE e o anel valvar aórtico (espessamento, excursão das cúspides e diâmetro da valva aórtica). As medidas da espessura miocárdica, da via de saída do VE, da aorta ascendente e da raiz aórtica obtidas no plano eixo longo do VE e quando expressas em *Z-score* podem ser muito úteis na avaliação de lesões obstrutivas ao fluxo de VSVE (Fig. 10-14a). O Doppler colorido possibilita identificar o local da estenose e a presença de insuficiência valvar associada. No plano subcostal de eixo longo do VE é possível quantificar o grau de estenose, avaliando os gradientes sistólicos ao Doppler pulsado e contínuo (Fig. 10-14b).

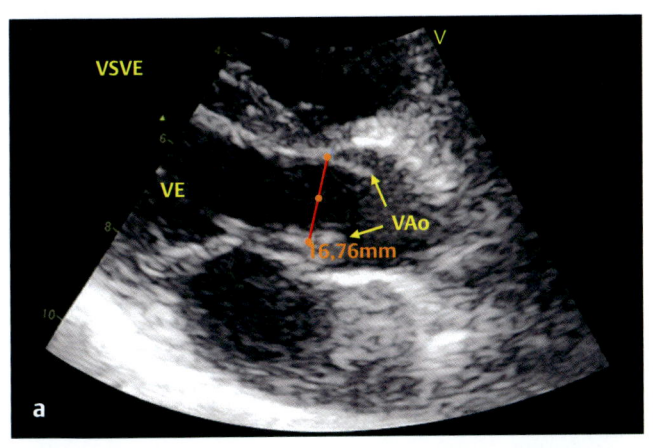

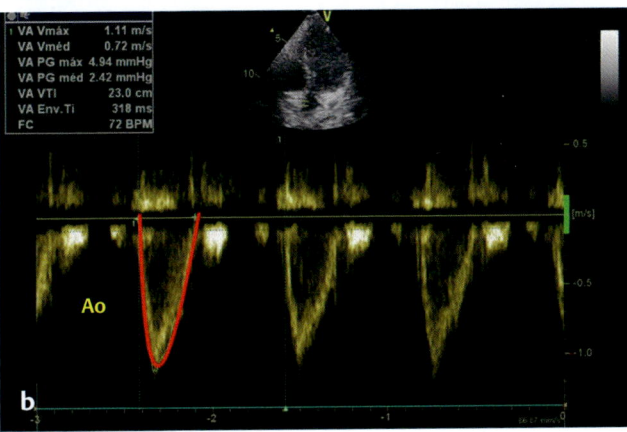

Fig. 10-14. Ecocardiograma transtorácico num coração normal: (**a**) exemplificando como medir o diâmetro da valva aórtica e (**b**) como mensurar a velocidade de tempo integral (VTI) do fluxo aórtico, com gradientes sistólicos (máximo: 4,94 mm Hg e médio: 2,42 mm Hg) ao Doppler. Observe as setas vermelhas demonstrando as cúspides em sua abertura máxima, momento ideal para mensurar a valva aórtica (bordos internos de cúspides). VAo: valva aórtica; Ao: aorta (Doppler do fluxo aórtico); VSVE: via de saída do VE; VE: ventrículo esquerdo.

A área valvar aórtica (VAo) pode ser calculada da seguinte forma: 1. medida de VSVE, obtida no plano paraesternal eixo longo do VE; 2. velocidade sistólica máxima do Doppler de VSVE, obtida no plano subcostal longo eixo do VE e apical 5C; 3. velocidade sistólica máxima do Doppler contínuo no ponto máximo de estreitamento da valva aórtica, obtida no plano subcostal longo eixo do VE e apical 5C. A área de VSVE é calculada: $\pi \times$ (diâmetro da VSVE em cm/2)^2 e aplicada a fórmula:

$$\text{Área VAo} = \frac{[\text{área da VSVE} \times \text{velocidade máxima VSVE}]}{\text{velocidade máxima VAo}}$$

Eixo Curto

Pelos planos subcostal e paraesternal eixo curto dos ventrículos é possível avaliar a função ventricular. No plano paraesternal eixo curto das grandes artérias ou valvas semilunares é possível avaliar detalhadamente a morfologia e mobilidade da valva aórtica (Fig. 10-10).

Plano Apical 2, 4 e 5 Câmaras

No plano apical 2C e 4C, é possível avaliar a função sistólica do VE, calculando a fração de ejeção pelo método Simpson. A mensuração dos volumes diastólicos máximo e mínimo possibilita esse cálculo (ver Capítulo 3). A hipertrofia concêntrica do VE como resposta adaptativa à obstrução ao fluxo de VSVE pode ser observada (avaliação qualitativa) no plano 4C.

No plano apical 5C, semelhante ao subcostal eixo longo do VE, é possível alinhar o Doppler pulsado para quantificar o grau de estenose, avaliando os gradientes sistólicos ao Doppler. A equação de **Bernoulli simplificada** auxilia a obter o gradiente VE-Ao (Quadro 10-2).

$$\text{Gradiente de pressão } (\Delta P) = 4 V^2$$

Plano Supraesternal

No plano supraesternal é possível mensurar o diâmetro da aorta ascendente e, com Doppler espectral, obter a velocidade de fluxo, pois, neste plano, conseguimos colocar um bom alinhamento com a via de saída do VE.

Importância da Ecocardiografia no Cateterismo Terapêutico

O tratamento está indicado quando o gradiente VE-Ao é maior que 50 mm Hg. A maioria das EAo valvares é tratável por valvuloplastia percutânea (dilatação) com balão, durante o cateterismo cardíaco, e o resultado é satisfatório. A avaliação ecocardiográfica prévia deve determinar a morfologia valvar, o diâmetro do anel pulmonar, a localização da obstrução, o gradiente estimado, a presença de insuficiência valvar, o tamanho do VD e as lesões associadas.

Ecocardiograma após o Tratamento Cirúrgico/Hemodinâmico

- Avaliação da função ventricular global e segmentar do VE.
- Avaliação de estenose aórtica residual e, assim, necessitando novo procedimento.
- Presença de insuficiência aórtica importante como complicação da valvuloplastia.

Quadro 10-2. Doppler em VSVE: Classificação quanto ao Grau da EAo

Gradientes sistólicos ao nível da obstrução da VSVE	
	Gradiente sistólico médio VE-Ao
EAo Leve	< 20* (< 30 **) mm Hg
EAo Moderada	20-40* (30-50 **) mm Hg
EAo Grave	> 40* (> 50 **) mm Hg

VSVE: Via de saída do VE; EAO: estenose aórtica; VE: ventrículo esquerdo; Ao: aorta.
*Diretriz *American College of Cardiology* (ACC)/*American Heart Association* (AHA);
**Diretriz *European Society of Cardiology* (ESC).

ECOCARDIOGRAFIA FETAL NAS LESÕES OBSTRUTIVAS DO VE E DO VD

A sensibilidade da ecocardiografia fetal é reduzida para o diagnóstico de estenoses valvares leves. Entretanto, nas lesões obstrutivas moderadas e graves, podemos detectar alterações nas dimensões e nos fluxos das vias de saída ventriculares. Os planos de 3V e 3VT e das VSVE e VSVD podem demonstrar, respectivamente, uma nítida redução do diâmetro da aorta/pulmonar e sua confirmação pelo Z-score. Nos planos de vias de saída, é possível identificar a malformação valvar (aórtica/pulmonar) quando muito espessada ou displásica (Fig. 10-15a). No plano 4C é possível avaliar a função ventricular e a espessura miocárdica. Velocidades aumentadas (velocidade sistólica máxima VE-Ao > 100 cm/s) e mosaico de cores ao Doppler (pulsado e colorido) são observados nos casos de obstruções moderadas a severas (Fig. 10-15b). Nos casos de estenose aórtica crítica observa-se fluxo no vaso arterial (aorta/pulmonar) com direção reversa proveniente do canal arterial (▶ Vídeo 10-6).

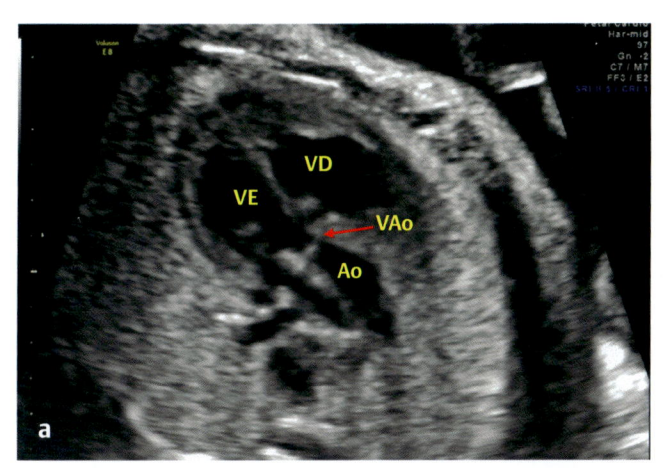

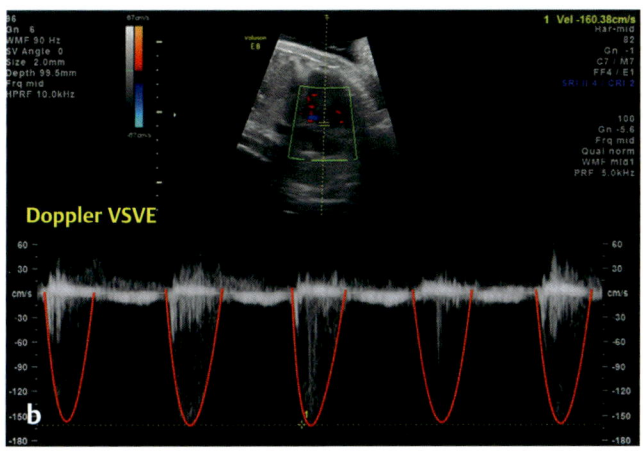

Fig. 10-15. (a) Estenose aórtica valvar (plano VSVE): observe a valva aórtica espessada e com diâmetro reduzido (seta vermelha). (b) Estenose aórtica subvalvar em um feto de mãe diabética (plano VSVE): observe o Doppler na VSVE com a velocidade sistólica máxima aumentada (160 cm/s) devido à obstrução ao fluxo subvalvar ocasionada por hipertrofia do septo interventricular.
VE: ventrículo esquerdo; VD: ventrículo direito; Ao: aorta; VAo: valva aórtica; VSVE: via de saída do ventrículo esquerdo.

RESUMINDO
- As obstruções ao fluxo de saída ventricular do VE e do VD podem ser em nível subvalvar, valvar e supravalvar, sendo as mais frequentes as formas valvares.
- **Importante**: 1. definir a morfologia valvar (número de cúspides, espessamento e mobilidade); 2. local da estenose (valvar, subvalvar, supravalvar); 3. medir diâmetros (expressos em *Z-scores*) valvares (importante para planejamento de dilatação por cateter), junção sinotubular aórtica (estenose supravalvar), tronco e artérias pulmonares; 4. Doppler pulsado para acessar o local da obstrução, contínuo para avaliar gradientes sistólicos (máximo e médio) e colorido (▶ Vídeos 10-7 e 10-8); 5. pesquisar insuficiência valvar (aórtica/pulmonar) associada à estenose; 6. avaliação ventricular (função, tamanho e hipertrofia); 7. avaliação da valva AV (morfologia, pesquisa de estenose e/ou insuficiência); 8. afastar outros defeitos cardíacos associados e direção do *shunt* na presença de CIA/FOP e/ou canal arterial.
- **Planos longo eixo do VE (paraesternal e subcostal) e 5C:** são importantes para a avaliação dos diâmetros e gradientes sistólicos de VSVE. **Planos longo eixo do VD (paraesternal e subcostal) e eixo curto das grandes artérias** são importantes para avaliação dos diâmetros e gradientes sistólicos de VSVD. **Planos 4C/2C:** avaliação da função ventricular.
- **Formas leves**: difícil diagnóstico no período fetal; **forma crítica e atresia**: Doppler colorido demonstra fluxo anterógrado ausente (atresia) ou mínimo (estenose crítica) pela artéria aorta ou pulmonar com presença de fluxo retrógrado proveniente de canal arterial "enchendo" aquela artéria.

LEITURAS SUGERIDAS
Anderson RH, Macartney FJ. Stark JF, de Leval MR, Tsang VT. Classification and nomenclature of congenital heart defects. In: Surgery for Congenital Heart Defects. 3th ed. John Wiley & Sons. 2006:3-11.

Assef CC, Lucas E, Ferreira FM, Pinoti D, Correira RP, Valenzuela NM, et al. Epidemiological profile of paediatric outpatients followed in a tertiary paediatric cardiology center in Brazil. Prenatal Cardiology Journal 2021.

Bergman F. Cardiopatias acianóticas obstrutivas. In: Silva AE. Cardiologia. Série Pediatria SOPERJ. 1. ed. Rio de Janeiro: Ed. Guanabara Koogan Ltda; 2012. p. 202-24.

Edwards D, Maleszewski JJ. Classification and terminology of cardiovascular anomalies. In: Moss & Adams's Heart Disease in Infants, Children and Adolescents. 28th ed. Baltimore: Williams and Wilkins. 2013:48-51.

Park MK. Pulmonary stenosis. In: Park MK, Salamat M. Park's pediatrics cardiology for practitioners. 7th ed. Philadelphia: Elsevier; 2021. p.143-6.

Silva CES, Tasca R, Weitzel LH, Moisés VA, Ferreira LDC, Tavares GMP, et al. Normatização dos equipamentos e técnicas de exame para realização de exames ecocardiográficos. Arq Bras Cardiol 2004;82(S 2):1-10.

DOENÇAS DO ARCO AÓRTICO

CAPÍTULO 11

Eliane Lucas ▪ Cecília Teixeira de Carvalho Fonseca

Neste capítulo, abordaremos as principais doenças do arco aórtico, descrevendo as características morfológicas e ecocardiográficas.

COARCTAÇÃO DA AORTA
Entendendo

A coarctação da aorta (CoAo) é caracterizada por um estreitamento da aorta com obstrução ao seu fluxo, que ocorre mais frequentemente no istmo aórtico (região compreendida entre a origem da artéria subclávia esquerda e a inserção do canal arterial) (Fig. 11-1). A CoAo também pode ocorrer em outros locais como na aorta torácica transversa entre a carótida esquerda e subclávia esquerda, aorta torácica descendente (distal) e aorta abdominal.

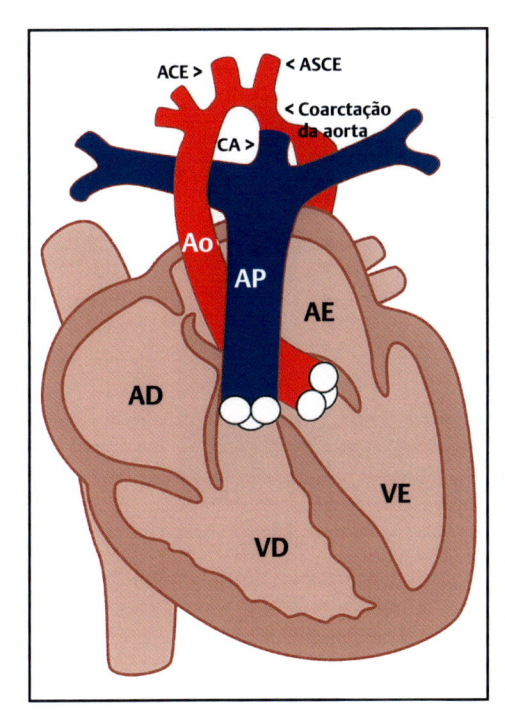

Fig. 11-1. Desenho esquemático demonstrando o estreitamento da aorta (coarctação) localizada entre a artéria subclávia esquerda e a inserção do canal arterial. Observe a seta no local da coarctação. ACE: artéria carótida esquerda; AD: átrio direito; AE: átrio esquerdo; Ao: aorta; AP: artéria pulmonar; ASCE: artéria subclávia esquerda; CA: canal arterial; VD: ventrículo direito; VE: ventrículo esquerdo.

Incidência

A CoAo ocorre em 5 a 10% das cardiopatias congênitas e em cerca de 30% dos pacientes com a síndrome de Turner. A valva aórtica bicúspide pode estar presente em 40 a 50% dos casos de CoAo.

Identificando pela Ecocardiografia
Plano Subcostal
De 2 Câmaras

Podemos observar a comunicação interatrial (CIA) ou o forame oval (FO) associados.

Longitudinal

Identificamos, ao bidimensional, a redução da pulsatilidade da aorta e, ao Doppler, achados bastante característicos da CoAo importantes (Fig. 11-2 e ▶ Vídeo 11-1).

Plano Longitudinal

Do ventrículo esquerdo, pode mostrar graus variados de hipertrofia ventricular direita (neonatos) ou esquerda (crianças maiores); disfunção ventricular esquerda sistólica e/ou diastólica e fibroelastose endocárdica podem estar presentes. Anomalias associadas devem ser investigadas.

Plano Transverso
Ao Nível dos Vasos da Base

O tronco e os ramos pulmonares podem estar em dimensões normais, mas a presença do canal arterial patente é uma comum associação. Neste plano, podemos visualizar a válvula aórtica bicúspide, que pode estar presente em 40 a 50% dos casos de CoAo.

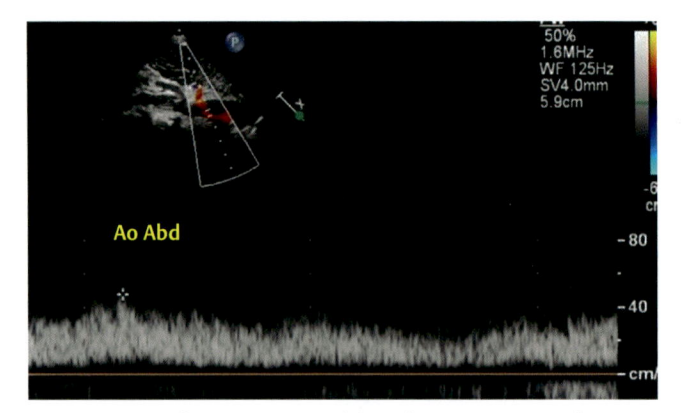

Fig. 11-2. Ecocardiograma transtorácico: observamos que o plano subcostal longitudinal mostra o Doppler espectral obtido da aorta abdominal, com a pulsatilidade reduzida, achado característico na CoAo. Ao Abd: aorta abdominal.

Plano 4 Câmaras

O **plano 4 câmaras** pode mostrar o mesmo padrão ao descrito no plano longitudinal do VE.

Plano Supraesternal
Longitudinal

Este é o melhor plano para identificar o segmento coarctado (Fig. 11-2). Tanto na coartação discreta como na hipoplasia do arco aórtico (estreitamento tubular), a forma mais usual é a CoAo localizada, e um entalhe é visto ao longo da curvatura externa da aorta (sinal da "prateleira" ou *shelf*). A mensuração do diâmetro do local do estreitamento pode ser expressa em *Z-score* com base na superfície corpórea do paciente, sendo considerado hipoplásico quando o *Z-score* for menor que -2,0 (Fig. 11-3 e ▶ Vídeo 11-2).

Avaliação Doppler

O estudo Doppler possibilita avaliar o padrão do fluxo na aorta após a coarctação e determinar o gradiente pré e pós-coarctação (Fig. 11-3a). A presença de reforço diastólico, que é a persistência de fluxo durante a diástole, ocorre nos casos mais graves (Fig. 11-3b). No ecocardiograma *point-of-care* observa-se diminuição da pulsatilidade da aorta abdominal com amplitude reduzida do seu fluxo ao Doppler (Fig. 11-4). A avaliação em RN pode ser prejudicada pela presença do canal arterial muito grande.

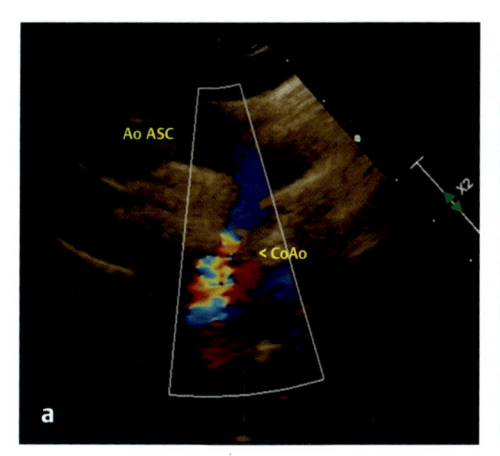

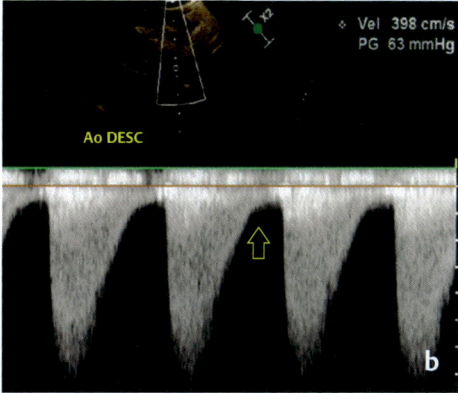

Fig. 11-3. (**a**) No plano supraesternal longitudinal, podemos identificar a CoAo por meio do aumento da velocidade do fluxo (fluxo turbilhonar). (**b**) O Doppler pulsado confirma o gradiente pela área coarctada e pelo fluxo na Ao desc, dirigindo-se para a diástole (seta amarela), achado característico de gravidade da lesão. Ao asc: aorta ascendente; CoAo: coarctação da aorta; Ao desc: aorta descendente.

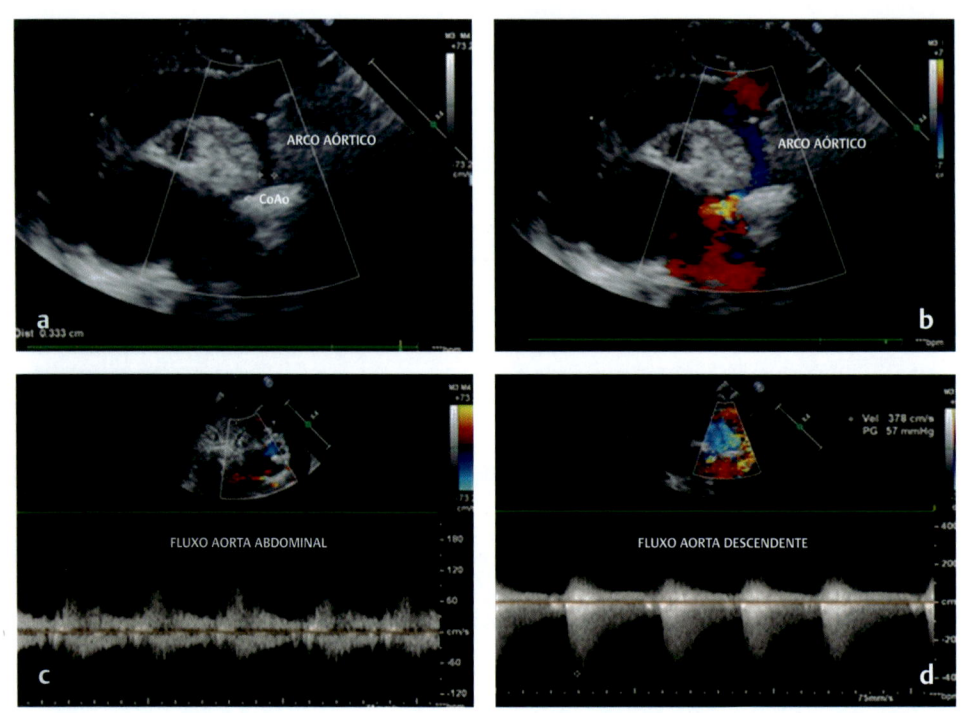

Fig. 11-4. Ecocardiograma transtorácico (plano supraesternal). (**a**) Imagem bidimensional possibilitando identificar a coarctação da aorta (CoAo). (**b**) Doppler colorido demonstrando o turbilhonamento no local da obstrução ao fluxo aórtico. (**c**) No plano subcostal, observa-se a amplitude reduzida do fluxo na aorta abdominal (Doppler pulsado). (**d**) Doppler pulsado com a presença de reforço diastólico indicando a gravidade da CoAo.

Defeitos Cardíacos Associados

Os defeitos cardíacos mais frequentes associados são:

- Valva aórtica bicúspide (Fig. 11-5 e ▶ Vídeo 11-3).
- Comunicação interventricular (CIV).
- Persistência do canal arterial.
- Anomalias da valva mitral.
- Transposição das grandes artérias com CIV.
- Dupla via de entrada.
- Dupla via de saída do ventrículo direito.
- Fibroelastose endocárdica.
- Estenose aórtica valvar e subvalvar.

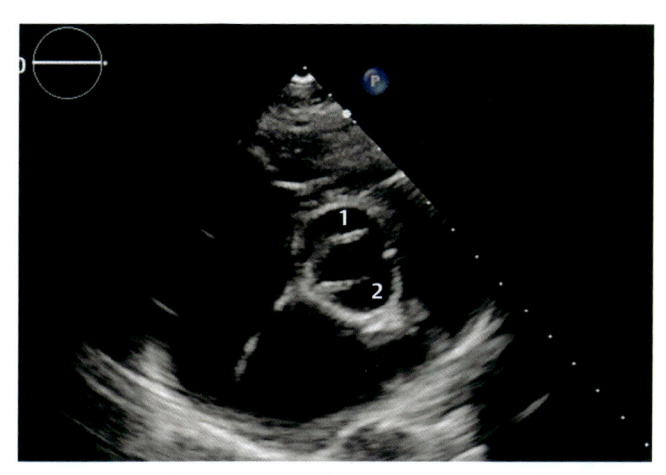

Fig. 11-5. Ecocardiograma transtorácico, plano paraesternal eixo curto, demonstrando valva aórtica bicúspide clássica ou tipo zero decorrente de fusão das cúspides coronarianas direita e esquerda (75% das valvas aórticas bicúspides). VAo: valva aórtica; 1: cúspide 1 (fusão das cúspides coronarianas direita e esquerda); 2: cúspide 2 (não coronariana).

Importância da Ecocardiografia no Cateterismo Terapêutico

O cateterismo intervencional, quando indicado, tem como objetivo a dilatação da área coarctada com balão. A avaliação ecocardiográfica prévia deve determinar a morfologia, localização e extensão da obstrução. O Doppler permite avaliar a gravidade por meio do gradiente estimado do estreitamento. É importante a pesquisa de outras lesões cardíacas associadas.

Ecocardiograma após o Tratamento Cirúrgico/Hemodinâmico

- A avaliação da função ventricular global e segmentar do VE.
- Avaliação de CoAo residual e assim necessitando novo procedimento.

ARCO AÓRTICO À DIREITA

Entendendo

O arco aórtico à direita (AAD) é definido como uma anomalia vascular em que o arco aórtico (AA) cruza o mediastino superior à direita da traqueia.

Incidência

O AAD pode estar presente em 0,01 a 0,1% da população em geral e em algumas cardiopatias congênitas (CC), em especial o grupo de conotruncais, e anomalias cromossômicas, em especial a síndrome de DiGeorge (deleção 22q11) (Quadro 11-1).

Existem dois tipos principais de AAD:

1. No AAD com imagem espelho, observamos o tronco braquiocefálico (TBC) como 1º ramo aórtico, bifurcando-se em artéria carótida esquerda (ACE) e artéria subclávia esquerda (ASCE). O 3º ramo é a artéria carótida direita (ACD) e, em seguida, a artéria subclávia direita (ASCD). Este tipo de AAD tem como característica não formar anel vascular (▶ Vídeo 11-4).

Quadro 11-1. Cardiopatias Congênitas Conotruncais Associadas a AAD

Tetralogia de Fallot	20-25%
Truncus arteriosus	21-34%
Atresia tricúspide	3-15%
Transposição das grandes artérias	8-16%

2. No AAD tipo 2, menos usual, é identificada a ASCE como o 1º vaso supra-aórtico, e, na sequência, a ACE, a ACD e, finalmente, a ASCD. Se uma subclávia esquerda aberrante estiver presente, o canal arterial origina-se dela e, assim, forma um anel vascular, muitas vezes, causando obstrução.

Identificando pela Ecocardiografia

A lateralidade do arco aórtico pode ser identificada pela ecocardiografia, com a visualização do 1º ramo da aorta. Se o 1º ramo se dirige para a direita, significa que o AA se encontra à esquerda da coluna ou, ao contrário, teremos o AA à direita (Figs. 11-6 a 11-8).

Plano Supraesternal

Este plano é o local para identificar os principais detalhes do arco aórtico, como a lateralidade e as porções proximais dos ramos supra-aórticos.

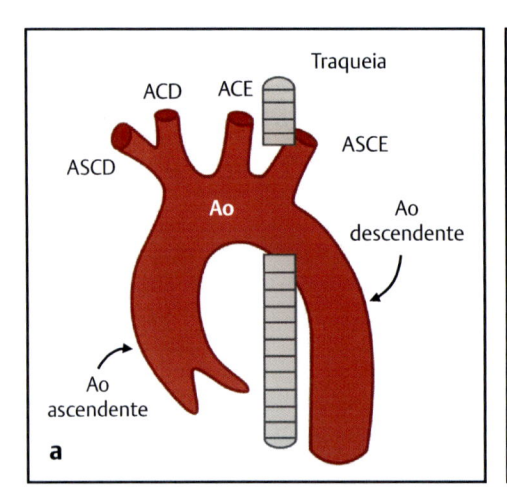

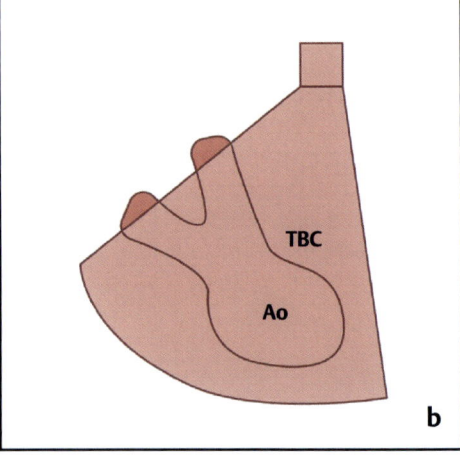

Fig. 11-6. No desenho esquemático observamos (**a**) arco aórtico (AA) normal à esquerda e ramos supra-aórticos e (**b**) no plano supraesternal transversal observamos a aorta e a saída do tronco branquiocefálico (TBC) (1º ramo dirigindo-se para a direita e, assim, definindo que o AA está a esquerda da traqueia). ACD: artéria carótida direita; ACE: artéria carótida esquerda; Ao: aorta; ASCD: artéria subclávia direita; ASCE: artéria subclávia esquerda.

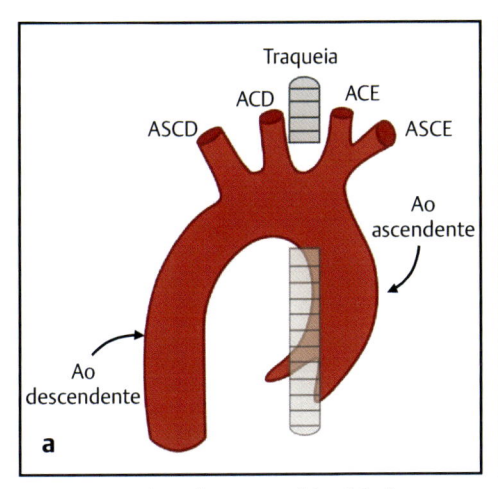

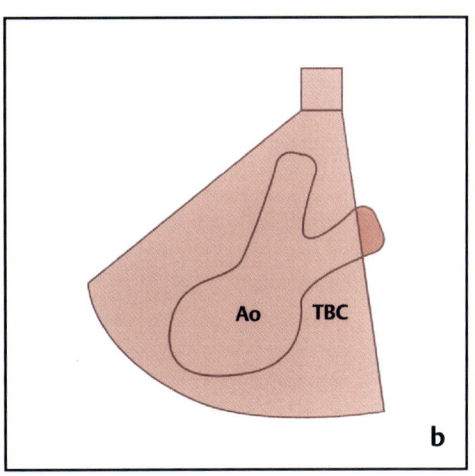

Fig. 11-7. No desenho esquemático (**a**) observamos o arco aórtico à direita (AAD) e a disposição dos ramos supra-aórticos e (**b**) no plano supraesternal transversal observamos a aorta com a saída do TBC dirigindo-se para a esquerda, caracterizando o AAD. ACD: artéria carótida direita; ACE: artéria carótida esquerda; Ao: aorta; ASCD: artéria subclávia direita; ASCE: artéria subclávia esquerda.

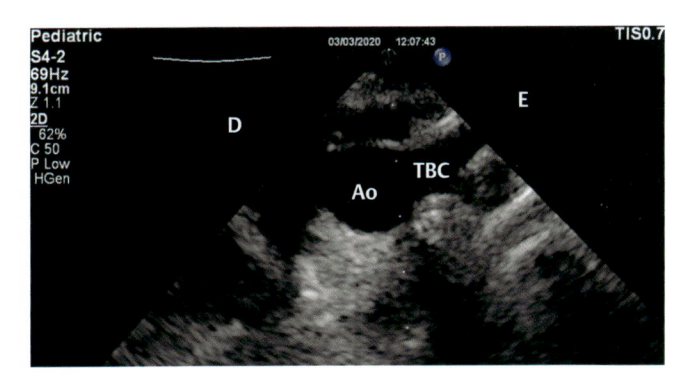

Fig. 11-8. Ecocardiograma no plano supraesternal transversal demonstra a aorta (Ao) com a saída do TBC dirigindo-se para a esquerda, portanto, caracterizando o AAD.

INTERRUPÇÃO DE ARCO AÓRTICO
Entendendo

A interrupção do arco aórtico (IAA) é a ausência de continuidade anatômica e luminal entre dois segmentos da aorta ascendente e descendente, e é bastante incomum, cerca de 1% de todas as cardiopatias congênitas. A IAA apresenta-se isolada ou associada a outras cardiopatias congênitas (CC), em especial do grupo conotruncal, e à síndrome de DiGeorge (deleção do cromossomo 22q11). A persistência do canal arterial (PCA) é uma lesão associada necessária para a sobrevida destes pacientes.

Classificação

Pode ser classificada em três tipos, de acordo com a localização da interrupção, como a classificação de Celoria & Paton (Fig. 11-9):

- *Tipo A*: interrupção localizada no istmo, distal à artéria subclávia esquerda (25-30% dos casos).
- *Tipo B*: entre a artéria carótida esquerda e subclávia esquerda (mais comum, aproximadamente 70%).
- *Tipo C*: entre a artéria carótida esquerda e tronco braquiocefálico do qual originam-se as artérias subclávia e carótida direitas (1%).

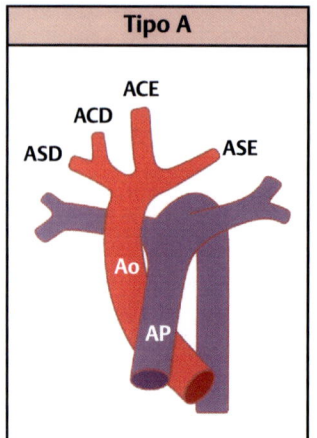

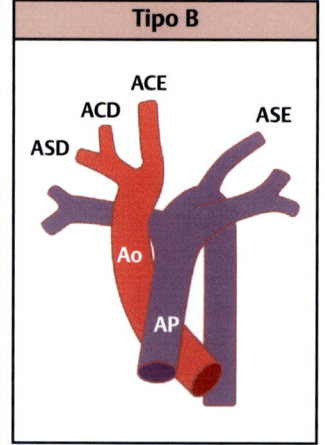

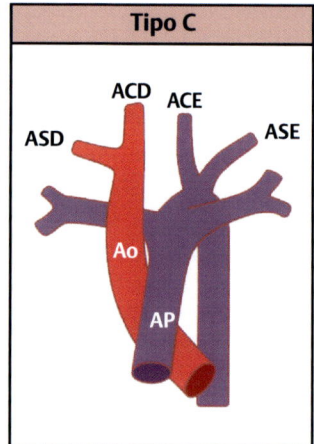

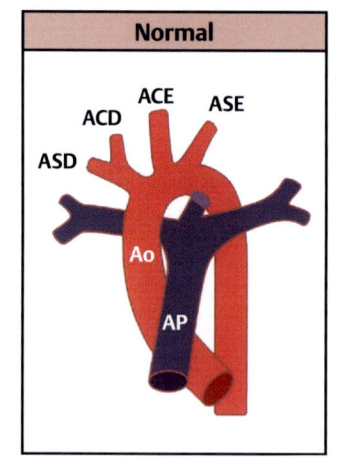

Fig. 11-9. Desenho esquemático da interrupção do arco aórtico e sua classificação segundo Celoria & Taton. ACD: artéria carótida direita; ACE: artéria carótida esquerda; Ao: aorta; AP: artéria pulmonar; ASD: artéria subclávia direita; ASE: artéria subclávia esquerda.

Identificando pela Ecocardiografia

A ecocardiografia permite classificar o tipo de IAA, por meio da análise minuciosa dos seguintes tópicos, auxiliando a conduta cirúrgica:

- *Morfologia do arco aórtico (AA)*: definição da lateralidade do AA, local da interrupção, anatomia dos vasos supra-aórticos e, em alguns casos, IAA tipo B, em que podemos encontrar a artéria subclávia direita aberrante.
- *Comunicação interventricular (CIV)*: é importante definir o tamanho da CIV, a direcionalidade do fluxo sanguíneo e o grau de desalinhamento com o septo interventricular (SIV).
- *Obstrução da via de saída do ventrículo esquerdo (VSVE)*: a avaliação do grau de obstrução da VSVE (geralmente secundário ao desalinhamento do SIV) é importante para a definição cirúrgica. A valva aórtica pode-se apresentar malformada com a presença de estenose e hipoplasia ou bicúspide.
- *Canal arterial*: a permeabilidade do canal deve ser confirmada e assegurada com fluxo adequado da direita para a esquerda, portanto, para a aorta descendente.

Plano Subcostal

- *De 2 câmaras*: podemos observar CIA ou FO.
- *De 4 câmaras*: neste plano, pode-se identificar a dilatação do ventrículo direito.

Plano Paraesternal
Longitudinal do Ventrículo Esquerdo

Pode mostrar graus variados do tamanho do VD com presença de rechaço do septo interventricular para esquerda e, assim, sugerir hipertensão pulmonar associada. Podemos também visualizar a associação frequente de IAA com a comunicação interventricular de mal alinhamento (desvio posterior do SIV).

Transversal

Ao nível dos vasos da base, também chamado plano paraesternal do eixo curto das grandes artérias, possibilita a avaliação do canal arterial e do diâmetro do tronco da artéria pulmonar. O fluxo no canal arterial costuma ser bidirecional nos casos de IAA e há manutenção de imagem parecida ao "arco ductal fetal", pois o canal se origina do segmento proximal da artéria pulmonar, continuando-se com a aorta descendente.

Plano 4 Câmaras

Neste plano, podemos visualizar a CIV, de mal alinhamento posterior, podendo assim levar a obstrução da via de saída do VE. Em alguns casos também observamos a presença de hipoplasia da valva aórtica.

Plano Supraesternal

Podemos identificar a lateralidade do arco aórtico e o local da interrupção da continuidade entre os segmentos ascendente e descendente da aorta torácica. Visualizamos a diferença de tamanho entre a aorta ascendente (mais fina e de aspecto alongado) em relação a aorta descendente (abaixo do canal arterial), com ausência de fluxo ou com o fluxo reverso nesta região, caracterizando o diagnóstico de IAA.

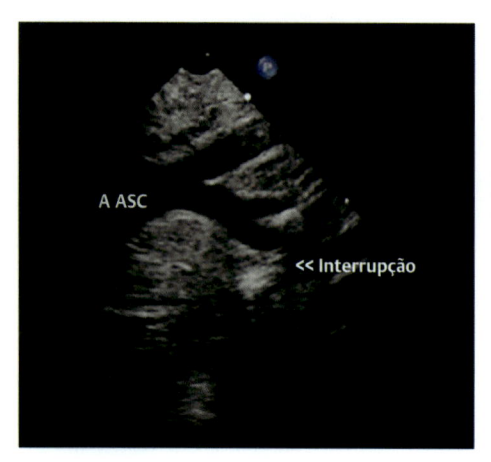

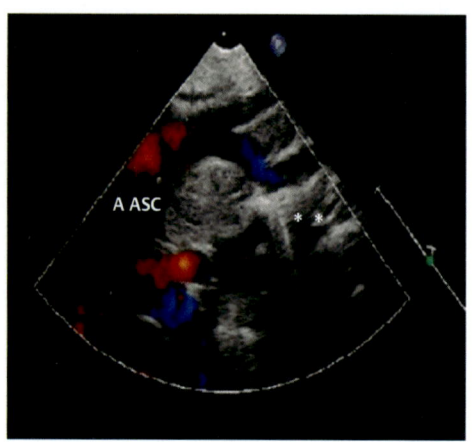

Fig. 11-10. No plano supraesternal identificamos IAA tipo B, em que observamos o local da interrupção entre a ACE e a ASCE. A ASC: aorta ascendente; ** IAA: interrupção do arco aórtico.

Independentemente do tipo anatômico, um achado importante é a retificação na aorta transversa terminando em bifurcação de vasos, dirigindo-se para região superior, criando um aspecto em formato de uma letra "V" (Fig. 11-10). Deve-se estimar se a distância entre os segmentos aórticos distal e proximal é longa ou curta, para auxiliar na técnica cirúrgica. Caso ocorra uma obliteração do lúmen, porém sem descontinuação total entre os dois segmentos da aorta, por distâncias variáveis, torna-se difícil a diferenciação entre interrupção e coarctação da aorta severa.

Ecocardiograma Fetal

O ecocardiograma fetal pode identificar a IAAO. A presença de CIV de mal alinhamento e a ausência de continuidade do fluxo da aorta ascendente para a descendente ao Doppler colorido são as "chaves" para esse diagnóstico (Fig. 11-11).

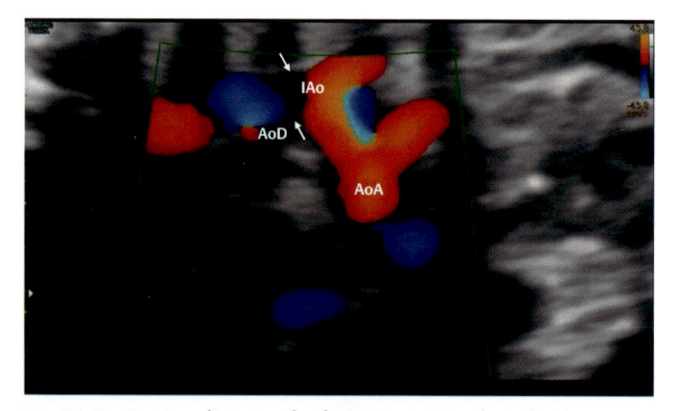

Fig. 11-11. O ecocardiograma fetal mostra, ao Doppler colorido, a descontinuidade do AA (setas brancas). AoA: aorta ascendente; AoD: aorta descendente; IAo: interrupção do arco aórtico.

Defeitos Cardíacos Associados
- Comunicação interventricular de mal alinhamento, com desvio posterior do septo interventricular.
- Transposição das grandes artérias.
- *Truncus arteriosus.*
- Dupla via de saída do ventrículo direito.
- Janela aortopulmonar.

Ecocardiograma após o Tratamento Cirúrgico
- Avaliação da função ventricular global e segmentar do VE.
- Avaliação de lesão residual obstrutiva no local da plastia aórtica, que, dependendo dos achados ecocardiográficos, poderá indicar um novo procedimento.

RESUMINDO
- O plano supraesternal longitudinal permite a identificação da CoAo e seus detalhes anatômicos.
- A quantificação da CoAo pela ecocardiografia auxilia na terapêutica, em especial o CAT intervencional com aortoplastia com cateter-balão e colocação de *stent*.
- O arco aórtico à direita está associado a algumas cardiopatias congênitas, principalmente, do grupo conotruncal.
- A interrupção do arco aórtico mais prevalente é classificada como IAA do tipo B, ou seja, entre a ACE e a ASCE.

LEITURAS SUGERIDAS
Axt-Fliedner R, Kawecki A, Enzensberger C, Wienhard J, Degenhardt J, Schranz D, et al. Fetal and neonatal diagnosis of interrupted aortic arch: associations and outcomes. Fetal Diagn Ther. 2011;30:299-305.

Bischoff AR, Giesinger RE, Rios DR, Mertens L, Ashwath R, McNamara PJ. Anatomic concordance of neonatologist-Performed echocardiography as part of hemodynamics consultation and pediatric cardiology. J Am Soc Echocardiogr. 2021 Mar;34(3):301-7.

Herdy GV, Araujo e Silva AE, Lucas E, Bravo-Valenzuela NJM, Farias CV et al. Cardiologia pediátrica: Prática clínica. Rio de Janeiro: Thieme Revinter Publicações; 2022.

Ho SY, Rigby ML, Anderson RH. Echocardiography in congenital heart disease made simple. Imperial College Press; 2005. cap. 19.

Park MK, Salamat M. Pathophysiology of obstructive and valvular regurgitant lesions. In: Park's pediatric cardiology for practitioners. 7th ed. Philadelphia: Elsevier; 2021. p.103-4.

Patel A, Young LT. In: Eidem BW, Cetta F, O'Leary PW. Ecocardiografia nas cardiopatias congênitas das crianças e dos adultos. Editora Dilivros; 2010. cap. 20.

PERSISTÊNCIA DO CANAL ARTERIAL

Rafael Pimentel Correia ▪ Diogo Pinotti

ENTENDENDO

O canal arterial é um vaso que comunica a artéria pulmonar com a aorta. Este vaso é de suma importância no período fetal, pois é por meio dele que o sangue da artéria pulmonar (que possui alta resistência vascular) passa para a aorta e circulação placentária (baixa resistência). Assim, o canal arterial é responsável por desviar o sangue que iria para o pulmão, e, dessa forma, nutre a aorta descendente (consequentemente a parte inferior do corpo fetal). Após o nascimento, o fechamento funcional do canal arterial ocorre, em geral, entre 2 e 5 dias de vida. O fechamento anatômico pode ocorrer até o 3º mês de vida nos recém-nascidos (RN) a termo e após nos prematuros (PMT). Quando não ocorre, temos a persistência do canal arterial (PCA), e, na vida pós-natal, com aumento de pressões do lado esquerdo do coração, o fluxo sanguíneo inverte-se, sendo da aorta para a artéria pulmonar (Fig. 12-1).

Esse defeito cardíaco possui formas distintas de apresentações clínicas: 1. isolado em lactentes e crianças saudáveis; 2. lesão única em prematuros (PMTs); 3. achado ocasional em outros defeitos intracardíacos; 4. achado vital nas cardiopatias congênitas (CC) do tipo ducto-dependente, ou seja, CC com fluxo pulmonar ou sistêmico dependente da permeabilidade do canal arterial (Fig. 12-2).

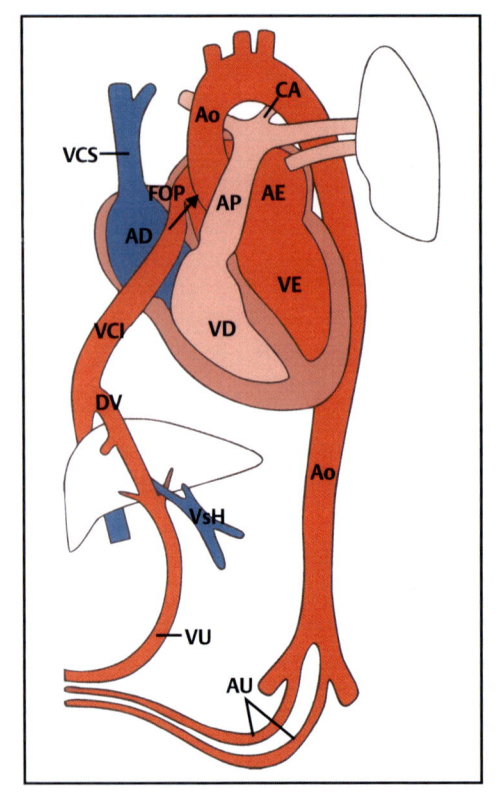

Fig. 12-1. Desenho esquemático da circulação fetal demonstrando como as duas circulações são interdependentes. Observe como se comunicam através do forame oval, ducto arterioso e istmo aórtico, com fluxo da direita para esquerda, devido às pressões arteriais intrapulmonares elevadas. AD: átrio direito; AE: átrio esquerdo; Ao: aorta; AP: artéria pulmonar; AU: artérias umbilicais; CA: canal arterial; DV: ducto venoso; FOP: forame oval patente; VCI; veia cava inferior; VCS: veia cava superior; VD: ventrículo direito; VE: ventrículo esquerdo; VsH: veias hepáticas.

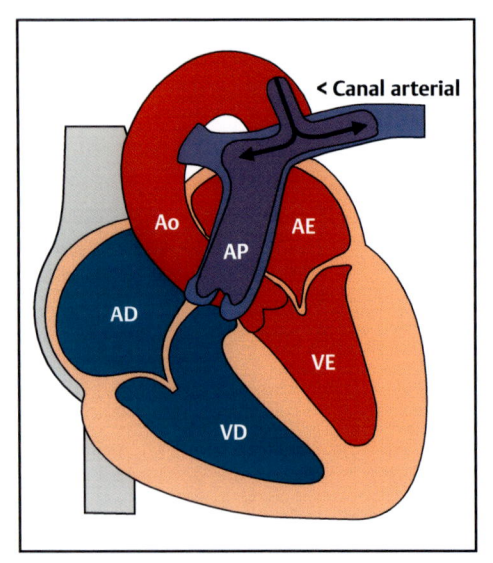

Fig. 12-2. O desenho mostra a comunicação da aorta (Ao) e a artéria pulmonar (AP) através do canal arterial, que permite o fluxo sanguíneo da circulação sistêmica para a pulmonar (de menor pressão) no período pós-natal. AD: átrio direito; AE: átrio esquerdo; VD: ventrículo direito; VE: ventrículo esquerdo.

INCIDÊNCIA

A incidência de PCA isolado entre RN a termo varia de 3 a 8 por 10.000 nascidos vivos. Há uma predominância no sexo feminino, na proporção de 2:1. A PCA pode estar associada também a outras lesões cardíacas congênitas, especialmente aquelas associadas à hipoxemia.

PERSISTÊNCIA DO CANAL ARTERIAL EM PREMATUROS

Sabemos que a incidência da PCA em PMT é inversamente proporcional à idade gestacional. No PMT > 32 semanas, a incidência é em torno de 20% e, nos PMTs muito baixo peso e menores de 26 semanas, pode estar presente em 80-90%. A PCA está associada não apenas ao aumento da mortalidade, mas também a várias comorbidades neonatais, dentre elas: insuficiência cardíaca, necessidade de suporte ventilatório, necessidade de oxigênio suplementar, displasia broncopulmonar, hemorragia pulmonar, hemorragia intraventricular, perfusão cerebral anormal e enterocolite necrosante. Atualmente as indicações para fechamento do canal são mais restritas para os bebês com maior probabilidade de se beneficiar com a intervenção, ou seja, PMT muito baixo peso e em suporte respiratório.

IDENTIFICANDO PELA ECOCARDIOGRAFIA

Os principais objetivos da avaliação ecocardiográfica são:

- Confirmar a persistência do canal arterial e o seu monitoramento.
- Mensurar o diâmetro do canal arterial.
- Identificar a direção do *shunt* aortopulmonar.
- Avaliar as repercussões hemodinâmicas do canal arterial.
- Medidas das cavidades atrial e ventricular esquerdas, por meio do *Z-score* (http://zscore.chboston.org), e ventricular direita nos casos da PCA ampla.
- Estimar a pressão do ventrículo direito e a pressão sistólica (PSAP) e diastólica da artéria pulmonar.
- Lesões cardíacas associadas.

Diâmetro do Canal Arterial

O plano paraesternal eixo curto deve ser escolhido para medir o diâmetro do canal. Observa-se inicialmente o tronco da artéria pulmonar principal, logo após o ramo direito (nem sempre facilmente visível) e o ramo esquerdo (mais bem visualizado). O canal arterial está posicionado para a esquerda deste último e deve ser medido em seu ponto mais estreito, antes de sua entrada no tronco da artéria pulmonar (Fig. 12-3 e ▶ Vídeo 12-1). A medida do tamanho não é muito precisa, principalmente ao Doppler colorido, que pode superestimar o seu diâmetro. É considerada PCA pequena quando o diâmetro é menor que 1,5 mm, moderada quando varia entre 1,5 e 3 mm, e grande se for maior que 3 mm.

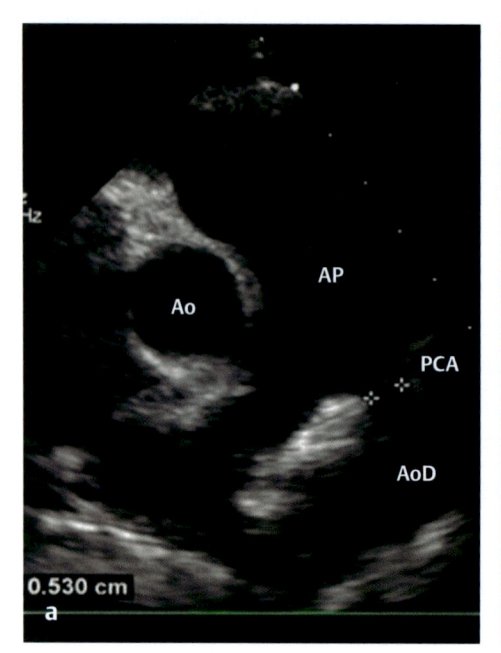

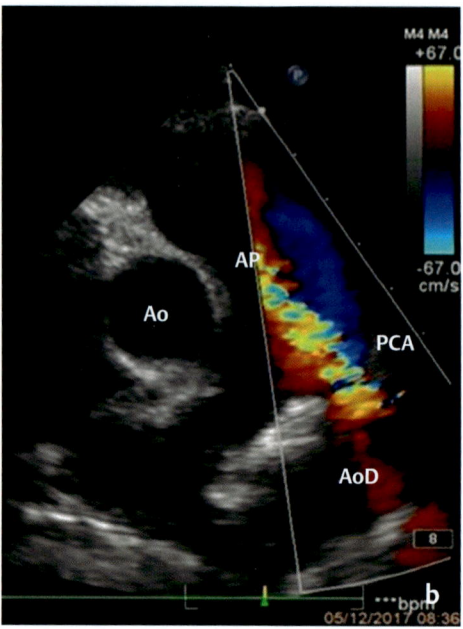

Fig. 12-3. Plano paraesternal eixo curto. (**a**) Podemos identificar a via de saída de VD, TAP e ramos pulmonares. O canal arterial está posicionado à esquerda do ramo esquerdo (local para medir o seu diâmetro). (**b**) O Doppler colorido mostra o jato do fluxo turbilhonar do canal arterial.

Avaliação da Direção do Fluxo

A direção do *shunt* no canal pode ser da direita para a esquerda, bidirecional ou da esquerda para a direita. Para documentá-lo, é necessário utilizar o Doppler colorido que mostrará, em condições com pressão aumentada na artéria pulmonar, um fluxo que vai da artéria pulmonar em direção à aorta descendente. Assim, tanto as grandes artérias quanto o canal aparecerão em azul no Doppler colorido porque o sangue se afasta do transdutor. Nesses casos, a identificação do canal arterial pelo Doppler colorido é difícil e a colocação da amostra-Doppler de onda pulsada sobre o canal arterial é uma ferramenta útil que demonstrará sua patência pelo registro de uma onda de fluxo abaixo da linha de base. No período de transição fisiológica da circulação fetal para a pós-natal, ocorre queda progressiva da resistência vascular pulmonar e o *shunt* se tornará bidirecional com fluxo acima da linha de base durante a sístole e abaixo da linha de base durante a diástole. O Doppler colorido mostra vermelho e azul alternados. Uma vez que a pressão pulmonar cai ainda mais, e se torna menor que a pressão sistêmica, o *shunt* será da esquerda para a direita e aparecerá vermelho no Doppler colorido. Por meio do gradiente sistólico entre Ao-AP estimamos a pressão sistólica da artéria pulmonar (PSAP). O cálculo utiliza a medida da aorta sendo a pressão arterial sistólica, e subtraímos pelo gradiente máximo Ao-AP para obter a PSAP (Figs. 12-4 e 12-5; ▶ Vídeo 12-2).

PERSISTÊNCIA DO CANAL ARTERIAL

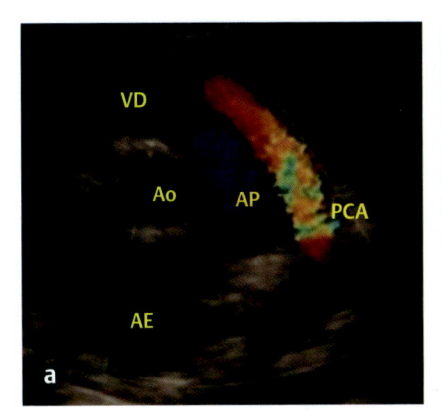

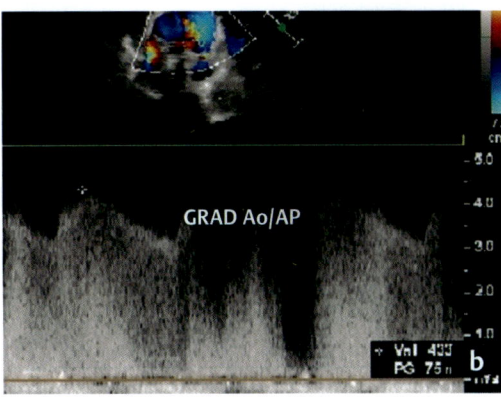

Fig. 12-4. Plano paraesternal de eixo curto. (**a**) O mapeamento Doppler colorido demonstra que o fluxo se dirige da aorta (Ao) para a artéria pulmonar (AP), na persistência do canal arterial (PCA) grande. (**b**) O Doppler pulsado permite mensurar o gradiente sistólico máximo entre a Ao e a AP.

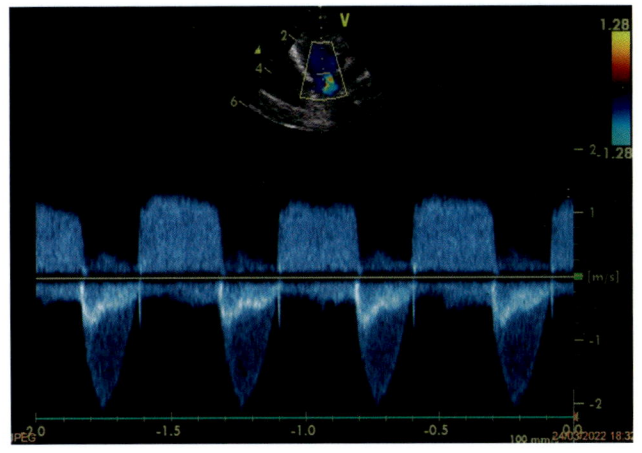

Fig. 12-5. O gráfico do Doppler espectral do canal arterial mostra fluxo bidirecional que ocorre quando a pressão na AP se eleva.

PCA com Grande Repercussão Hemodinâmica

Na presença de canal arterial com grande *shunt* Ao/AP, devemos analisar os seguintes parâmetros:

- O aumento do átrio esquerdo deve ser avaliado no plano paraesternal longitudinal do VE utilizando o modo-M, e o cursor perpendicular à aorta ao nível da valva aórtica permite a avaliação da relação Ao/AE. A relação > 1,5 é considerada significativa e tem sido usada como valor de corte em muitos serviços (Fig. 12-6). Em caso de amplo *shunt* esquerda-direita através de uma comunicação interatrial, mesmo na presença de *shunt* do canal significativo, esta relação pode estar subestimada.
- A avaliação do fluxo na aorta descendente é de extrema importância em PCA hemodinamicamente significativa, pois pode apresentar o fluxo diastólico ausente ou retrógrado. Em uma situação fisiológica, a onda Doppler é anterógrada durante a sístole e a diástole, com a onda vista abaixo da linha de base. Quando o fenômeno do roubo aparece, o fluxo diastólico final estará ausente e, se a relação QP:QS aumentar ainda mais, o fluxo será retrógrado durante toda a diástole, aparecendo acima da linha de base. De forma semelhante, o fluxo diastólico é avaliado na aorta descendente abdominal e na artéria mesentérica superior (Fig. 12-7 a 12-9).

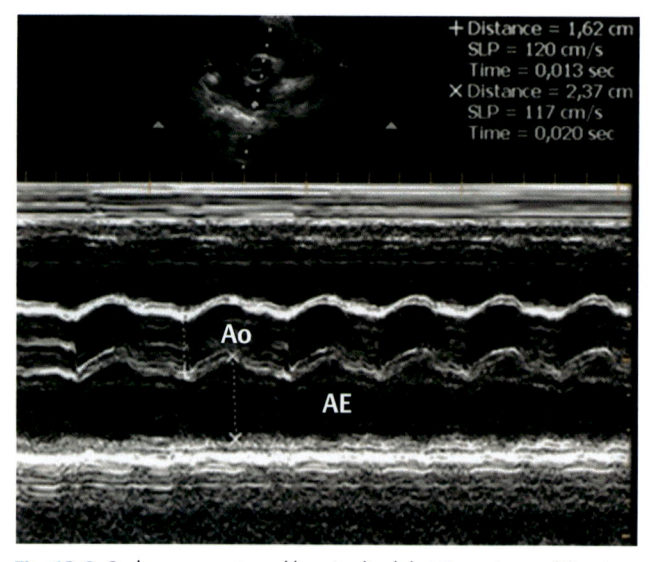

Fig. 12-6. O plano paraesternal longitudinal de VE mostra os diâmetros do átrio esquerdo (AE) e da aorta (Ao). VE: ventrículo esquerdo.

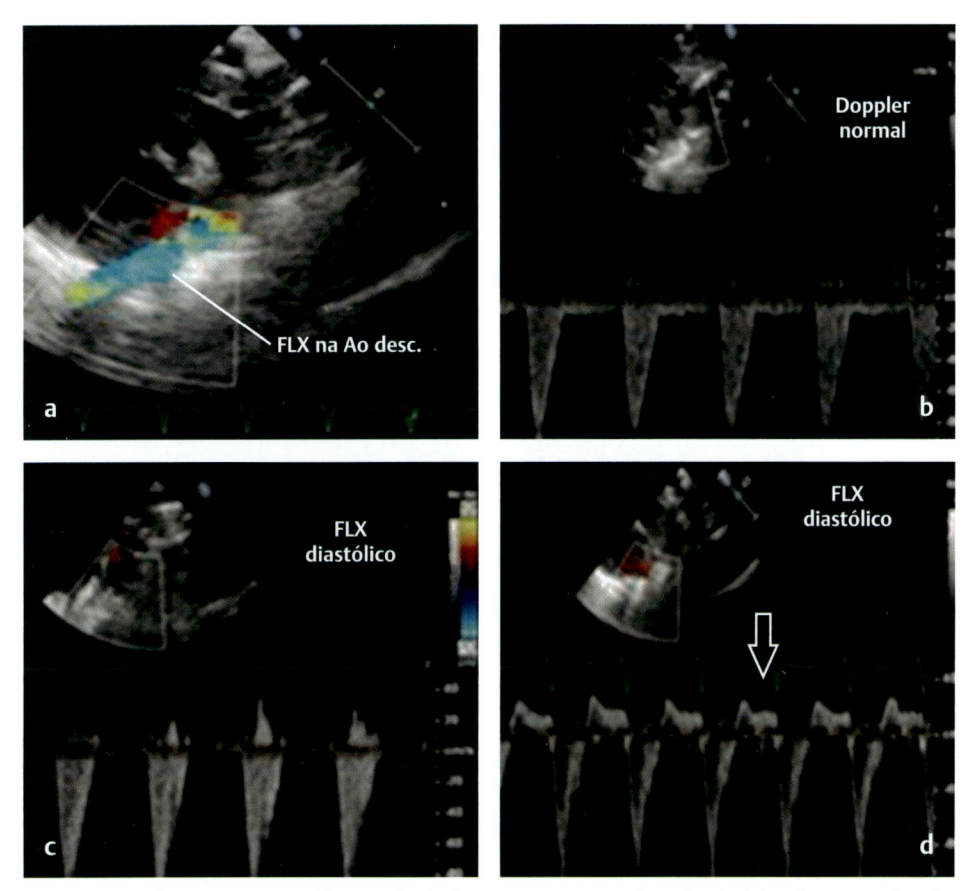

Fig. 12-7. No plano supraesternal longitudinal, observamos, ao Doppler colorido (**a**), o fluxo anterógrado normal (cor azul). (**b**) Ao Doppler, o gráfico de fluxo com velocidade normal. (**c, d**) Na presença de canal arterial moderado a amplo, evidenciamos o fluxo diastólico na aorta descendente (seta branca).

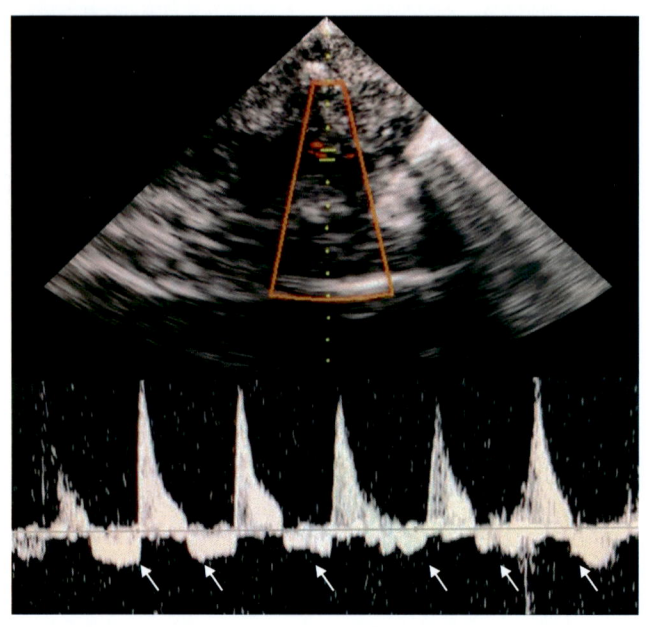

Fig. 12-8. Canal arterial com grande repercussão hemodinâmica. Observe o Doppler da artéria mesentérica com refluxo diastólico.

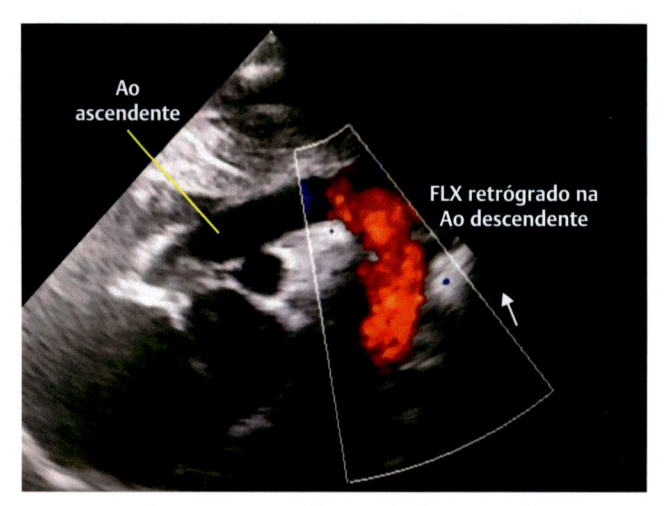

Fig. 12-9. No plano supraesternal longitudinal, vemos o fluxo retrógrado predominante na aorta (Ao) descendente.

PERSISTÊNCIA DO CANAL ARTERIAL EM RN A TERMO E LACTENTES

Durante a vida fetal, o canal arterial é uma estrutura normal e essencial que conecta a artéria pulmonar ao arco aórtico distal, permitindo a ejeção ventricular direita na aorta. Após o nascimento, com a queda da resistência vascular pulmonar e o início da circulação pulmonar, uma variedade de sinais fisiológicos e bioquímicos normalmente resultam em fechamento completo do ducto. Essa estrutura geralmente se fecha até 72 horas após o nascimento, porém, em RN a termo, esta estrutura pode permanecer permeável até o 3° mês de vida.

IDENTIFICANDO PELA ECOCARDIOGRAFIA
Plano Paraesternal

- No plano paraesternal eixo curto das grandes artérias e paraesternal alto (="plano do canal arterial"), o ducto pode ser visualizado conectando a artéria pulmonar e a aorta descendente. O canal patente entra na artéria pulmonar próximo a origem do ramo esquerdo (Fig. 12-10).
- No plano transversal dos ventrículos, podemos observar a existência de sobrecarga ventricular esquerda nos casos de canal com repercussão hemodinâmica. O tamanho do ventrículo esquerdo deve ser avaliado por meio do *Z-score* (http://zscore.chboston.org).
- No plano paraesternal longitudinal do VE podemos avaliar a relação dos diâmetros da Ao e AE. Nos casos de *shunt* significativo pelo canal, esta relação é maior que 1,5:1 (Fig. 12-6). Também podemos avaliar a existência de sobrecarga ventricular esquerda nos casos de canal com maior repercussão hemodinâmica.

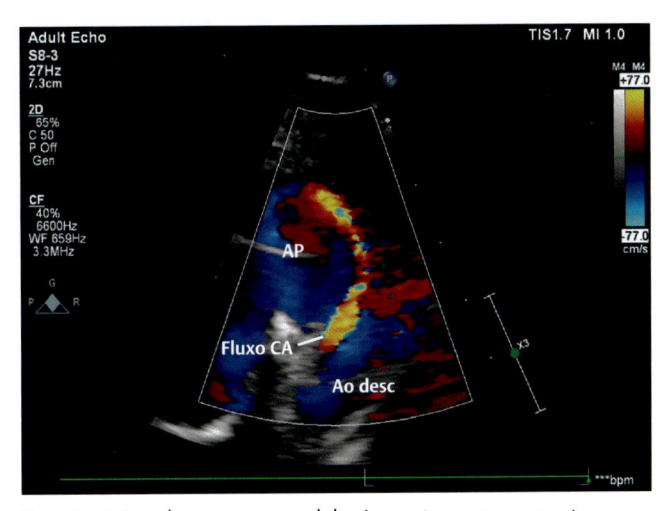

Fig. 12-10. No plano paraesternal de eixo curto, o mapeamento Doppler colorido demonstra que o fluxo se dirige da aorta descendente (Ao desc) para a artéria pulmonar (AP) através do canal arterial (CA).

Plano Apical de Quatro Câmaras

No plano apical, podemos observar sobrecargas cavitárias (atrial esquerda e ventricular esquerda) no caso de haver um canal com repercussão hemodinâmica.

Plano Supraesternal

No plano supraesternal longitudinal, o canal com topografia habitual localiza-se entre a aorta descendente (nível da artéria subclávia esquerda) e à bifurcação da artéria pulmonar. Em pacientes com um arco aórtico direito, o ducto geralmente apresenta topografia nos vasos braquiocefálicos esquerdos em vez da aorta descendente e pode ser seguido distalmente à sua inserção na artéria pulmonar (Fig. 12-3 e ▶ Vídeo 12-3).

Doppler (Contínuo/Pulsátil/Mapeamento do Fluxo em Cores)

O Doppler pode estimar o grau de desvio da esquerda para a direita e avaliar a pressão da artéria pulmonar. Quando a pressão da artéria pulmonar é menor do que a pressão sistêmica, há um desvio da esquerda para a direita, demonstrado tanto pelo mapeamento do fluxo em cores quanto pela avaliação do Doppler pulsado. A velocidade máxima de fluxo através do ducto, medida por Doppler pulsado ou contínuo, pode ser traduzida pelo gradiente entre a aorta e a artéria pulmonar usando a equação de Bernoulli simplificada ($P = 4V^2$). Este gradiente derivado do Doppler pode ser subtraído da pressão arterial sistêmica não invasiva para estimar a pressão sistólica na artéria pulmonar (Fig. 12-4).

ECOCARDIOGRAFIA FETAL

O canal arterial patente é um elemento essencial para a fisiologia normal fetal, portanto somente após o nascimento podemos identificá-lo como "patológico".

O fechamento precoce ou a restrição do fluxo do canal arterial no período fetal é causa de insuficiência cardíaca fetal. No ecocardiograma fetal, podemos observar velocidades aumentadas (sistólica e diastólica) do fluxo do canal arterial e suspeitar de restrição do fluxo. Dieta rica em polifenóis e alguns medicamentos com ação anti-inflamatória podem causar esta alteração.

TÓPICOS NA AVALIAÇÃO APÓS O FECHAMENTO HEMODINÂMICO OU CIRÚRGICO

- Presença de *shunt* residual.
- Dimensões e funções dos ventrículos direito e esquerdo (▶ Vídeo 12-4).

RESUMINDO

- A análise ecocardiográfica adequada fornece informações para o estadiamento do canal para a tomada de decisão clínica e terapêutica.
- Uma avaliação abrangente deve ser realizada para descartar qualquer defeito cardíaco congênito dependente de canal ou hipertensão pulmonar antes de qualquer intervenção para o fechamento do canal.
- Os parâmetros essenciais utilizados na avaliação ecocardiográfica devem-se basear nos critérios de tamanho do canal, direção do fluxo, sinais de hiperfluxo pulmonar e hipoperfusão sistêmica.

LEITURAS SUGERIDAS

Herdy GV, Araujo e Silva AE, Lucas E, Bravo-Valenzuela NJM, Farias CV et al. Cardiologia pediátrica: Prática clínica. Rio de Janeiro: Thieme Revinter Publicações; 2022.

Hiraishi S, Horiguchi Y, Misawa H, Oguchi K, Kadoi N, Fujino N, et al. Noninvasive Doppler echocardiographic evaluation of shunt flow dynamics of the ductus arteriosus. Circulation 1987;75:1146.

Serwer GA, Armstrong BE, Anderson PA. Noninvasive detection of retrograde descending aortic flow in infants using continuous wave doppler ultrasonography. Implications for diagnosis of aortic run-off lesions. J Pediatr 1980;97:394.

Silverman NH. Pediatric echocardiography. Baltimore: Williams & Wilkins; 1993. p. 173.

Snider AR, Serwer GA, Ritter SB. Echocardiography in pediatric heart disease. St. Louis: Mosby-Year Book; 1977. p. 455.

Smith A, Maguire M, Livingstone V, Dempsey EM. Peak systolic to end diastolic flow velocity ratio is associated with ductal patency in infants below 32 weeks of gestation. Arch Dis Child Fetal Neonatal Ed 2014;100:F132-6.

Van Vonderen JJ, Te Pas AB, Kolster-Bijdevaate C, van Lith JM, Blom NA, Hooper SB, et al. Non-invasive measurements of ductus arteriosus flow directly after birth. Arch Dis Child Fetal Neonatal Ed 2014;99:F408-12.

TETRALOGIA DE FALLOT

CAPÍTULO 13

Nathalie J. M. Bravo-Valenzuela

ENTENDENDO

A tetralogia de Fallot (T4F) caracteriza-se por uma tétrade de defeitos: obstrução da via de saída do ventrículo direito (VSVD), comunicação interventricular (CIV) de mal alinhamento subaórtica, dextroposição aórtica e hipertrofia do ventrículo direito (VD) (Fig. 13-1).

As quatro alterações cardíacas que ocorrem na T4F são originadas de uma única alteração anatômica: o desvio anterior do septo infundibular com desalinhamento em relação ao restante do septo interventricular, o que ocasiona a tétrade.

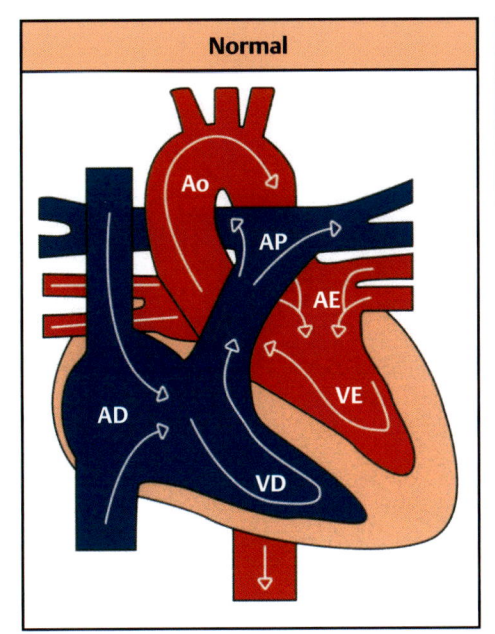

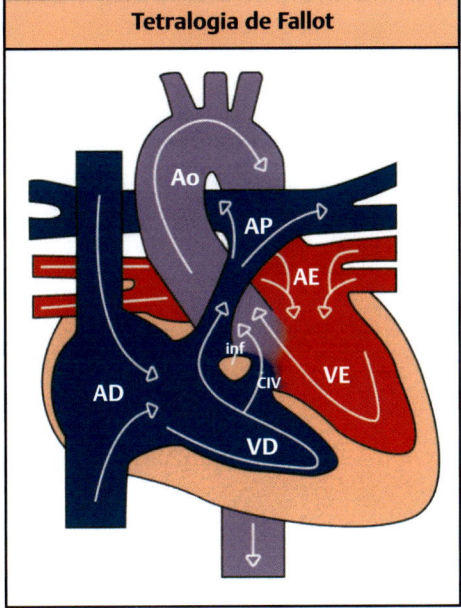

Fig. 13-1. Desenho esquemático de circulação pós-natal de um coração normal e na tetralogia de Fallot. Observe a tétrade de defeitos que caracterizam a tetralogia de Fallot: obstrução da via de saída do ventrículo direito (VSVD), comunicação interventricular de mal alinhamento, dextroposição aórtica e hipertrofia do ventrículo direito. Ao: aorta; AP: artéria pulmonar; AD: átrio direito; VD: ventrículo direito; AE: átrio esquerdo; VE: ventrículo esquerdo; inf: infundíbulo (hipertrofiado e com desvio anterior causando obstrução da VSVD); CIV: comunicação interventricular.

INCIDÊNCIA

A T4F é a anomalia conotruncal e a cardiopatia congênita (CC) cianogênica mais frequente (8-12% em nascidos-vivos). Quando a mãe apresenta T4F, estima-se que o risco de recorrência da cardiopatia nos filhos é de cerca de 7% e, quando o pai é o afetado, esse risco é de 1,5%.

CLASSIFICAÇÃO

- T4F clássica (com estenose infundíbulo-valvar pulmonar).
- T4F com agenesia da valva pulmonar.
- T4F com atresia da valva pulmonar ("Fallot extremo").

MORFOLOGIA

A T4F é uma anomalia da via saída do VD ("anomalia conotruncal") que inclui uma tétrade de características morfológicas que decorrem do desvio anterior do septo infundibular durante a cardiogênese (Fig. 13-2):

- Dextroposição aórtica (aorta com desvio anterior e para a direita cavalga o septo interventricular, com origem biventricular da valva aórtica, porém relacionando-se com o VD em 50% ou menos).
- CIV de mal alinhamento: tipicamente perimembranosa subaórtica, ou, mais raramente, muscular de via de saída ou duplamente relacionada.
- Obstrução da VSVD (estenose pulmonar infundíbulo-valvar) por desvio anterior do septo interventricular infundibular.
- Hipertrofia do VD.

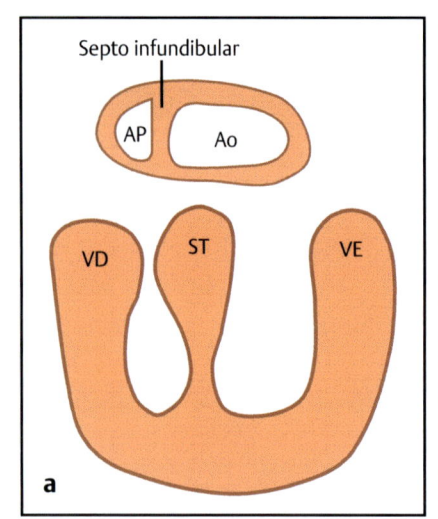

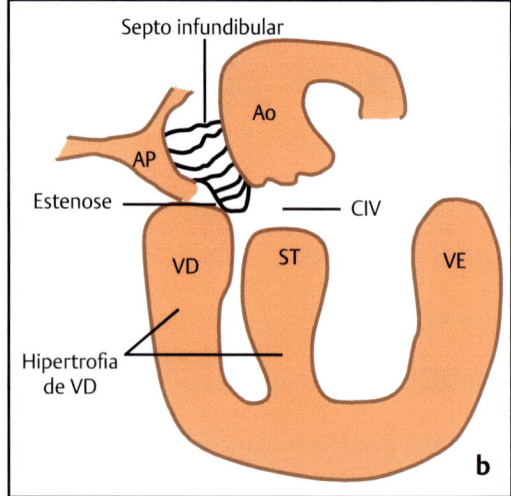

Fig. 13-2. Desenho esquemático com o septo infundibular (SI) durante a embriogênese num coração normal (**a**) e desviado anteriormente num coração com tetralogia de Fallot (**b**). O desvio anterior do SI gera a obstrução da via de saída do ventrículo direito (VD) com consequente hipertrofia do VD. A comunicação interventricular (CIV) e a dextroposição da aorta (Ao) decorrem de desalinhamento do septo infundibular. AP: artéria pulmonar; VE: ventrículo esquerdo.

Na T4F clássica e na T4F com atresia pulmonar, o tronco (TP) e as artérias pulmonares são pequenos ou até hipoplásicos. Entretanto, na T4F com agenesia da valva pulmonar (VP), o VD pode estar aumentado e as artérias pulmonares são dilatadas. O canal arterial (*ductus arteriosus*) é, em geral, pequeno ou tipicamente ausente na T4F com agenesia da VP.

Na T4F, a aorta ascendente é ectasiada e colaterais sistêmico-pulmonares podem estar presentes na forma com atresia pulmonar.

ANOMALIAS ASSOCIADAS

Dentre as anomalias cardíacas associadas mais frequentes, citam-se: arco aórtico à direita (13 a 25% dos casos de T4F), comunicação interatrial (CIA), CIVs musculares, defeito do septo atrioventricular (DSAV) e origem anômala de uma das artérias pulmonares (diretamente da Ao ascendente). Síndrome DiGeorge (deleção 22q11.2), trissomias (T21, T18, T13), associações de CHARGE e de VATER, pentalogia de Cantrell e onfalocele são exemplos de anomalias extracardíacas associadas à T4F.

IDENTIFICANDO PELA ECOCARDIOGRAFIA
Plano Subcostal ou Subxifoide

O plano subcostal permite avaliar adequadamente o septo interatrial, possibilitando identificar se existe CIA associada à T4F. A imagem de 4 câmaras e as vias de saída do VD e do VE também podem ser avaliadas por via subcostal. Nesses planos, é possível o diagnóstico da T4F ao identificarmos: a obstrução infundíbulo-valvar pulmonar, a CIV de mal alinhamento, a aorta dextroposta "cavalgando" o septo interventricular (= *overriding* da aorta) e a hipertrofia do VD.

A via subcostal é uma ferramenta útil nos casos com "janela" acústica paraesternal desfavorável.

Plano Paraesternal
Paraesternal Longo Eixo

Na T4F é possível identificar a aorta dextroposta (relação entre a Ao e o VD: ≤ 50%) com o cavalgamento do septo interventricular (*overrriding*), a presença de CIV de mal alinhamento e a hipertrofia do VD (Fig. 13-3a e ▶ Vídeos 13-1 e 13-2). O Doppler colorido permite avaliar o fluxo pela CIV e do VD para a Ao, além de identificar se existe CIV muscular associada.

Paraesternal Eixo Curto

Esse plano é importante na T4F para avaliação da via de saída do VD (VSVD): desvio anterior do septo infundibular, grau de obstrução infundíbulo-valvar, avaliação da valva pulmonar (ausência ou apenas vestígios da valva dos casos de T4F com agenesia e atresia nos casos de T4F extremos) e medidas dos diâmetros da VSVD (valva, tronco e artérias pulmonares podem ser mensurados e quantificados em *Z-score*) (Fig. 13-3b e ▶ Vídeos 13-1 e 13-3). Nos casos com obstrução importante da VSVD (velocidade sistólica máxima > 4 m/s) e principalmente quando existe atresia pulmonar, TP e artérias pulmonares, em geral, são pequenos ou hipoplásicos (*Z-score*: < -2,0). Entretanto, na forma de T4F com agenesia da valva pulmonar, as artérias pulmonares são dilatadas (*Z-score*: > +2,0).

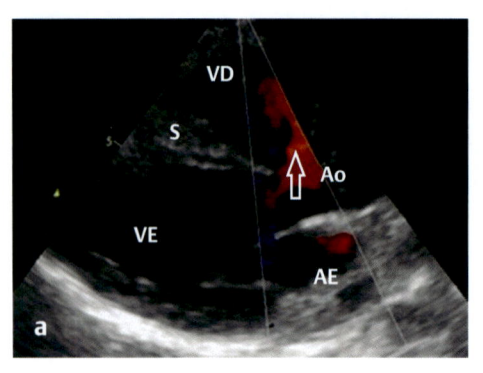

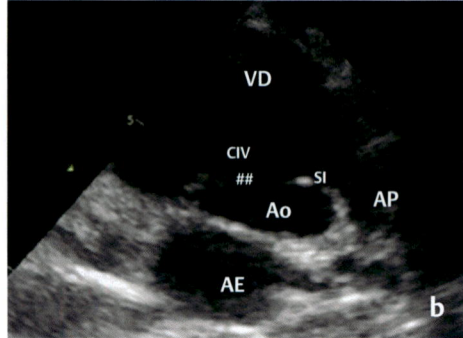

Fig. 13-3. (**a**) Plano paraesternal eixo longo: observe a comunicação interventricular (CIV), a aorta (Ao) dextroposta cavalgando o septo interventricular em < 50% e o ventrículo direito (VD) hipertrofiado (setas) num caso de T4F. (**b**) Plano paraesternal eixo curto: observe o desvio anterior do septo infundibular com obstrução ao fluxo de via de saída do VD (VSVD). VE: ventrículo esquerdo.

Na T4F clássica observa-se fluxo turbulento ao Doppler colorido com velocidade aumentada ao Doppler pulsado/contínuo. O Doppler contínuo permite a estimativa dos gradientes sistólicos nos vários níveis de obstrução da VSVD (Fig. 13-4 e ▶ Vídeo 13-4). Na forma extrema (T4F com atresia pulmonar), observa-se ausência do fluxo pela valva pulmonar com presença de fluxo retrógrado na artéria pulmonar proveniente de canal arterial. Na T4F com agenesia, ocorre a presença de insuficiência pulmonar importante. Trajeto anômalo da artéria coronária direita (cruzando a VSVD) e presença de canal arterial patente também podem ser identificados com as imagens obtidas em 2D/3D associadas ao Doppler colorido.

O plano eixo curto ao nível dos ventrículos possibilita a análise qualitativa da contratilidade do VD e hipertrofia do VD. Ao nível do eixo curto das valvas atrioventriculares, a identificação de uma valva AV única (comum) possibilita o diagnóstico nos casos de T4F associados à DSAVT forma total (DSAVT).

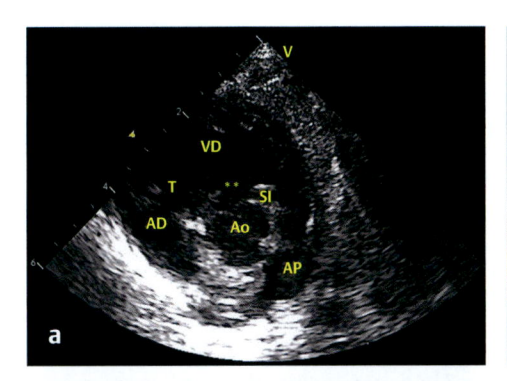

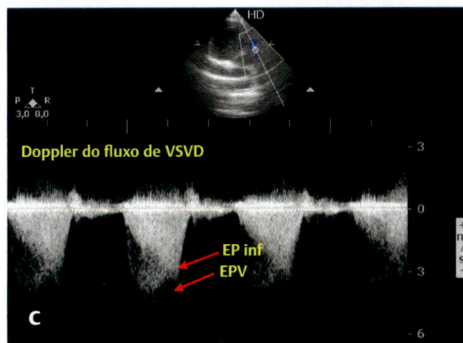

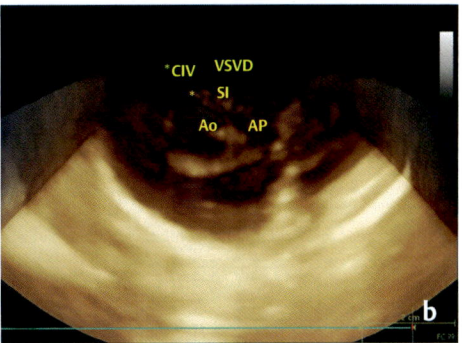

Fig. 13-4. No plano paraesternal eixo curto das grandes artérias, observamos: a comunicação interventricular (CIV) tipicamente perimembranosa subaórtica e o septo infundibular hipertrofiado, com desvio anterior, na imagem em 2D (**a**) e em 3D/4D (**b**). O Doppler contínuo posicionado na VSVD demonstra a velocidade sistólica máxima aumentada devido à obstrução ao fluxo pelo desvio anterior do septo infundibular, sendo possível estimar o gradiente sistólico máximo VD-TP à nível infundibular e valvar (setas: EP inf e EPV) pela fórmula de Bernoulli ($4\times$[velocidade máxima]^2) (**c**). EP inf: estenose pulmonar, componente infundibular da obstrução; EPV: estenose pulmonar valvar; AD: átrio direito; VD: ventrículo direito; T: valva tricúspide; **CIV: comunicação interventricular; VSVD: via de saída do ventrículo direito; SI: septo infundibular; Ao: aorta; AP: artéria pulmonar.

Plano Apical 4 e 5 Câmaras

Na T4F, a imagem do coração no plano 4 câmaras possibilita identificar a hipertrofia do VD. No plano 5 câmaras: a CIV com cavalgamento da aorta são características típicas da T4F (▶ Vídeo 13-1 – observe o final do vídeo).

PLANO SUPRAESTERNAL

Aorta ascendente ectasiada, lateralidade do arco aórtico, presença ou não de canal arterial patente, confluência e diâmetros das artérias pulmonares são bem avaliados nesse plano. O arco aórtico à direita frequentemente se associa à tetralogia de Fallot (Fig. 13-5).

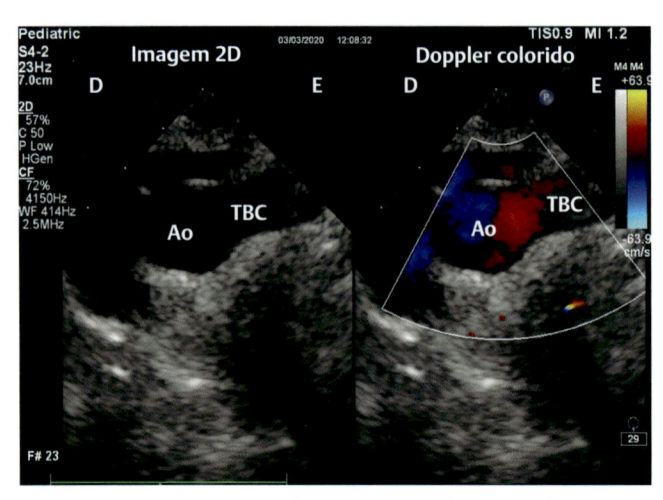

Fig. 13-5. Ecocardiograma no plano supraesternal transversal demonstra a aorta (Ao) com a saída do tronco braquiocefálico (TBC) dirigindo-se para a esquerda, portanto, caracterizando o arco aórtico à direita (AAD). D: lado direito do paciente; E: lado esquerdo do paciente.

ECOCARDIOGRAMA FETAL

O diagnóstico pré-natal é possível pela ecocardiografia fetal, com impacto positivo no planejamento do parto e redução da mortalidade (Fig. 13-6 e ▶ Vídeo 13-5).

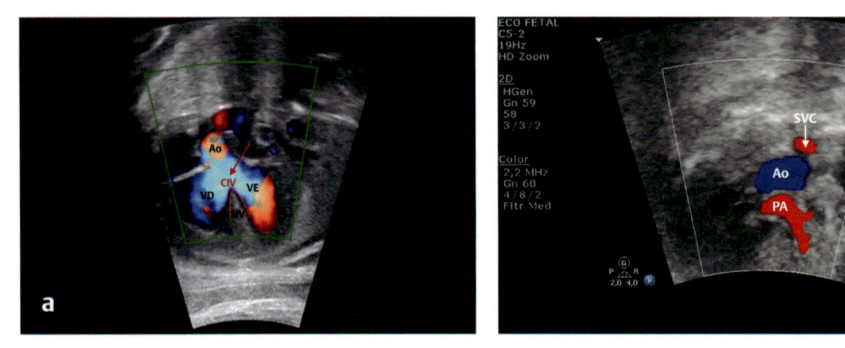

Fig. 13-6. Ecocardiograma fetal: (**a**) plano 4 câmaras com a aorta (Ao) cavalgando a comunicação interventricular (CIV) (seta vermelha) e (**b**) plano dos três vasos com diâmetro da artéria pulmonar menor que o da aorta. SIV: septo interventricular; PA: artéria pulmonar; SVC: veia cava superior.

DIAGNÓSTICO DIFERENCIAL
- Dupla via de saída do VD com EP (tipo Fallot): semelhante à T4F observam-se a presença de CIV e a obstrução da via de saída do VD (estenose pulmonar infundíbulo-valvar), entretanto as duas grandes artérias relacionam-se com o VD em > 50%, pois a conexão VA é do tipo dupla via e não concordante como na T4F (Fig. 13-7 e ▶ Vídeo 13-6). Não há continuidade mitroaórtica.
- CIV de mal alinhamento: presença da CIV sem obstrução da via de saída do VD.
- CIV com estenose pulmonar valvar: presença da CIV, a obstrução da via de saída do VD é valvar e não existe o componente infundibular, pois o septo infundibular não está desviado e nem hipertrofiado.

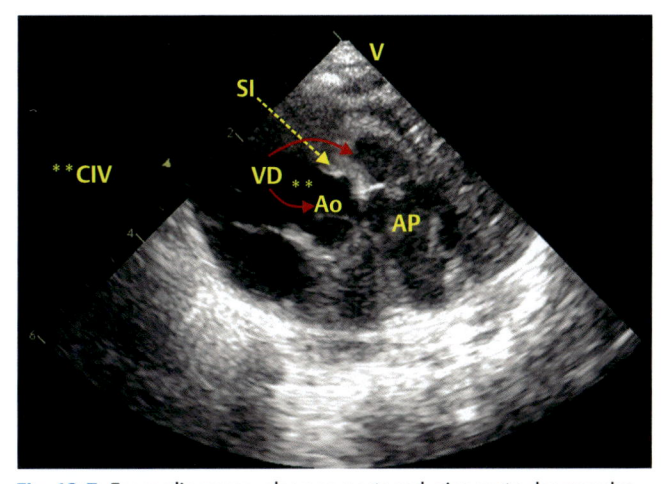

Fig. 13-7. Ecocardiograma, plano paraesternal, eixo curto das grandes artérias, num caso com dupla via de saída do ventrículo direito (VD) tipo Fallot. Observe: a CIV (**) com o septo interventricular hipertrofiado e com desvio anterior (seta amarela) obstruindo a VSVD e ambas as artérias se relacionando mais ao VD, (setas vermelhas). Importante ressaltar que para a confirmação do diagnóstico de DSVD é fundamental confirmar que as duas grandes artérias relacionam-se com o VD em > 50% em outros planos, como o paraesternal e subcostal eixo longo. **CIV: comunicação interventricular; VE: ventrículo esquerdo; Ao: aorta; SI: septo infundibular; AP: artéria pulmonar.

RESUMINDO
T4F Importante para o Diagnóstico Ecocardiográfico
- *São características ecocardiográficas típicas da T4F:* obstrução ao fluxo da VSVD (septo infundibular hipertrofiado e desviado ocasionado a estenose pulmonar) e presença de CIV de mal alinhamento com aorta dextroposta cavalgando o septo infundibular. O ▶ Vídeo 13-1 exemplifica os diversos planos ecocardiográficos utilizados para o diagnóstico da tetralogia de Fallot.
- *No ecocardiograma fetal, os planos 3VV e 3VT são alterados:* AP < Ao na T4F clássica e na T4F com atresia pulmonar e, na T4F com agenesia pulmonar, as artérias pulmonares estão dilatadas e existe insuficiência pulmonar importante.
- *Diagnósticos diferenciais:* dupla via de saída do VD tipo Fallot, não se observa continuidade mitropulmonar e as duas grandes artérias relacionam-se com o VD > 50%, pois a conexão VA é do tipo dupla via; CIV de mal alinhamento, existe CIV sem obstrução da via de saída do VD; CIV + estenose pulmonar valvar, presença da CIV associada à obstrução da via de saída do VD que é valvar e não existe o componente infundibular, pois o septo infundibular não está.

LEITURAS SUGERIDAS
Assec CC, Lucas E, Ferreira FM, Pinoti D, Correira RP, Valenzuela NM, Conceição L, Sacramento LM, Araujo JE, Azevedo MA. Epidemiological profile of paediatric outpatients followed in a tertiary paediatric cardiology center in Brazil. Prenatal Cardiology Journal 2021.

Bailliard F, Anderson RH. Tetralogy of Fallot. Orphanet J Rare Dis 2009;4(2):2.

Dadlani G, John J, Cohen M. Echocardiography in tetralogy of Fallot. Cardiology in the Young 2008;18(S3):22-8.

Galindo A, Mendoza A, Arbues J, Grañeras A, Escribano D, Nieto O. Conotruncal anomalies in fetal life: accuracy of diagnosis, associated defects and outcome. Eur J Obstet Gynecol Reprod Biol 2009;146:55-60.

Marantz P, Grinenco S, Pestchanker F, Meller CH, Izbizky G. Prenatal diagnosis of CHDs: a simple ultrasound prediction model to estimate the probability of the need for neonatal cardiac invasive therapy. Cardiol Young 2016;26(2):347-53.

Sachdeva S, Ramakrishnan S. Echocardiographic evaluation of postoperative patients with tetralogy of Fallot: A step-wise approach. J Indian Acad Echocardiogr Cardiovasc Imaging 2021;5:24-30.

Yoo SJ, Golding F, Jaeggi E. Ventricular outflow tract anomalies: so-called conotruncal anomalies. In: Yagel S, Silverman NH, Gembruch U. Fetal Cardiology. Informa Healthcare USA, Inc: New York, NY 2009;305-28.

DUPLA VIA DE SAÍDA DO VENTRÍCULO DIREITO

CAPÍTULO 14

Eliane Lucas ▪ Anna Esther Araujo e Silva

ENTENDENDO

Dupla via de saída do ventrículo direito (DVSVD) refere-se a um grupo heterogêneo de lesões em que ambas as grandes artérias se originam completamente ou em grande parte, ou seja, mais de 50%, do ventrículo morfologicamente direito (VD). A DVSVD é uma forma de conexão ventriculoarterial e está frequentemente associada a uma comunicação interventricular (CIV). A DVSVD pode existir com qualquer arranjo atrial ou tipos de conexão atrioventricular, assim como em corações biventriculares e univentriculares. A fisiologia hemodinâmica pós-natal depende da localização do defeito ventricular em relação às grandes artérias e da presença ou ausência de obstruções ao trato de saída.

INCIDÊNCIA

Ocorre entre 0,03 a 0,07 de cada 1.000 nascidos vivos e corresponde a menos de 1% de todas as cardiopatias congênitas em crianças.

MORFOLOGIA

1. Quanto à posição da comunicação interventricular (Fig. 14-1):
   - Subaórtica: está frequentemente associada à obstrução subpulmonar devido à anteriorização do septo infundibular, como na tetralogia de Fallot.
   - Subpulmonar: pode existir obstrução subaórtica. Nesses casos, é comum a associação com lesões obstrutivas do arco aórtico.
   - Duplamente relacionada: o septo infundibular é ausente ou hipoplásico e o teto da CIV são as valvas semilunares.
   - Não relacionada: a CIV está distante de ambas as valvas semilunares e representada por defeitos localizados na porção de entrada do septo interventricular (SIV), tipo defeito atrioventricular, ou na porção trabecular do SIV muscular.
2. Quanto à posição das grandes artérias (Fig. 14-2):
   - Relação normal entre as grandes artérias: aorta cavalga o septo interventricular e é posterior à artéria pulmonar. Os vasos se cruzam após sair dos ventrículos. Pode existir estenose/obstrução subpulmonar por anteriorização do septo infundibular, lembrando a tetralogia de Fallot.
   - Artérias lado a lado: com a aorta à direita da artéria pulmonar.
   - Aorta anterior e à direita da artéria pulmonar.
   - Aorta anterior e à esquerda da artéria pulmonar.

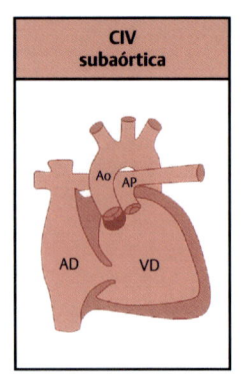

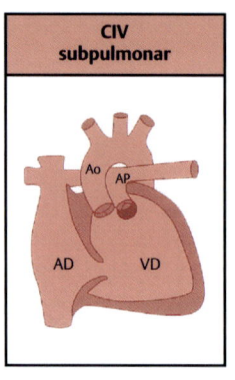

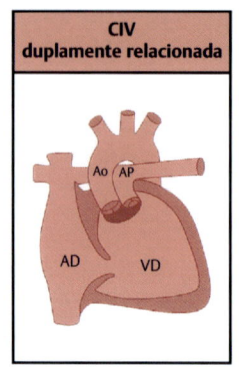

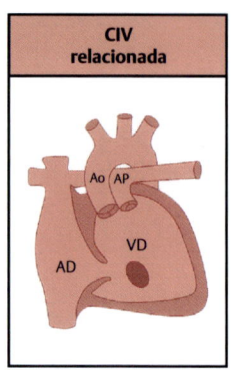

Fig. 14-1. Tipos e localizações (visão pelo VD) das comunicações interventriculares na DVSVD. AD: átrio direito; VD: ventrículo direito; Ao: aorta; AP: artéria pulmonar.

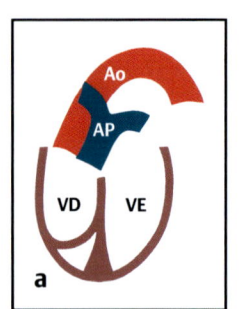

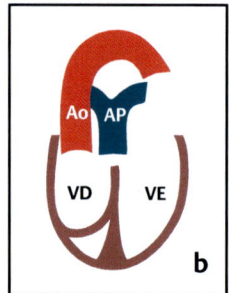

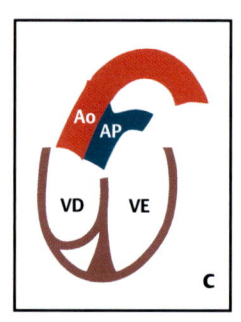

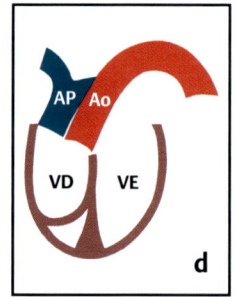

Fig. 14-2. Posição e relação das grandes artérias na DVSVD. (**a**) Relação normal, aorta (Ao) posterior e à direita da artéria pulmonar (AP). (**b**) Artérias lado a lado, aorta à direita. (**c**) Aorta anterior e à direita da AP. (**d**) Aorta anterior e à esquerda da AP. VD: ventrículo direito; VE: ventrículo esquerdo.

CLASSIFICAÇÃO

Em relação à fisiologia hemodinâmica, as formas de apresentação mais frequentes são:

- *Tipo CIV*: na vida pós-natal, a clínica é de hiperfluxo pulmonar e há pouca ou nenhuma cianose. Os vasos são normorrelacionados, a CIV é subaórtica e não há obstrução pulmonar.
- *Tipo tetralogia de Fallot*: funciona como cardiopatia cianótica e a morfologia lembra a tetralogia de Fallot por apresentar CIV subaórtica e obstrução subpulmonar.
- *Tipo transposição das grandes artérias*: a CIV é subpulmonar, com aorta anterior e à direita da artéria pulmonar ou com relação dos vasos lado a lado com aorta à direita (anomalia de Taussig-Bing).
- *Tipo CIV não relacionada*: a CIV está distante de ambas as valvas semilunares e representada por defeitos localizados na porção de entrada do septo, tipo defeito do septo atrioventricular, ou na porção trabecular do septo muscular.

ANOMALIAS ASSOCIADAS
- Estenose pulmonar.
- Estenose subaórtica.
- Coarctação e interrupção do arco aórtico.
- *Straddling* mitral e tricúspide e outras anomalias das válvulas atrioventriculares.
- *Cleft* mitral.
- CIV restritiva.
- Arco aórtico à direita.

IDENTIFICANDO PELA ECOCARDIOGRAFIA
Situs Abdominal/Lateralidade
A maioria, na DVSVD, apresenta *situs solitus* e, mais raramente, *situs inversus*. A levocardia é mais usual.

Plano Subcostal
- *De 2 câmaras*: neste plano, pode sugerir a presença de forame oval patente (FO) ou comunicação interatrial (CIA)
- *Longitudinal*: pode mostrar o longo eixo do VE e o desalinhamento do septo infundibular (SI) e o septo interventricular (SIV). Quando a CIV está relacionada com a aorta, o SI fecha o caminho para a pulmonar e, quando a CIV está relacionada com a pulmonar nesta posição, o SI fecha o caminho para a aorta (Figs. 14-3 e 14-4).

Nos casos de hipoplasia do septo infundibular, observada neste plano ecocardiográfico, a CIV torna-se duplamente relacionada.

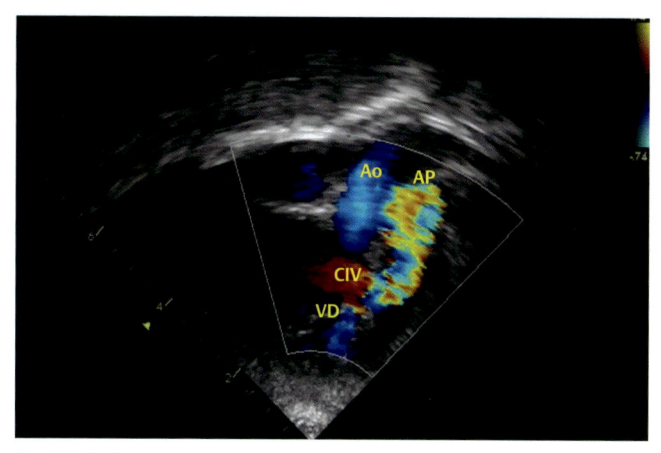

Fig. 14-3. Plano subcostal: observamos a DVSVD com a CIV subaórtica (tipo Fallot) e a presença de fluxo turbilhonar na artéria pulmonar (AP). Ao: aorta; CIV: comunicação interventricular; VD: ventrículo direito.

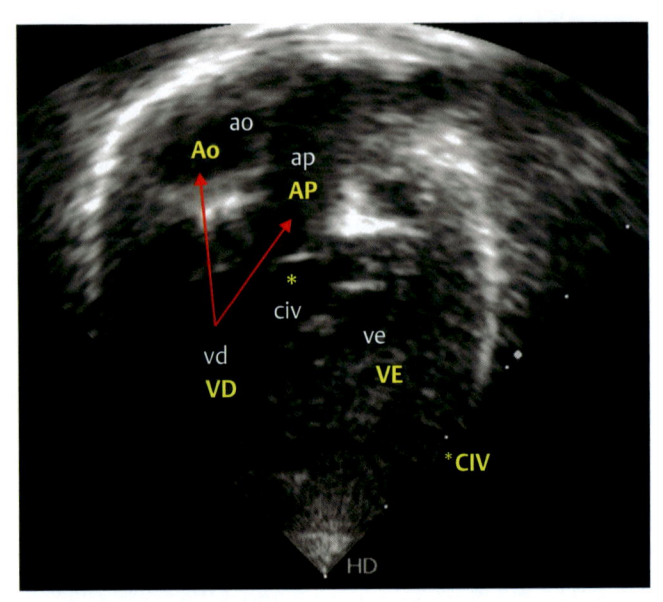

Fig. 14-4. Plano subcostal mostra VSVD com CIV subpulmonar.
Ao: aorta; AP: artéria pulmonar; CIV: comunicação interventricular;
VD: ventrículo direito; VE: ventrículo esquerdo.

Plano Paraesternal
Longitudinal do VE
Permite confirmar que um vaso e mais de 50% do outro relacionam-se com o VD. O vaso mais posterior é o que se sobrepõe ao SIV e relaciona-se com a CIV. Nas DVSVD com vasos normorrelacionados, o vaso posterior é a aorta (Fig. 14-5 e ▶ Vídeo 14-1), e, no grupo com vasos transpostos, o vaso posterior é a pulmonar (Fig. 14-6 e ▶ Vídeo 14-2).

A presença de *straddling* mitral pode ser observada neste plano, particularmente, com CIV subpulmonar, com observação de cordoalha anômala no VD.

Longitudinal do VD
Neste plano, confirmamos a presença de estenose subvalvar e/ou valvar pulmonar nos casos de DVSVD com vasos normorrelacionados.

Plano Eixo Curto
- *Ao nível dos grandes vasos*: podemos visualizar ambos os grandes vasos e avaliar a relação entre eles, que serve de auxílio na classificação do tipo de DVSVD. Em vasos normorrelacionados, isto é, com a aorta anterior e à direita, vamos encontrar uma CIV subaórtica. Nos casos em que os vasos estão em paralelo ou a aorta discretamente anterior, a CIV está relacionada com a pulmonar (CIV subpulmonar).
- *Ao nível dos músculos papilares*: podemos identificar *cleft* mitral e cordoalha acessória implantando-se na via de saída do VE.

DUPLA VIA DE SAÍDA DO VENTRÍCULO DIREITO

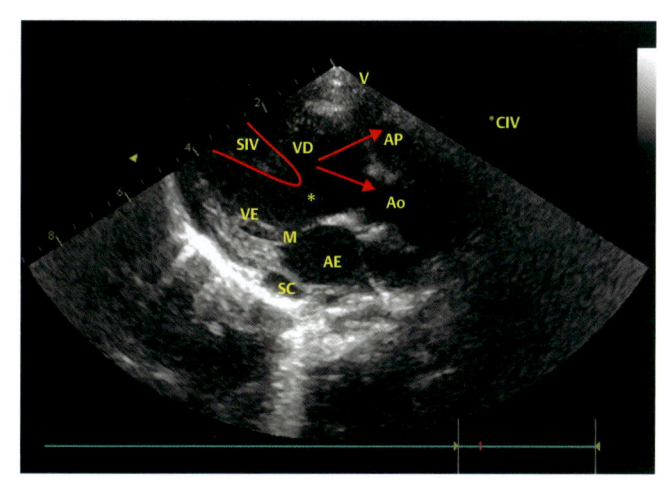

Fig. 14-5. Plano paraesternal longitudinal mostra a DVSVD com o vaso posterior (Ao) relacionado > 50% com o VD (setas). Ao: aorta; AP: artéria pulmonar; CIV: comunicação interventricular; M: válvula mitral; SC: seio coronário; VD: ventrículo direito; VE: ventrículo esquerdo; * CIV: comunicação interventricular; SIV: septo interventricular.

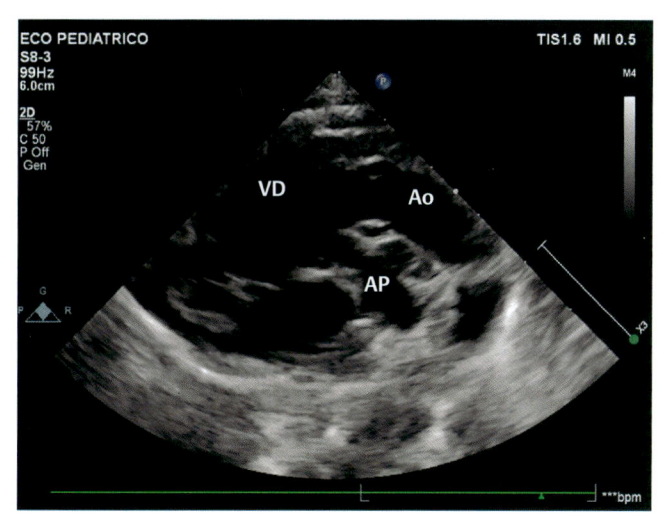

Fig. 14-6. Plano paraesternal longitudinal demonstra a DVSVD apresentando o vaso posterior. AP relacionada > 50% com o VD. Ao: aorta; AP: artéria pulmonar; VD: ventrículo direito.

Plano Apical
- *De 4 câmaras*: podemos identificar o *straddling* da tricúspide pela presença de uma CIV de via de entrada. Com uma angulação para o ápice, podemos identificar a extensão da CIV ou a presença de uma CIV acessória.

Plano Supraesternal
Auxilia na identificação da posição do arco aórtico, se à direita ou esquerda da coluna e a presença de coarctação/interrupção do arco aórtico associadas à DVSVD.

O estudo por Doppler colorido mostra o fluxo através da aorta e os graus diversos de obstrução.

Tópicos Importantes na Avaliação no Pós-Operatório
- Presença de comunicação interventricular residual.
- Presença de obstrução do trato de saída do VD, caso tenha sido abordada cirurgicamente.
- Dimensões e fluxo nos ramos pulmonares.
- Dimensões e função de ambos os ventrículos.
- Avaliação do arco aórtico, nos casos de correção de coarctação ou interrupção da aorta.
- DVSVD tipo Taussig Bing e tipo TGA são abordados no Capítulo 18.

DIAGNÓSTICO DIFERENCIAL
- Comunicação interventricular (CIV).
- Tetralogia de Fallot (▶ Vídeo 14-3).
- Transposição das grandes artérias (▶ Vídeo 14-4).
- Transposição congenitamente corrigida das grandes artérias (▶ Vídeo 14-5).

ECOCARDIOGRAFIA FETAL
A ecocardiografia fetal permite a identificação da DVSVD e de outros defeitos cardíacos associados (▶ Vídeos 14-6 e 14-7). O adequado planejamento do parto e do manejo pós-natal determina a evolução satisfatória do caso.

RESUMINDO
- Dupla via de saída do ventrículo direito é uma cardiopatia congênita complexa em que as grandes artérias emergem predominantemente ou totalmente do ventrículo morfologicamente direito e tipicamente existe associação com comunicação interventricular.
- Muitos casos podem ter outras anomalias cardíacas associadas, anomalias de *situs* e alterações cromossômicas.

LEITURAS SUGERIDAS
Herdy GV, Araujo e Silva AE, Lucas E, Bravo-Valenzuela N, Farias CV et al. Cardiologia pediátrica: Prática clínica. Rio de Janeiro: Thieme Revinter Publicações; 2022.

Park MK. Cyanotic congenital heart defects. In: Park MK, Salamat M. Park's pediatrics cardiology for practitioners. 7th ed. Philadelphia: Elsevier; 2021. p. 214-17.

Sbaffi F, Serra Jr A, Chamié F, Lucas E, Ramos S. Dupla via de saída do ventrículo direito: estado atual da investigação ecocardiográfica. Revista Brasileira de Ecocardiografia 1996;25:27-36.

ATRESIA PULMONAR

Eliane Lucas

Neste capítulo, abordaremos a atresia pulmonar (AP) nas duas formas de apresentação: AP com comunicação interventricular e AP com septo interventricular íntegro.

ATRESIA PULMONAR COM COMUNICAÇÃO INTERVENTRICULAR
Entendendo

Atresia pulmonar com comunicação interventricular (AP/CIV) é uma cardiopatia cianótica do grupo conotruncal rara, caracterizada pelo hipodesenvolvimento do trato de saída do ventrículo direito com presença de atresia da valva pulmonar (AVP) e ampla comunicação interventricular (CIV) de mal alinhamento.

Epidemiologia

A AP/CIV constitui cerca de apenas 3% de todas as CC e é pouco mais prevalente em meninos.

Morfologia

Podemos descrever as seguintes características morfológicas na AP/CIV:

- Atresia da valva pulmonar podendo estar associada a atresia da artéria pulmonar e/ou ramos pulmonares.
- Comunicação interventricular ampla de mal alinhamento.
- Presença de colaterais aortopulmonares.

O Quadro 15-1 descreve a classificação dos tipos de AP/CIV, levando em conta o grau de desenvolvimento das artérias pulmonares e da suplência do fluxo sanguíneo pulmonar (Fig. 15-1). A anatomia da via de saída do VD pode ser bastante variável, isto é, o tronco e ramos das artérias pulmonares (APS) podem ter bom calibre ou até a ausência de ambas as APS. Nesta última forma de apresentação, os pulmões são supridos por rede de colaterais aortopulmonares. As artérias pulmonares direita e esquerda, quando presentes, podem ser confluentes ou desconectadas. O fluxo sanguíneo pulmonar na AP/CIV só é possível através do canal arterial patente e/ou das artérias colaterais aortopulmonares (Fig. 15-2). Estas colaterais geralmente se originam da aorta torácica, mas outros locais também podem ser identificados, como artéria subclávia, artéria mamária ou artérias intercostais, que posteriormente drenam para as artérias pulmonares.

Quadro 15-1. Classificação da AP/CIV

Tipo A	Fluxo pulmonar fornecido por APNs. É necessário canal arterial patente
Tipo B	Fluxo pulmonar fornecido por APN e colaterais aortopulmonares. As artérias pulmonares são supridas pelo canal ou colaterais aortopulmonares
Tipo C	Não há APN. Fluxo pulmonar fornecido por colaterais aortopulmonares

APNs: Artérias pulmonares nativas.

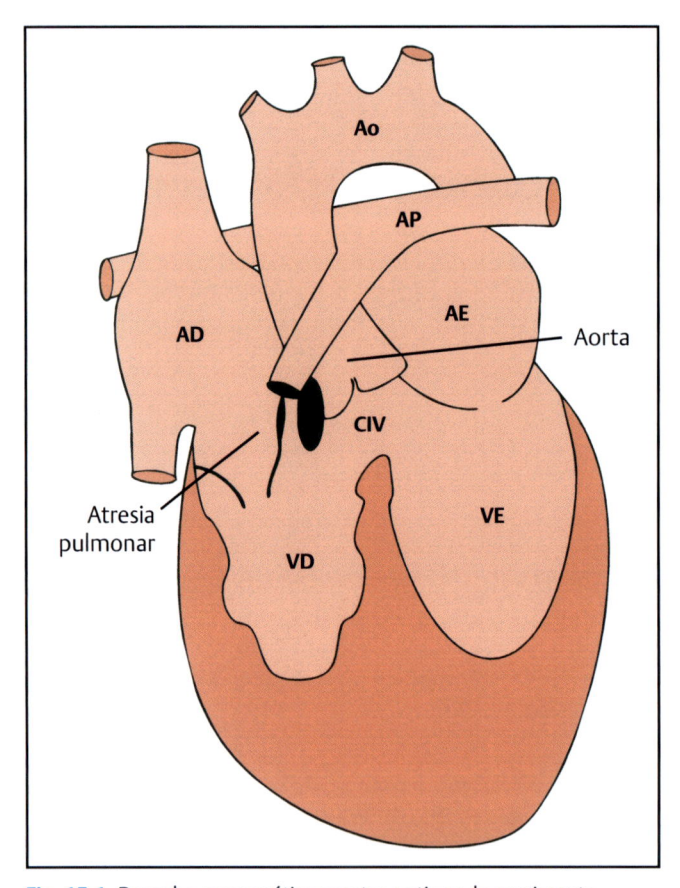

Fig. 15-1. Desenho esquemático mostra os tipos de suprimento sanguíneo pulmonar AP/CIV.

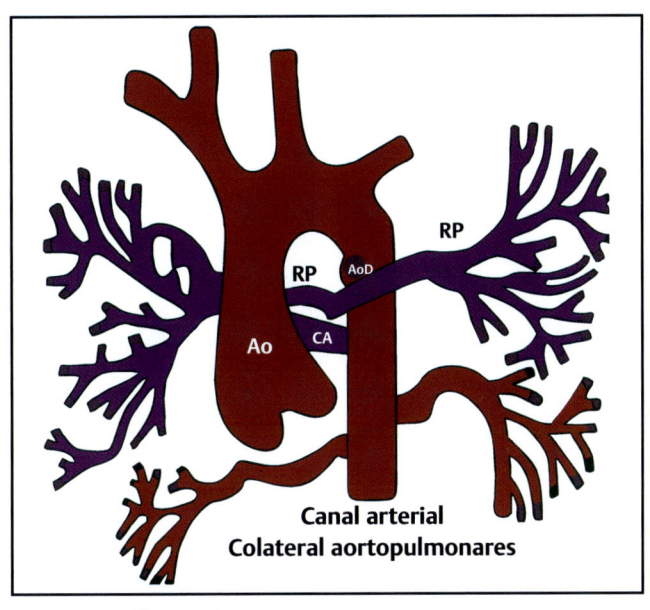

Fig. 15-2. Suplência pulmonar.

Identificando pela Ecocardiografia
Plano Subcostal
Neste plano, podemos avaliar a presença de comunicação interatrial ou de forame oval patente associado.

Plano Paraesternal
Paraesternal Longo Eixo
No plano de eixo longo, visibiliza-se a ampla CIV de mal alinhamento com a aorta cavalgando o septo interventricular. Ao Doppler colorido, avaliamos a direção do *shunt* através da CIV (Figs. 15-3 e 15-4; ▶ Vídeo 15-1).

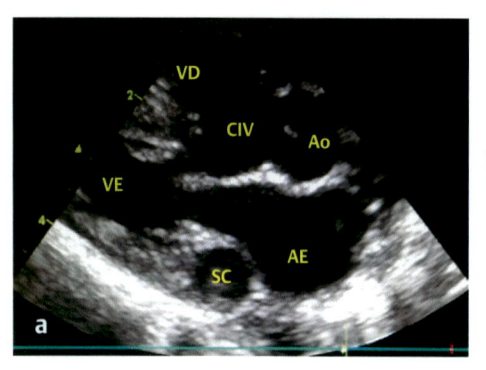

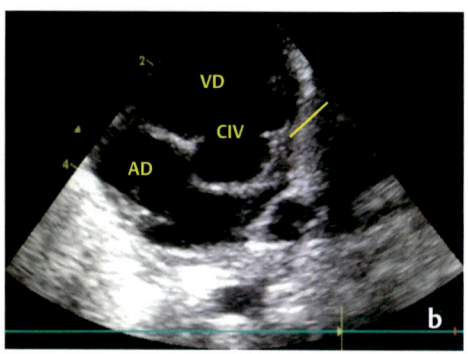

Fig. 15-3. Ecocardiograma bidimensional em atresia pulmonar com CIV. (**a**) Plano paraesternal eixo longo mostra CIV de mal alinhamento e aorta cavalgando o septo interventricular. (**b**) Plano paraesternal eixo curto. Observa-se ausência da valva pulmonar (linha contínua amarela). AD: átrio direito; AE: átrio esquerdo; Ao: aorta; CIV comunicação interventricular, VD: ventrículo direito; VE: ventrículo esquerdo; SC: seio coronário.

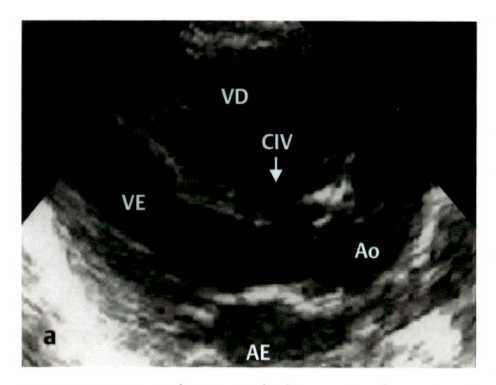

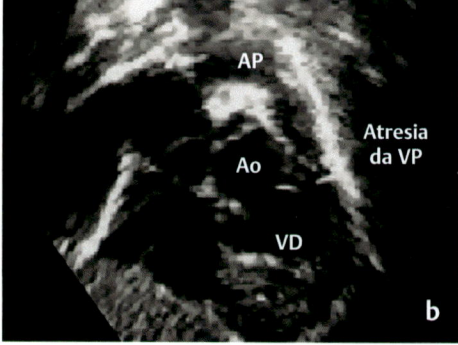

Fig. 15-4. Ecocardiograma bidimensional em atresia pulmonar com CIV. (**a**) Plano longitudinal do VE mostra ampla CIV de mal alinhamento e aorta cavalgando o septo interventricular. (**b**) O plano transverso da VSVD mostra a atresia da VP e visualizamos o TP hipoplásico. AE: átrio esquerdo; Ao: aorta; CIV: comunicação interventricular; VD: ventrículo direito; VE: ventrículo esquerdo; AP: atresia da v. pulmonar.

Paraesternal Eixo Curto

Este plano mostra a ausência da conexão do VD/AP sendo confirmada pelo mapeamento do Doppler colorido, que permite verificar a ausência do fluxo anterógrado na AP. A suplência sanguínea da AP se faz através do fluxo retrógrado do canal arterial patente ou das artérias colaterais aortopulmonares. (Figs. 15-5 e 15-6; ▶ Vídeo 15-2).

ATRESIA PULMONAR

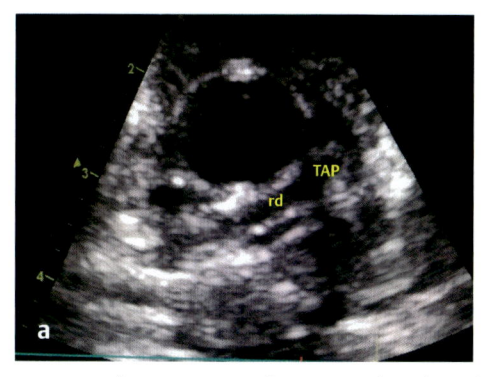

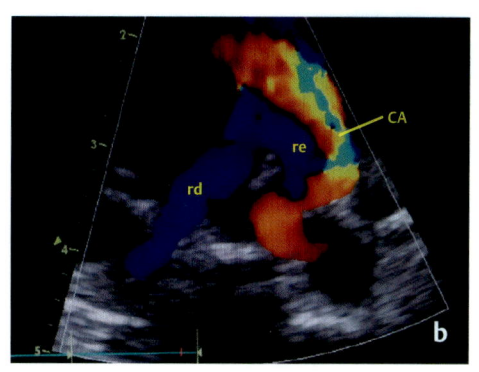

Fig. 15-5. Plano paraesternal eixo curto da AP/CIV. (**a**) Observamos tronco e ramos pulmonares pouco desenvolvidos. (**b**) Ao Doppler colorido, vemos o fluxo sanguíneo nos ramos pulmonares supridos pelo *shunt* esquerda-direita através do canal arterial. CA: canal arterial; rd: ramo direito da artéria pulmonar; re: ramo esquerdo da artéria pulmonar; TAP: tronco da artéria pulmonar.

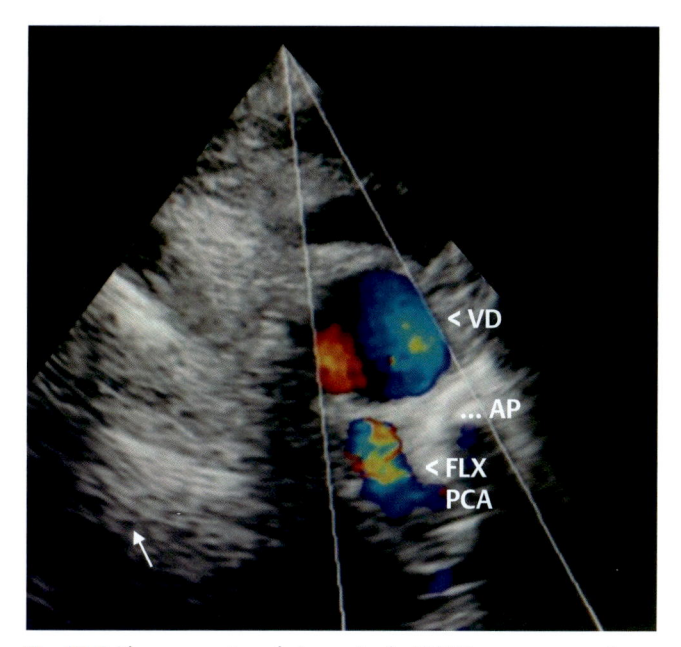

Fig. 15-6. Plano paraesternal eixo curto da AP/CIV: ao mapeamento Doppler colorido, vemos a ausência de fluxo anterógrado através da via de saída do VD, ou seja, confirma a AP. Fluxo dos ramos pulmonares supridos pelo *shunt* esquerda-direita através do canal arterial. AP: atresia pulmonar; Flx PCA: fluxo do canal arterial; VD: ventrículo direito.

Plano Apical 4 e 5 Câmaras

Na maioria dos casos, a CIV é bem ampla e localiza-se no septo perimembranoso com extensão para via de saída do VE, sendo identificado o *shunt* D/E por meio do Doppler colorido. Neste plano, podemos visualizar a aorta cavalgando o SIV, a hipertrofia do SIV e da cavidade ventricular direita (Fig. 15-7).

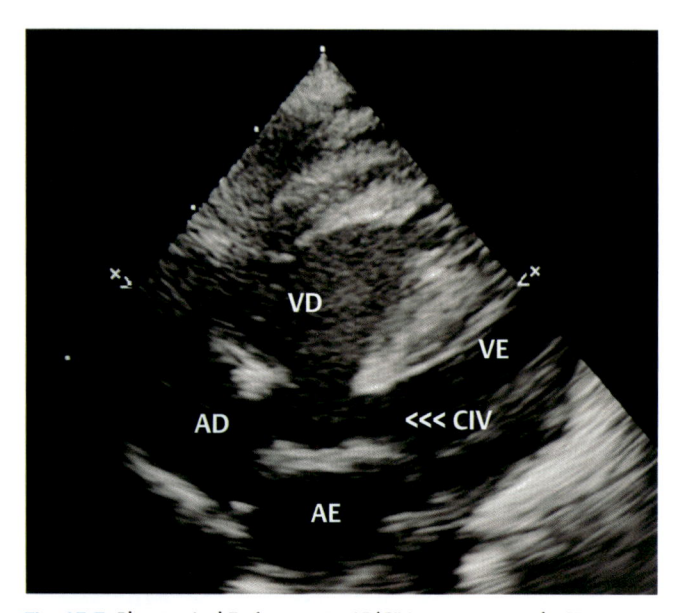

Fig. 15-7. Plano apical 5 câmaras na AP/CIV mostra a ampla CIV com extensão para via de saída e o cavalgamento da aorta no SIV. AD: átrio direito; AE: átrio esquerdo; CIV: comunicação interventricular; VD: ventrículo direito; VE: ventrículo esquerdo.

Plano Supraesternal

A presença do arco aórtico à direita pode ocorrer entre 25 e 30% dos casos, sendo este aspecto morfológico importante nos casos da realização da cirurgia paliativa de Blalock-Taussig. Quando as artérias pulmonares não são confluentes ou se apresentam bastante hipoplásicas, podemos ver pelo Doppler colorido colaterais aortopulmonares. Estas colaterais, muitas vezes em número médio de seis, são identificadas como vasos tortuosos, com jatos turbulentos, oriundos da aorta descendente, dos vasos do pescoço ou das artérias coronárias, em direção às artérias pulmonares (Fig. 15-8 e ▶ Vídeo 15-3).

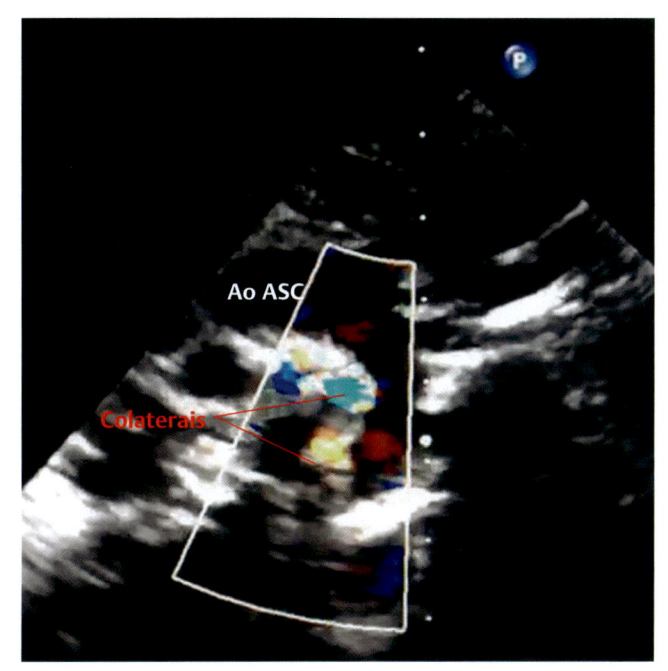

Fig. 15-8. No plano supraesternal longitudinal na AP/CIV, podemos identificar colaterais aortopulmonares (setas).

Tópicos Importantes na Avaliação no Pós-Operatório

Na fase neonatal, é realizada, na maioria das vezes, uma cirurgia de *shunt* sistêmico--pulmonar e habitualmente é indicada a cirurgia de Blalock-Taussig (anastomose da artéria subclávia na artéria pulmonar) sendo, portanto, necessário avaliar adequadamente a permeabilidade do *shunt* no PO.

A cirurgia de Rastelli é a cirurgia definitiva para AP com CIV e, nestes casos, é necessário avaliar a permeabilidade do tubo VD/AP e a função ventricular global e segmentar do VD.

Os aspectos ecocardiográficos no PO estão descritos no Capítulo 30.

Ecocardiograma Fetal

O diagnóstico pré-natal é possível pela ecocardiografia fetal, com impacto positivo no planejamento do parto e redução da mortalidade. No feto, pode ser difícil o diagnóstico diferencial com tetralogia de Fallot com obstrução severa do trato de saída do VD.

Resumindo

- A atresia pulmonar com comunicação interventricular (AP/CIV) é caracterizada por ausência da valva pulmonar e graus variados de obstrução da VSVD. A CIV é ampla de mal alinhamento.
- O arco aórtico à direita pode ser encontrado em 20 a 30% dos casos.
- A prevalência de associação com anomalias cromossômicas é de aproximadamente 10%, porém a microdeleção do cromossomo 22q 11 (síndrome de DiGeorge) é encontrada em 20% dos casos.

ATRESIA PULMONAR COM SEPTO INTERVENTRICULAR ÍNTEGRO
Entendendo

A atresia pulmonar com septo interventricular íntegro é uma cardiopatia congênita cianótica que possui uma morfologia bastante heterogênea. A sua característica principal é a ausência de conexão entre o ventrículo direito e a artéria pulmonar, ocasionando interrupção total do fluxo de sangue entre o ventrículo direito (VD) e artéria pulmonar principal, acompanhada uma variabilidade de graus de hipoplasia da valva tricúspide e ventrículo direito, além de anormalidades da circulação coronariana.

Por ocorrer uma obstrução total ao débito que sai do VD para a artéria pulmonar. É uma cardiopatia cianogênica canal-dependente. Tanto na vida fetal quanto após o nascimento, a circulação pulmonar é suprida pelo fluxo retrógrado da aorta através do canal arterial.

Incidência

A atresia pulmonar com septo íntegro corresponde a aproximadamente 3% das cardiopatias congênitas cianóticas, e está presente em 4 a 8 por 100.000 nascidos vivos. É a 3ª cardiopatia congênita cianótica mais comum, acometendo mais o sexo masculino numa proporção de 1,5:1.

Anatomia

Em 80% dos casos, a artéria pulmonar (AP) é atrésica e apresenta-se como uma membrana imperfurada. Em 20% dos pacientes, o infundíbulo encontra-se atrésico (atresia muscular da via de saída do VD). O anel valvar pulmonar e o tronco da artéria pulmonar são hipoplásicos, sendo rara a atresia da artéria pulmonar principal. As artérias pulmonares direita e esquerda usualmente são confluentes, e raramente existem colaterais aortopulmonares. O septo interventricular (SIV) é íntegro.

O tamanho do VD é variável dependendo da presença ou ausência das suas porções: 1. de entrada; 2. trabecular; e 3. infundibular. O VD é considerado **tripartite** quando todas as porções estão presentes, e seu tamanho é próximo do normal. No VD **bipartite**, as porções de entrada e infundibular estão presentes, e, no VD **monopartite**, apenas a porção de entrada está presente, e, portanto, o VD é muito hipoplásico (Fig. 15-9).

Nos casos com VD hipoplásico, existe associação com a estenose importante da valva tricúspide. Quando o *Z-score* da valva tricúspide é inferior a - 2,5, frequentemente encontramos anomalias nas artérias coronárias, como ausência de conexão entre as coronárias e a aorta, estenose ou interrupção de artéria coronária e presença de grandes sinusoides coronário-cavitários.

A identificação deste tipo de circulação coronária geralmente dependente do VD é de grande importância para a decisão do tratamento intervencionista (cirúrgico ou por cateterismo), visto que nestes casos a alta pressão dentro do VD mantém a adequada perfusão coronariana.

A presença de insuficiência tricúspide severa pode estar associada a displasia da valva tricúspide ou a características da anomalia de Ebstein, e, em ambos os casos, a cavidade ventricular e o átrio direito estão dilatados.

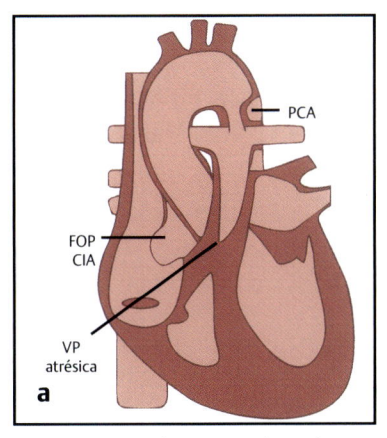

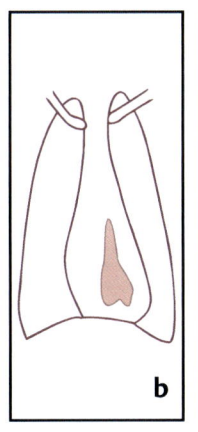

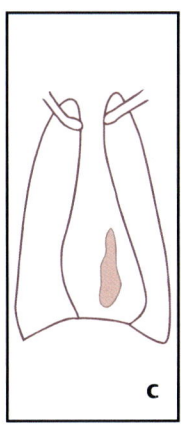

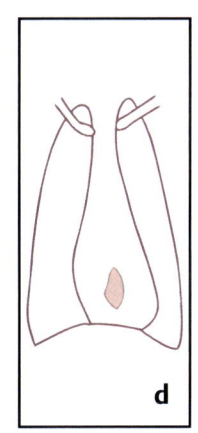

Fig. 15-9. Desenho esquemático da AP com SIV íntegro. (**a**, **b**) Tipo tripartite (3 porções: entrada, trabecular e infundibular). (**c**) Bipartite (entrada e infundibular). (**d**) Monopartite (somente via de entrada). CIA: comunicação interatrial; FOP: forame oval patente; PCA: persistência do canal arterial; VP: válvula pulmonar.

Fisiopatologia

O retorno venoso sistêmico segue para a cavidade ventricular direita através da veia cava inferior, mas, como não há conexão com a artéria pulmonar (AP), este sangue com baixa saturação de O_2 se dirige para o átrio esquerdo através do forame oval ou uma comunicação interatrial. A presença de comunicação interatrial (CIA) não restritiva é necessária para que o retorno venoso sistêmico alcance o átrio e o ventrículo esquerdos. Para manter o fluxo pulmonar e a sobrevivência do paciente, é necessária a presença de canal arterial patente. A AP com septo interventricular íntegro faz parte do grupo CC com fluxo pulmonar canal-dependente.

Nos pacientes de AP com SIV íntegro com VD muito hipoplásico, podemos encontrar a circulação coronária dependente deste ventrículo, e os procedimentos para a descompressão do VD devem ser avaliados, pois podem provocar um "roubo" de fluxo diastólico das coronárias para a cavidade ventricular direita, resultando assim em isquemia miocárdica e infarto.

Identificando pela Ecocardiografia

Vários parâmetros ecocardiográficos devem ser identificados para a completa análise da AP com SIV íntegro, pois são preditores da conduta clínico-cirúrgica.

Plano Subcostal

Nesta cardiopatia, é obrigatório o *shunt* ao nível atrial para manutenção do débito cardíaco, portanto, neste plano, podemos quantificar o fluxo do AD para o AE. É importante analisar se o fluxo é restritivo ou não. Devemos avaliar, na válvula tricúspide, os aspectos morfológicos e funcionais (se atrésica ou não, se competente ou não). Nos casos de AP com regurgitação tricúspide, a incidência de sinusoides é menor, em função da descompressão do VD.

Plano Paraesternal
Paraesternal Longo Eixo
Neste plano, confirmamos a integridade do septo interventricular (SIV) nos casos de hipoplasia severa do VD, além da imagem característica do VD hipertrofiado.

Paraesternal Eixo Curto
Identificamos o tipo de AP, ou seja, se a ausência da conexão VD/AP é muscular ou membranosa, o que auxilia na decisão de manejo intervencionista ou cirúrgico. O mapeamento por meio do Doppler pode diferenciar a atresia pulmonar funcional (quando há regurgitação pulmonar) da atresia anatômica da valva pulmonar. A avaliação do tamanho e a confluência das artérias pulmonares, além do estudo do canal arterial, são pontos importantes na condução terapêutica, principalmente, para pacientes que poderão ser submetidos a procedimentos paliativos, como o implante de *stent* no canal arterial (Fig. 15-10).

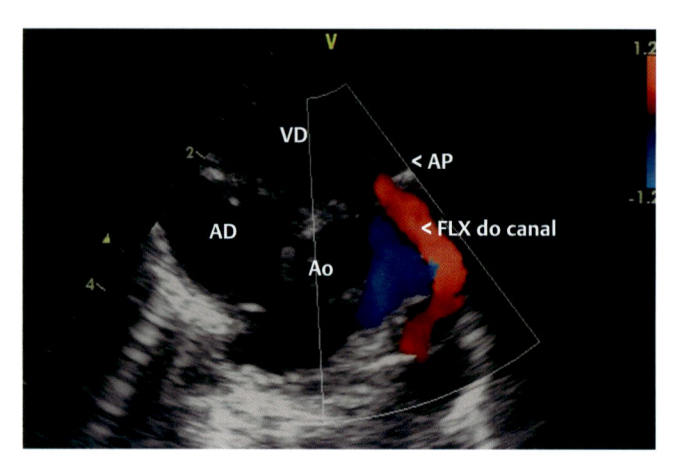

Fig. 15-10. No plano paraesternal eixo curto ao nível dos vasos da base, identificamos a imagem hiperrefringente da valva pulmonar atrésica (seta) e o Doppler colorido mostra o fluxo retrógrado do canal arterial amplo, dirigindo-se para o tronco da artéria pulmonar.
AD: átrio direito; Ao: aorta; AP: atresia pulmonar; Flx do canal: fluxo do canal arterial; VD: ventrículo direito.

Plano Apical 4 e 5 Câmaras
O tamanho da valva tricúspide (VT) pode ser avaliado pelo *Z-score*, e é um importante sinalizador de prognóstico. É também importante a identificação da disfunção da VT quantificando a regurgitação e/ou estenose tricúspide. Neste plano, estimamos a função sistólica do VD e o seu tamanho (uni, bi e tripartite) além da presença de conexões ventrículo coronarianas (Figs. 15-11 e 15-12).

ATRESIA PULMONAR

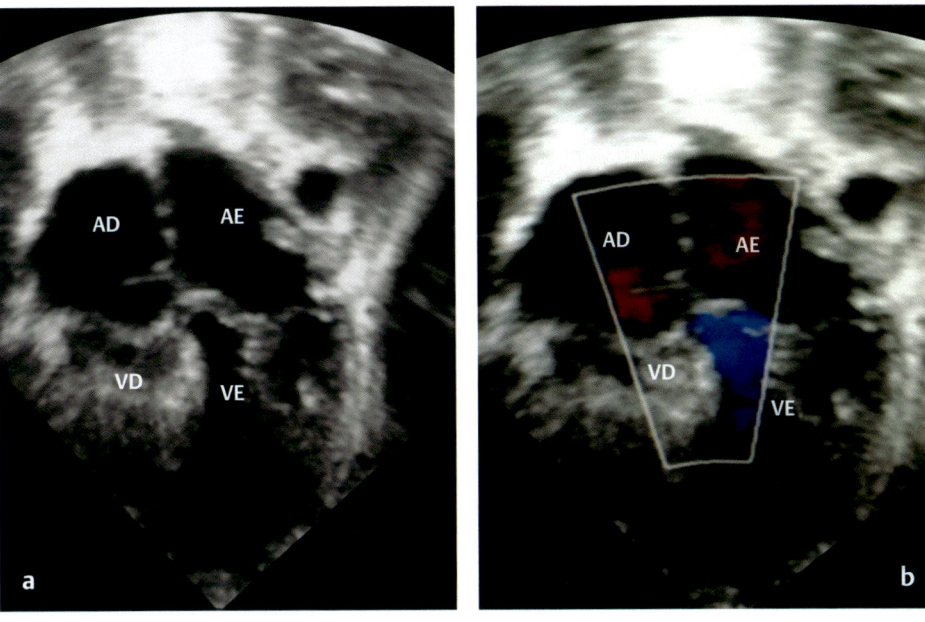

Fig. 15-11. Ecocardiograma no plano 4 câmaras. (**a**) Demonstra o VD hipoplásico e hipertrofiado. (**b**) Com o auxílio do mapeamento em cores, confirmamos os achados anteriores. AD: átrio direito; AE: átrio esquerdo; VD: ventrículo direito; VE: ventrículo esquerdo.

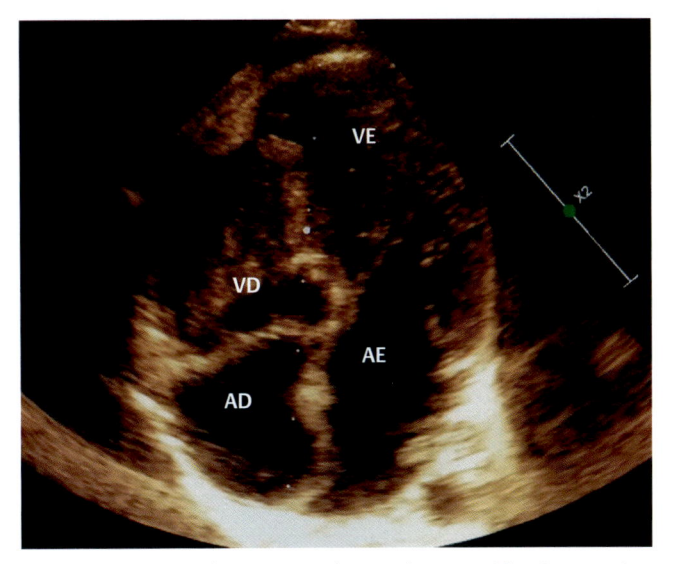

Fig. 15-12. O ecocardiograma no plano 4 câmaras evidencia a atresia tricúspide e o VD bastante hipoplásico, em associação com a AP, sendo considerada hipoplasia do coração direito.

Plano Supraesternal

Permite a identificação da lateralidade do arco aórtico, pois encontramos entre 20 e 25% de arco aórtico à direita e a visualização da drenagem venosa pulmonar para o AE (Fig. 15-13).

Ecocardiograma após o Tratamento Cirúrgico /Hemodinâmico

Nos casos de AP com SIV íntegro tipo membrana em que foi possível a realização de valvuloplastia por radiofrequência, devemos pesquisar a presença de estenose ou insuficiência pulmonar residual:

Avaliação do fluxo efetivo ao nível atrial, após a atriosseptostomia por cateter-balão, nos casos de comunicação interatrial restritiva.

Avaliação do fluxo efetivo do canal arterial após a colocação de *stent* pelo procedimento hemodinâmico.

A avaliação da função ventricular global e segmentar do VD tanto no pré como no pós-operatório da cirurgia definitiva (ver Capítulo 30).

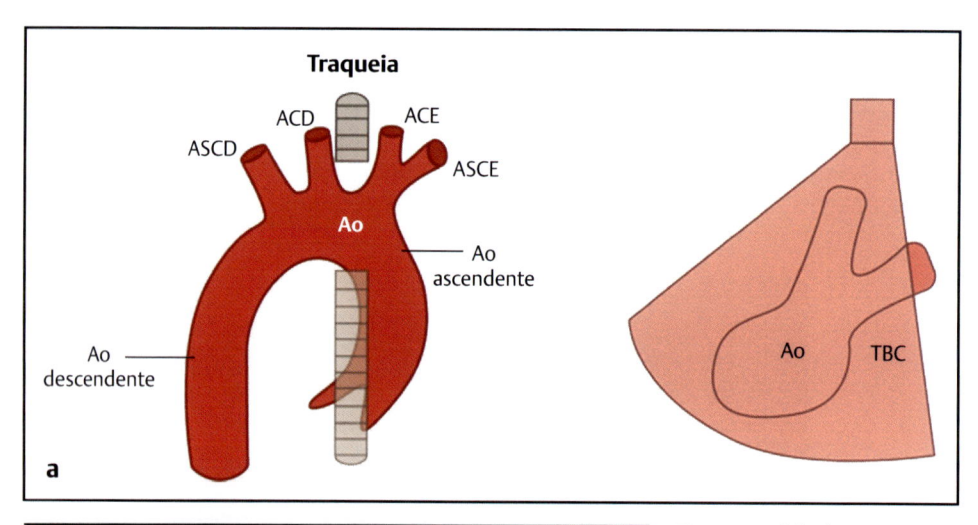

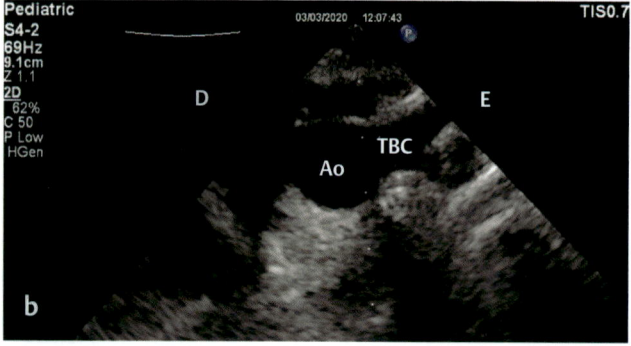

Fig. 15-13. (**a**) Observamos o arco aórtico à direita (AAD) e a disposição dos ramos supra-aórticos. (**b**) No ecocardiograma no plano supraesternal transversal, observamos a aorta com a saída do TBC, dirigindo-se para a esquerda, caracterizando assim o AAD. ACD: artéria carótida direita; ACE: artéria carótida esquerda; Ao: aorta; ASCD: artéria subclávia direita; ASCE: artéria subclávia esquerda.

Ecocardiografia Fetal

O diagnóstico pré-natal da AP com SIV íntegro é possível pela ecocardiografia fetal. No plano 4 câmaras e de via de saída do VD, identifica-se VD hipoplásico e valva pulmonar, tronco e artérias pulmonares hipoplásicas, respectivamente. Ao mapeamento do Doppler colorido, não visualizamos o fluxo anterógrado pela valva pulmonar, apenas o fluxo retrógrado pelo canal arterial. Nos planos de mediastino superior (plano dos três vasos e três vasos com traqueia), o tronco da artéria pulmonar terá calibre menor que a aorta.

RESUMINDO

- A atresia pulmonar com septo interventricular íntegro pode ter o auxílio da ecocardiografia para identificar o tipo de AP, se muscular ou membranosa, e orientar o manuseio intervencionista ou cirúrgico.
- Os aspectos ecocardiográficos importantes podem auxiliar em condutas de urgência, como a atriosseptostomia por cateter-balão, em caso de *shunt* atrial restritivo.
- Nos casos de AP com septo interventricular íntegro, VD bem desenvolvido e com anel valvar pulmonar (VP) de bom tamanho, é indicada a perfuração da VP por radiofrequência e dilatação por balão.

LEITURAS SUGERIDAS

Alwi M, Ahmad Z. Pulmonary atresia and intact ventricular septum. In: Butera G, Chessa M, Eicken A, Thomson JD, eds. Atlas of cardiac catheterization for congenital heart disease. Springer; 2019.

Bravo-Valenzuela NJM. Lesões obstrutivas das vias de saída dos ventrículos direito e esquerdo. In: Bravo-Valenzuela NJM, Lucas E, Silva AEA, Farias CVB. Atlas de ecocardiografia fetal. 1ª ed. Rio de Janeiro: Thieme Revinter Publicações; 2021. p. 93-9.

Chikka Bhyrappa SM, Loomba RS, Tretter JT. Pulmonary atresia with an intact ventricular septum: Preoperative physiology, imaging, and management. Semin Cardiothorac Vasc Anesth. 2018 Sep;22(3):245-55.

Freedom RM, Anderson RH, Perrin D. The significance of ventriculo-coronary arterial connections in the setting of pulmonary atresia with an intact ventricular septum. Cardiol Young. 2005 Oct;15(5):447-68.

Gorla SR, Singh AP. Pulmonary atresia with intact ventricular septum. 2020 Aug 15. In: StatPearls [Internet]. Treasure Island (FL): StatPearls Publishing; 2021 Jan.

Herdy G, Araujo e Silva AE, Lucas E, Bravo-Valenzuela N, Farias CV et al. Cardiologia pediátrica: Clínica. Rio de Janeiro: Thieme Revinter Publicações; 2022.

Otto CM. Textbook of clinical echocardiography. 6th ed. Philadelphia: W.B. Saunders; 2022.

Park MK, Salamat M. Cyanotic congenital heart defects. In: Park's pediatrics cardiology for practitioners. 7th ed. Philadelphia: Elsevier; 2021: 196-200.

Silva CMC, Maluf MA. Atresia pulmonar com septo interventricular íntegro. In: Croti UA, Mattos SS, Pinto Jr. VC, Aiello VD, Moreira VM. Cardiologia e cirurgia cardiovascular pediátrica. 2ª ed. São Paulo: Roca; 2012. p. 493-512.

Soquet J, Barron DJ, d'Udekem Y. A review of the management of pulmonary atresia, ventricular septal defect, and major aortopulmonary collateral arteries. Ann Thorac Surg. 2019;108(2):601-12.

SÍNDROME DO CORAÇÃO ESQUERDO HIPOPLÁSICO

CAPÍTULO 16

Carla Verona Barreto Farias ▪ Eliane Lucas
Nathalie J. M. Bravo-Valenzuela

ENTENDENDO

A síndrome do coração esquerdo hipoplásico (SCEH) descreve um espectro de malformações cardíacas em que o ventrículo esquerdo (VE), devido a defeitos anatômicos, não é capaz de suprir o débito sistêmico. Graus variáveis de hipodesenvolvimento do lado esquerdo do coração podem estar presentes.

Caracteriza-se por ventrículo esquerdo e aorta ascendente hipoplásicos, que podem estar associados à estenose ou atresia da valva mitral e/ou da valva aórtica, com consequente diminuição do fluxo sistêmico que é mantido pela patência do canal arterial (circulação sistêmica dependente do canal arterial ou *ductus arteriosus*).

INCIDÊNCIA

Estima-se que a incidência da SHCE ao nascimento seja de aproximadamente 0,1 a 0,25 por 1.000 nascidos vivos, correspondendo a 3,8% de todas as cardiopatias congênitas. Acomete 7 vezes mais o sexo masculino.

A SCEH é uma das cardiopatias congênitas mais frequentemente diagnosticadas na vida pré-natal, visto que o rastreamento no ultrassom obstétrico identifica melhor as lesões que alteram o plano de 4 câmaras do coração fetal, principalmente na forma clássica de SCEH (VE com hipoplasia importante e atresia mitroaórtica).

Há um risco aumentado de recorrência de cardiopatia congênita e SHCE em membros de famílias acometidas (cerca de 10% para a criança subsequente se um dos filhos tiver SCEH).

MORFOLOGIA

- Hipoplasia do ventrículo esquerdo.
- Valva aórtica e mitral estenóticas ou atrésicas.
- Hipoplasia da aorta ascendente.
- Arco aórtico hipoplásico, com ou sem coarctação.
- Canal arterial pérvio.
- Átrio esquerdo pequeno ou hipoplásico.
- Septo interatrial: forame oval pérvio ou comunicação interatrial restritivos ou não.

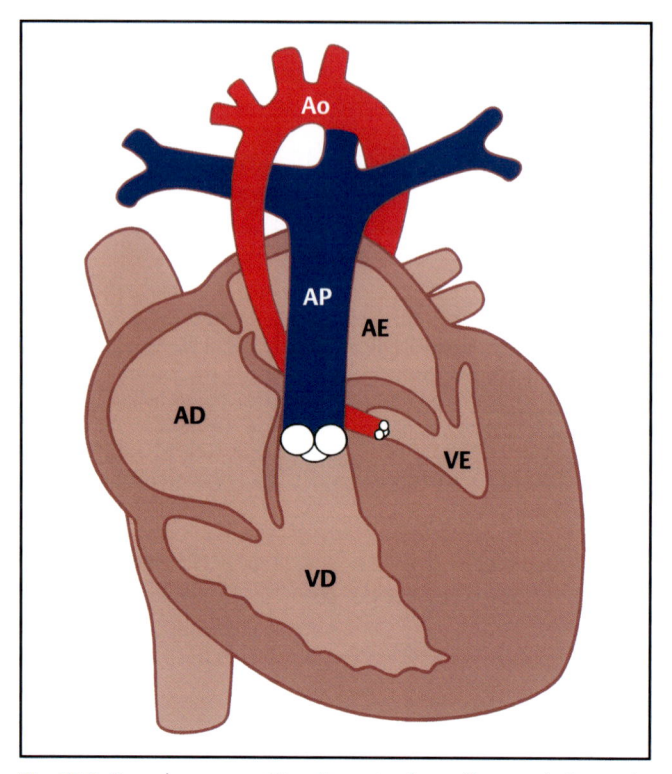

Fig. 16-1. Desenho esquemático da anatomia cardíaca na síndrome de hipoplasia do coração esquerdo. AD: átrio direito; AE: átrio esquerdo; Ao: aorta; AP: artéria pulmonar; VD: ventrículo direito; VE: ventrículo esquerdo.

- Ventrículo direito (ventrículo principal) dilatado, com dilatação do tronco da artéria pulmonar.
- Fibroelastose endocárdica na presença de atresia ou estenose aórtica importante, devido ao hipofluxo coronariano intraútero.

A morfologia da SHCE está representada na Figura 16-1.

IDENTIFICANDO PELA ECOCARDIOGRAFIA
Plano Subcostal ou Subxifoide

Importante para a avaliação do septo interatrial e veias pulmonares (Fig. 16-2). O forame oval (FO) ou a comunicação interatrial (CIA), quando restritivo (≤ 2 mm) é um fator associado a desfechos adversos (grande instabilidade hemodinâmica/hipertensão arterial pulmonar) e que necessitará de atriosseptostomia de emergência para sobrevivência. Nesses casos, o átrio esquerdo (AE) demonstra sinais de pressão aumentada com septo interatrial abaulando para a esquerda, Doppler colorido pelo FO ou CIA com mosaico de cores ("cor" em mosaico com *aliasing* até parede do AD) e Doppler com velocidade aumentada (em geral $\geq 1,5$ m/s).

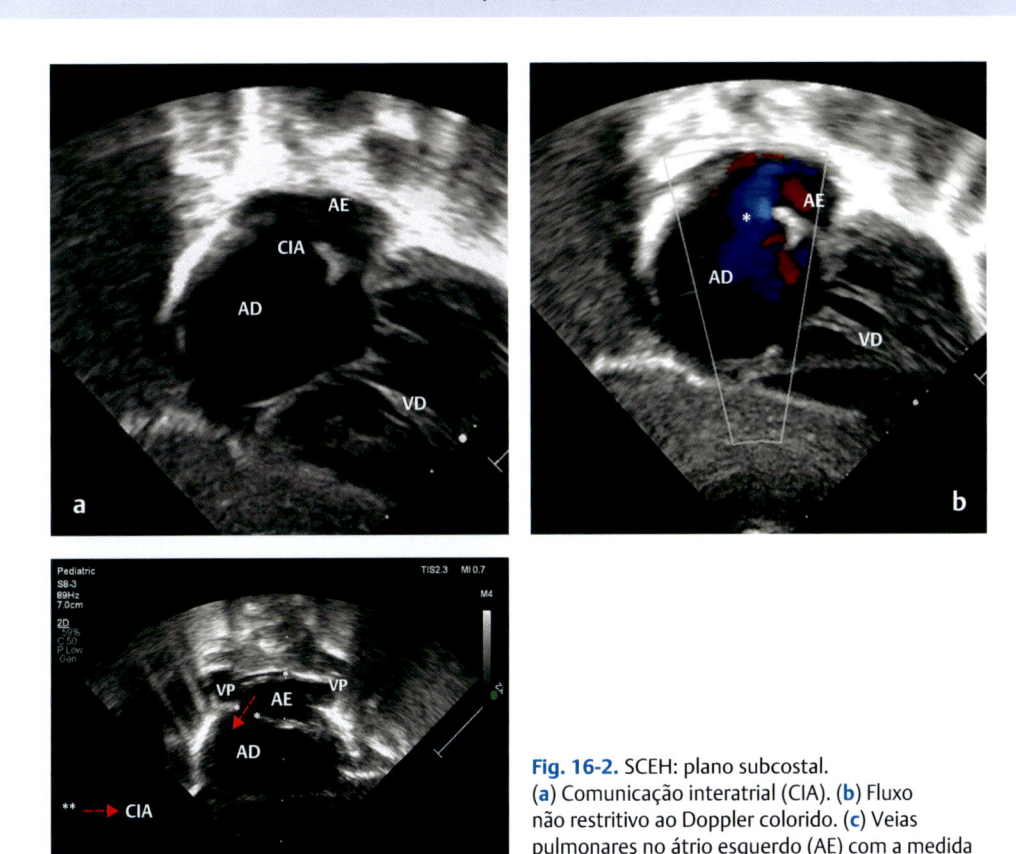

SÍNDROME DO CORAÇÃO ESQUERDO HIPOPLÁSICO

Fig. 16-2. SCEH: plano subcostal. (**a**) Comunicação interatrial (CIA). (**b**) Fluxo não restritivo ao Doppler colorido. (**c**) Veias pulmonares no átrio esquerdo (AE) com a medida da CIA (** seta vermelha). AD: átrio direito; VP: veia pulmonar.

O fluxo das veias pulmonares deve ser avaliado: 1. checar se as veias pulmonares drenam no AE, pois em cerca de 5% dos casos de SCEH pode ocorrer conexão anômala (quando total – prognóstico reservado), 2. checar se o padrão de fluxo venoso pulmonar é normal ou reflete sinais de pressão aumentada no AE por FO/CIA restritivo – considerar que nos casos associados à presença de veia levocardinal o Doppler venoso pulmonar normal não exclui FO/CIA restritivo**.

** Ocorrerá descompressão do AE, pois o retorno venoso pulmonar para essa veia sistêmica ("veia levocardinal"), sendo importante não confundir esse vaso com a veia cava superior esquerda (Doppler colorido nos planos paraesternal e supraesternal: veia cava esquerda, em geral, acompanha seio coronário dilatado que pode ser observado no paraesternal eixo longo VE e a veia levocardinal forma uma imagem "em ferradura" no plano supraesternal, pois drena na veia inominada que "deságua" na veia cava superior).

Plano Paraesternal

No plano paraesternal eixo longo do VE podem ser observados: AE pequeno ou hipoplásico e a hipoplasia do VE e sua via de saída (valva aórtica e aorta ascendente) (▶ Vídeo 16-1). Plano útil para mensurar a aorta ascendente (Fig. 16-3). As anormalidades anatômicas e funcionais da valva tricúspide (VT) que podem ocorrer na SCEH são avaliadas no plano paraesternal eixo longo do VD. A insuficiência tricúspide pode ocorrer por dilatação das cavidades e por displasia valvar e, quando moderada ou importante, é fator de prognóstico reservado na SCEH. No plano paraesternal eixo curto das grandes artérias é possível avaliar a valva aórtica e a origem das artérias coronárias (Fig. 16-4 e ▶ Vídeo 16-2). Embora geralmente normais nas formas severas de SCEH (com atresia aórtica), uma artéria coronária comum pode estar presente ou ocorrerem fístulas de circulação coronária – VE. A patência do canal arterial na SCEH deve ser mantida em circulação pós-natal e pode ser avaliada nos planos paraesternal eixo curto das grandes artérias e paraesternal alto ("corte do canal"), auxiliando no manejo terapêutico pré-operatório cujo enfoque é equilibrar ao máximo o fluxo sistêmico e pulmonar (uso da prostaglandina E1). O fluxo pelo canal está direcionado da AP para a Ao, pois o fluxo da parte inferior do corpo é suprido quase ou totalmente pelo canal.

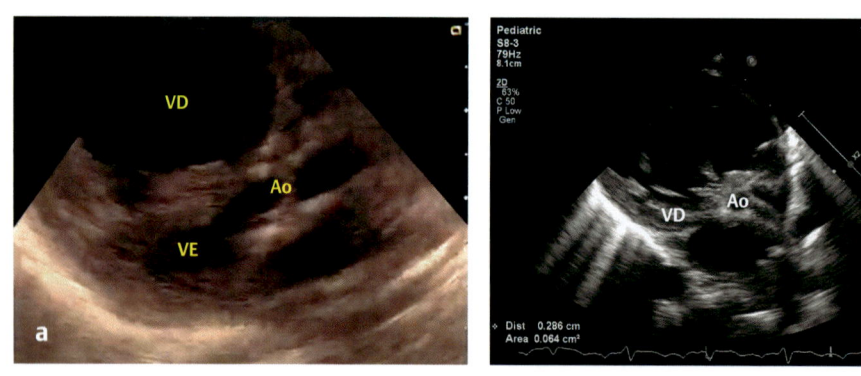

Fig. 16-3. SCEH: plano paraesternal eixo longo do VE. Observe a severa hipoplasia do ventrículo esquerdo (VE), da valva aórtica e aorta ascendente (**a**, **b**). (**b**) Mensurada a aorta ascendente (2,8 mm). VD: ventrículo direito; Ao: aorta.

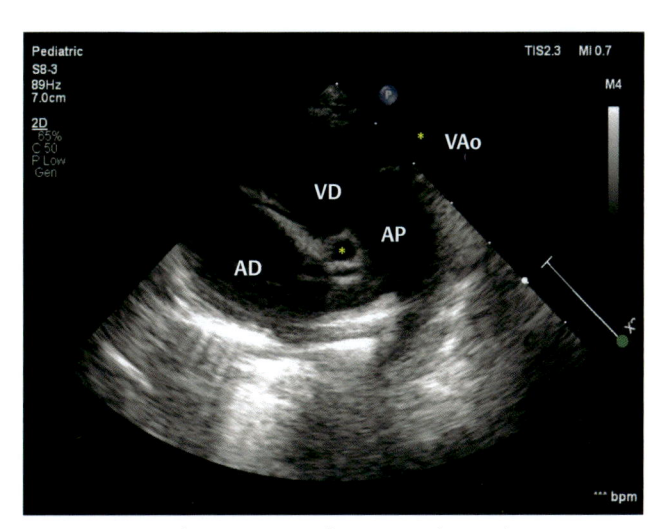

Fig. 16-4. SCEH, plano paraesternal eixo curto do VE: observe a valva aórtica bicúspide (*VAo), espessada e hipoplásica. AP: artéria pulmonar; VD: ventrículo direito; AD: átrio direito.

Plano Apical

A valva mitral pode ser estenótica ou atrésica associada a graus variáveis de hipoplasia do VE avaliados no plano apical 4C com Doppler colorido (Fig. 16-5 e ▶ Vídeo 16-3). Fibroelastose do VE (miocárdio com contratilidade reduzida e "brilho" aumentado) e conexões fistulosas entre VE e circulação coronária podem ser observadas. Anormalidades anatômicas e funcionais da valva tricúspide (como displasia valvar, dilatação do plano valvar e insuficiência tricúspide) e do VD (função ventricular) devem ser cuidadosamente avaliados, pois são fatores relacionados com o prognóstico e com o planejamento

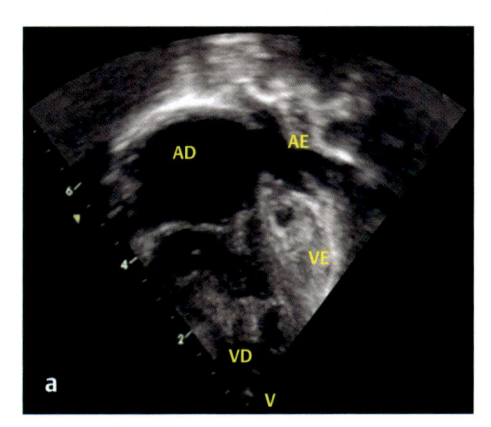

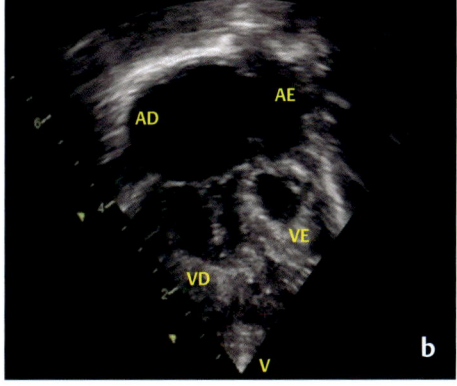

Fig. 16-5. SCEH, plano apical 4C. (a,b) Observe que a hipoplasia do ventrículo esquerdo (VE) pode ocorrer em graus variáveis (a,b), o átrio esquerdo (AE) pequeno e a dilatação das cavidades direitas. Em (a) hipoplasia importante do VE. AD: átrio direito; VD: ventrículo direito.

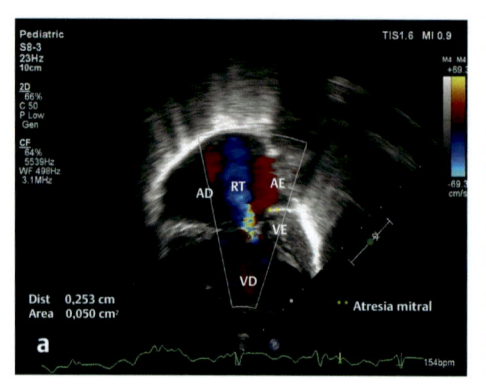

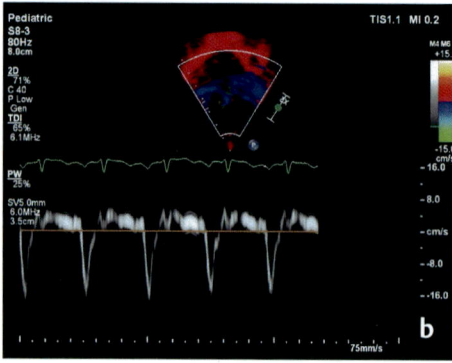

Fig. 16-6. SCEH, plano apical 4C com Doppler colorido e tecidual, demonstrando: **(a)** insuficiência da valva tricúspide (em azul) e **(b)** onda S do ventrículo direito (VD) com amplitude reduzida (déficit contrátil do VD). AE: átrio esquerdo; AD: átrio direito; VE: ventrículo esquerdo; RT: regurgitação (insuficiência) tricúspide; e: onda e Doppler tecidual do VD (enchimento rápido); a: onda a Doppler tecidual do VD (enchimento lento); s: onda s Doppler tecidual do VD (sistólica).

cirúrgico (p. ex., uma plastia valvar tricúspide pode estar indicada simultaneamente ao procedimento Glenn) (Fig. 16-6). Também no *status* pós-operatório de Fontan é possível identificar a imagem do tubo extracardíaco (▶ Vídeo 16-4). O plano apical 5C é útil para análise da via de saída do VE (estenose ou atresia aórtica).

Plano Supraesternal

Nesse plano é possível avaliar a anatomia, as dimensões e o fluxo da aorta ascendente, transversa, descendente e do seu istmo. O Doppler colorido auxilia possibilitando demonstrar o fluxo do canal arterial para aorta descendente e quando há atresia aórtica retrógrada para aorta ascendente.

ECOCARDIOGRAMA FETAL

- O plano 4 câmaras (4C) do coração fetal é anormal, possibilitando a suspeita diagnóstica da SCEH no ultrassom morfológico ao avaliar VE hipodesenvolvido e indicando a ecocardiografia fetal. No plano 4C, além da hipoplasia do VE, o AE é pequeno, havendo predomínio das cavidades direitas, e observa-se que a membrana do forame oval está direcionada ao átrio esquerdo, com fluxo de sangue da esquerda para a direita em nível da fossa oval ao Doppler colorido. Nos planos três vasos (3V) e três vasos com traqueia (3VT) é possível identificar a desproporção entre o tamanho da artéria pulmonar (AP) e da aorta (Ao hipoplásica, bem menor que AP e com dimensões semelhantes à veia cava superior). Presença de fluxo reverso do ducto arterioso em aorta ascendente (Ao) nos planos 3V, 3VT e/ou sagital do arco aórtico. No plano sagital arco aórtico é possível identificar: aorta ascendente e istmo hipoplásicos.
- A ecocardiografia fetal, além do diagnóstico pré-natal da SCEH, possibilita a seleção de fetos com forame oval restritivo que se beneficiaram com intervenção fetal, através da avaliação de parâmetros como análise da mobilidade do *septum primum* (forame oval) e do fluxo em veia pulmonar (Fig. 16-7 e ▶ Vídeo 16-6).

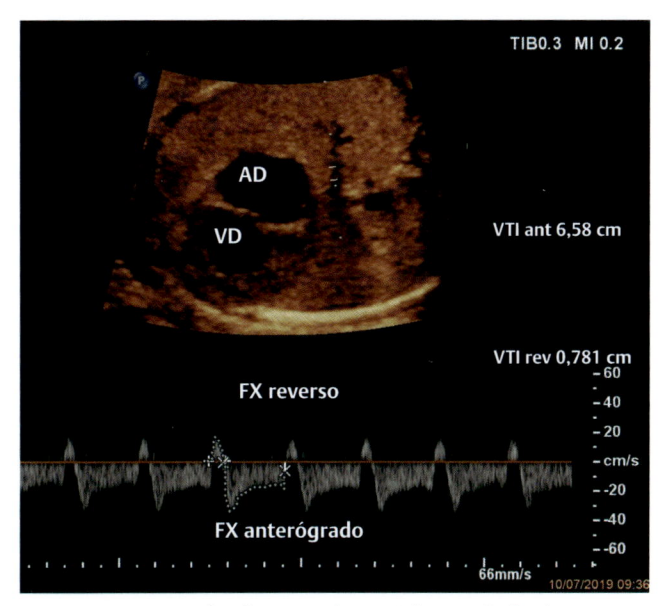

Fig. 16-7. Feto portador de SCEH. Plano 4C do coração fetal com restrição do forame oval (FO). Observe o predomínio das cavidades direitas, pois as cavidades esquerdas são extremamente hipoplásicas. O diâmetro do FO < 1 mm ou sinais de aumento da pressão no AE avaliado pelo Doppler em veia pulmonar devem chamar a atenção para o diagnóstico de FO restritivo. Utilizamos a relação entre a integral de velocidade e tempo (*velocity-time integral* ou VTI) do fluxo anterógrado (a) e a do fluxo reverso VTI da veia pulmonar nessa avaliação como *cut-off* para FO restritivo valores < 5 (a/r). AD: Átrio direito; ANT: anterógrado; FX: fluxo; REV: reverso; VD: ventrículo direito; VTI: *velocity-time integral*.

ANOMALIAS ASSOCIADAS

Dentre as anomalias cardíacas associadas podemos encontrar: a coarctação ou interrupção do arco aórtico, a comunicação interventricular (CIV), anomalias da valva tricúspide, anomalias de veias sistêmicas ou pulmonares.

Síndromes genéticas estão presentes em cerca de 10 a 25% dos casos de SHCE, como síndrome de Turner, Noonan, Holt-Oram, Jacobsen e trissomias do 13 e 18, entre outras. Encontramos anomalias extracardíacas nos casos com síndrome genética associada.

DIAGNÓSTICO DIFERENCIAL
- Estenose aórtica crítica.
- Coarctação da aorta com VE pequeno.
- Atresia mitral com comunicação interventricular.
- Defeito do septo atrioventricular desbalanceado com dominância de VD.
- Dupla via de saída de ventrículo direito.

ECOCARDIOGRAMA APÓS O TRATAMENTO INTERVENCIONAL OU CIRÚRGICO

Após estabilização, as etapas da estratégia terapêutica cirúrgica são variáveis na SCEH em circulação pós-natal. O transplante cardíaco pode ser indicado em um pequeno percentual de casos (limitações: disponibilidade de doador disponível e recursos de alta complexidade). No estágio 1 de reconstrução, a operação de Norwood é a mais utilizada (atriosseptostomia, construção de uma neoaorta com retalho cirúrgico suturado na AP nativa, ligadura do canal arterial, suprimento ou fluxo pulmonar por Blalock-Taussig ou por um conduto AP-VD, sendo essa última técnica denominada Norwood-Sano). Uma alternativa para essa primeira etapa, principalmente em RN de baixo peso, é o procedimento "híbrido" (*stent* no canal arterial e bandagem das artérias pulmonares), sendo a reconstrução da aorta (Norwood) postergada para o estágio 2. No estágio 2 é realizada anastomose cavopulmonar parcial (Glenn: veia cava superior – circulação pulmonar) e, na última etapa (estágio 3), é completada a anastomose cavopulmonar para total (Fontan: veia cava inferior – circulação pulmonar) (▶ Vídeos 16-4 e 16-5).

A avaliação ecocardiográfica da função ventricular direita e da valva tricúspide é importante em todos os estágios. O detalhamento da ecocardiografia nas diversas etapas de tratamento cirúrgico da SCEH está disponível no Capítulo 30.

Norwood
Procedimento Híbrido

O *stent* no canal arterial e a bandagem das artérias pulmonares devem ser avaliados. O fluxo pela bandagem pode ser identificado pelo Doppler colorido e seu gradiente sistólico máximo mensurado pelo Doppler espectral. Em exames de acompanhamento, a queda da velocidade pela bandagem pode sugerir aumento da resistência vascular pulmonar ou septo interatrial restritivo. Obstrução proximal ou distal do *stent* pode ocorrer. O estreitamento progressivo do istmo aórtico pode ocasionar essa obstrução, com redução do fluxo para aorta transversa e ascendente ("coarctação reversa").

Anastomose Cavopulmonar Parcial ou Glenn

No plano supraesternal, a anastomose entre a VCS e a artéria pulmonar direita pode ser identificada ao Doppler colorido e sua velocidade máxima pode ser mensurada pelo Doppler espectral. Na presença de VCS esquerda é possível identificar o Glenn bidirecional (anastomoses das artérias pulmonares direita e esquerda e das VCS direita e esquerda, respectivamente).

Anastomose Cavopulmonar Total ou Fontan

O plano subcostal é importante para avaliar o septo interatrial e a veia cava inferior (VCI) com fluxo desviado para a circulação arterial pulmonar. O plano apical 4 câmaras é importante, pois possibilita identificar o tubo como uma imagem em "círculo" no átrio direito e avaliar diâmetro da sua fenestração nos casos em que o tubo é fenestrado (Fig. 16-8). A contratilidade da câmara principal (VD) e a disfunção valvar tricúspide podem ser avaliadas e quantificadas nos planos paraesternal e apical.

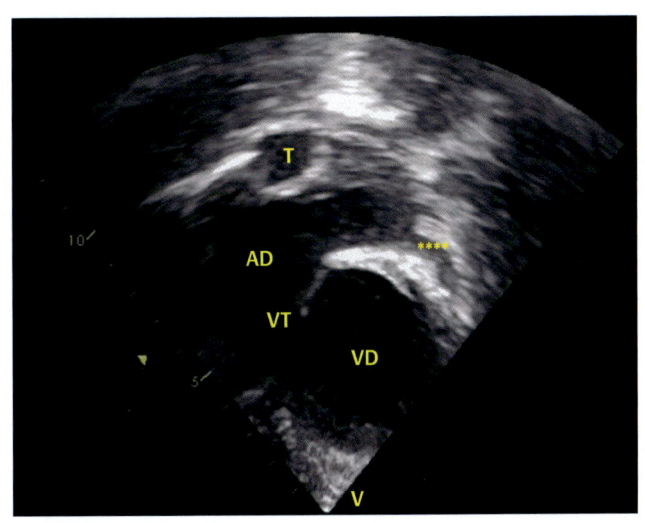

Fig. 16-8. Plano 4C num caso de SCEH, POT de Fontan. É possível identificar o tubo extracardíaco que comunica a VCI para a circulação arterial pulmonar como uma imagem em "círculo" (T) no átrio direito. T: tubo extracardíaco (Fontan); AD: átrio direito; VD: ventrículo direito; VT: valva tricúspide; **** VE hipoplásico.

RESUMINDO – PONTOS IMPORTANTES NO DIAGNÓSTICO INICIAL DA SCEH
- Detalhar a anatomia do coração esquerdo: AE (pequeno vs. hipoplásico, conexão venosa pulmonar), cavidade do VE (grau de hipoplasia, presença ou não de fibroelastose), valvas mitral e aórtica (estenose? atresia?), aorta (dimensões da Ao ascendente, istmo e descendente).
- Avaliar se existe FO/CIA restritivo: Doppler do fluxo venoso pulmonar e interatrial.
- Avaliar o canal arterial: mensurar seu tamanho e avaliar características do seu fluxo ao Doppler.
- Avaliação da valva tricúspide (morfologia e função) e do VD (função e sua via de saída – AP).
- Arco aórtico: lateralidade e detalhamento da origem de suas artérias.
- Avaliação de lesões cardíacas associadas.

LEITURAS SUGERIDAS
Abuhamad A, Chaoui R. Hypoplastic left heart syndrome and critical aortic stenosis. In: Abuhamad A, Chaoui R. A pratical guide to fetal echocardiography. 3. ed. Philadelphia: Wolters Kluwer; 2016. p. 329-16.

Farias CVB. Síndrome do coração esquerdo hipoplásico. In: Bravo-Valenzuela NJM, Lucas E, Silva AEA, Farias CVB. Atlas de ecocardiografia fetal. Rio de Janeiro: Thieme Revinter Publicações, 2021. p. 109-14.

Park MK. Cyanotic congenital heart defects. In: Park MK, Salamat M. Park's pediatrics cardiology for practitioners. 7th ed. Philadelphia: Elsevier, 2021. p. 160-223.

Silva JP, Lopes LM, Silva LF. Síndrome do coração esquerdo hipoplásico. In: Croti UA, Mattos SS, Pinto Jr. VC, Aiello VD, Moreira VM. Cardiologia e cirurgia cardiovascular pediátrica. 2. ed. São Paulo: Roca; 2012. p. 637-60.

Sokolowski L, Respondek-Liberska M, Pietryga M, Slodki M. Prenatally diagnosed foramen ovale restriction in fetuses with hypoplastic left heart syndrome may be a predictor of longer hospitalization, but not of a need for an urgent Rashkind procedure. Ginekol Pol. 2019;90(1):31-8.

Tonni G, Grisolia G. Fetal left heart cardiac malformations. In: Júnior Araújo E, Bravo-Valenzuela NJM, Peixoto AB. Eds: Perinatal cardiology - Part 2. Cingapura: Bentham Science publishers, 2020. v. 1. p. 220-53.

White BR, Goldberg DJ, Rychik J. Hypoplastic left heart syndrome. In: Echocardiography in pediatric and congenital heart disease: from fetus to adult. In: Lai WW, Mertens LL, Cohen MS, Geva T. 3rd ed. Hoboken, NJ: Wiley-Blackwell; 2022. p. 405-11.

TRUNCUS ARTERIOSUS

Eliane Lucas ▪ Aldalea Ribeiro de Sousa

ENTENDENDO

Truncus arteriosus (TA), também chamado de tronco arterial comum, é uma cardiopatia caracterizada por uma única saída dos ventrículos que dá origem às artérias coronárias, artérias pulmonares e aorta ascendente. Em quase todos os casos existe ampla comunicação interventricular que se localiza logo abaixo da válvula truncal.

INCIDÊNCIA

O TA é uma patologia conotruncal rara em 1,5% de todas as cardiopatias congênitas.

Diabetes *melittus*, fenilcetonúria, tabagismo no primeiro trimestre e carência de ácido fólico são condições pré-natais associadas à maior incidência do TA.

MORFOLOGIA

O espectro morfológico do TA é amplo, principalmente relacionado com a origem dos ramos pulmonares. O TA é composto de uma via de saída ventricular única pelo vaso arterial, chamado de vaso truncal, de onde se originam as artérias coronárias, pulmonares e sistêmicas. No vaso truncal existe uma valva em continuidade fibrosa com a valva mitral. Esta valva truncal (VT) pode ser bi, tri ou tetracúspide, que pode apresentar seus folhetos espessados e displásicos, podendo gerar graus variáveis de disfunção, porém, mais frequentemente, a insuficiência valvar. Podemos encontrar o vaso truncal com origem biventricular ou mais relacionado com o ventrículo direito por cavalgamento do septo interventricular. Habitualmente a comunicação interventricular (CIV) é grande e de mau alinhamento. A origem do tronco e ramos pulmonares pode ter ampla variação, e assim temos a classificação de Collett e Edwards relacionada apenas com as origens das artérias pulmonares (Figs. 17-1 e 17-2).

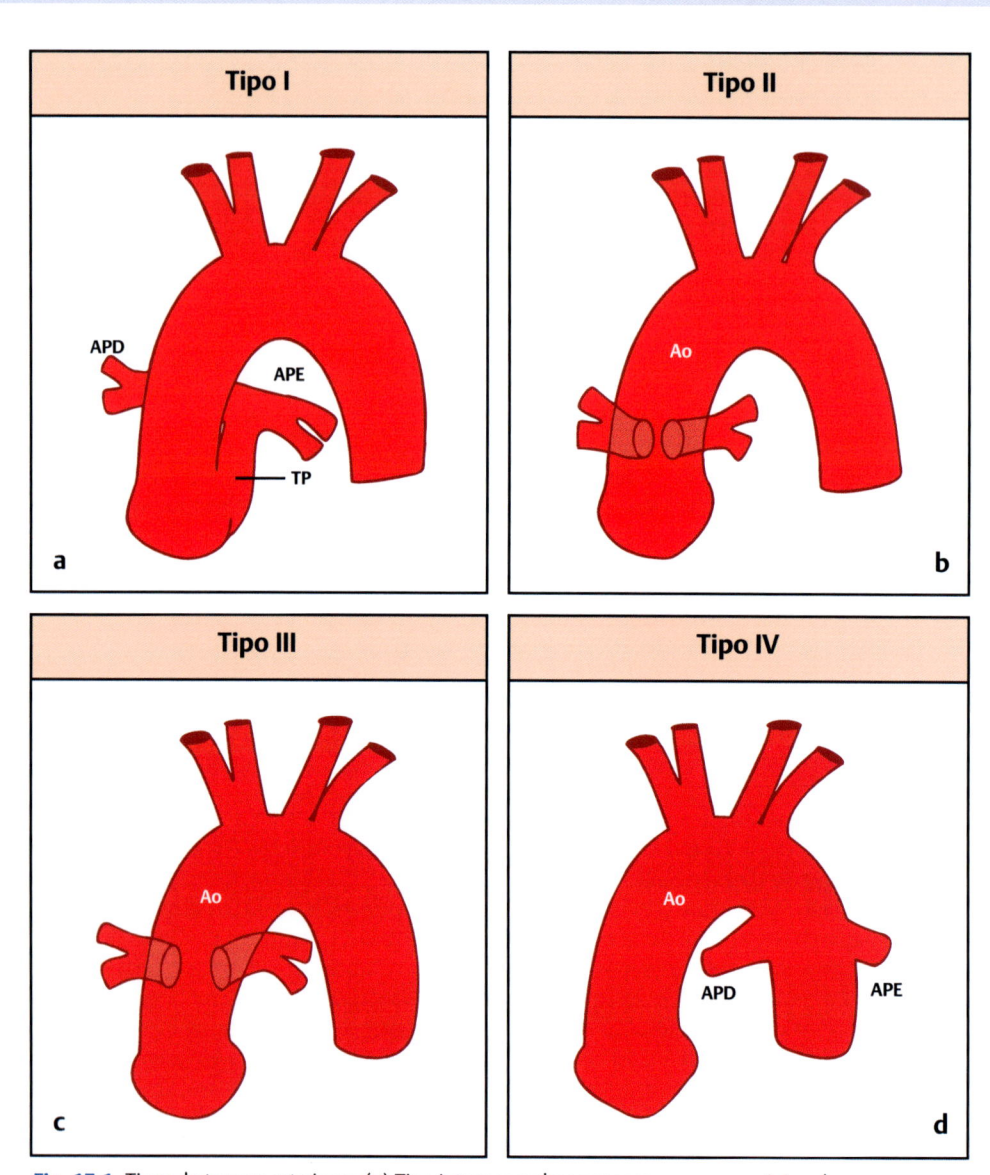

Fig. 17-1. Tipos de *truncus arteriosus*. (**a**) Tipo I: tronco pulmonar comum que se origina do vaso truncal e se divide em artéria pulmonar direita e esquerda. (**b**) Tipo II: ramos pulmonares originam-se separadamente no vaso truncal. (**c**) Tipo III: um dos ramos pulmonares está ausente, com presença de colaterais sistêmicas. (**d**) Tipo IV: atualmente classificado como atresia pulmonar com CIV, se associa à interrupção do arco aórtico. Ao: aorta; APD: artéria pulmonar direita; APE: artéria pulmonar esquerda.

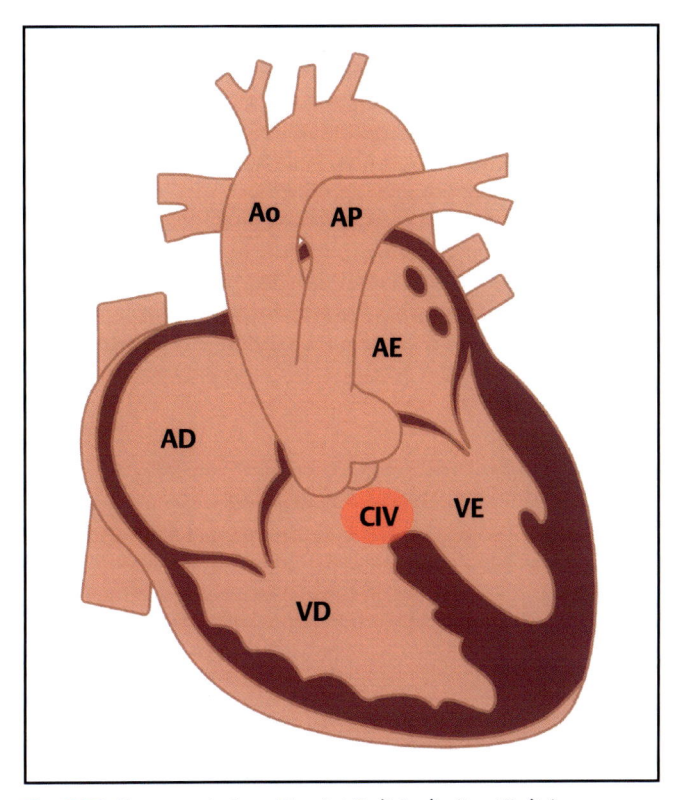

Fig. 17-2. *Truncus arteriosus* Tipo I. AD: átrio direito, AE: átrio esquerdo; Ao: aorta; VD: ventrículo direito; VE: ventrículo esquerdo; CIV: comunicação intraventricular.

IDENTIFICANDO POR ECOCARDIOGRAFIA

A avaliação ecocardiográfica permite a identificação do tipo morfológico do TA e auxilia na orientação terapêutica (Quadro 17-1).

Quadro 17-1. Tópicos Ecocardiográficos Importantes no TA

- Determinar a morfologia e a função da valva truncal
- Avaliar a anatomia das artérias pulmonares. Determinar a presença ou não do tronco da artéria pulmonar. Identificar a origem e o diâmetro dos ramos pulmonares
- Avaliar a presença de suplência sanguínea adicional pulmonar, como através do canal arterial ou colaterais aortopulmonares
- Identificar a localização e a extensão da comunicação interventricular (CIV) e se existe CIV acessória
- Diâmetros e função de ambos os ventrículos
- Lateralidade do arco aórtico. No TA, cerca de 33% do arco aórtico está à direita e 19% associa-se à interrupção do arco aórtico
- Anatomia e distribuição das artérias coronárias, e cerca de 13 a 18% possuem trajeto intramural
- Lesões associadas: comunicação interatrial em 10 a 20%, persistência de veia cava superior esquerda em 5-15% e anomalia venosa pulmonar em 1% no TA

Situs Abdominal/Lateralidade

No TA sabemos que a grande maioria apresenta *situs solitus*.

Plano Subcostal

- *De 2 câmaras:* a visualização do seio coronário dilatado deve alertar para a possibilidade de uma veia cava superior esquerda persistente.
- *De 4 câmaras:* nesse plano o septo interatrial pode ser avaliado e as veias pulmonares podem ser vistas drenando para o átrio esquerdo. Em uma angulação anterior podemos verificar a localização e a extensão da comunicação interventricular e a relação do tronco comum com os ventrículos. Com uma leve angulação anterossuperior, avaliamos valva truncal que cavalga o septo interventricular, os diâmetros e origens dos ramos pulmonares (Fig. 17-3 e ▶ Vídeo 17-1).

Plano Paraesternal

- *Longitudinal do ventrículo esquerdo:* é útil para avaliar morfologia e função da valva truncal, grau de cavalgamento da VT no SIV. Nesse plano com leve rotação podemos identificar o TAP se originando do vaso truncal comum (Fig. 17-4 e ▶ Vídeos 17-2 e 17-3).
- *Eixo curto:* a valva truncal pode ser mais bem visualizada em sua morfologia, sendo a maioria tricúspide e raramente unicúspide. A insuficiência valvar é predominante e, ao contrário, a estenose com folhetos pouco móveis é rara. Nesse plano caracterizamos o tipo de TA; se os ramos pulmonares se originam de um tronco comum ou separados. As origens das artérias coronárias também devem ser estudadas e com possibilidade de trajeto intramural.

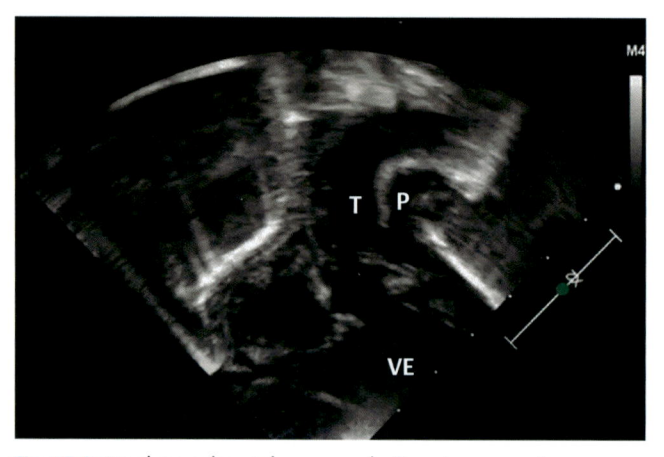

Fig. 17-3. No plano subcostal com angulação anterossuperior, identificamos o vaso truncal (T) e a emergência do TP na porção proximal. P: tronco pulmonar; VE: ventrículo esquerdo.

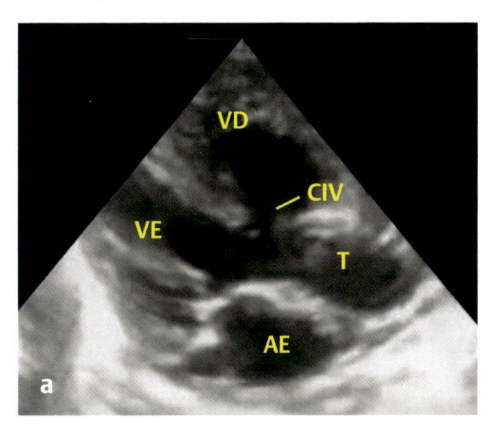

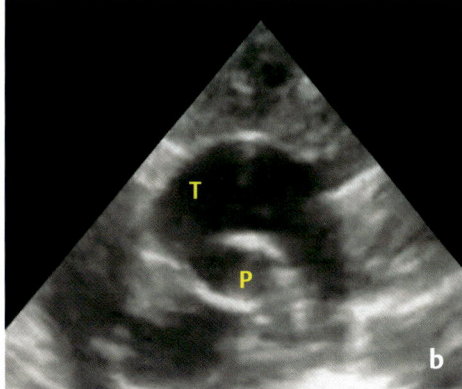

Fig. 17-4. (a) No plano longitudinal do VE observamos a ampla comunicação interventricular (CIV) e o vaso truncal (T) cavalgando o septo interventricular. **(b)** Neste plano com leve rotação observamos a emergência do tronco pulmonar (P) na porção proximal do vaso truncal. AE: átrio esquerdo; VD: ventrículo direito; VE: ventrículo esquerdo.

Plano Apical
- *De 4 câmaras:* é útil na avaliação das válvulas atrioventriculares, SIV, dimensões ventriculares e valva truncal. A angulação anterossuperior permite a avaliação dos ramos pulmonares. O mapeamento com o Doppler colorido auxilia na avaliação da competência da valva truncal, avaliando a gravidade da insuficiência truncal ou, mais raramente, a estenose.

Plano Supraesternal
É possível identificar a lateralidade do arco aórtico, coarctação e interrupção da aorta nesse plano. A interrupção da aorta é suspeitada quando é o canal arterial que nutre a aorta descendente. O mapeamento ao Doppler colorido na aorta descendente pode mostrar o padrão obstrutivo nos casos de associação à coarctação da aorta.

TÓPICOS IMPORTANTES NA AVALIAÇÃO NO PÓS-OPERATÓRIO
- Presença de comunicação interventricular residual.
- Verificar a permeabilidade do tubo (conexão do ventrículo direito para artéria pulmonar).
- Dimensões e fluxo das artérias pulmonares.
- Competência da valva neo-aórtica.
- Visualização do arco aórtico em casos de correção simultânea de coarctação ou interrupção aórtica.
- Dimensões e função do ventrículo direito e esquerdo.

ANOMALIAS ASSOCIADAS
Anomalias Cardíacas
- Arco aórtico à direita (30%).
- Interrupção do arco aórtico (continuidade ductal com aorta descendente).
- Ausência de uma das artérias pulmonares, em geral no lado do arco aórtico.
- Defeito atrioventricular.
- Atresia tricúspide ou mitral.

Associações Extracardíacas
- Síndrome da deleção do cromossomo 22q11 – síndrome DiGeorge.
- Anomalias renais (hidroureter).
- Má rotação intestinal.
- Malformações esqueléticas.
- Asplenia.

ECOCARDIOGRAFIA FETAL

No feto é possível fazer o diagnóstico dessa complexa cardiopatia. É um grande desafio a diferenciação do TA com as outras patologias conotruncais, como a dupla saída do ventrículo direito, estenose pulmonar severa (DVSDV/EP) e a atresia pulmonar com comunicação interventricular (AP/CIV). Na AP/CIV a válvula aórtica é grande e fina, diferente do TA, onde a válvula truncal é espessada e displásica. Na maioria dos casos de TA as artérias pulmonares têm bom tamanho e na AP com CIV podem-se apresentar de tamanhos reduzidos. Ao contrário, a presença de colaterais aortopulmonares, cavalgamento do vaso para a direita ("*overriding* para direita") e fluxo retrógrado para Ao através do canal arterial é mais comum na AP/CIV (▶ Vídeo 17-4).

RESUMINDO
- Na maioria dos casos de TA as artérias pulmonares têm bom tamanho e na AP com CIV podem-se apresentar de tamanhos reduzidos. Nos raros casos de TA tipos II e III segundo a classificação de Collett e Edwards, a diferenciação com a AP/CIV é bastante difícil, porém, o aspecto da morfologia da valva semilunar (espessada e displásica), presença de disfunção valvar com insuficiência ou estenose truncal, ramos pulmonares localizados mais próximos à valva semilunar são aspectos mais sugestivos de TA.
- Como o TA faz parte do grupo de cardiopatias conotruncais, se faz necessária a investigação genética para afastar síndrome da deleção do cromossomo 22q11 – síndrome DiGeorge.

LEITURAS SUGERIDAS
Bravo-Valenzuela NJN, Lucas E, Silva AEA, Farias CV. Atlas de ecocardiografia fetal. Rio de Janeiro: Thieme Revinter Publicações; 2021. p. 123-128.

Herdy GV, Araujo e Silva AE, Lucas E, Bravo-Valenzuela N, Farias CV et al. Cardiologia pediátrica: prática clínica. Rio de Janeiro: Thieme Revinter Publicações; 2022.

Nguyen T, John B, Nardell K, Gonzalez JH, Timofeev S, Marx G. Echocardiography of the common arterial trunk. Cardiol in the Young. 2012;22:655-63.

Park MK. Cyanotic congenital heart defects. In: Park MK, Salamat M. Park's pediatrics cardiology for practitioners, 7. ed. Philadelphia: Elsevier; 2021. p. 214-7.

TRANSPOSIÇÃO DAS GRANDES ARTÉRIAS

CAPÍTULO 18

Nathalie J. M. Bravo-Valenzuela

ENTENDENDO

A transposição das grandes artérias (TGA) caracteriza-se por: conexão atrioventricular (AV) concordante com conexão ventriculoarterial (VA) discordante e, portanto, não inclui corações com isomerismo atrial. Na TGA, a artéria aorta (Ao) emerge do ventrículo anterior que é morfologicamente o ventrículo direito (VD), e a artéria pulmonar (AP) origina-se do ventrículo posterior, que é o morfologicamente esquerdo (VE) (Fig. 18-1).

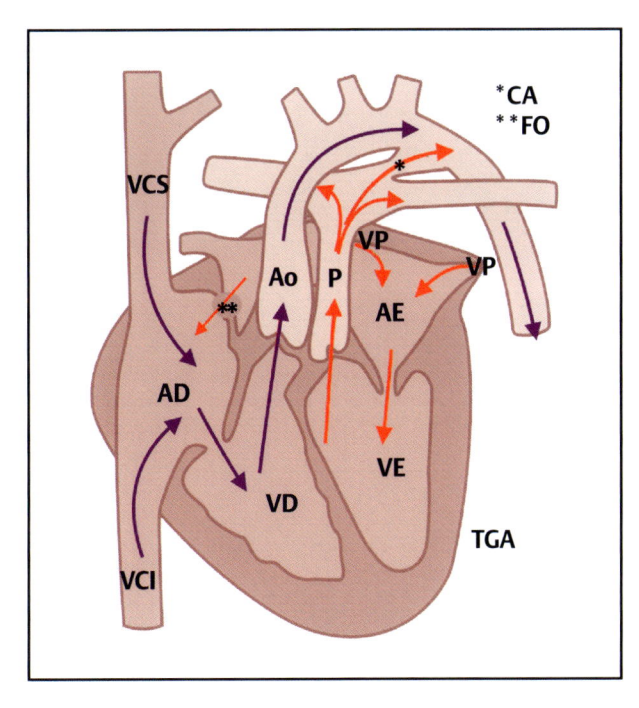

Fig. 18-1. Desenho esquemático demonstrando a conexão ventriculoarterial discordante e as grandes artérias em paralelo na TGA. Trata-se de uma cardiopatia congênita cianogênica com circulação em paralelo e, portanto, a cianose decorre da "falta de mistura" entre o sangue oxigenado (retorno venoso pulmonar – setas vermelhas) e o sangue não oxigenado (retorno venoso sistêmico – setas roxas). Observam-se forame oval pérvio e canal arterial como misturas entre as duas circulações, fundamentais para sobrevivência pós-natal. AE: átrio esquerdo; AD: átrio direito; **FO: forame oval pérvio; VE: ventrículo esquerdo; VD: ventrículo direito; Ao: aorta; P: artéria pulmonar; *CA: canal arterial; VCS: veia cava superior; VCI: veia cava inferior; VP: veia pulmonar.

INCIDÊNCIA
- A TGA é uma cardiopatia congênita (CC) cianogênica letal quando não tratada e frequente, com uma prevalência de 5-8% de todas as CC.
- A TGA é mais prevalente no sexo biológico masculino (relação sexo masculino/feminino estimada em: 1,5 a 3 para 1,0) e em conceptos de grávidas com diabetes *mellitus* pré-gestacional e história de exposição a pesticidas no primeiro trimestre.

MORFOLOGIA
Na TGA, os átrios conectam-se aos seus respectivos ventrículos (concordância AV) com discordância das artérias em relação aos ventrículos (discordância VA). O septo interventricular não apresenta a curvatura habitual do coração normal, refletindo nos tratos de via de saída dos ventrículos com o arranjo "em paralelo" das grandes artérias. Em geral, a valva aórtica (VAo) posiciona-se anteriormente em relação à valva pulmonar (VP) e, mais frequentemente, à direita da VP (Dextro-TGA). Entretanto, foi descrito um raro tipo de TGA com aorta posterior originando-se do ventrículo morfologicamente direito e anterior (VD). Em geral existe continuidade mitropulmonar comparável à continuidade mitroaórtica de corações com anatomia normal. O canal arterial (CA) e a comunicação interatrial não são considerados lesão cardíaca associada e sim *shunt* indispensável à sobrevivência antes do procedimento cirúrgico. O Quadro 18-1 ilustra a análise sequencial morfológica na TGA.

Quadro 18-1. Análise Sequencial Morfológica (*Step By Step*) na TGA: Conexão Átrios-Ventrículos, Septo Interventricular, Conexão Ventrículos-Artérias e Relação entre as Grandes Artérias

TGA	
Características morfológicas importantes	
Nível atrioventricular	Átrios conectam-se aos respectivos ventrículos
Nível ventriculoarterial	Artérias conectam-se aos ventrículos em discordância
Septo interventricular	Septo interventricular com curvatura anormal
Grandes artérias	Grandes artérias com relação em paralelo

CLASSIFICAÇÃO
Quanto às Lesões Cardíacas
- TGA simples *(= TGA sem lesões cardíacas associadas ou com CIV mínima).
- TGA complexa (= TGA com lesões cardíacas significativas associadas).

*80% dos casos: TGA simples.

Quanto à Fisiopatologia e ao Espectro de Apresentação Clínica
1. TGA com fluxo pulmonar aumentado e pequena mistura circulatória (TGA simples).
2. TGA com fluxo pulmonar aumentado e grande mistura circulatória (TGA com CIV grande).
3. TGA com fluxo pulmonar reduzido por obstrução ao fluxo.
4. TGA com fluxo pulmonar reduzido por doença vascular pulmonar (TGA com hipertensão arterial pulmonar).

Obs.: Embora a descrição da relação das grandes artérias entre si, seja importante, **devido à grande variedade de apresentações não é possível utilizar** esse critério como um tipo de classificação. Assim, atualmente, sugere-se que os termos Dextro-TGA (valva aórtica à direita da valva pulmonar) e Levo-TGA (valva aórtica à esquerda da pulmonar) não constituem propriamente uma terminologia.

ANOMALIAS ASSOCIADAS
Na TGA, as anomalias cromossômicas e extracardíacas são raras. As anomalias cardíacas mais frequentemente associadas são: 1. CIV (cerca de 40%), em geral de via de saída, com mau alinhamento; 2. lesões obstrutivas da via de saída do VD (cerca de 10%) como a estenose subvalvar aórtica (por desvio do septo infundibular*), a coarctação da aorta, a hipoplasia do arco aórtico e a interrupção do arco aórtico**; 3. obstrução de via de saída do VE (5-10%): estenose pulmonar (menos comum que a estenose aórtica); 4. anomalias das artérias coronárias (33%): circunflexa, originando-se da coronária direita principal, coronárias originando-se em óstio único e coronárias intramurais (Fig. 18-2).

* Pode ocorrer hipoplasia do VD.
** Mais frequente na dupla via de saída do VD com vasos transpostos (Taussig-Bing) que na TGA.

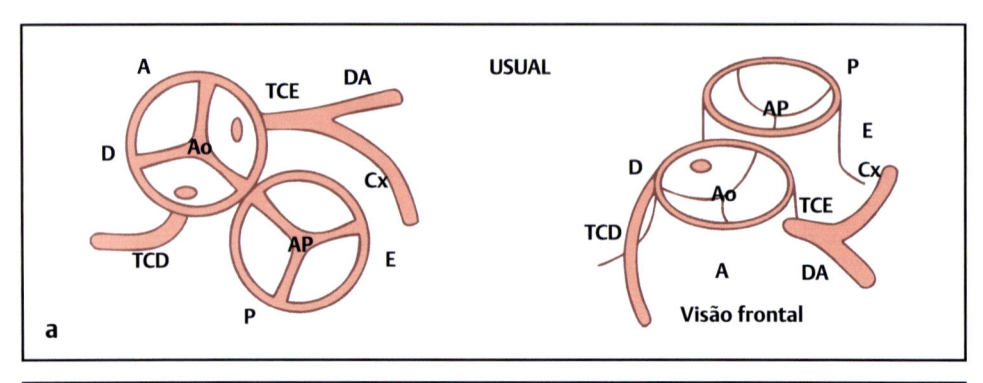

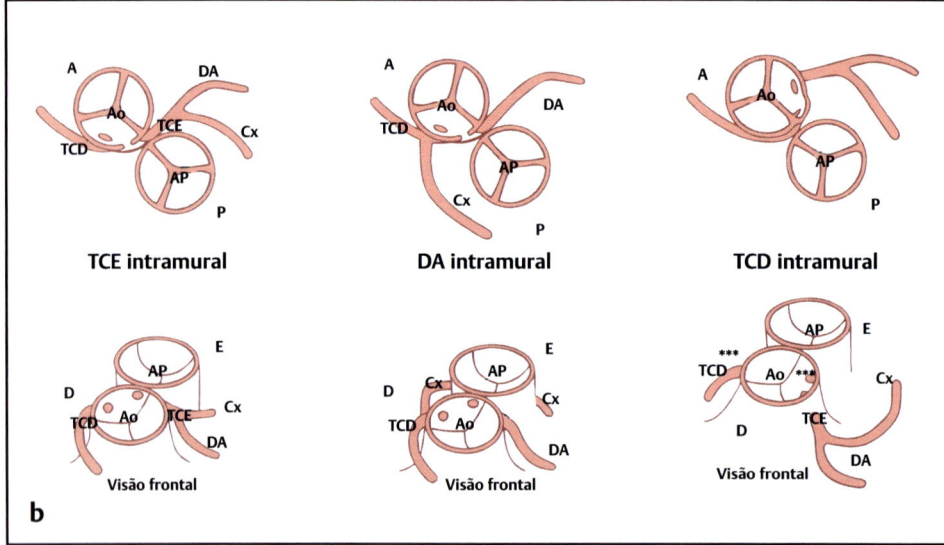

Fig. 18-2. Desenho esquemático com as principais anomalias de artérias coronárias na TGA. (**a**) O arranjo habitual (normal) e, (**b**) as anomalias coronárias intramurais (TCE, DA e TCD). A: anterior; P: posterior; D: lado direito, E: lado esquerdo; Ao: artéria aorta; AP: artéria pulmonar; TCD: tronco da coronária direita (= coronária direita principal); TCE: tronco da coronária esquerda (= coronária esquerda principal); DA: artéria descendente anterior; Cx: artéria circunflexa.

IDENTIFICANDO PELA ECOCARDIOGRAFIA

O diagnóstico ecocardiográfico de TGA baseia-se na demonstração da Ao emergindo do VD (ventrículo anterior e morfologicamente direito) e da AP originando-se do VE (ventrículo posterior e morfologicamente esquerdo). Descrevemos abaixo as principais "dicas" para identificar a TGA pela ecocardiografia.

Plano Subcostal (= Subxifoide)

Nesse plano é importante avaliar o *situs* atrial, a posição do coração, os tratos de vias de saída ventriculares e o septo interatrial. A presença de mosaico de cores com fluxo turbulento ao Doppler colorido e com velocidades aumentadas do fluxo pelo septo interatrial ao Doppler pulsado (em geral ≥1,5 m/s) numa CIA com pequeno diâmetro deve chamar a atenção para CIA restritiva, que necessitará abertura por atriosseptostomia. Nos recém-nascidos com CIA restritiva, a atriosseptostomia é, em geral, realizada por via percutânea (atriosseptostomia com cateter-balão), podendo ser realizada no laboratório de hemodinâmica ou à beira leito com ecocardiograma (Fig. 18-3a e ▶ Vídeo 18-1). Nos casos em que o septo interatrial está rígido, pode ser realizada a atriosseptostomia cirúrgica (cirurgia de Blalock-Hanlon).

O diagnóstico de TGA pode ser confirmado nesse plano quando é possível demonstrar que o vaso arterial que se origina do VE (ventrículo posterior e morfologicamente esquerdo) apresenta uma bifurcação e um formato triangular (= artéria pulmonar) e que a artéria que se origina do outro ventrículo é a aorta (= vaso arterial que não se bifurca e forma um arco) (Fig. 18-3b e ▶ Vídeos 18-2 e 18-3).

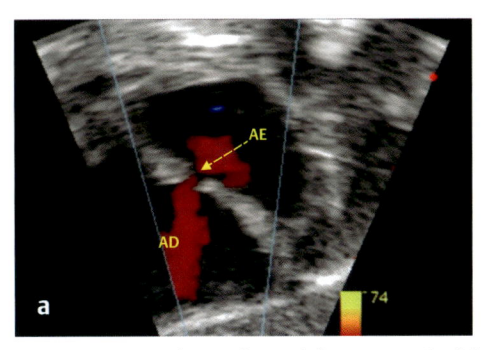

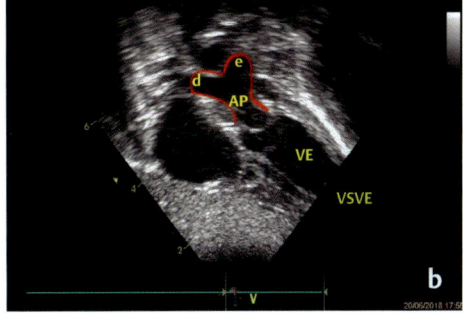

Fig. 18-3. TGA – plano subcostal demonstrando: (**a**) CIA (seta amarela) restritiva, com *shunt* direcionado do átrio esquerdo (AE) para o átrio direito (AD), e (**b**) via de saída do ventrículo esquerdo (VSVE) com artéria pulmonar (vaso arterial que se bifurca e apresenta um formato triangular) originando-se do VE (contorno vermelho). AP: artéria pulmonar; d: artéria pulmonar direita; e: artéria pulmonar esquerda.

Plano Paraesternal Longo Eixo

Nesse plano, semelhante ao subcostal, é possível identificar de que câmara ventricular cada artéria se origina, confirmando o diagnóstico de TGA quando existe discordância ventriculoarterial com concordância atrioventricular. As grandes artérias apresentam-se com trajeto em paralelo e o vaso arterial que se origina do VD é artéria pulmonar, pois apresenta bifurcação diferentemente da artéria aorta que se origina do VD (aorta) (Fig. 18-4 e ▶ Vídeo 18-4).

Plano Paraesternal Eixo Curto

No plano eixo curto das grandes artérias é importante identificar a relação entre elas. Em geral, na TGA, a aorta está posicionada anteriormente e mais frequentemente à direita em relação à artéria pulmonar. Entretanto, um raríssimo tipo de TGA com aorta posterior e à direita da artéria pulmonar foi descrito (Fig. 18-5). A magnitude do fluxo pelo canal arterial também pode ser avaliada nesse plano, auxiliando no manuseio terapêutico pré-operatório.

No plano eixo curto dos ventrículos é possível identificar que o ventrículo morfologicamente direito (VD) é o ventrículo anterior e que o ventrículo morfologicamente esquerdo (VE) é o posterior. Outro ponto fundamental para planejamento da conduta cirúrgica é a avaliação da massa ventricular esquerda e da configuração do septo interventricular (SIV), classificado em três tipos: tipo 1 = SIV abaulando para o VD, tipo 2 = SIV retificado e tipo 3 = SIV abaulando para o VE (*banana-shape*). Em geral, após 15 dias de vida, a queda progressiva da resistência vascular pulmonar condiciona o desempenho do VE a um circuito de baixa pressão evoluindo com incapacidade do VE em assumir agudamente a circulação sistêmica. O índice de massa VE < 35 g/m^2 e o SIV tipo 3 (VE tipo *banana-shape*) são indicativos dessa incapacidade. A função sistólica ventricular também é avaliada nesse plano (análise qualitativa e quantitativa).

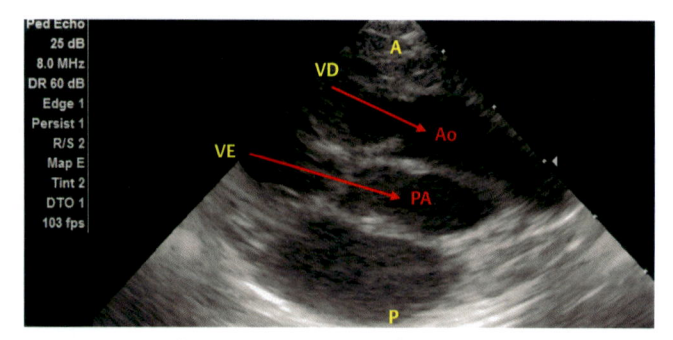

Fig. 18-4. Ecocardiograma transtorácico plano paraesternal eixo longo demonstrando a discordância ventriculoarterial (setas vermelhas com as conexões: VD- Ao e VE-AP). Observe as grandes artérias com relação em paralelo. VD: ventrículo direito; VE: ventrículo esquerdo; Ao: aorta; AP: artéria pulmonar; A: anterior; P: posterior.

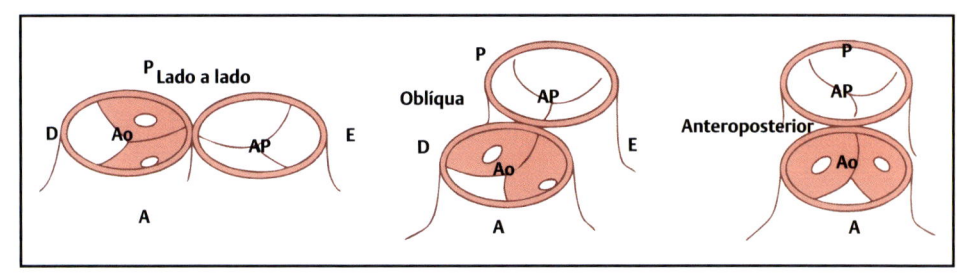

Fig. 18-5. Desenho esquemático demonstrando os principais possíveis tipos de relação entre as grandes artérias na TGA: lado a lado, oblíqua (aorta anterior e a direita da artéria pulmonar) e anteroposterior. Ao: aorta; AP: artéria pulmonar; A: anterior; P: posterior; E: esquerda; D: direita.

Planos Apical 4 e 5 Câmaras

O plano apical 4 câmaras na TGA simples é normal, exceto na TGA complexa em que lesões cardíacas associadas, como a CIV, podem ser observadas nesse plano (Fig. 18-6). A morfologia de cada ventrículo deve ser caracterizada nesse plano, pois na TGA existe concordância AV, portanto, o ventrículo à direita deve apresentar a banda moderadora e se conectar ao AD pela valva tricúspide (valva mais apical que a mitral). No plano apical 5 câmaras é possível identificar que o vaso arterial que se origina do VE se bifurca (artéria pulmonar), e identificar se há obstrução da via de saída ventricular nos casos de TGA complexa. Na presença de estenose pulmonar, o Doppler colorido demonstra mosaico e

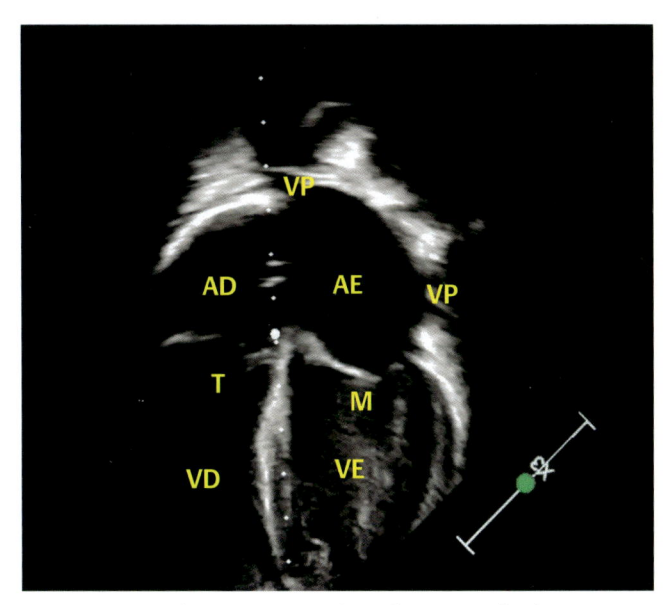

Fig. 18-6. Ecocardiograma transtorácico demonstrando plano 4 câmaras normal na TGA simples. AE: átrio esquerdo; AD: átrio direito; VE: ventrículo esquerdo; VD: ventrículo direito; M: valva mitral; VT: valva tricúspide.

cores, e o contínuo possibilita estimar os gradientes sistólicos máximo e médio VE-AP. A estenose pulmonar é, em geral, subvalvar, do tipo "anel fibroso" ou, menos comumente, tipo "membrana", sendo importante considerar que os gradientes podem estar superestimados pelo hiperfluxo pulmonar, principalmente nos casos de TGA com CIV.

Plano Supraesternal

Esse plano permite a avaliação da conexão venosa pulmonar, do arco aórtico e do canal arterial.

Consequentemente, a presença da permeabilidade do canal arterial e sua magnitude, assim como as lesões obstrutivas da aorta (coarctação e interrupção do arco aórtico), podem ser bem avaliadas.

ECOCARDIOGRAMA FETAL

O diagnóstico pré-natal da TGA é possível por ecocardiografia fetal e é fundamental para reduzir a morbidade e a mortalidade relacionada com essa CC. Entretanto, o diagnóstico pré-natal da TGA ainda é baixo (< 50%), principalmente na TGA simples, pois a imagem do coração fetal no plano 4 câmaras, nesses casos, é normal. Os planos das vias de saída ventriculares estão alterados por discordância ventriculoarterial e as grandes artérias com trajeto em paralelo (Fig. 18-7). Na prática, em geral, não é tão fácil visibilizar a bifurcação da AP (*Bird's beak sign*) no plano de via de saída do VE. Consequentemente, alguns sinais observados na ecocardiografia fetal podem aumentar a acurácia diagnóstica da TGA em fetos. São exemplos: 1. o sinal do bumerangue (*boomerang sign*) – curvatura convexa do vaso arterial que se origina do VD (= aorta) semelhante ao formato de um bumerangue, 2. o "sinal dos dois vasos" (*misnomer*) – presença de apenas dois vasos que são a aorta e a veia cava superior, pois devido ao arranjo das grandes artérias com aorta anterior geralmente não é possível visibilizar a artéria pulmonar nos planos dos três vasos (3V) e 3 vasos com traqueia (3VT), e 3. "sinal do I": nos planos 3V e 3VT, o vaso arterial apresenta o formato da letra "I" que corresponde à aorta anterior (Fig. 18-7 e ▶ Vídeo 18-5).

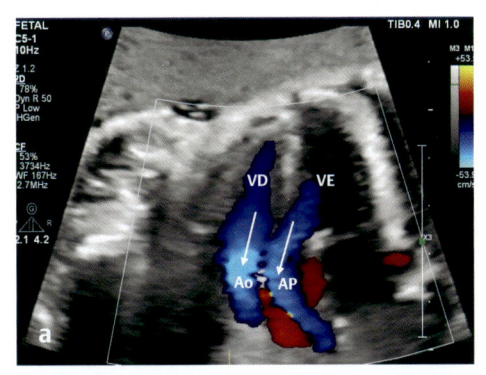

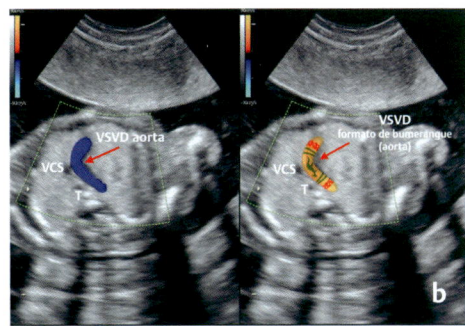

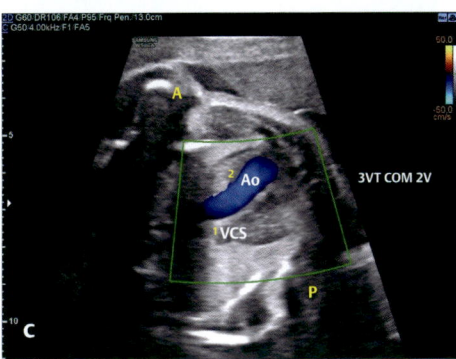

Fig. 18-7. Ecocardiograma fetal de um feto com TGA simples. (a) Grandes artérias com arranjo em "paralelo" ao Doppler colorido. (b) Curvatura convexa da aorta assemelha-se ao formato de um bumerangue no plano de VSVD. (c) Plano anormal dos três vasos na TGA, em que encontramos dois vasos em vez de três. Observe que esse vaso arterial único no plano 3V apresenta formato reto (em vermelho), semelhante à letra "I", pois corresponde à aorta. VE: ventrículo esquerdo; VD: ventrículo direito; M; valva mitral; T: valva tricúspide; Ao: aorta; VCS: veia cava superior; T: traqueia; AP: artéria pulmonar; A: anterior; P; posterior.

ECOCARDIOGRAMA PÓS-OPERATÓRIO

A avaliação da função ventricular global e segmentar é fundamental no ecocardiograma pós-operatório de TGA. Na correção anatômica da TGA, que é a cirurgia de Jatene ou troca arterial *(switch* arterial), devem ser analisados: 1. contratilidade segmentar por análise qualitativa e, quando disponível de modo quantitativo com o *strain*; 2. lesões valvares (neo-aorta e neo-AP) como insuficiência e/ou estenose e das artérias como estenose supravalvar no local da anastomose cirúrgica (Fig. 18-8 e ▶ Vídeos 18-6 e 18-7). Nos casos em que a bandagem da AP foi realizada para preparo do VE: avaliar o gradiente sistólico pela bandagem, o índice de massa VE e o aspecto do SIV (tipos 1, 2 ou 3). Na correção fisiológica da TGA, técnicas de Senning ou Mustard (*switch* atrial = troca a nível atrial): 1. avaliar o fluxo do AD direcionado para o VE e o do AE direcionado para o VD, 2. função ventricular.

Nos casos de TGA com ampla CIV e obstrução ao trato de saída do VE (estenose pulmonar), em geral a **cirurgia de Rastelli** é o procedimento indicado. Consiste no fechamento da CIV com pericárdio ou *Dacron*, de forma que o fluxo do VE seja direcionado à aorta, e na colocação de um tubo para direcionar o fluxo do VD para a artéria pulmonar (Fig. 18-9).

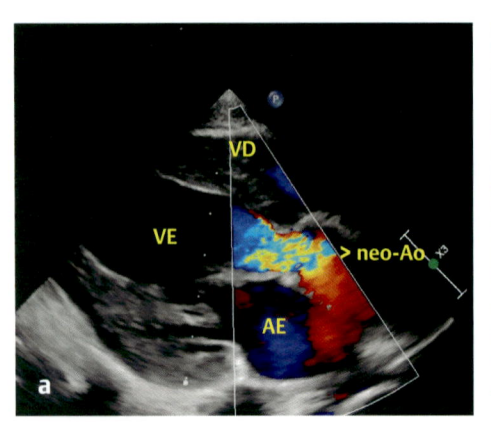

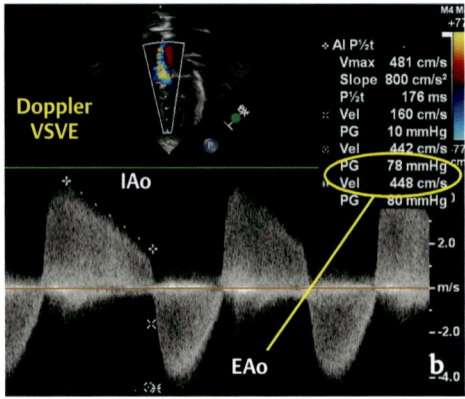

Fig. 18-8. PO de Jatene com dupla disfunção da neo-aorta (estenose e insuficiência). (**a**) Plano paraesternal esquerdo em longo eixo com Doppler colorido demonstrando a aorta anastomosada cirurgicamente ao ventrículo esquerdo (VE). O mosaico de cores indica a obstrução ao fluxo de via do VE (estenose da neo-Ao). (**b**) Doppler contínuo no plano apical 5C demonstrando neo-aorta com insuficiência (PHT 176 ms) e importante estenose (gradiente sistólico máximo VE-Ao 78 mm Hg). VD: ventrículo direito; AE: átrio esquerdo; neo-Ao: neo-aorta.

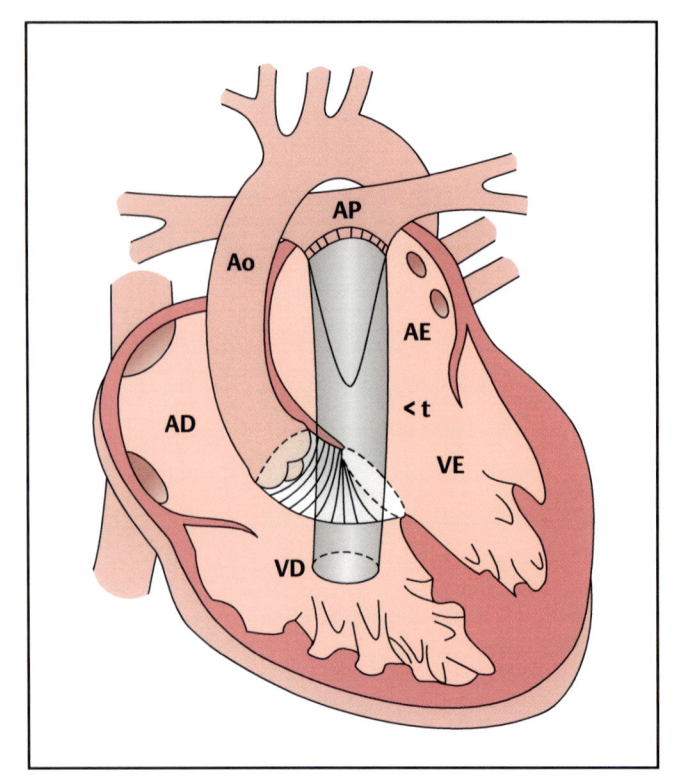

Fig. 18-9. Desenho esquemático da cirurgia de Rastelli. Fechamento da CIV com fluxo do ventrículo esquerdo (VE) direcionado à aorta (Ao) e colocação do tubo VD-AP. AP: artéria pulmonar; VD: ventrículo direito.

DIAGNÓSTICO DIFERENCIAL

- Transposição congenitamente corrigida das grandes artérias (TCGA) – a imagem das 4 câmaras (planos apical e subcostal) não é normal, pois existe inversão ventricular (discordância AV e VA) (Fig. 18-10).
- Dupla via de saída do VD com vasos transpostos (Taussig-Bing) – 2 grandes artérias em paralelo, ambas emergindo em mais de 50% do ventrículo morfologicamente direito (VD), presença de CIV e descontinuidade mitropulmonar (concordância AV e dupla via de saída).
- Má posição anatomicamente corrigida das grandes artérias – duas grandes artérias em paralelo, mas emergindo dos seus respectivos ventrículos (concordância AV e VA).

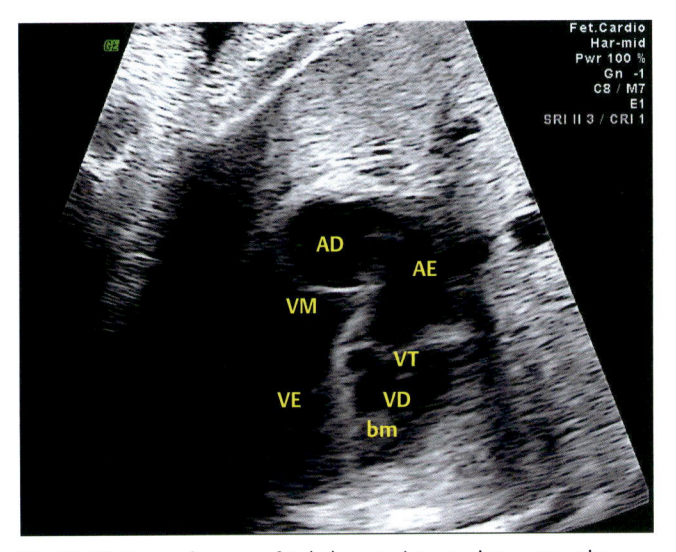

Fig. 18-10. Ecocardiograma fetal plano 4 câmaras demonstrando a inversão ventricular num caso de TCGA. Observe que o átrio direito (AE) está conectado ao ventrículo morfologicamente esquerdo (VE) que está localizado à direita e o átrio esquerdo (AE) está conectado ao ventrículo morfologicamente direito (VD). Observe que os ventrículos estão em posição invertida: o ventrículo que está à esquerda contém a banda moderadora e valva tricúspide (topografia mais apical que a valva mitral) e o VE está à direita (contém a valva mitral).
VD: ventrículo morfologicamente direito, localizado à esquerda; VT: valva tricúspide; VM: valva mitral; bm: banda moderadora.

RESUMINDO
TGA – Importante para o Diagnóstico

- Planos paraesternal longo eixo, apical 5 câmaras e subcostal de vias de saída ventriculares: alterados, pois a conexão VA é discordante e as grandes artérias estão "em paralelo" (aorta anterior originando-se do VD e a AP emergindo do VE). Esses planos possibilitam o diagnóstico da TGA e a avaliação de lesões obstrutivas da via de saída do VE ou do VD.
- Plano apical 4 câmaras: normal, pois a conexão AV é concordante, exceto na TGA complexa pela presença da CIV.
- Plano transverso dos ventrículos (eixo curto dos ventrículos via subcostal ou paraesternal): o índice de massa VE < 35 g/m^2 e o SIV tipo 3 (VE tipo *banana-shape*) são indicativos da incapacidade do VE em assumir agudamente a circulação sistêmica, pela queda progressiva da resistência vascular pulmonar no período pós-natal.
- A avaliação da magnitude do *shunt* pelo septo interatrial (plano subcostal) e pelo canal arterial (planos paraesternal e supraesternal) são fundamentais para o manuseio terapêutico pré-operatório (avaliar necessidade de abertura do septo interatrial por cateter-balão e dosagem da prostaglandina E2).
- A ecocardiografia fetal possibilita o diagnóstico pré-natal da TGA, sendo planos de vias de saída ventriculares e do mediastino superior (3V e 3VT), as "chaves" para esse diagnóstico.

LEITURAS SUGERIDAS

Anderson RH, Weinberg PM. The clinical anatomy of transposition. Cardiol Young 2005;15(S1):76-87.

Bertail-Galoin C, Leconte C, Bakloul M, Perouse-de-Montclos T, Moulin-Zinsch A, Martin-Bonnet C et al. Value of preoperative echocardiography for the diagnosis of coronary artery patterns in neonates with transposition of the great arteries. Arch Cardiovasc Dis 2021;114(2):115-21.

Bravo-Valenzuela NJ, Peixoto AB, Araujo Júnior E, Fabricio da Silva C, Meagher SJ. The reverse boomerang sign: a marker for first-trimester transposition of great arteries. Matern Fetal Neonatal Med 2019;32(4):677-80.

Donofrio MT, Moon-Grady AJ, Hornberger LK, Copel JA, Sklansky MS, Abuhamad A et al; American Heart Association Adults With Congenital Heart Disease, Joint Committee of the Council on Cardiovascular Disease in the Young and Council on Clinical Cardiology, Council on Cardiovascular Surgery and Anesthesia, and Council on Cardiovascular and Stroke Nursing. Diagnosis and treatment of fetal cardiac disease: a scientific statement from the American Heart Association. Circulation 2014; 27;129(21):2183-242.

Herdy G, Araujo e Silva AE, Lucas E, Bravo-Valenzuela N, Farias CV et al. Cardiologia pediátrica: clínica. Rio de Janeiro: Thieme Revinter Publicações; 2022.

Mahle WT, Gonzalez JH, Kreeger J, Marx G, Duldani G, Silverman NH. Echocardiography of transposition of the great arteries. Cardiol Young 2012;22(6):664-70.

Martins CN, Gontijo Filho B, Lopes RM, Silva FDCLE. Mid- and long term neo-aortic valve regurgitation after jatene surgery: prevalence and risk factors. Arq Bras Cardiol 2018;111(1):21-8.

Praagh RV. Normally and abnormally related great arteries: what have we learned? World J Pediatr Congenit Heart Surg 2010;1:364-85.

TRANSPOSIÇÃO CONGENITAMENTE CORRIGIDA DAS GRANDES ARTÉRIAS

CAPÍTULO 19

Nathalie J. M. Bravo-Valenzuela

ENTENDENDO

Caracteriza-se por conexões atrioventricular e ventriculoarterial discordantes, com grandes artérias em paralelo, o que significa que os ventrículos estão invertidos e as grandes artérias estão transpostas, ou seja, uma dupla discordância das conexões (Fig. 19-1).

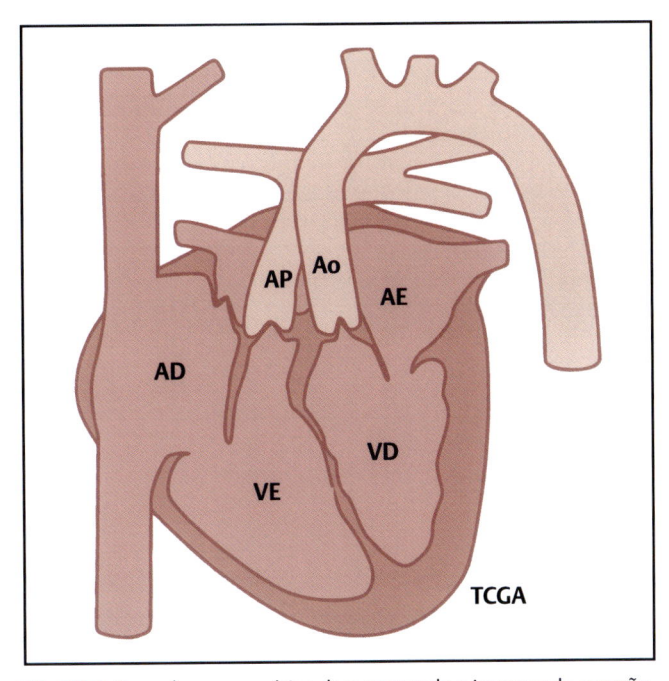

Fig. 19-1. Desenho esquemático demonstrando a imagem do coração com TCGA. AD: átrio direito; AE: átrio esquerdo; VE: ventrículo morfologicamente direito localizado à esquerda; VD: ventrículo morfologicamente esquerdo localizado à direita; Ao: artéria aorta; AP: artéria pulmonar.

221

INCIDÊNCIA
CC rara representando entre 0,5 e cerca de 1% das CC.

MORFOLOGIA
O átrio esquerdo (AE), está conectado ao ventrículo morfologicamente direito que está localizado à esquerda e o átrio direito (AD) está conectado ao ventrículo morfologicamente esquerdo localizado à direita. O AE é o que contém o *flap* do forame oval, recebe as veias pulmonares e cujo apêndice apresenta base estreita ("em dedo de luva"). O ventrículo morfologicamente direito caracteriza-se por conter a valva tricúspide e a banda moderadora. O apêndice atrial D apresenta base larga (formato triangular) e recebe as veias cavas. O ventrículo morfologicamente esquerdo (localizado à D na TCGA) contém a valva mitral e é menos trabeculado (não contém a banda moderadora).

ANOMALIAS CARDÍACAS E EXTRACARDÍACAS ASSOCIADAS
A cTGA está frequentemente associada a outros defeitos cardíacos e raramente associada a anomalias extracardíacas. A comunicação interventricular (CIV), as lesões obstrutivas da via saída do VE (artéria pulmonar) e as anomalias da valva tricúspide ('Ebstein –*like*') são frequentes na TCGA.

Anomalias Cardíacas
- *Situs inversus.*
- Comunicação interventricular (CIV).
- Obstrução da via de saída do ventrículo esquerdo (VSVE): **estenose pulmonar**.
- Anomalias da valva AV esquerda (valva tricúspide): "Ebstein-*like*".
- Bloqueio AV total (BAVT).

IDENTIFICANDO PELA ECOCARDIOGRAFIA
Plano Subcostal ou Subxifoide da VCI e da Aorta (= Abdome Superior Transverso e Eixo Longo)
Plano importante para definir o *situs* atrial. Em cerca de 5% dos casos de cTGA, o *situs* atrial é in*versus* (= Ao à direita e AP à esquerda).

Planos Eixo Longo Subcostal e Paraesternal
O plano subcostal eixo longo dos ventrículos possibilita identificar as grandes artérias com relação em paralelo e caracterizar a discordância ventriculoarterial nos casos de TCGA. A aorta origina-se do ventrículo morfologicamente esquerdo e que está localizado à direita, e a origem da artéria pulmonar é identificada no ventrículo localizado à esquerda (ventrículo morfologicamente direito) (Fig. 19-2 e ▶ Vídeos 19-1 e 19-2).

O plano paraesternal eixo longo também permite identificar a relação em paralelo das grandes artérias. A artéria aorta (vaso com curvatura) está anterior e origina-se do ventrículo morfologicamente esquerdo. É possível identificar que o vaso arterial triangular que se bifurca (artéria pulmonar) está localizado posteriormente, originando-se do ventrículo morfologicamente direito, localizado à esquerda (discordância ventriculoarterial) (▶ Vídeo 19-2).

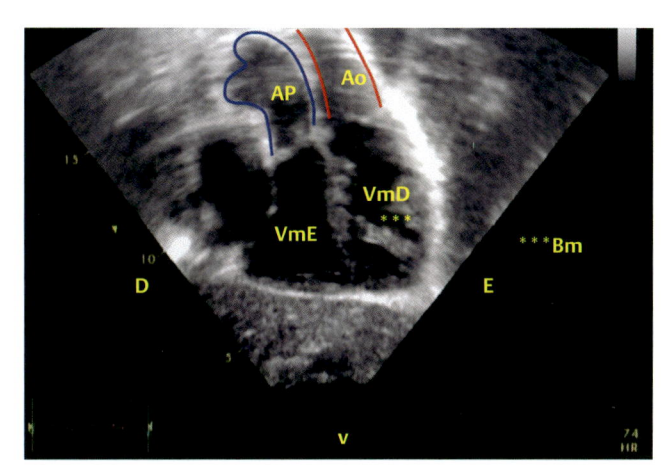

Fig. 19-2. Ecocardiograma transtorácico num caso de TCGA. Plano subcostal eixo longo demonstrando as grandes artérias em paralelo e a discordância ventriculoarterial num caso de TCGA (AP em azul e Ao em vermelho). Observe que o ventrículo morfologicamente direito (localizado à esquerda) é mais trabeculado e contém a banda moderadora. Ao: aorta; AP: artéria pulmonar; VmE: ventrículo morfologicamente esquerdo, localizado à direita; VmD: ventrículo morfologicamente direito, localizado à esquerda; Bm: banda moderadora; D: lado direito do paciente; E: lado esquerdo do paciente.

Plano Paraesternal Eixo Curto

Em geral, no plano paraesternal eixo curto, a aorta está tipicamente à esquerda e anterior à artéria pulmonar (Fig. 19-3). Nos casos de TCGA, com *situs solitus*, as artérias coronárias apresentam imagem "em espelho" identificando-se a bifurcação em circunflexa e descendente anterior da coronária principal localizada à direita. O óstio único coronário é a anomalia coronariana mais frequente.

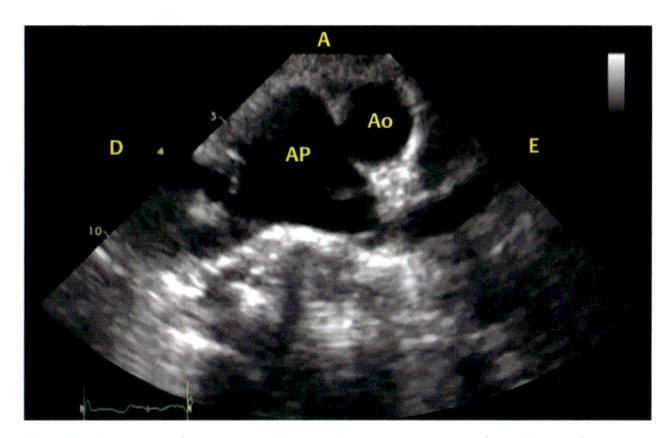

Fig. 19-3. Ecocardiograma transtorácico num caso de TCGA. Observe a aorta (Ao) à esquerda e anterior em relação à artéria pulmonar (AP). D: lado direito do paciente; E: lado esquerdo do paciente; A: anterior.

Plano 4 Câmaras

É possível identificar no plano 4 câmaras (obtido por via paraesternal ou subcostal) que o AE está conectado ao ventrículo morfologicamente direito que está localizado à esquerda (E). O AD está conectado ao ventrículo morfologicamente esquerdo que está localizado à direita (D) (Fig. 19-4 e ▶ Vídeos 19-2 e 19-3).

Como identificar a morfologia ventricular? O ventrículo morfologicamente direito (ventrículo anterior) contém a banda moderada e a valva tricúspide. O morfologicamente esquerdo é menos trabeculado (ventrículo posterior e mais alongado) e contém a valva mitral, valva posicionada mais proximal que a tricúspide (▶ Vídeos 19-2 e 19-3).

Nesse plano, o Doppler colorido permite identificar que o fluxo das veias cavas retorna para o AD que pela valva mitral alcança o ventrículo morfologicamente esquerdo que está à direita. Também é possível avaliar o fluxo venoso pulmonar retornando para o AE e via valva mitral para o ventrículo morfologicamente direito que está à esquerda.

As anomalias cardíacas associadas, como a CIV e as malformações da valva AV esquerda (valva tricúspide) tipo "Ebstein-*like*", podem ser identificadas e quantificadas quanto à sua magnitude (tipo e tamanho da CIV; grau da insuficiência tricúspide).

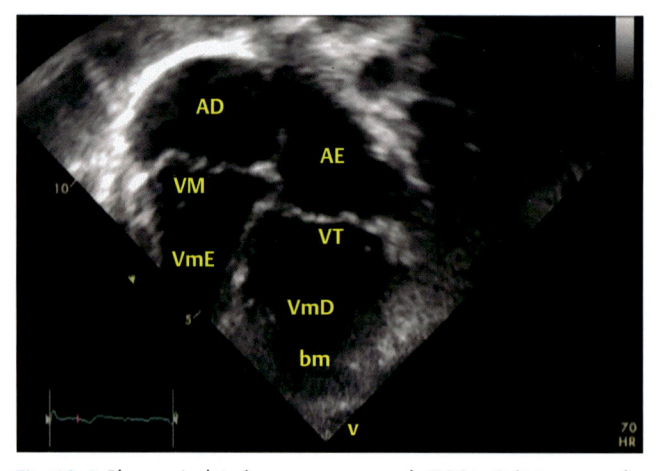

Fig. 19-4. Plano apical 4 câmaras num caso de TCGA. O átrio esquerdo (AE – átrio que recebe as veias pulmonares) está conectado ao ventrículo com características morfológicas de direito (VmD) que está localizado à esquerda (inversão ventricular), ventrículo que contém a banda moderadora (bm) e a valva tricúspide (VT), que é a valva AV mais apical. Observe que o átrio direito (AD) está conectado ao ventrículo com características morfológicas de esquerdo (VmE), mas que está localizado à direita e contém a valva mitral (VM – valva AV menos apical).

Plano 5 Câmaras

É possível identificar no plano 5 câmaras (obtido por via subcostal ou apical) que a artéria pulmonar (vaso arterial que se bifurca) se origina do ventrículo que está localizado à esquerda (ventrículo morfologicamente direito) e que o AD está conectado ao ventrículo morfologicamente esquerdo que está localizado à D. O Doppler colorido permite mapeamento dos fluxos de vias de saída ventriculares e estimativa dos gradientes.

Plano Supraesternal

Esse plano possibilita a avaliação do fluxo e topografia da aorta (arco), artérias pulmonares e presença ou não de canal arterial (▶ Vídeos 19-2 e 19-4).

ECOCARDIOGRAFIA FETAL

O diagnóstico pré-natal é possível pela ecocardiografia fetal. Diferentemente da TGA, a TCGA sem lesões cardíacas associadas não é uma CC crítica e, portanto, não necessita de intervenção cirúrgica no período neonatal. O planejamento do parto na TCGA dependerá das lesões cardíacas associadas. O plano 4 câmaras do coração fetal permite identificar que o AE está conectado ao ventrículo morfologicamente direito que está localizado à esquerda e que o AD está conectado ao ventrículo morfologicamente esquerdo que está localizado à direita (discordância AV) (Fig. 19-5). Os planos de via de saída ventriculares demonstram a relação em "paralelo" das grandes artérias, com discordância VA (aorta origina-se do ventrículo morfologicamente direito e a artéria pulmonar do morfologicamente esquerdo).

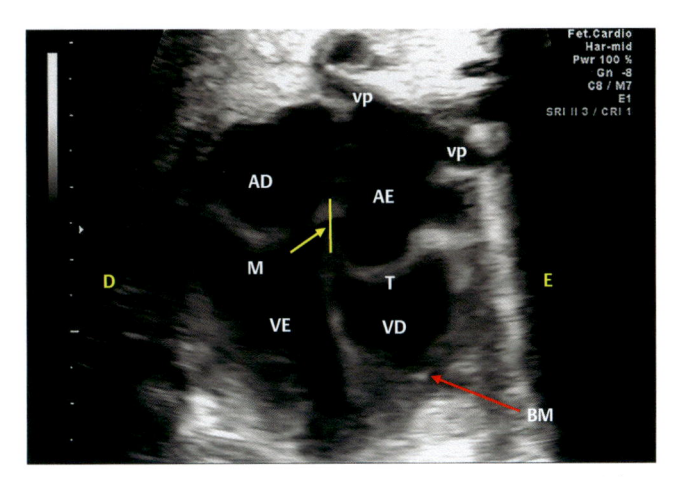

Fig. 19-5. Ecocardiograma fetal demonstrando um caso de TCGA (plano 4 câmaras do coração fetal). Observe que o AD está conectado ao ventrículo morfologicamente esquerdo que está localizado à direita (ventrículos estão em posição invertida). AE: átrio esquerdo; vp: veia pulmonar; T: valva tricúspide (deslocamento mais apical que a valva mitral, observe a seta em amarelo); VE: ventrículo morfologicamente direito localizado à esquerda; M: valva mitral; VD: ventrículo morfologicamente esquerdo localizado à direita; BM: banda moderadora (seta vermelha); E: lado esquerdo do feto; D: lado direito do feto.

DIAGNÓSTICO DIFERENCIAL

- Transposição das grandes artérias (TGA) – discordância ventriculoarterial em que a imagem do plano 4 câmaras do coração é normal (Fig. 19-6).
- Dupla via de saída do VD com vasos transpostos (Taussig-Bing) – com as duas grandes artérias em paralelo com aorta anterior e ambas emergindo em mais de 50% do ventrículo morfologicamente direito (VD), presença de CIV e descontinuidade mitropulmonar (Fig. 19-7).
- Malposição anatomicamente corrigida das grandes artérias – há concordância AV e VA, com as grandes artérias em paralelo (Fig. 19-8).

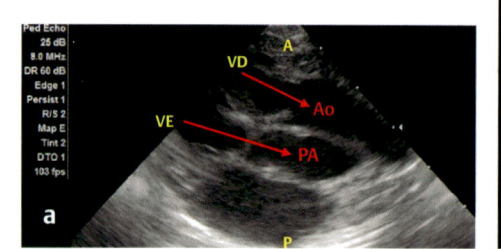

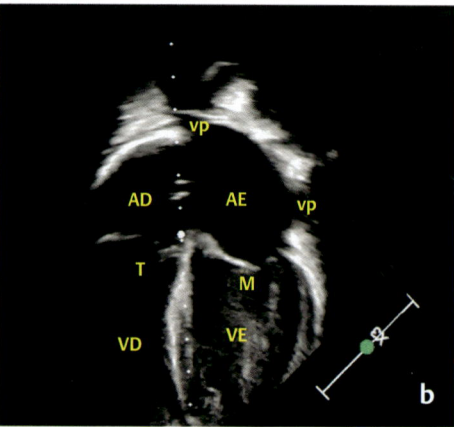

Fig. 19-6. Ecocardiograma num caso de TGA simples. (a) Plano paraesternal eixo longo: o átrio esquerdo (AE) está conectado ao seu respectivo ventrículo (VE) demonstrando concordância AV com discordância VA, pois a artéria pulmonar origina-se do VE e a aorta do VD aorta. (b) Plano apical 4C normal demonstrando: concordância AV, valvas AV morfologicamente normais e septo interventricular íntegro. VE: ventrículo esquerdo; VD: ventrículo direito; AP: artéria pulmonar; Ao: aorta; M: valva mitral; T: valva tricúspide.

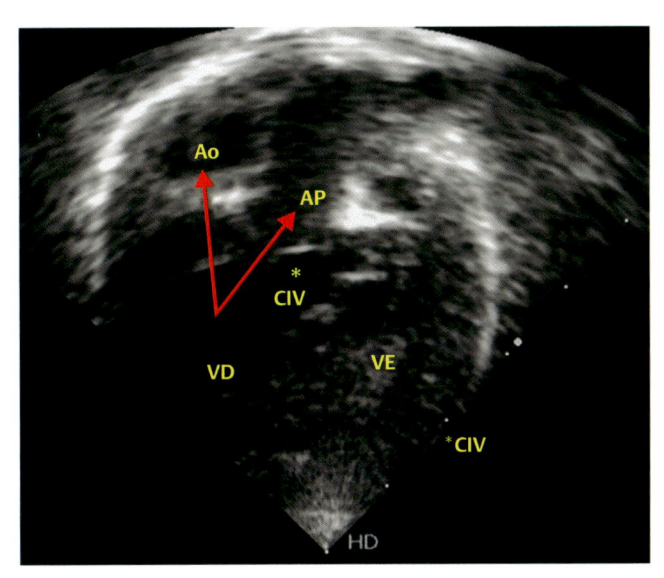

Fig. 19-7. Ecocardiograma num caso de dupla via de saída do VD tipo Taussig Bing com comunicação interventricular (CIV) – plano apical. Observe: as grandes artérias originam-se do ventrículo direito (VD) com aorta anterior, o ventrículo direito está à direita (ventrículo trabeculado) e o esquerdo posicionado à esquerda. AP: artéria pulmonar; Ao: aorta; VE: ventrículo esquerdo.

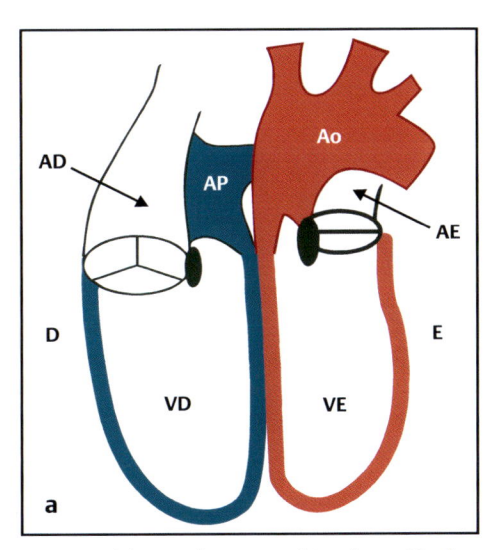

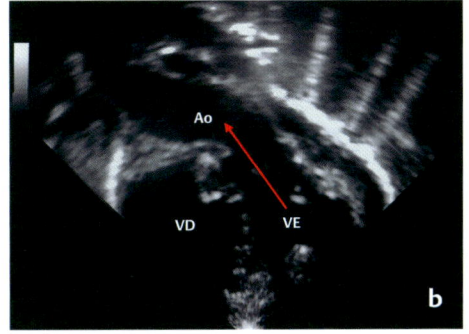

Fig. 19-8. (a) Desenho esquemático dessa CC, observe que existe concordância AV e VA, com artérias em "paralelo". (b) Ecocardiograma num caso de malposição anatomicamente corrigida das grandes artérias (no plano apical 5 câmaras): observa-se que a aorta origina-se do VE (seta vermelha), mas apresenta uma curvatura em "S". VE: ventrículo morfologicamente esquerdo (localizado à E); VD: ventrículo morfologicamente direito (localizado à D); Ao: artéria aorta.

RESUMINDO
TCGA – Importante para o Diagnóstico Ecocardiográfico
- *Plano 4 câmaras anormal, ventrículos invertidos:* conexão AV discordante.
- *Planos paraesternal longo eixo e 5 câmaras alterados:* conexão VA discordante com as grandes artérias em paralelo (Ao emerge do ventrículo morfologicamente direito localizado à esquerda e AP emerge do ventrículo morfologicamente direito localizado à esquerda).
- *Plano paraesternal eixo curto anormal:* em geral, a aorta está à esquerda e anterior da AP.

LEITURAS SUGERIDAS
Anderson RH, Mohun TJ, Moorman AF. What is a ventricle? Cardiol Young 2011;S2:14-22.

Bravo-Valenzuela NJ, Peixoto AB, Araujo Júnior E, Da Silva Costa F, Meagher S. The reverse boomerang sign: a marker for first-trimester transposition of great arteries. J Matern Fetal Neonatal Med2019;32(4):677-80.

Bravo-Valenzuela NJ, Peixoto AB, Araujo Júnior E. Prenatal diagnosis of transposition of the great arteries: an updated review. Ultrasonography 2020 Oct;39(4):331-9.

Mah K, Friedberg MK. Congenitally corrected transposition of the great arteries. Situs Solitus or Inversus. Circ Cardiovasc Imaging 2014;7:849-51.

Presbitero P, Somerville J, Rabajoli F, Stone S, Conte MR. Corrected transposition of the great arteries without associated defects in adult patients: clinical profile and follow up. Br Heart J 1995;74:57-9.

Van Praagh R. What determines whether the great arteries are normally or abnormally related? Am J Cardiol 2016;118(9):1390-8.

Wallis GA, Debich-Spicer D, Anderson R. Congenitally corrected transposition. Orphanet J Rare Dis 2011; 6:22.

ANOMALIA DE EBSTEIN

CAPÍTULO 20

Carla Verona Barreto Farias
Nathalie J. M. Bravo-Valenzuela
Eliane Lucas

ENTENDENDO

Na anomalia de Ebstein da valva tricúspide (VT) ocorre graus variáveis de malformações desta valva atrioventricular, tendo como consequências principais a regurgitação da VT, o grande aumento do átrio direito e a redução do ventrículo direito funcional (Fig. 20-1).

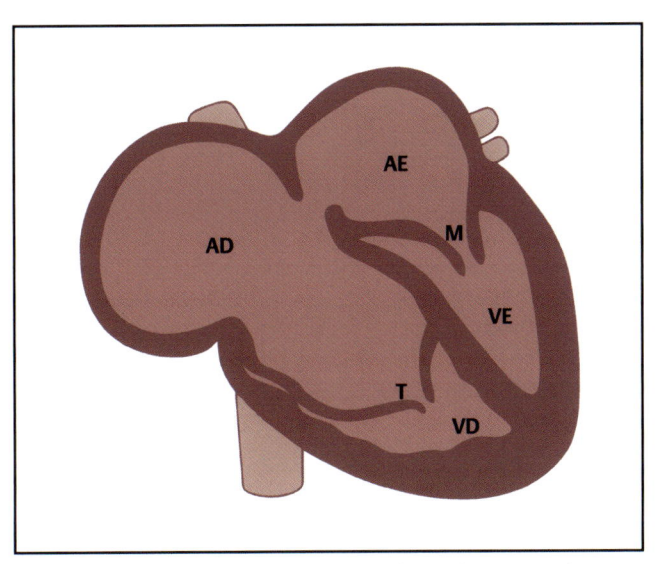

Fig. 20-1. Desenho esquemático da anomalia de Ebstein. AD: átrio direito; AE: átrio esquerdo; M: valva mitral; T: valva tricúspide; VD: ventrículo direito; VE: ventrículo esquerdo.

INCIDÊNCIA

A incidência da anomalia de Ebstein na população geral está em torno de 1 para cada 20.000 nascidos vivos. Na vida fetal representa de 3 a 7% das cardiopatias congênitas, entretanto, nas formas graves pré-natais, a taxa de óbitos é muito alta.

ANATOMIA

Na anomalia de Ebstein ocorre uma falha na separação das cúspides septal e inferior da valva tricúspide, do miocárdio do ventrículo direito, portanto, uma falha na delaminação. Como consequência, ambas as cúspides estão deslocadas inferiormente em relação ao anel valvar, em direção à ponta do coração. A cúspide anterior mantém sua inserção normal na região do anel valvar. Quanto maior o deslocamento da valva tricúspide e mais precoce, mais graves serão os sintomas. A porção proximal ou de entrada do ventrículo direito (VD) apresenta-se em continuidade com o átrio direito, formando a região "atrializada" e o VD funcional possui apenas a porção trabecular e de via de saída.

A parede do ventrículo direito, que fica entre o anel tricúspide e a valva deslocada, é fina e dilatada. O átrio direito é tanto mais dilatado e hipertrofiado, quanto maior for a insuficiência tricúspide.

O tronco da pulmonar pode ser pequeno se o volume do VD for reduzido e houver hipofluxo acentuado. A obstrução da via de saída do ventrículo direito, como estenose ou atresia pulmonar (que pode ser funcional), ocorre em 40% dos casos de anomalia de Ebstein.

A anomalia mais comum associada pós-natal é o forame oval patente ou comunicação interatrial, que pode levar a um desvio de sangue da direita para esquerda com consequente cianose.

A comunicação interventricular perimembranosa e o miocárdio não compactado do ventrículo esquerdo também podem estar presentes.

O Quadro 20-1 exemplifica as apresentações anatômicas da anomalia de Ebstein quanto à classificação descrita por Carpentier *et al*.

Quadro 20-1. Classificação Morfológica de Carpentier para a Anomalia de Ebstein

	Característica morfológicas
Tipo A	Aderência das cúspides septal e posterior, sem restrição do volume funcional do VD
Tipo B	VD "atrializado" com cúspide anterior normal
Tipo C	Cúspide anterior estenótica
Tipo D	Atrialização de todo o VD, exceto uma pequena porção infundibular deste VD

IDENTIFICANDO PELA ECOCARDIOGRAFIA

No plano subcostal 2 câmaras avalia-se o tamanho do AD e a direção do desvio de sangue em nível atrial. Ainda no plano subcostal podemos avaliar o tamanho do VD.

No plano 4 câmaras podemos observar o aumento da área cardíaca, em razão do aumento do átrio direito, e da porção "atrializada" do VD (Fig. 20-2).

As cúspides septal e posterior da válvula tricúspide apresentam-se deslocadas inferiormente do anel da válvula tricúspide, em direção ao ápice do coração, e se originam no miocárdio do VD. A cúspide anterior mantém sua ligação normal ao anel valvar, podendo esse ser redundante. A região proximal do VD é contínua com o verdadeiro AD e forma uma porção "atrializada" do VD (Fig. 20-3 e ▶ Vídeo 20-1).

Na anomalia de Ebstein devemos mensurar no plano apical 4 câmaras, a distância linear entre o nível do anel tricúspide verdadeiro e o nível do orifício de abertura da valva (índice de deslocamento), que se maior que 8 mm/m² de superfície corpórea confirma o diagnóstico (Figs. 20-4 e 20-5; ▶ Vídeo 20-2).

> **Critério Diagnóstico**
> Índice de deslocamento da cúspide septal > 8 mm/m²

Doppler colorido ajuda na detecção e na avaliação da regurgitação tricúspide (Fig. 20-6 e ▶ Vídeo 20-3). No plano 4 câmaras também podemos detectar outras anomalias associadas como a presença de miocárdio não compactado no ventrículo esquerdo.

Nos planos de via de saída do VD, dependendo da severidade do caso, podemos ter hipoplasia da valva, tronco e artérias pulmonares, é até mesmo atresia (funcional ou anatômica), com presença de canal arterial pérvio suprindo a circulação pulmonar (▶ Vídeo 20-4). Ressaltamos a importância de quantificar as funções do VD e do VE nessa patologia, que auxiliam na avaliação do momento cirúrgico.

A severidade da doença de Ebstein em recém-nascidos (RN) pode ser avaliada através da graduação do *Great Ormond Street Score* (GOSE *score*) descrita por Celermajer. Esse escore é o resultado da relação entre a área do AD e do VD "atrializado", com a área do VD "funcional", do AE e do VE. Essas medidas são obtidas no plano apical 4 câmaras no final da diástole. O Quadro 20-2 mostra a relação entre o escore GOSE e o prognóstico (Fig. 20-7).

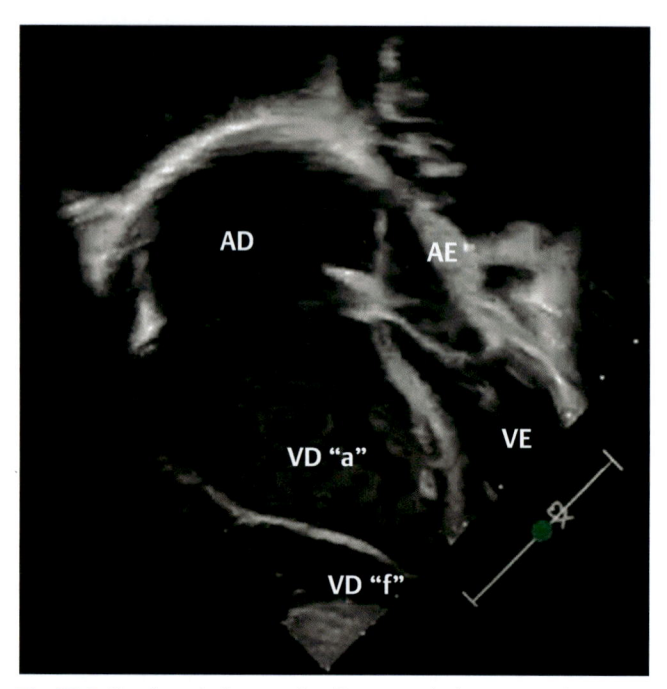

Fig. 20-2. No plano 4 câmaras visualizamos o deslocamento dos folhetos da VT, a porção atrializada "a" e funcional "f" do VD. AD: átrio direito; AE: átrio esquerdo; VD: ventrículo direito; VE: ventrículo esquerdo.

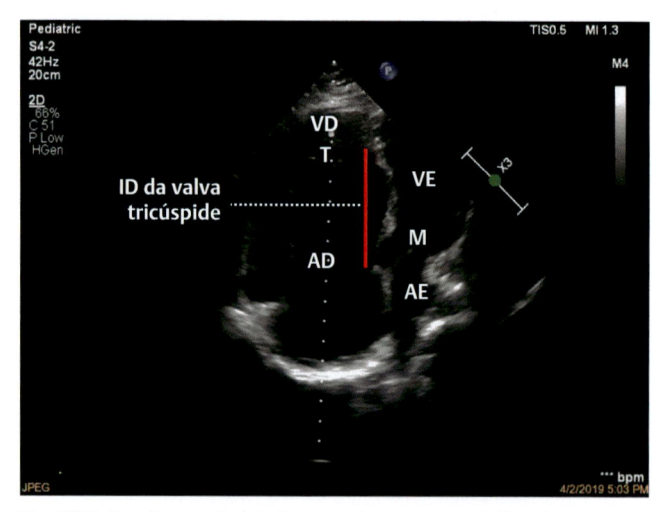

Fig. 20-3. No plano apical 4 câmaras observamos o índice do deslocamento apical da valva tricúspide (ID). AD: átrio direito; AE: átrio esquerdo; VD: ventrículo direito; VE: ventrículo esquerdo; M: valva mitral; T: valva tricúspide.

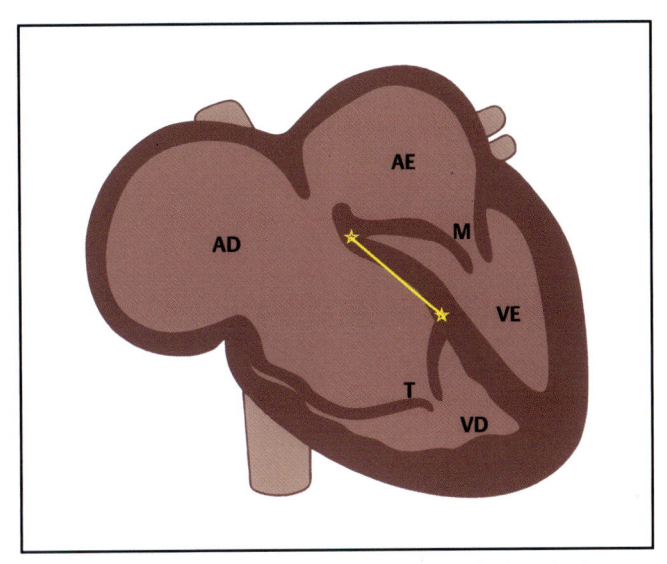

Fig. 20-4. O desenho esquemático mostra como calcular a distância do deslocamento da cúspide septal e o anel da VT. Se o índice for > 8 mm/m², caracterizamos como anomalia de Ebstein. AD: átrio direito; AE: átrio esquerdo; VD: ventrículo direito; VE: ventrículo esquerdo; M: valva mitral; T: valva tricúspide.

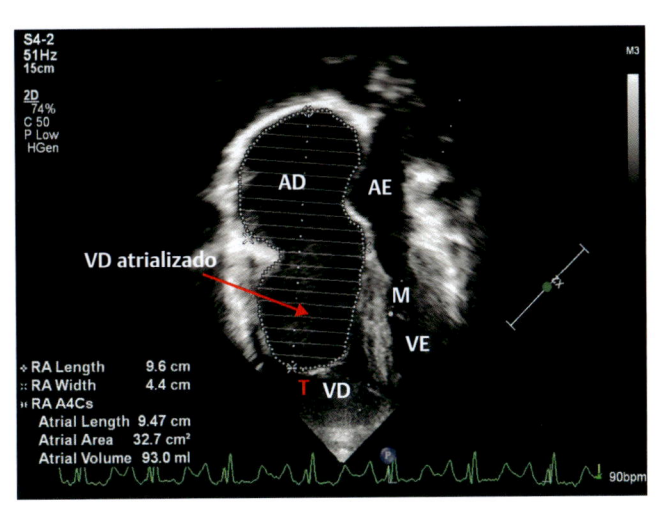

Fig. 20-5. No plano apical 4 câmaras observamos o deslocamento apical da valva tricúspide (T) e a porção atrializada do VD (seta vermelha). Observe grande área/volume do AD contendo a porção atrializada do VD (área: 32,7 cm²/volume: 93 mL). AD: átrio direito contendo a porção atrializada do VD; AE: átrio esquerdo; VD: ventrículo direito; VE: ventrículo esquerdo; M: valva mitral; T: valva tricúspide.

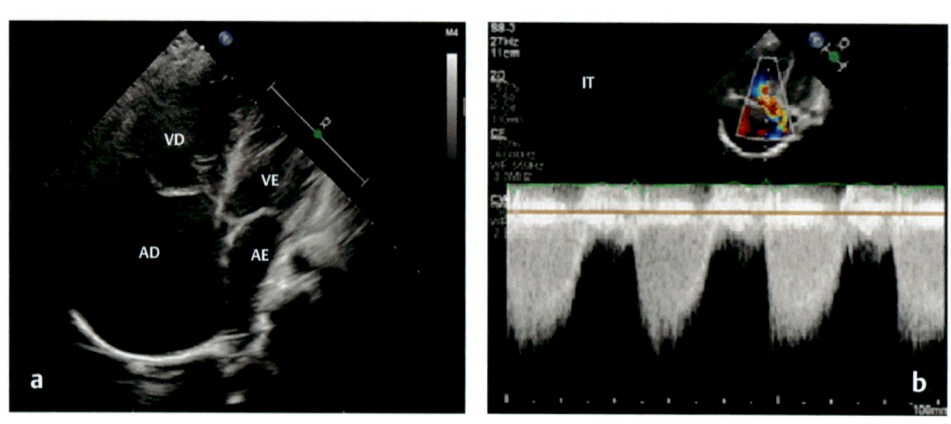

Fig. 20-6. (**a**) Ecocardiograma mostra, no plano 4 câmaras, a válvula tricúspide com aspecto característico de anomalia de Ebstein. (**b**) O mapeamento Doppler colorido evidencia a IT severa. AD: átrio direito; AE: átrio esquerdo; IT: insuficiência tricúspide; VD: ventrículo direito; VE: ventrículo esquerdo.

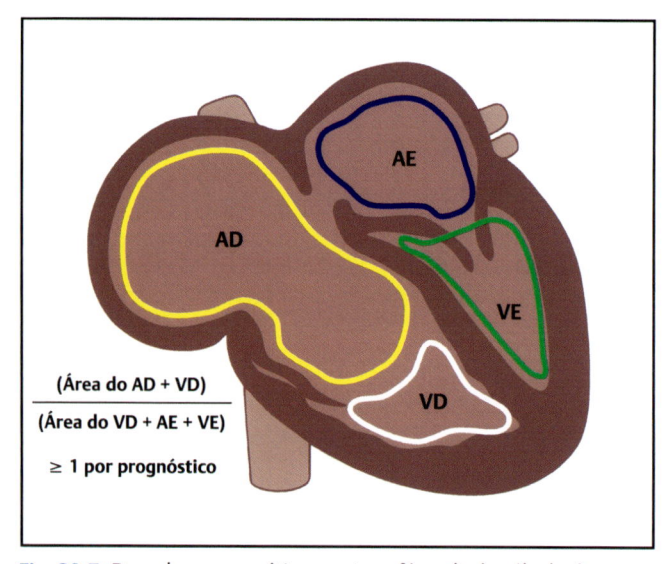

Fig. 20-7. Desenho esquemático mostra a fórmula do cálculo do escore Gose. AD: átrio direito; AE: átrio esquerdo; VD: ventrículo direito; VE: ventrículo esquerdo.

Quadro 20-2. Escore GOSE e Prognóstico em RNs com Anomalia de Ebstein

Escore GOSE	Prognóstico
Grau 1 – relação < 0,5	Muito bom
Grau 2 – relação 0,5 a 0,99	Bom – sobrevida > 92%
Grau 3 – relação 1 a 1,49	Reservado – mortalidade precoce em 10%, e de 45% na infância
Grau 4 – relação > 1,5	Muito ruim – 100% de mortalidade

Adaptado de Abuhamad A, Chaoui R. Ebstein anomaly, tricuspid valve dysplasia, and tricuspid regurgitation. In: Abuhamad A, Chaoui R. A practical guide to fetal echocardiography. 3rd ed. Philadelphia: Wolters Kluwer; 2016. p. 297-316.

ECOCARDIOGRAFIA FETAL
- A ecocardiografia fetal permite no plano 4 câmaras suspeitar da doença de Ebstein, com a anormal abertura da valva tricúspide localizada abaixo do plano valvar, e geralmente o átrio direito está aumentado.
- Ao mapeamento de fluxo a cores observa-se regurgitação tricúspide.
- A anomalia de Ebstein se associa, frequentemente, com comunicação interatrial/FOP e, mais raramente, com obstrução na via de saída do VD.

TÓPICOS IMPORTANTES NO PÓS-OPERATÓRIO

Várias técnicas podem ser utilizadas no tratamento cirúrgico da anomalia de Ebstein, dependendo da apresentação clínica e, principalmente, anatômica. No capítulo são descritas as técnicas mais utilizadas atualmente.

A derivação cavopulmonar é indicada na anomalia de Ebstein (AE) de forma grave, onde o ventrículo direito devido ao reduzido tamanho e à grave disfunção ventricular, não permite a realização de uma correção cirúrgica biventricular. O estudo ecocardiográfico do pós-operatório desse procedimento está descrito no Capítulo 30.

A técnica do "cone", desenvolvida pelo Dr. José Pedro da Silva, é utilizada na AE, nos casos em que existe a possibilidade de ter a participação do VD funcional. O ecocardiograma no pós-operatório visa avaliar, principalmente:

- A válvula tricúspide – competência e arcabouço subvalvar (▶ Vídeos 20-5 e 20-6).
- A função ventricular esquerda e direita.

Na AE, em função da alteração da geometria do ventrículo esquerdo, a quantificação da função ventricular torna-se bastante difícil, principalmente pela presença do movimento paradoxal do SIV. As técnicas de avaliação de função ventricular são abordadas no Capítulo 3.

RESUMINDO
- Para o diagnóstico de anomalia de Ebstein, o plano apical 4 câmaras é fundamental: observar que existe um deslocamento da valva tricúspide mais apical que o habitual, tendo como critério diagnóstico um deslocamento superior a 8 mm/m² de superfície corpórea.
- O mapeamento de fluxo a cores (Doppler colorido) possibilita a detecção e a quantificação da regurgitação (= insuficiência) tricúspide.

- No plano subcostal 2 câmaras avalia-se o tamanho do AD, a direção do desvio de sangue em nível atrial. Ainda no plano subcostal podemos avaliar o aumento do AD em razão da porção "atrializada" do VD.
- Em recém-nascidos, podemos estimar a gravidade e o prognóstico da anomalia de Ebstein pelo escore de GOSE. No plano apical 4 câmaras, no final da diástole: mensuramos as áreas de cada câmara cardíaca e para seu cálculo aplicamos a fórmula: área do AD (AD e VD "atrializado") ÷ áreas do VD "funcional" + AE + VE. Escore de GOSE: valores de corte para bom prognóstico quando ≤ 0,99 e para prognóstico reservado quando > 1,5.
- Nos planos de via de saída do VD, dependendo da severidade do caso, podemos ter hipoplasia da valva, tronco e artérias pulmonares, é até mesmo atresia (funcional ou anatômica).
- Importante quantificar as funções do VD e do VE, que auxiliam na avaliação do momento cirúrgico.
- A ecocardiografia fetal no plano em 4 câmaras permite o diagnóstico pré-natal da anomalia de Ebstein, ao identificarmos o aumento do AD e a topografia anormal da valva tricúspide (deslocamento inferior).
- O ecocardiograma no pós-operatório da anomalia de Ebstein, técnica do Cone, visa avaliar, principalmente: competência e arcabouço subvalvar da VT e função ventricular esquerda e direita.

LEITURAS SUGERIDAS

Abuhamad A, Chaoui R. Ebstein anomaly, tricuspid valve dysplasia, and tricuspid regurgitation. In: Abuhamad A, Chaoui R. A practical guide to fetal echocardiography. 3rd ed. Philadelphia: Wolters Kluwer; 2016. p. 297-316.

Carpentier A, Chauvaud S, Mace L, Relland J, Mihaileanu S, Marino JP et al. A new reconstructive operation for Ebstein's anomaly of the tricuspid valve. J Thorac Cardiovasc Surg. 1988; 96: 92-101.

Farias CVB. Anomalia de Ebstein e displasia da valva tricúspide. In: Bravo-Valenzuela NJM, Lucas E, Silva AEA, Farias CVB. Atlas de ecocardiografia fetal. Rio de Janeiro: Thieme Revinter Publicações, 2021. p. 151-7.

Paranon S, Acar P. Ebstein's anomaly of the tricuspid valve: from fetus to adult: congenital heart disease. Heart 2008 Feb;94(2):237-43.

Qureshi MY, O'Leary PW, Connolly HM. Cardiac imaging in Ebstein anomaly. Trends Cardiovasc Med 2018 Aug;28(6):403-9.

Sainathan S, da Fonseca da Silva L, da Silva JP. Ebstein's anomaly: contemporary management strategies. J Thorac Dis 2020 Mar;12(3):1161-73.

Silva JP, Silva L da F, Moreira LF, Lopez LM, Franchi SM, Lianza AC et al. Cone reconstruction in Ebstein's anomaly repair: early and long-term results. Arq Bras Cardiol 2011;97:199-208.

Yuan SM. Ebstein's anomaly: genetics, clinical manifestations, and management. Pediatr Neonatol 2017 Jun;58(3):211-5.

ATRESIA TRICÚSPIDE

Eliane Lucas

ENTENDENDO

Define-se a atresia tricúspide (AT) como uma ausência ou imperfuração da conexão atrioventricular direita, portanto não há comunicação do átrio direito (AD) com o ventrículo direito (VD). Existe uma ampla variedade de apresentações em função das lesões associadas.

INCIDÊNCIA

A AT é uma cardiopatia congênita (CC) rara, representando cerca de 4% de todas as CC e uma prevalência de 0,08 em cada 1.000 nascimentos.

MORFOLOGIA

Na maioria dos casos de AT existe um espessamento fibromuscular característico na junção atrioventricular direita e ausência dos folhetos valvares. O retorno venoso sistêmico segue para o átrio esquerdo (AE) por uma comunicação interatrial ou forame oval (FO) patente. A AT possui um leque de apresentações, dependendo das lesões associadas, como a comunicação interventricular (CIV) e as obstruções das vias de saída ventriculares. A CIV pode ser perimembranosa, muscular e, mais raramente, de via de entrada, do tipo defeito do septo atrioventricular. Pode-se encontrar obstrução da via de saída do VD aos níveis subpulmonar e valvar. Outro aspecto importante na AT é a conexão ventriculoarterial que pode ser normorrelacionada, transposta ou do tipo dupla via de saída. Estes aspectos morfológicos servem de base para a classificação de Edwards (Quadro 21-1 e Fig. 21-1).

Quadro 21-1. Tipos de Atresia Tricúspide

Classificação de Edwards		Lesões associadas
▪ Conexão ventriculoarterial ▪ Concordante	Tipo I	IA – AP sem CIV IB – EP e CIV restritiva IC – Sem EP e CIV grande
▪ Conexão ventriculoarterial ▪ Discordante/D- transposição	Tipo II	IIA – AP e CIV IIB – EP e CIV IIC – Sem EP e CIV
▪ Conexão ventriculoarterial ▪ Discordante/L- transposição	Tipo III	Conexão da aorta com o ventrículo morfologicamente direito posicionado à esquerda

AP: atresia pulmonar; CIV: comunicação interventricular; EP: estenose pulmonar.

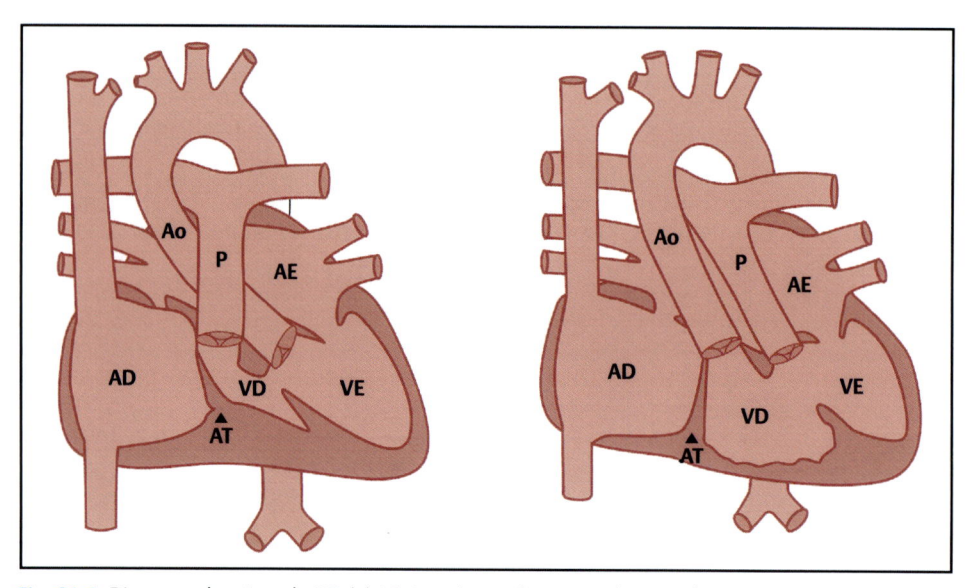

Fig. 21-1. Diagrama dos tipos de AT. (**a**) AT tipo I (conexão ventriculoarterial concordante). (**b**) AT tipo II (conexão ventriculoarterial discordante/D transposição). AD: Átrio direito; AE: átrio esquerdo; Ao: aorta; AT: atresia tricúspide; P: pulmonar; VD: ventrículo direito; VE: ventrículo esquerdo.

IDENTIFICANDO PELA ECOCARDIOGRAFIA
Situs Abdominal/Lateralidade
Situs solitus é a apresentação mais usual nos casos de AT.

Plano Subcostal
- *De 2 câmaras:* pode-se observar o SIA, e na presença de CIA ou FO é necessária a avaliação de restrição ao fluxo. A suspeita de *shunt* restritivo ao nível atrial, quando ao Doppler colorido, o gradiente AD/AE se encontra acima de 12 mm Hg (Fig. 21-2).
- *De 4 câmaras e bicaval:* permite a visualização de imagem hiperecogênica da ausência da conexão atrioventricular direita compatível com AT.

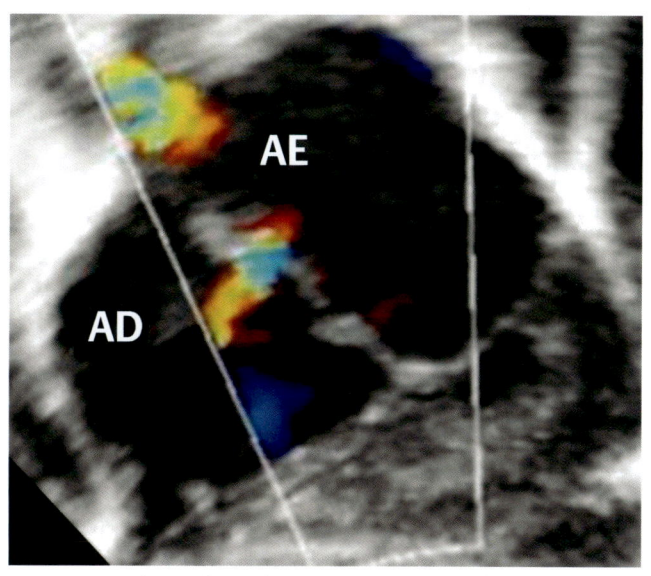

Fig. 21-2. No plano subcostal 2C na AT devem-se avaliar a presença e qualidade do *shunt* atrial (CIA ou FO). Caso o gradiente AD/AE for > 12 mm Hg, o *shunt* atrial é restritivo. AD: átrio direito; AE: átrio esquerdo.

Plano Paraesternal
Longitudinal do VE
O ventrículo esquerdo se apresenta de dimensão aumentada, e o VD pode mostrar graus variados de tamanho, chegando até hipoplasia severa (Fig. 21-3 e ▶ Vídeo 21-1).

Longitudinal do VD
Neste plano confirmamos a AT e a total ausência de fluxo anterógrado AD/VD devido à presença de AT.

Eixo Curto
- *Ao nível dos vasos da base:* pode-se definir a orientação dos grandes vasos, sendo concordante (normal) quando a aorta é anterior e à direita a AP, discordante (vasos transpostos) quando a aorta é posterior e à direita, ou se à esquerda nos casos de conexão ventriculoarterial tipo L-transposição. Neste plano avalia-se a via de saída do VD que pode ser normal ou apresentar graus variados de obstrução até a atresia pulmonar associada (▶ Vídeo 21-2). Neste último caso detectam-se fluxo retrógrado no tronco e ramos pulmonares originários do canal arterial patente (Fig. 21-4).
- *Ao nível dos músculos papilares:* a CIV de grande extensão para a porção trabecular muscular pode ser também visualizada.

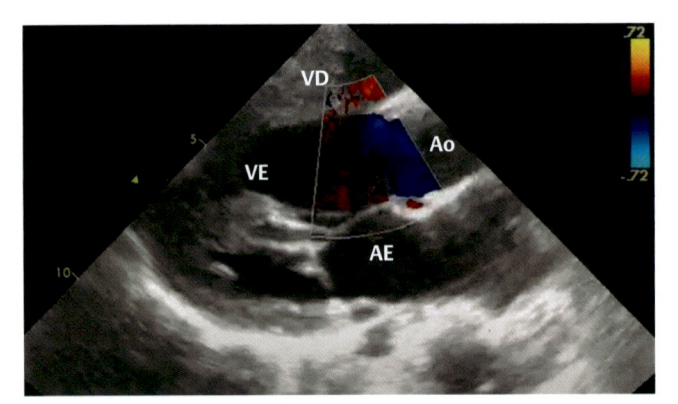

Fig. 21-3. No plano longitudinal do VE na AT pode-se suspeitar de VD de tamanho reduzido ou até com hipoplasia severa. AE: Átrio esquerdo; Ao; aorta; VD: ventrículo direito; VE: ventrículo esquerdo.

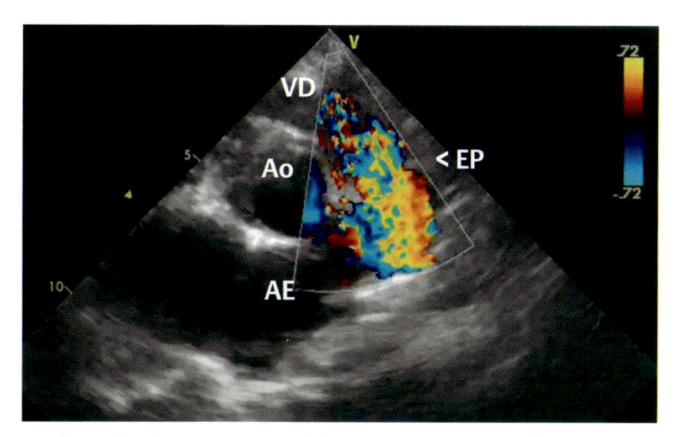

Fig. 21-4. No plano paraesternal de eixo curto na AT, podemos identificar graus variáveis de obstrução da VSVD. Neste caso vemos o fluxo turbilhonar no TAP compatível com EP. AE: Átrio esquerdo; Ao: aorta; EP: estenose pulmonar; VD: ventrículo direito; VSVD: via de saída do ventrículo direito.

Plano Apical
- *De 4 câmaras:* demonstra o espessamento fibromuscular na conexão AV direita atrésica, confirmada pela ausência de fluxo pela VT. Visualiza-se também na maioria dos casos uma desproporção dos diâmetros ventriculares (VE > VD). O VD é geralmente hipoplásico, mas pode alcançar uma dimensão normal em presença de CIV moderada ou ampla. A CIV neste plano é bem visualizada pela localização muscular trabecular, sendo raramente restritiva, sinalizada pelo diâmetro e pelo fluxo do Doppler colorido (Fig. 21-5 e ▶ Vídeo 21-3).

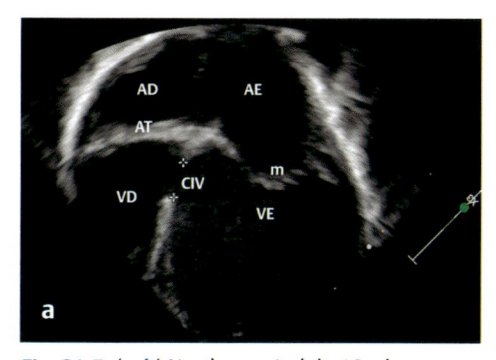

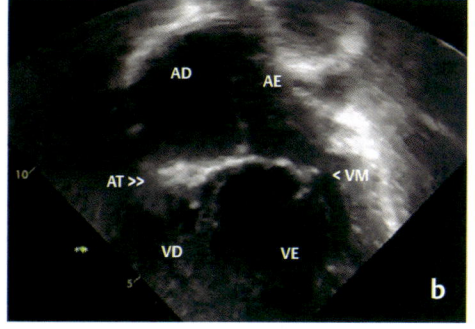

Fig. 21-5. (a, b) No plano apical de 4C, observam-se a nítida desproporção ventricular, com VD de tamanho reduzido, a barra fibromuscular, identificando assim a AT e a CIV muscular. AD átrio direito; AE: átrio esquerdo; AT: atresia tricúspide; CIV: comunicação interventricular; VD: ventrículo direito; VE: ventrículo esquerdo.

Plano Supraesternal

Neste plano avalia-se a posição do arco aórtico que a maioria da AT se encontra à esquerda da coluna, porém 30-40% podem estar à direita, sendo este aspecto importante para a abordagem cirúrgica (Fig. 21-6).

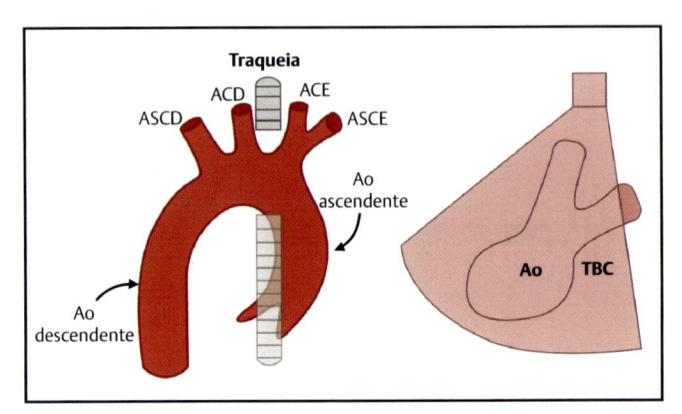

Fig. 21-6. (a) Desenho esquemático observam-se o arco aórtico à direita (AAD) e a disposição dos ramos supra-aórticos. (b) Plano supraesternal transversal, observase a aorta com a saída do TBC se dirigindo para a esquerda, caracterizando o AAD. ACD: Artéria carótida direita; ACE: artéria carótida esquerda; Ao: aorta; ASCD: artéria subclávia direita; ASCE: artéria subclávia esquerda.

ECOCARDIOGRAFIA FETAL

- A atresia tricúspide (AT) pode ser identificada na ecocardiografia fetal no plano 4 câmaras no qual podem-se identificar a desproporção acentuada ventricular (VD<<VE) e a imagem hiper-refringente ao nível do anel atrioventricular direito da AT.
- A atresia tricúspide exibe um leque de apresentações, dependendo das lesões associadas, como a comunicação interventricular (CIV) e as obstruções das vias de saída ventriculares.
- No feto, podemos identificar o fluxo turbilhonar ao nível do septo interatrial, sugerindo CIA ou forame oval restritivo.

O ▶ Vídeo 21-4 demonstra um ecocardiograma fetal (plano 4c do coração fetal) num caso de atresia tricúspide com diagnóstico pré-natal.

TÓPICOS IMPORTANTES NA AVALIAÇÃO PÓS-OPERATÓRIA

Estes aspectos serão abordados no Capítulo 30 em que as principais cirurgias cardíacas são realizadas nos pacientes com AT (Fig. 21-7).

Anomalias Cardíacas Associadas
- Comunicação interatrial.
- Transposição das grandes artérias.
- Atresia pulmonar.
- Coarctação da aorta.
- Interrupção do arco aórtico.

Anomalias Extracardíacas

A AT na maioria dos casos não apresenta anomalias extracardíacas associadas, porém podem estar presentes a trissomia do 13, 18 e a deleção do cromossomo 22q11.

Devem-se investigar também a síndrome de VACTER, anomalias renais, como agenesia renal unilateral, agenesia do ducto venoso e presença de artéria umbilical única.

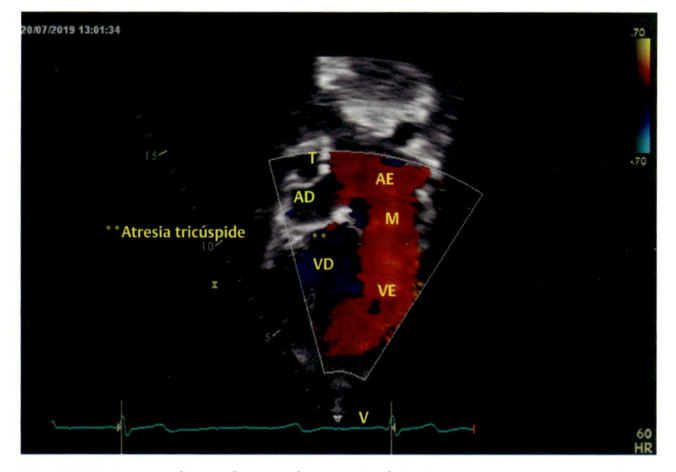

Fig. 21-7. Ecocardiografia no plano apical 4 câmaras em um caso de AT operada (cirurgia de Fontan). Observe o fluxo colorido ao Doppler pela valva mitral e a ausência de fluxo pela conexão atrioventricular direita devido à AT. Presença de tubo Fontan no átrio direito. T: tubo Fontan; AD: átrio direito; AE: átrio esquerdo; ***: atresia tricúspide; CIV: comunicação interventricular; M: valva mitral; VD: ventrículo direito; VE: ventrículo esquerdo.

DIAGNÓSTICO DIFERENCIAL
- Defeito atrioventricular total de forma não balanceada é um importante diagnóstico diferencial da AT, mas nestes casos a conexão atrioventricular (AV) é formada por uma valva AV única.
- Estenose da valva tricúspide (ET) é uma entidade rara, mas quando a obstrução é muito severa, a ET pode-se comportar funcionalmente, como uma valva atrésica, porém não existe a barra fibromuscular no anel AV direito, que é o achado característico da AT.
- Na associação de AT com atresia pulmonar (hipoplasia de cavidades direitas) é importante fazer o diagnóstico diferencial de atresia pulmonar com septo íntegro, pois em ambos os casos podem-se identificar VD bastante hipoplásico e fluxo retrógrado no tronco pulmonar.

RESUMINDO
- A atresia tricúspide (AT) é definida como uma ausência ou imperfuração da conexão atrioventricular direita. Há um espessamento fibromuscular característico na junção atrioventricular direita e ausência dos folhetos valvares.
- A AT exibe um leque de apresentações dependendo das lesões associadas, como a comunicação interventricular (CIV) e as obstruções das vias de saída ventriculares.
- Os aspectos morfológicos da conexão ventriculoarterial servem de base para a classificação da atresia tricúspide segundo a classificação de Edwards.

LEITURAS SUGERIDAS
Allen HD, Shaddy RE, Penny DJ, Feltes TF, Cetta F. Moss and Adams' heart disease in infants, children, and adolescents including the fetus and young adult. 9. ed. Philadelpjia: Wolters Kluwer Health/Lippincott Williams & Wilkins. 2016.
Assec CC, Lucas E, Ferreira FM, Pinoti D, Correira RP, Valenzuela NM, et al. Epidemiological profile of paediatric outpatients followed in a tertiary paediatric cardiology center in Brazil. Prenatal Cardiology Journal. 2021.
Herdy GV, Araujo e Silva AE, Lucas E, Bravo-Valenzuela N, Farias CV, et al. Cardiologia Pediátrica: Prática Clínica. Rio de Janeiro: Thieme Revinter Publicações. 2022.
Park K. Cyanotic Congenital Heart Defects. In: Park MK, Salamat M. Park's Pediatrics Cardiology for Practitioners. 7. ed. Philadelphia: Elsevier. 2021. p.135-41.

CONEXÃO ATRIOVENTRICULAR UNIVENTRICULAR

Nathalie J. M. Bravo-Valenzuela

ENTENDENDO
Caracteriza-se por ser uma condição em que um dos ventrículos é a câmara ventricular dominante, e o outro ventrículo é rudimentar e não funcional. A câmara ventricular principal ou dominante é responsável por manter as circulações sistêmica e pulmonar.

O tradicional termo "ventrículo único" faz alusão à presença de câmara ventricular (solitária) única. Entretanto, na maioria dos corações com fisiologia univentricular é possível identificar as duas câmaras ventriculares (rudimentar e dominante), tornando o termo "conexão atrioventricular univentricular" mais apropriado.

INCIDÊNCIA
Trata-se de uma cardiopatia congênita (CC) rara e complexa. Estima-se que a dupla via de entrada para VE (forma mais comum de conexão AV univentricular) corresponde a cerca de 1% das CC.

MORFOLOGIA
- Caracteriza-se morfologicamente por um ventrículo dominante, e o outro ventrículo rudimentar ou hipoplásico.
- O septo interventricular é rudimentar (forame bulboventricular) ou ausente.
- O ventrículo hipoplásico é aquele que não apresenta um ou mais dos três componentes (via de entrada, via de saída e porção trabecular) que constituem um ventrículo normal.

CLASSIFICAÇÃO

1. Quanto à morfologia da câmara ventricular dominante (Fig. 22-1):
   - Tipo VE – câmara dominante com morfologia de VE (Fig. 22-1a).
   - Tipo VD – câmara dominante com morfologia de VD (Fig. 22-1b).
   - Tipo indeterminado – câmara dominante com morfologia indeterminada (Fig. 22-1c).
2. Quanto à conexão atrioventricular (Fig. 22-2):
   - Dupla via de entrada – ambas as valvas atrioventriculares conectam-se ao ventrículo principal ou dominante (Figs. 22-2a; 22-3 e ▶ Vídeo 22-1).
   - Ausência de conexão AV (via de entrada única) – completa obstrução de via de entrada ventricular à D ou à E (atresia mitral ou tricúspide) (Figs. 22-2b, c e 22-4; ▶ Vídeo 22-2).
   - Conexão AV comum – valva AV comum ou única (Figs. 22-2d e 22-5; ▶ Vídeo 22-3).
3. Quanto à conexão ventriculoarterial (VA) (Fig. 22-6):
   - Concordante (Fig. 22-6a).
   - Discordante (Fig. 22-6b).
   - Dupla via de saída da câmara principal ou dominante (Fig. 22-6c).
   - Dupla via de saída da câmara rudimentar (Fig. 22-6d).
   - Via de saída única (Fig. 22-6e; ▶ Vídeo 22-4).

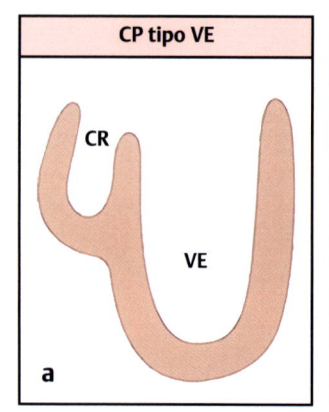

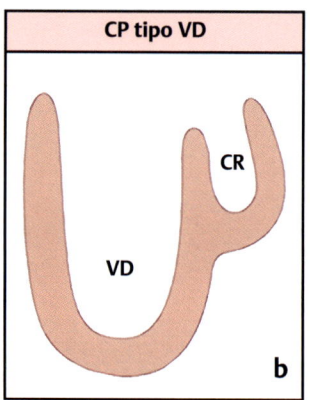

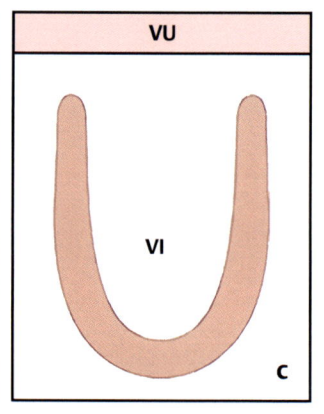

Fig. 22-1. Desenhos esquemáticos demonstrando a conexão AV univentricular quanto à morfologia da massa ventricular dominante (ou principal). (**a**) Câmara principal com morfologia de VE (posterior e menos trabeculada). (**b**) Câmara principal com morfologia de VD (anterior e com banda moderadora). (**c**) Morfologia de da massa ventricular indeterminada (clássico "ventrículo único"; câmara rudimentar não identificada).

CONEXÃO ATRIOVENTRICULAR UNIVENTRICULAR

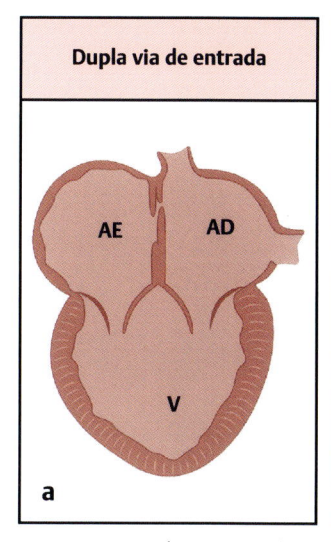

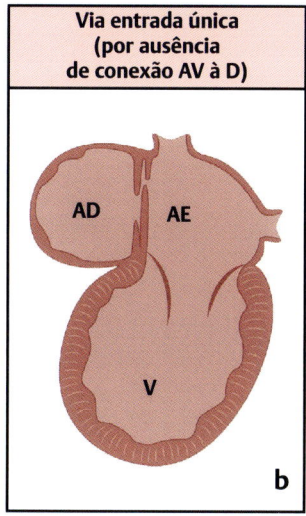

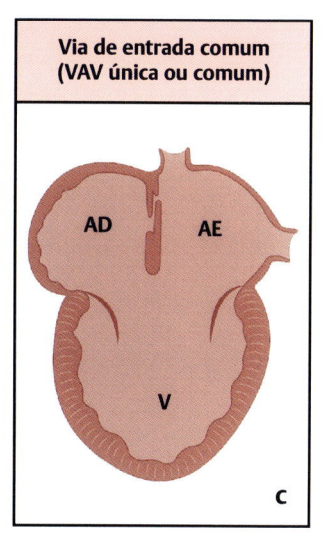

Fig. 22-2. Desenhos esquemáticos demonstrando os tipos de conexão AV univentricular. (**a**) Dupla via de entrada para a câmara principal ou dominante. (**b**) Ausência de conexão AV à direita ou à esquerda (no exemplo desse desenho, a ausência de conexão está à direita). (**c**) Conexão AV comum (valva AV única ou comum). AE: Átrio esquerdo; AD: átrio direito; V: câmara ventricular dominante ou principal.

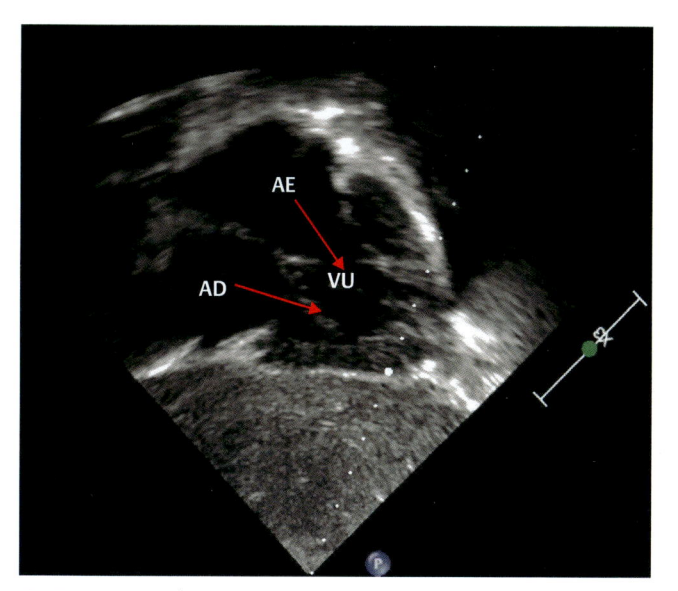

Fig. 22-3. Ecocardiograma transtorácico demonstrando a conexão univentricular AV com dupla via de entrada para câmara ventricular dominante tipo VE. AE: átrio esquerdo; AD: átrio direito; VU: câmara ventricular dominante tipo VE.

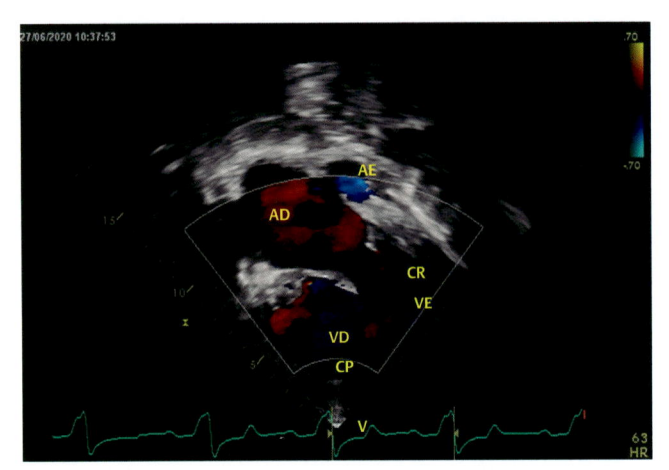

Fig. 22-4. Ecocardiograma transtorácico com Doppler colorido demonstrando a conexão univentricular AV com via de entrada única por ausência de conexão AV esquerda. Observe que as cavidades esquerdas são extremamente hipoplásicas, sendo difícil identificá-las. AE: átrio esquerdo; AD: átrio direito; CP ou VD: câmara ventricular dominante tipo VD; CR ou VE: câmara rudimentar tipo VE.

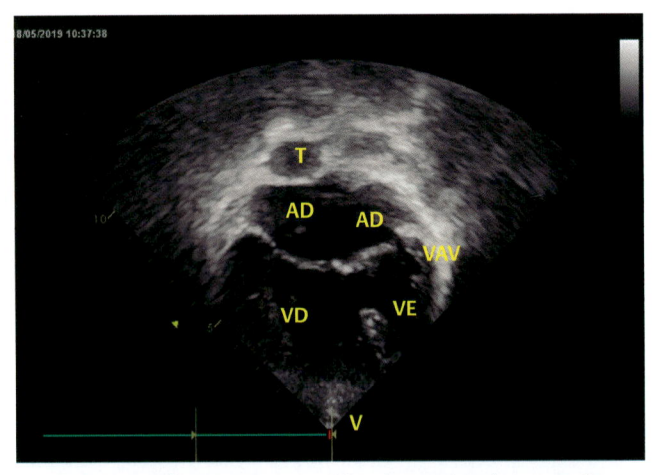

Fig. 22-5. Ecocardiograma transtorácico demonstrando a conexão univentricular AV comum (valva AV única ou comum) num caso de defeito do septo AV desbalanceado com fisiologia univentricular em *status* pós-operatório (Fontan). AE: átrio esquerdo; AD: átrio direito; VD: câmara ventricular dominante tipo VD; VE: câmara ventricular rudimentar tipo VE; VAV: valva atrioventricular única VAV; T: tubo extracardíaco de Fontan.

CONEXÃO ATRIOVENTRICULAR UNIVENTRICULAR

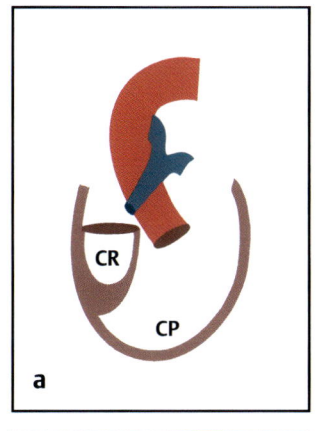

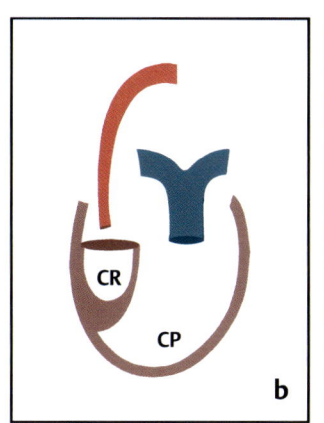

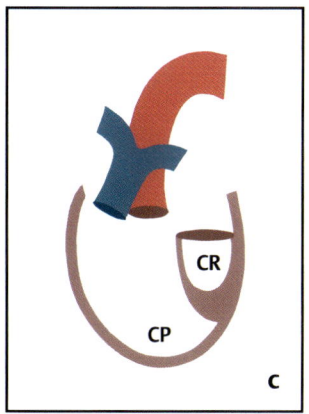

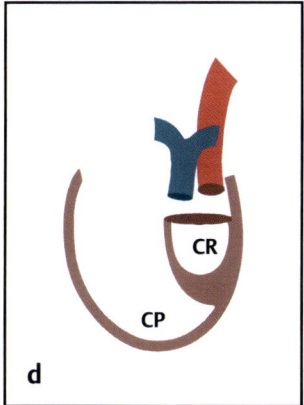

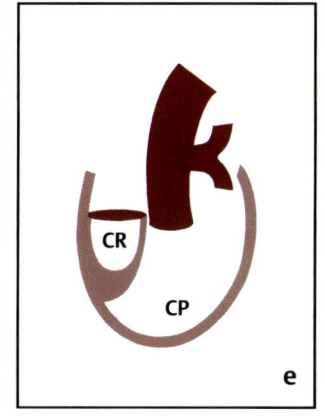

Fig. 22-6. Desenhos esquemáticos demonstrando os tipos de conexão VA nos corações com fisiologia univentricular: (**a**) concordante, (**b**) discordante; (**c**) dupla de saída da câmara principal; (**d**) dupla de saída da câmara rudimentar e (**e**) via de saída única. CP: câmara ventricular dominante; CR: câmara rudimentar; vaso arterial em vermelho: aorta; vaso arterial em azul: artéria pulmonar; vaso arterial em marrom: tronco arterial único.

Tipos mais Comuns
- Câmara principal do tipo VE com dupla via de entrada do VE e discordância ventriculoarterial (88%, tipo mais comum).
- Câmara principal tipo VD (menos comum que tipo VE) com via de entrada comum e dupla via de saída.

Tipos Raros
- Dupla via de entrada da câmara principal tipo VD (12%).
- Dupla via de entrada da câmara principal tipo VE com concordância ventriculoarterial (coração de "Holmes").

IDENTIFICANDO PELA ECOCARDIOGRAFIA
Massa Ventricular
Morfologia Ventricular

Em corações normais, o VD é o ventrículo anterior, e o VE é a câmara ventricular posterior. Em condições não habituais, a posição dos ventrículos pode estar invertida ("inversão ventricular") ou um ventrículo superior e o outro inferior ("ventrículos superoinferiores") (Fig. 22-7 e ▶ Vídeo 22-5).

- *Ventrículo esquerdo:* em arranjo habitual é o ventrículo posterior, contém a valva mitral (2 cúspides) e é menos trabeculado (trabeculações finas e não apresenta banda moderadora).
- *Ventrículo direito:* em arranjo habitual é o ventrículo anterior, contém a valva tricúspide que apresenta 3 cúspides, sendo uma septal (aderida ao septo interventricular) e de localização mais apical que a valva mitral, e é mais trabeculado com presença da banda moderadora em sua porção apical.

Como Definir pela Ecocardiografia Transtorácica?

PONTOS IMPORTANTES
Os ventrículos devem ser identificados pelas suas características morfológicas e posição. São planos ecocardiográficos importantes: paraesternal transverso dos ventrículos, apical de quatro câmaras.

CONEXÃO ATRIOVENTRICULAR UNIVENTRICULAR

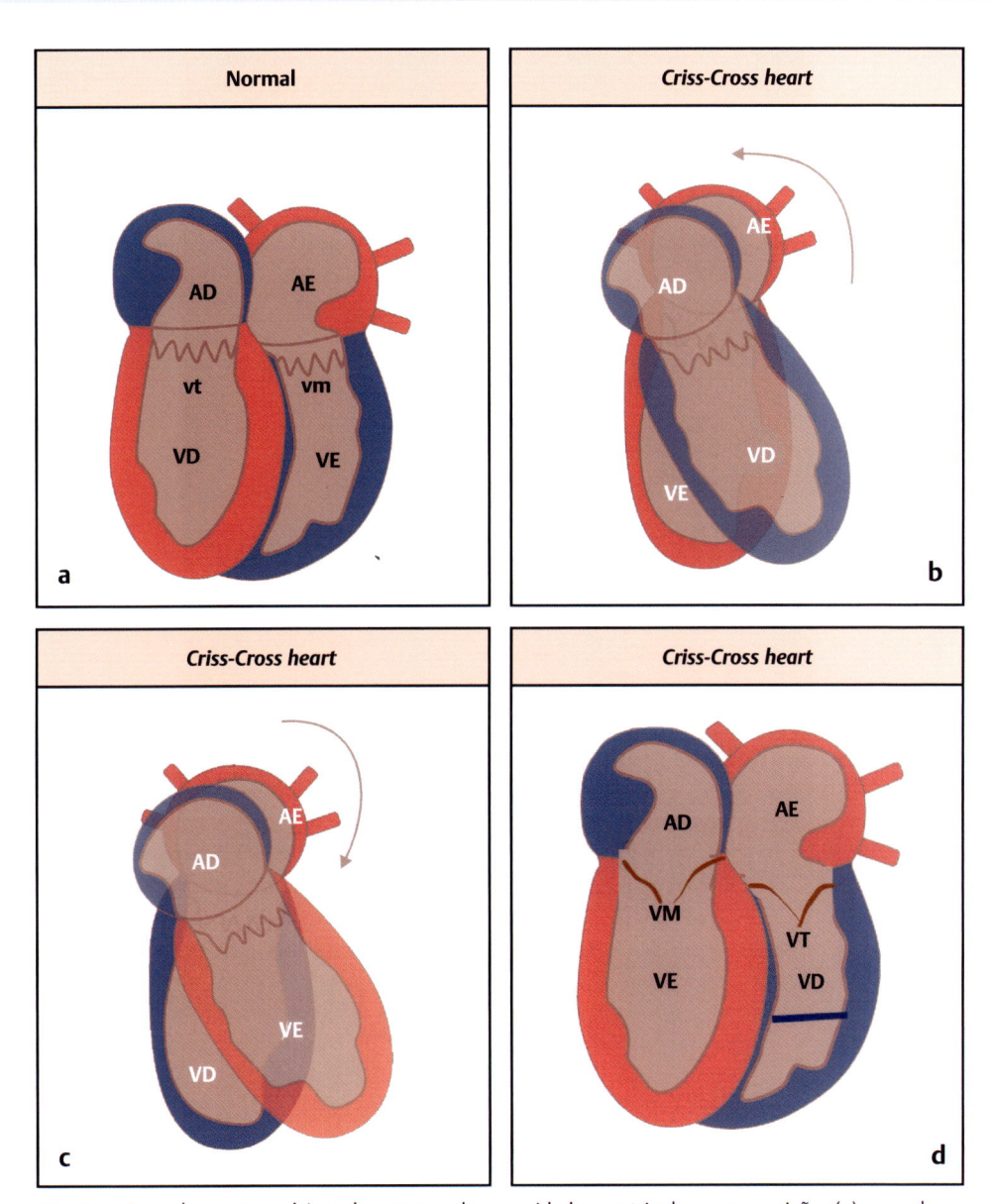

Fig. 22-7. Desenhos esquemáticos demonstrando as cavidades ventriculares nas posições (**a**) normal, (**b**, **c**) superoinferior (*CRISS-CROSS HEARTS*) e (**d**) em inversão. AE: átrio esquerdo; AD: átrio direito; VD: ventrículo direito; VE: ventrículo esquerdo; vt: valva tricúspide; vm: valva mitral.

Conexão Ventriculoarterial

- *Concordante:* arranjo habitual, em que cada artéria conecta-se a seu respectivo ventrículo em concordância (aorta posterior e à D em relação à artéria pulmonar) (Fig. 22-6a).
- *Discordante:* as artérias conectam-se em discordância com cada ventrículo (aorta anterior em relação à artéria pulmonar) (Fig. 22-6b).
- *Dupla via de saída (do VE, do VD ou de ventrículo único):* as duas artérias originam-se de um ventrículo que pode ser o VE, o VD ou um ventrículo indeterminado (VU); em alguns casos existe *overriding* da valva aórtica ou pulmonar em que aquela artéria considerando-se como dupla via de saída quando se relaciona em mais de 50% a um dos ventrículos (Figs. 22-6c, d; 22-8).
- *Via de saída única (comum por artéria truncal, artéria aórtica devido à atresia pulmonar, ou ainda por artéria pulmonar devido à atresia aórtica):* quando existe apenas uma artéria (artéria truncal), ou ainda quando não se consegue identificar a valva ou a artéria pulmonar ou aórtica por atresia (Figs. 22-6e; 22-9).

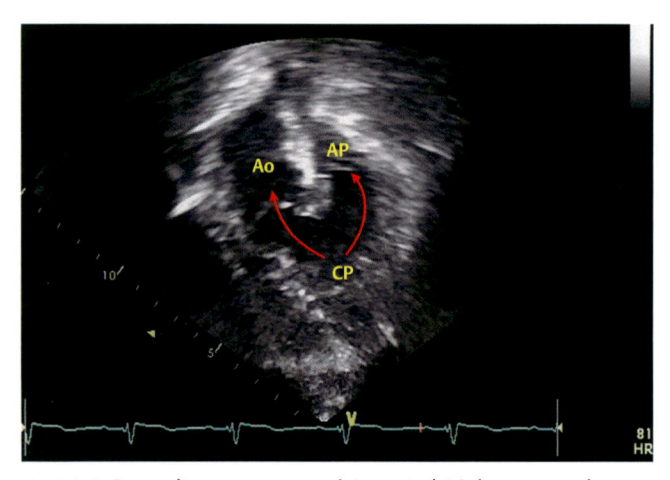

Fig. 22-8. Ecocardiograma transtorácico apical 5C demonstrando a conexão univentricular AV com dupla via de saída da câmara principal.
Ao: Aorta; AP: artéria pulmonar; CP: câmara principal.

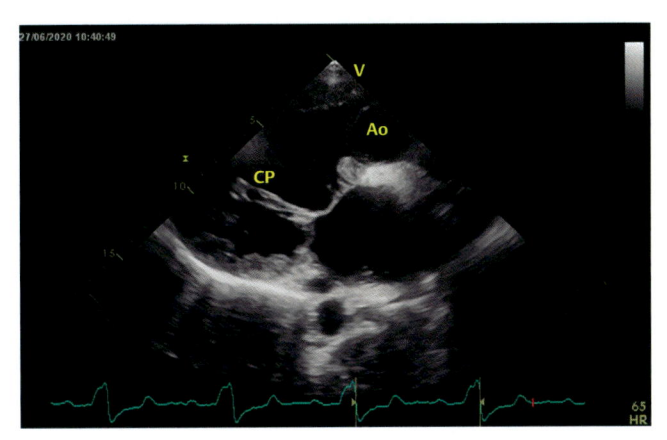

Fig. 22-9. Ecocardiograma transtorácico de eixo longo demonstrando a conexão univentricular AV com via de saída única da câmara principal: via de saída por artéria aorta devido à atresia pulmonar. CP: câmara principal; Ao: aorta.

Como Definir pela Ecocardiografia Transtorácica?

PONTOS IMPORTANTES

São planos ecocardiográficos importantes para avaliar a conexão ventriculoarterial: paraesternal de longo eixo, paraesternal de eixos curtos das grandes artérias, apical de cinco câmaras.

ANOMALIAS ASSOCIADAS

O coração univentricular tipo VD com valva AV comum associa-se frequentemente a anomalias do retorno venoso pulmonar e síndrome de heterotaxia. Rara associação a anomalias extracardíacas e alterações cromossômicas.

ECOCARDIOGRAMA PÓS-OPERATÓRIO

Citamos as principais operações cardíacas no coração com conexão atrioventricular univentricular ("fisiologia univentricular"). O Capítulo 30 descreve de maneira mais detalhada essas operações.

Nos primeiros dias de vida, em pacientes com obstrução importante ao fluxo pulmonar ou sistêmico, deve-se manter o canal arterial pérvio por infusão contínua de prostaglandina E2, ou ainda via procedimento cirúrgico (cirurgia cardíaca do tipo *shunt* sistêmico-pulmonar ou implante percutâneo *stent* no canal arterial).

No período neonatal, depende do trato de via de saída ventricular: 1. bandagem da artéria pulmonar (Fig. 22-10 e ▶ Vídeo 22-6) e 2. *shunt* sistêmico-pulmonar (Blalock Taussig) (Fig. 22-11 e ▶ Vídeo 22-7).

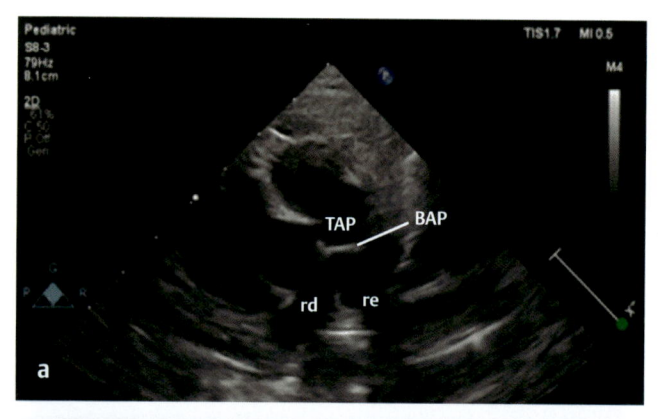

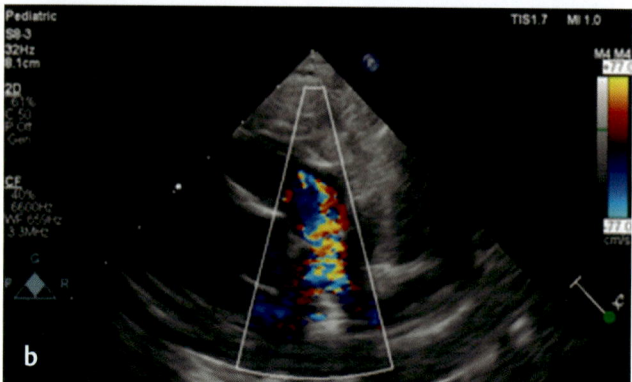

Fig. 22-10. Ecocardiograma transtorácico, plano de eixo curto das grandes artérias, demonstrando: (**a**) imagem 2D da bandagem da artéria pulmonar com (**b**) fluxo turbilhonar ao Doppler colorido.

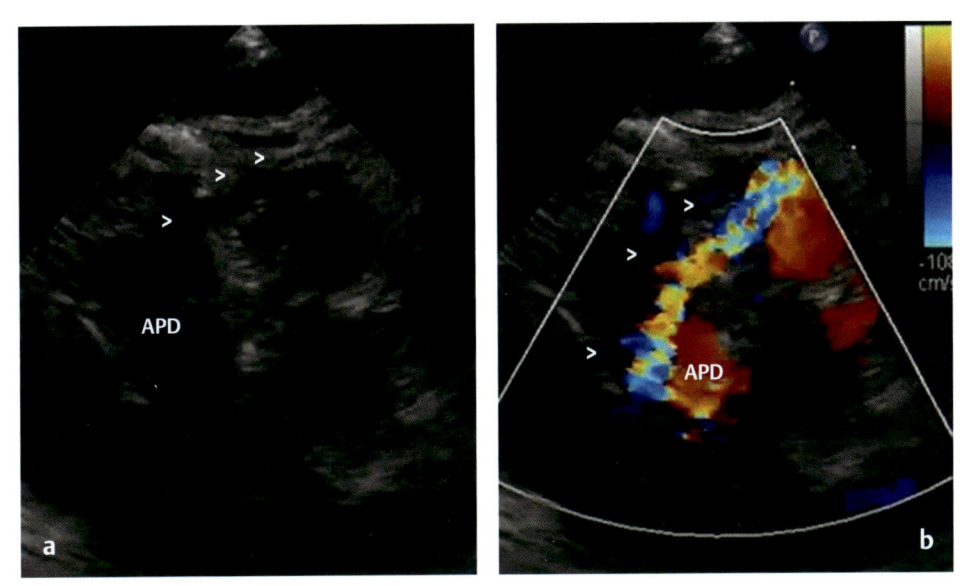

Fig. 22-11. Ecocardiograma transtorácico 2D com Doppler colorido, plano supraesternal, demonstrando a imagem (**a**) e o fluxo (**b**) da anastomose entre as artérias subclávia direita e pulmonar direita (operação de Blalock Taussig).

Em geral, entre 3 e 6 meses de vida: anastomose entre a veia cava superior e a artéria pulmonar (operação de Glenn: anastomose cavopulmonar parcial) (Fig. 22-12 e ▶ Vídeo 22-8). Por volta de 2 a 4 anos de idade, completa-se a anastomose cavopulmonar com o fluxo da veia cava inferior direcionada à circulação pulmonar (operação de Fontan: anastomose cavopulmonar total) (Fig. 22-13 e ▶ Vídeo 22-9).

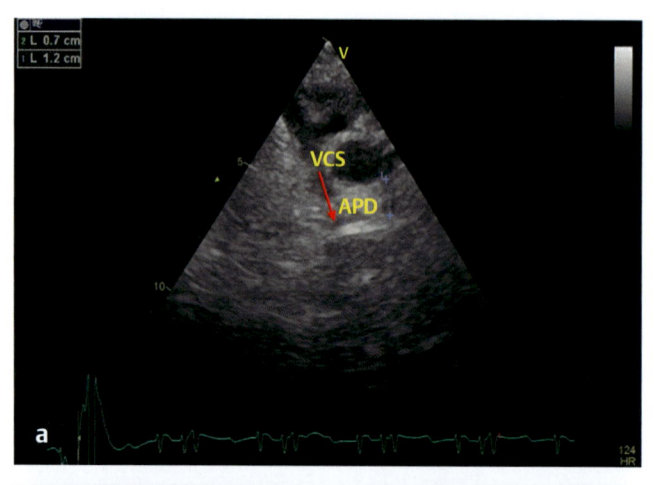

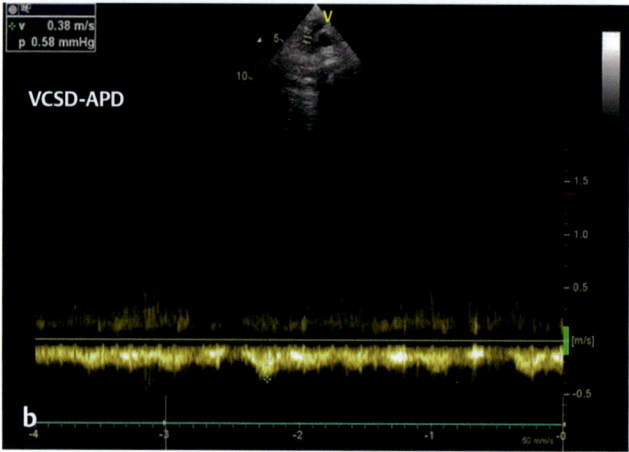

Fig. 22-12. Ecocardiograma transtorácico com Doppler colorido, plano supraesternal, demonstrando: (**a**) o local da anastomose entre veia cava superior e artéria pulmonar direita (operação de Glenn), em que se deve posicionar a amostra Doppler para avaliar o fluxo do Glenn. (**b**) Observe as características do fluxo do Glenn sem sinais de obstrução: fluxo laminar, contínuo e de baixa velocidade. VCSD: veia cava superior direita; APD: artéria pulmonar direita.

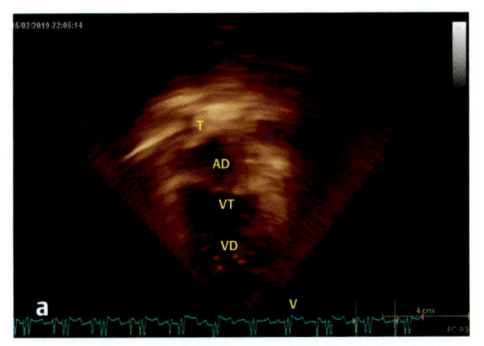

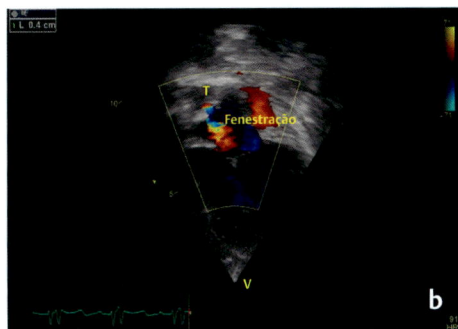

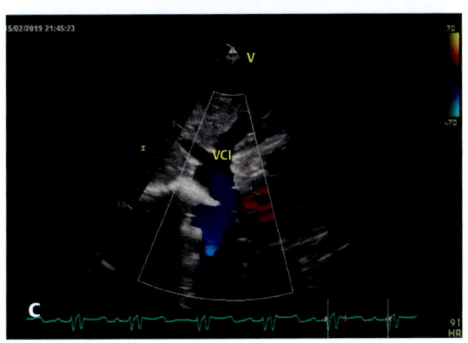

Fig. 22-13. Ecocardiograma transtorácico, plano 4 câmaras, num pós-operatório de Fontan (anastomose VCI – circulação pulmonar) demonstrando: (**a**) imagem 3D/4D do tubo extracardíaco no plano 4 câmaras e (**b**) fluxo colorido (Doppler colorido) em topografia da fenestração do tubo extracardíaco de Fontan.

Como Definir pela Ecocardiografia Transtorácica?

> **PONTOS IMPORTANTES**
>
> São planos ecocardiográficos importantes utilizados nessa avaliação: paraesternal de eixo curto das grandes artérias (bandagem da AP), supraesternal (Blalock-Taussig/Glenn), subcostal e apical quatro câmaras (Fontan). O Doppler é uma importante ferramenta, possibilitando identificar a direção do fluxo, estimar velocidades e gradientes e se existe ou não obstrução nos locais das anastomoses sistêmico-pulmonar e cavopulmonar

IDENTIFICANDO PELA ECOCARDIOGRAFIA FETAL

O diagnóstico pré-natal é facilmente realizado pela Ecocardiografia Fetal. O plano 4 câmaras é anormal, com eixo cardíaco alterado, ventrículos assimétricos e septo interventricular ausente ou rudimentar, sendo o plano mais importante para esse diagnóstico no feto (Fig. 22-14a). O tipo de conexão atrioventricular também pode ser avaliada nesse plano. Os planos de vias de saída ventriculares possibilitam avaliar o tipo de conexão ventrículo arterial, a relação entre as grandes artérias e se existe obstrução da via de saída ventricular (Fig. 22-14b). Os planos do mediastino superior (3 vasos e 3 vasos com traqueia) podem estar alterados dependendo da presença ou não de obstrução da via de saída e da posição das grandes artérias.

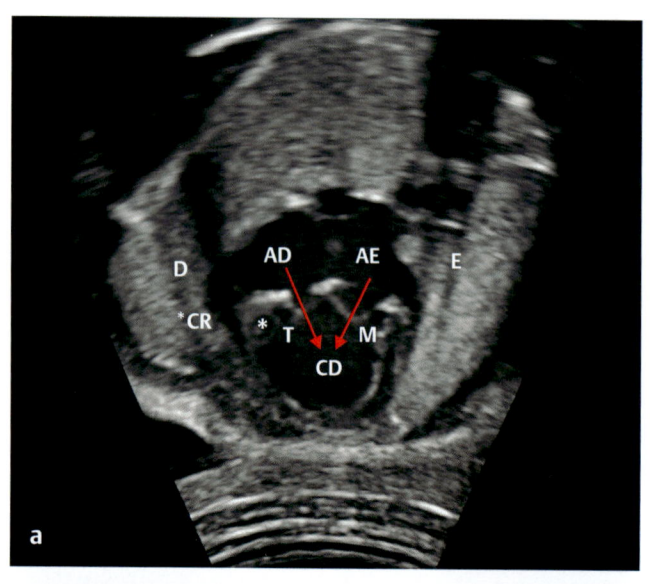

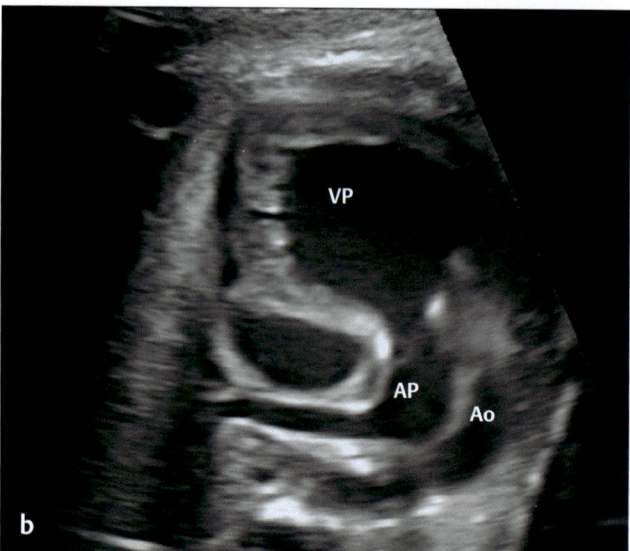

Fig. 22-14. Conexão AV univentricular Ecocardiograma fetal: (**a**) plano 4C demonstrando com dupla via de entrada para câmara principal (câmara dominante) tipo VE e (**b**) plano de via de saída ventricular demonstrando dupla via de saída da câmara principal. AE: átrio esquerdo; AD: átrio direito; D: direito; E: esquerdo; CD ou VP: câmara dominante ou ventrículo principal; *CR: câmara rudimentar; M; valva mitral; T: valva tricúspide; AP: artéria pulmonar; Ao: aorta.

RESUMINDO

PONTOS IMPORTANTES

- A conexão AV univentricular caracteriza-se por uma condição em que um dos ventrículos é dominante e funcional, e o outro é rudimentar (= não funcional).
- Os planos ecocardiográficos mais importantes utilizados nessa avaliação são:
  1. Para identificar as características da massa muscular ventricular dominante – paraesternal de eixo curto dos ventrículos.
  2. Para identificar o tipo conexão AV univentricular – apical 4 câmaras.
  3. Para identificar o tipo de conexão VA univentricular – paraesternal eixos longo e curto das grandes artérias e apical 5 câmaras.
  4. Planos mais utilizados para a avaliação pós-operatória de corações com conexão AV univentricular: de eixo curto das grandes artérias (bandagem da AP), supraesternal (Blalock-Taussig/Glenn), subcostal e apical 4 câmaras (Fontan).
  5. Os tipos de conexão AV univentricular mais comuns são: dupla via de entrada (2 valvas se conectam à câmara principal) para VE com discordância ventriculoarterial e via de entrada comum para VD (menos comum que o VE) com dupla via de saída.

LEITURAS SUGERIDAS

Anderson RH, Becker AE, Wilkinson JL. Proceedings: morphogenesis and nomenclature of univentricular hearts. Br Heart J. 1975;37:781–2.

Anderson RH, Cook AC. Morphology of the functionally univentricular heart. Cardiol Young. 2004; 16(S1):3–8.

Anderson RH, McCartney FJ, Stark JF, de Leval MR, Tsang VT. Classification and Nomenclature of Congenital Heart Defects. In: Surgery for Congenital Heart Defects. 3. ed. John Wiley & Sons. 2006. p. 3-11. doi:10.100/047009388.ch1.

Dobell ARC, Van Praag R. The Holmes heart: historic associations and pathologic anatomy. Am Heart J. 1996; 132(2 pt1):437–45.

Muñoz-Castellanos L, Espinola-Zavaleta N, Keirns C. Anatomoechocardiographic correlation double inlet left ventricle. J Am Soc Echocardiogr. 2005;18:237–43.

Shiraishi H, Silverman NH. Echocardiographic spectrum of double inlet ventricle: evaluation of the interventricular communication. J Am Coll Cardiol. 1990;15(6):1401-8.

Tongsong T, Tongprasert F, Srisupundit K, et al. The complete three-vessel view in prenatal detection of congenital heart defects. Prenat Diagn. 2010;30(1):23–9.

Tynan MJ, Becker AE, McCartney FJ, et al. Nomenclature and classification of congenital heart disease. Br Heart J 1979;41:544–53.

Van Praagh R, Van Praagh S, Vlad P, Keith JD. Diagnosis of the anatomic types of single or common ventricle. Am J Cardiol 1965; 15:345–66.

Wilkinson JL, Anderson RH. Anatomy of functionally single ventricle. World Journal of Pediatric and Congenital Heart Surgery 2015; 3(2):159–64.

Yoo SJ, Lee YH, Kim ES. Three-vessel view of the fetal upper mediastinum: an easy means of detecting abnormalities of the ventricular outflow tracts and great arteries during obstetric screening. Ultrasound Obstet Gynecol. 1997;9:173–82.

CARDIOMIOPATIAS

Eliane Lucas ▪ Cecília Teixeira de Carvalho Fonseca
Fernanda Maria Correia Ferreira Lemos

Os autores abordam neste capítulo as principais apresentações das cardiomiopatias na infância, mostrando os seus aspectos morfológicos e ecocardiográficos.

CARDIOMIOPATIA DILATADA
Entendendo
A cardiomiopatia (CMP) dilatada caracteriza-se por aumento das cavidades ventriculares e função sistólica reduzida (Fig. 23-1). A forma dilatada de CMP é a mais comum em criança.

Morfologia/Tipos
Tipos de CMP dilatada quanto à etiologia:

- Idiopática (sem causa identificável).
- Secundária a doenças metabólicas ou infecciosas (1. infecções virais: *adenovírus, coxsackie B, citomegalovírus* – CMV, SARS-CoV-2 entre outros; 2. infecções bacterianas ou mais raramente, outros agentes infecciosos mais raramente; 3. doenças sistêmicas e agentes cardiotóxicos (hipotireoidismo, hipocalcemia, mucopolissacaridoses, distúrbios nutricionais e antraciclinas).
- Familiar (história familiar positiva para CMV). A CMP dilatada hereditária é geralmente autossômica dominante, conferindo risco de 50% para crianças quando um dos pais tem a doença.
- Fibroelastose endocárdica (acomete o lado esquerdo do coração, início nos primeiros 10 meses de vida, Síndrome de Barth: fibroelastose endocárdica, miopatia e neutropenia).

Identificando pela Ecocardiografia
O ecocardiograma mostra aumento das cavidades atriais e ventriculares, disfunção sistólica global ventricular (fração de ejeção e encurtamento do VE reduzidos), e o Doppler colorido pode evidenciar a insuficiência mitral (IM). Na presença de fibroelastose identifica-se o aumento da ecogenicidade da cavidade do VE.

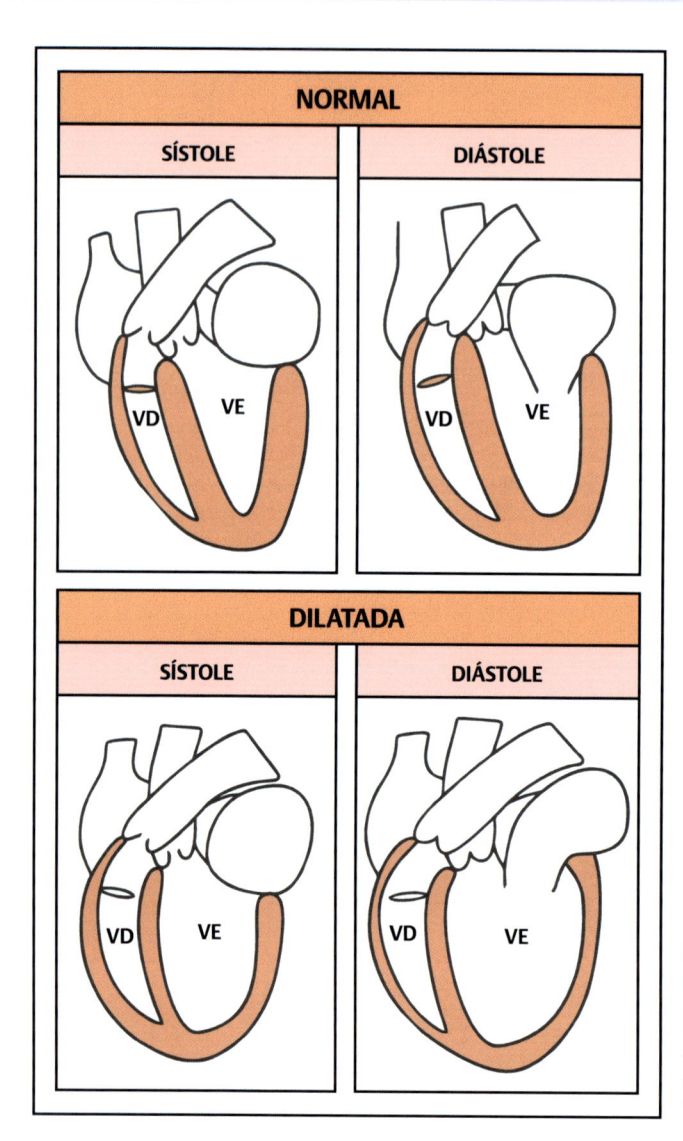

Fig. 23-1. Desenho esquemático com coração normal e com CMP dilatada. Observe a desproporção ventricular com dilatação do ventrículo esquerdo (VE). VD: Ventrículo direito.

Plano Subcostal
De 4 Câmaras
Neste plano visualiza-se o aumento do ventrículo esquerdo (VE) e átrio esquerdo. O mapeamento Doppler colorido pode mostrar insuficiência das válvulas atrioventriculares em especial a válvula mitral (VM).

Longitudinal
A veia cava inferior (VCI) pode-se encontrar dilatada com pouca variação respiratória nos casos de disfunção grave do VE. Nestes casos, a aorta descendente se apresenta com baixa pulsatilidade, demonstrando o comprometimento do débito ventricular.

Plano Paraesternal
Longitudinal do VE
Visualizam-se o VE dilatado com diminuição da contratilidade e a presença de insuficiência mitral (IM) devido à falha de coaptação dos folhetos valvares, consequente à dilatação do anel valvar.

O modo-M mostra o aumento dos diâmetros das cavidades esquerdas, déficit contrátil ventricular e o característico aumento da distância entre o ponto E da valva mitral (VM) e septo interventricular (SIV) (Figs. 23-2 e 23-3).

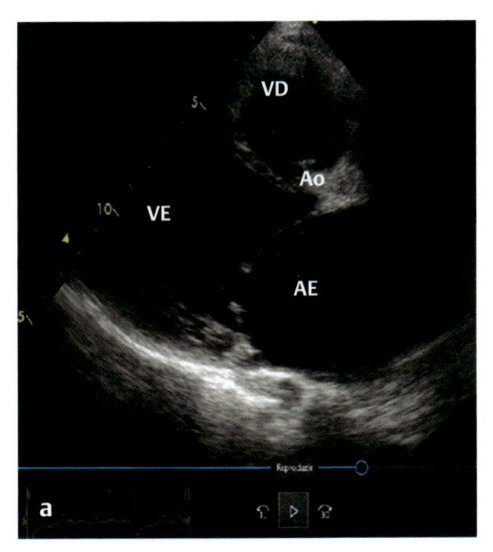

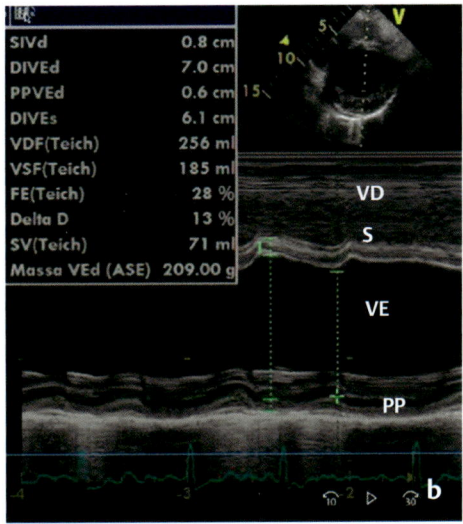

Fig. 23-2. (**a**) No plano paraesternal de ventrículo esquerdo (VE) demonstra-se o aumento de cavidades esquerdas. (**b**) O modo-M mostra o aumento do diâmetro do VE e a hipocontratilidade difusa que expressa a redução da fração de ejeção. AE: átrio esquerdo; Ao: aorta; VD: ventrículo direito.

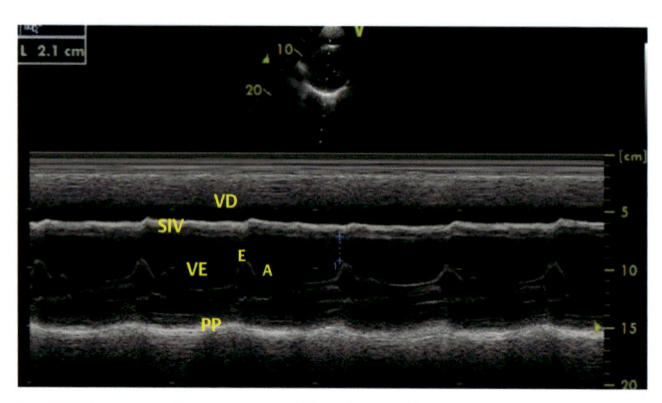

Fig. 23-3. No modo-M na CMP dilatada, em função do déficit contrátil do ventrículo esquerdo (VE) observa-se o aumento da distância entre o ponto E da VM e o septo interventricular (SIV). Em adultos essa distância é normal quando inferior a 4 mm. Em crianças, recomenda-se indexar essa distância ao tamanho do VE dividindo-a pelo diâmetro diastólico do VE. Em crianças normais, esta relação é de 0,08 ± 0,06. VD: ventrículo direito.

Eixo Curto ao Nível dos Músculos Papilares

Podemos analisar qualitativamente a contratilidade do VE e quantitativamente pelo modo-M com a mensuração dos diâmetros sistólico e diastólico do VE, da fração de ejeção e da fração de encurtamento. Pode-se identificar o ventrículo direito (VD) dilatado, rechaçando o SIV para a esquerda, nos casos de associação à hipertensão arterial pulmonar (▶ Vídeo 23-1).

Eixo Curto ao Nível da Valva Aórtica

Devemos identificar ambos os óstios das artérias coronárias. A ausência do óstio da coronária esquerda pode sugerir origem anômala da artéria pulmonar (ALCAPA) que ocasiona um quadro de dilatação e disfunção sistólica do VE.

Plano Apical
De 2 Câmaras

Visualiza o VE dilatado e a presença de graus variáveis de IM. Deve-se estudar cuidadosamente a região da ponta do VE, para afastar a presença de trombos apicais.

De 4 Câmaras

Evidencia os aumentos das cavidades esquerdas, o déficit contrátil e a presença de insuficiências das válvulas atrioventriculares, em especial da VM (▶ Vídeo 23-2). Utiliza-se a análise da insuficiência tricúspide (IT) pelo Doppler colorido, pois permite estimar a pressão sistólica da artéria pulmonar (PSAP) (Fig. 23-4).

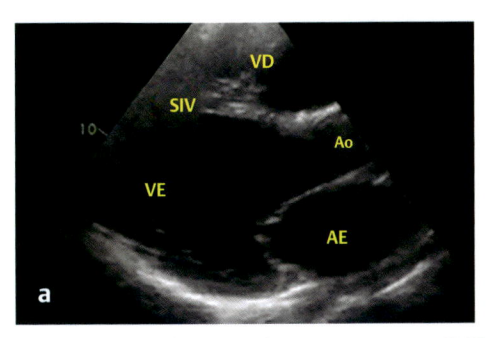

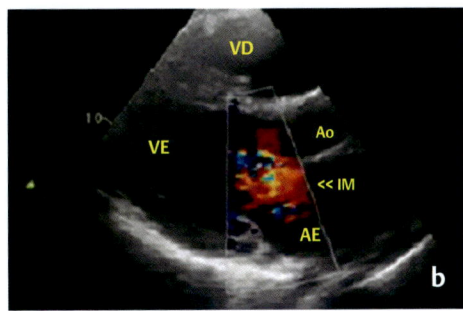

Fig. 23-4. Ecocardiograma de uma criança com CMP dilatada. (**a**) Plano apical 4 câmaras demonstrando o aumento de cavidades esquerdas, observa-se o grande aumento do ventrículo esquerdo. (**b**) Doppler colorido demonstrando insuficiência mitral (seta) por dilatação valvar mitral secundária ao aumento do ventrículo esquerdo (VE). AE: átrio esquerdo; AD: átrio direito; VD: ventrículo direito.

Plano Supraesternal
Longitudinal
A visualização do arco aórtico livre de obstrução ao fluxo descarta a presença de coarctação de aorta que também pode ocasionar um quadro de dilatação e disfunção sistólica do VE.

Diagnóstico Diferencial
- Origem anômala da artéria coronária esquerda da artéria pulmonar (ALCAPA).
- Doença de Uhl.
- Coarctação da aorta.

Resumindo
- A CMP dilatada é a forma mais comum na infância.
- Pode ocorrer o aumento das quatro cavidades e disfunção ventricular.
- Pode ser idiopática, secundária a doenças metabólicas ou infecciosas, familiar ou por fibroelastose endocárdica.

CARDIOMIOPATIA HIPERTRÓFICA
Entendendo
A cardiomiopatia hipertrófica (CMH) é definida como a presença de hipertrofia do VE em um ventrículo não dilatado, na ausência de um fator hemodinâmico capaz de produzir tal hipertrofia. Logo, estão excluídas situações, como hipertrofia fisiológica secundária à atividade física ou hipertrofia secundária à estenose aórtica valvar, hipertensão arterial entre outras causas. A hipertrofia geralmente acomete a região basal do SIV, podendo ocorrer obstrução do trato de saída do VE. Em crianças o ventrículo direito também pode estar comprometido. A hipertrofia pode raramente ser identificada logo após o nascimento ou no primeiro ano de vida (Figs. 23-5 e 23-6).

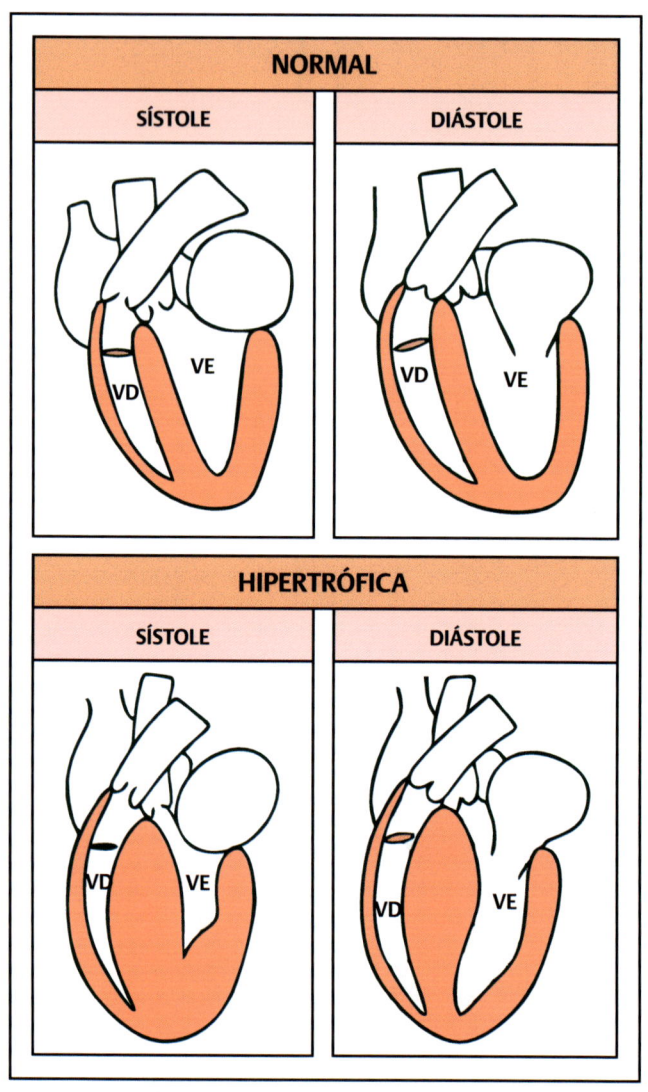

Fig. 23-5. Desenho esquemático da CMH demonstrando o coração normal e com CMP hipertrófica na diástole e sístole ventriculares.

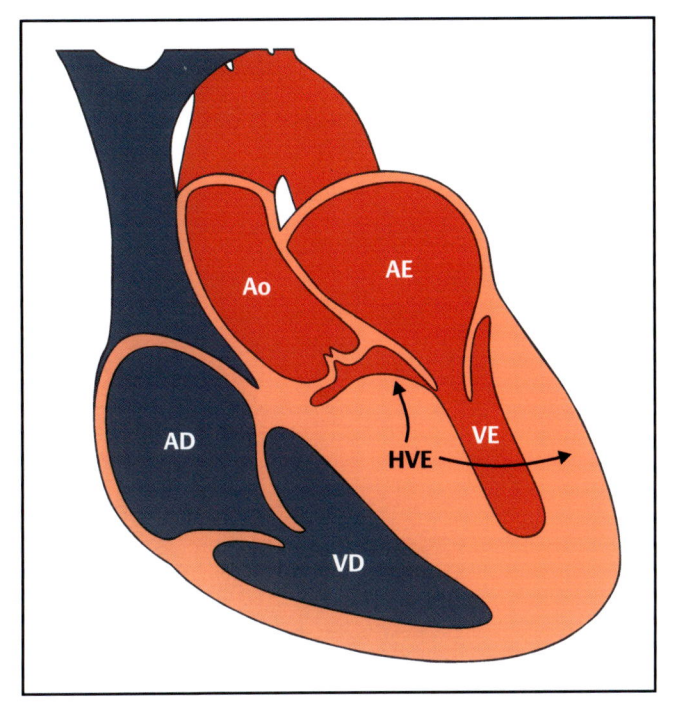

Fig. 23-6. Desenho esquemático da CMH mostra a HVE, principalmente do SIV basal. AD: átrio direito; AE: átrio esquerdo; Ao: aorta; HVE: hipertrofia ventricular esquerda; VD: ventrículo direito; VE: ventrículo esquerdo.

Incidência
Registros de cardiomiopatia pediátrica estimam uma incidência anual de todas as formas de CMH em torno de 0,3 a 0,5 casos por 100.000 crianças. As CMH são responsáveis por 25% a 40% de todos os casos de cardiomiopatia na infância.

Causas
- *Primária:* condição de caráter genético, com herança autossômica dominante, causada por mutações em genes codificantes de proteínas do sarcômero. Corresponde a aproximadamente 70% dos casos de CMH. Os termos familiar e idiopático são eventualmente utilizados naqueles pacientes com testes genéticos negativos ou que não testaram.
- *Secundária:* ocorre como consequência de erros inatos do metabolismo, doenças metabólicas, síndromes genéticas, doenças mitocondriais e neuromusculares. CMH pode ocorrer em filhos de mães com *diabetes melito* (Quadro 23-1).

Quadro 23-1. Causas Secundárias de CMH

Erros inatos do metabolismo
Doença de Pompe, doença de Danon, doença de Forbes, doença de Fabry, mucolipidoses, mucopolissacaridose tipos I e II e deficiência de carnitina
Síndromes genéticas
Síndrome de Noonan, síndrome de Costello, síndrome de LEOPARD e síndrome de Beckwith-Widemann
Doenças mitocondriais
Síndrome de Leigh, síndrome de MELAS e síndrome de Sengers
Doenças neuromusculares
Ataxia de Friedreich e distrofia miotônica
Doenças endócrinas
Hiperinsulinismo primário, filho de mãe diabética e acromegalia

CMH: cardiomiopatia hipertrófica.

Identificando pela Ecocardiografia

Mostra a morfologia cardíaca e a hipertrofia pela superfície corporal, usando o *Z-score*. Na população pediátrica considera-se hipertrofia quando o *Z-score* for > +2. Em geral, em adolescentes e adultos é considerada hipertrofia quando a medida da parede for ≥ 11 mm (Figs. 23-7 e 23-8 e ▶ Vídeo 23-3).

- Avalia a presença e gravidade da obstrução na via de saída do VE, utilizando o Doppler espectral contínuo.
- Revela a presença e o grau da regurgitação mitral quando há movimento sistólico anterior da valva mitral.

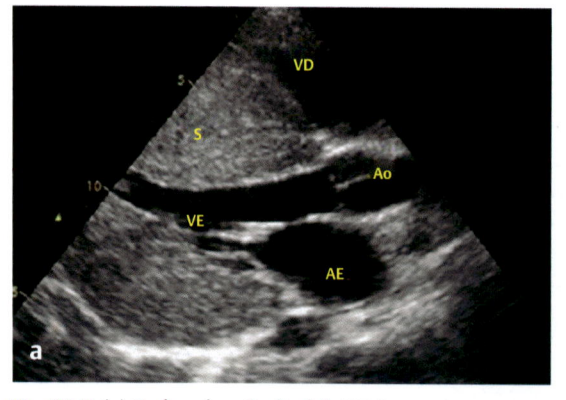

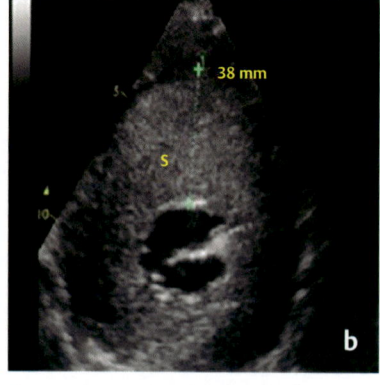

Fig. 23-7. (a) O plano longitudinal do VE demonstra a presença de uma importante hipertrofia do ventrículo esquerdo (VE), principalmente do SIV. (b) No plano de eixo curto confirma os achados citados. AE: átrio esquerdo; S: septo interventricular; VD: ventrículo direito.

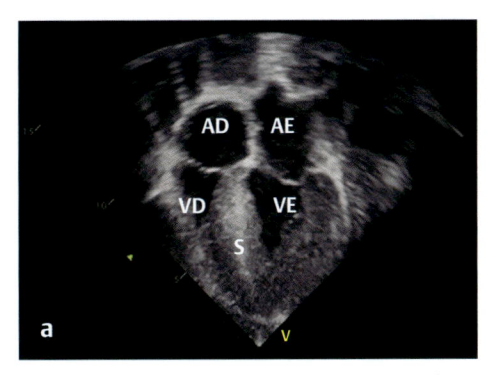

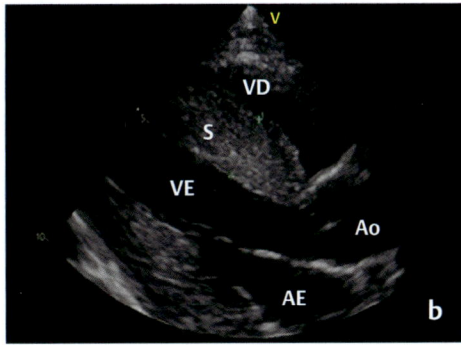

Fig. 23-8. No plano apical 4 câmaras (**a**) e no plano paraesternal longitudinal (**b**) visualiza-se a importante hipertrofia do SIV e da parede posterior do VE.

Plano Subcostal
De 4 Câmaras
Visualizam-se os átrios e os ventrículos, evidenciando os septos interatrial e interventricular hipertrofiado. As valvas atrioventriculares são visualizadas demonstrando a regurgitação mitral com jato posterior.

Plano Paraesternal
Longitudinal do VE
É o melhor plano para avaliação do padrão de hipertrofia septal e a via de saída do VE (VSVE). Doppler colorido demonstra fluxo turbulento na VSVE. Identificam-se o movimento sistólico anterior da válvula mitral (MSAVM) e o aspecto redundante do folheto anterior. Doppler colorido com jato regurgitante mitral no sentido posterior (Fig. 23-9a).

O modo-M ao nível da válvula aórtica pode mostrar abertura normal no início da sístole seguida de fechamento abrupto na mesossístole com vibrações grosseiras dos folhetos.

Eixo Curto
Ao nível dos músculos papilares visualizam-se a hipertrofia septal e a espessura normal da parede posterobasal situada entre o músculo papilar e o anel mitral. Este aspecto é importante para o diagnóstico diferencial com outras hipertrofias que geralmente não poupam a parede posterior (▶ Vídeo 23-4).

Plano Apical
De 2 Câmaras
Para avaliação da hipertrofia septal e do ápice em caso de hipertrofia apical. Doppler colorido sem evidência de fluxo no ápice devido à obliteração pela hipertrofia.

De 4 Câmaras
Visualizam-se a hipertrofia septal e a válvula mitral com jato regurgitante devido à falha de coaptação e MSAM.

De 5 Câmaras
Ao Doppler na VSVE, a CMP hipertrófica é caracterizada por um jato sistólico tardio em forma de "adaga" que indica a obstrução dinâmica subaórtica (Fig. 23-9b e ▶ Vídeo 23-5).

As medidas avançadas da função sistodiastólica ventricular também podem ser realizadas por: *strain* que analisa a deformação miocárdica regional e global, sendo aferido pela técnica do rastreamento de pontos (*speckle tracking*) pela ecocardiografia bidimensional (2D-STE); TAPSE e MAPSE que avaliam a excursão sistólica do plano do anel tricúspide e mitral, respectivamente pelo modo-M; e Doppler tecidual que leva em consideração a movimentação do miocárdio em comparação à do fluxo sanguíneo intracardíaco (Fig. 23-10 e ▶ Vídeo 23-6). Estas são indicadas visando à detecção precoce da disfunção de ambos os ventrículos (ver Capítulo 29).

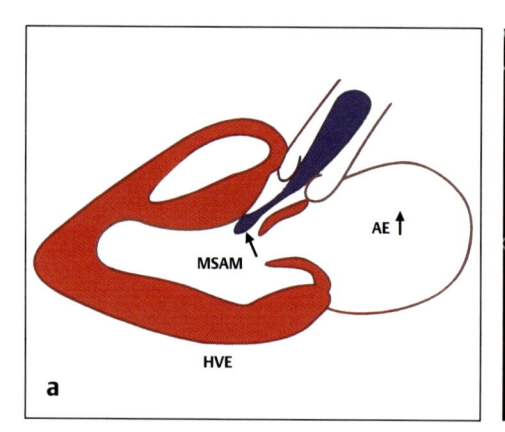

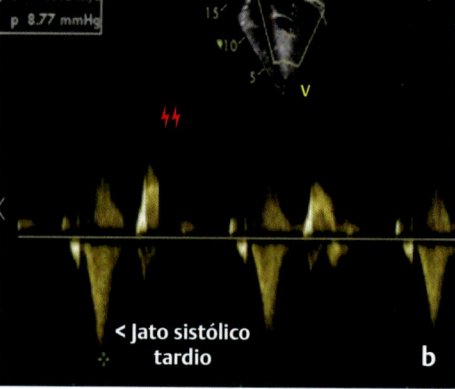

Fig. 23-9. (**a**) O desenho esquemático mostra o movimento sistólico anterior da VM que gera a obstrução da VSVE. (**b**) No plano apical 4 câmaras com o auxílio do Doppler espectral pode-se avaliar a presença de obstrução da VSVE (jato sistólico tardio). AD: Átrio direito; AE: átrio esquerdo; MSAM: movimento sistólico anterior da mitral; VD: ventrículo direito; VE: ventrículo esquerdo.

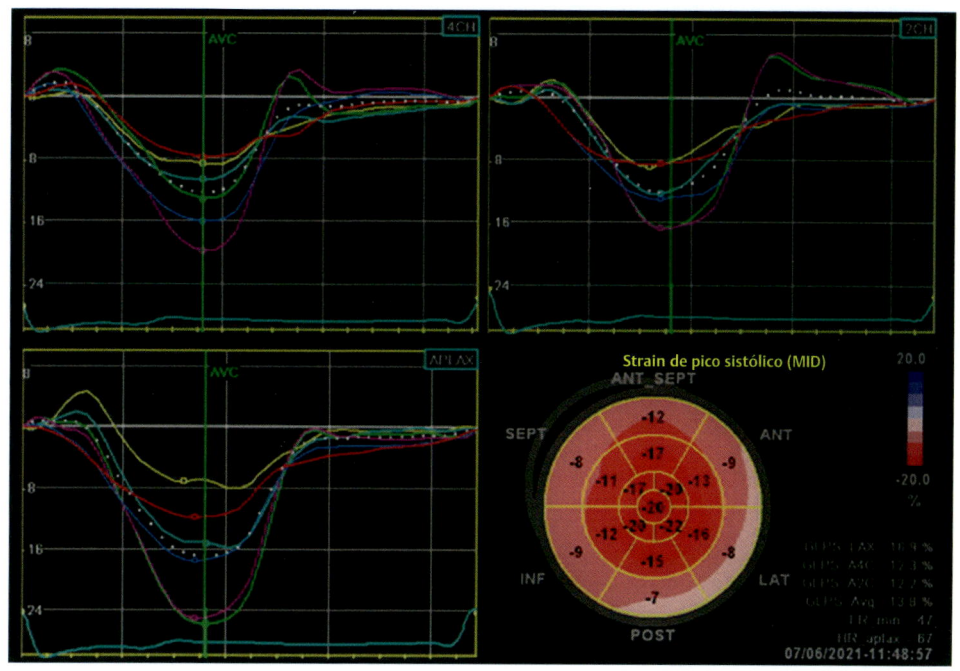

Fig. 23-10. *Strain* de pico sistólico médio com representação em formato *Bull's eye*, demonstrando a presença de disfunção miocárdica. Para representar todo o VE, faz-se um cálculo da média de todos os segmentos. Neste exemplo, o resultado da média obtida foi de -13,8%. Podemos observar que a parte periférica aparece com cor vermelha mais clara, indicando o comprometimento da contratilidade, principalmente dos segmentos basais das paredes anterior, anterolateral e inferolateral.

Plano Supraesternal
Longitudinal
Arco aórtico livre e sem obstruções nos casos de CMP hipertrófica, sem associação à coarctação da aorta.

Resumindo
- É caracterizada pela hipertrofia do VE em um ventrículo não dilatado.
- A maioria dos casos é de causa primária.
- Geralmente acomete a região basal do SIV, podendo desencadear obstrução na VSVE, e sua gravidade deve ser avaliada.

CARDIOMIOPATIA RESTRITIVA
Entendendo

A CMP restritiva se caracteriza por ventrículos com capacidade elástica reduzida, não dilatados, o que resulta em disfunção diastólica e enchimento ventricular reduzido com função cardíaca sistólica próxima do normal ou normal (Fig. 23-11).

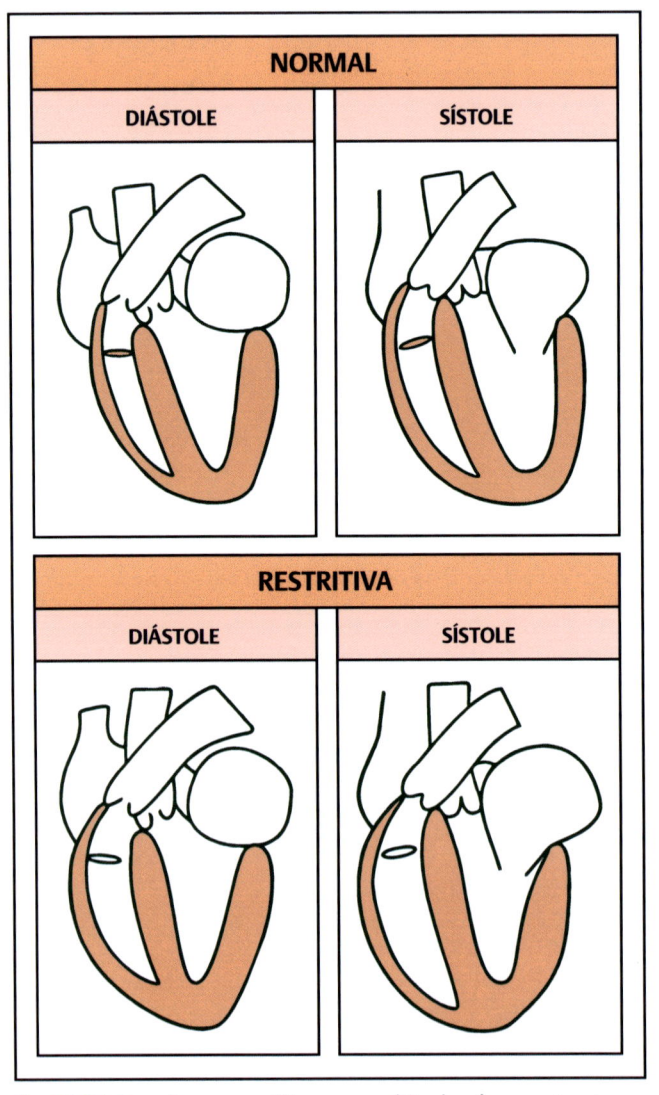

Fig. 23-11. Desenho esquemático com padrão de relaxamento no coração normal e na CMP restritiva.

Incidência

A forma restritiva de CMP é bastante rara em crianças, constituindo cerca de 5% destas.

Morfologia

Classificamos as CMP restritivas quanto à etiologia em:

- Idiopática (sem causa aparente).
- Secundária (amiloidose, doença endomiocárdica eosinofílica, hemocromatose, pós-radioterapia, sarcoidose e doença de Pompe).
- Familiar (história familiar positiva para CMP restritiva).

Fisiopatologia

Há redução da complacência ventricular, resultando em enchimento ventricular deficiente durante a diástole e, portanto, volume diastólico final reduzido de um ou ambos os ventrículos (insuficiência cardíaca diastólica), com consequente aumento das pressões atriais.

Identificando pela Ecocardiografia

O aumento biatrial com dimensões ventriculares normais, o Doppler com alteração do relaxamento ventricular do tipo restritivo, a função sistólica global do VE (fração de ejeção VE) e do VD preservada até estágios avançados da doença e pericárdio de aspecto normal são os achados ecocardiográficos característicos de CMP restritiva (Fig. 23-12).

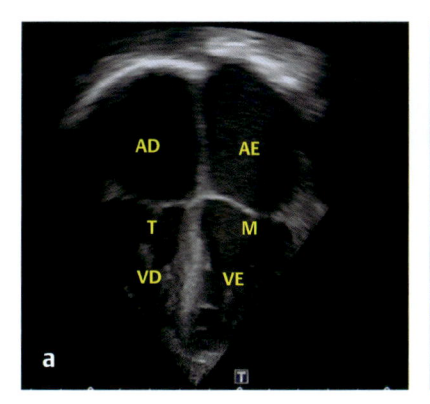

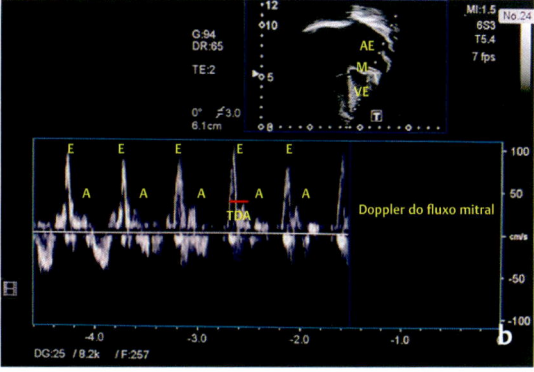

Fig. 23-12. Ecocardiograma de uma criança com CMP restritiva. (a) Plano apical 4 câmaras demonstrando o aumento biatrial e ventrículos com dimensões normais. (b) Doppler do fluxo de via de entrada do VE com padrão restritivo (onda E/A aumentada > 2,5 por aumento da onda E e redução da onda A, associada a tempos de relaxamento isovolumétrico e de desaceleração reduzidos (TRIV < 90 ms e DT< 110 ms).

Plano Subcostal
De 2 Câmaras
A visualização dos átrios dilatados em fase avançada da CMP restritiva.

De 4 Câmaras
Neste plano visualizamos os ventrículos de tamanho normal com hipertrofia biventricular e o aumento biatrial.

Longitudinal
Mostra a veia cava inferior dilatada e com menos de 50% de redução do seu diâmetro, durante a variação respiratória devido à pressão elevada no AD.

Plano Paraesternal
Longitudinal do VE
Evidenciam-se cavidades ventriculares de tamanho normal e espessura aumentada das paredes. Função sistólica global do VE e VD preservada.

Longitudinal do VD
Mostra cavidade ventricular de tamanho normal e hipertrofiada.

Eixo Curto ao Nível dos Músculos Papilares
Avalia-se de forma qualitativa a função sistólica global do VE pelas medidas no modo-M dos diâmetros sistólicos e diastólicos do VE, e mensuram-se as espessuras parietais.

Plano Apical
De 4 Câmaras
Mostram-se aumento biatrial e espessuras parietais ventriculares aumentadas (Fig. 23-13).

Doppler Colorido ao Nível da Válvula Tricúspide (VT)
Em casos de hipertensão arterial pulmonar pode-se quantificar a pressão sistólica de artéria pulmonar (PSAP) pelo jato regurgitante da valva tricúspide.

Avaliação da Função Diastólica do VE
Através do fluxo transvalvar mitral com Doppler pulsado que permite mostrar os graus variados de disfunção diastólica, de acordo com a evolução da doença.

O padrão de redução do relaxamento diastólico com redução na velocidade da onda E, aumento da velocidade da onda A, prolongamento do tempo de relaxamento isovolumétrico e diminuição da rampa de desaceleração diastólica inicial.

O padrão pseudonormal é caracterizado por aumento na velocidade da onda E e encurtamento do tempo de desaceleração e a velocidade da onda A reduzida.

O padrão restritivo apresenta a onda E aumentada e a onda A reduzida, semelhante à observada em crianças e jovens normais. Diferenciar do padrão normal pelo Doppler tecidual e fluxos nas veias pulmonares.

A avaliação pelo Doppler tecidual e outras técnicas ecocardiográficas estão detalhadamente abordadas no Capítulo 3.

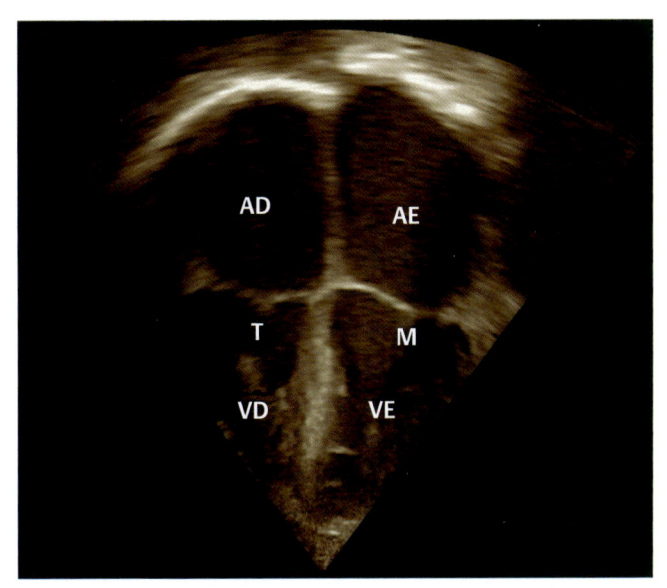

Fig. 23-13. Ecocardiograma no plano 4 câmaras mostra o nítido crescimento biatrial com as dimensões ventriculares normais.
AD: átrio direito; AE: átrio esquerdo; VD: ventrículo direito; VE: ventrículo esquerdo.

Resumindo
- Apresenta capacidade elástica reduzida ventricular, resultando na redução do enchimento ventricular com função sistólica preservada.
- Ocorre aumento de ambos os átrios, com dimensões ventriculares normais e Doppler demonstrando alteração do relaxamento de padrão restritivo.
- Pode ser idiopática, secundária ou familiar.

MIOCÁRDIO NÃO COMPACTADO
Entendendo
O miocárdio não compactado (MNC) é considerado uma cardiomiopatia congênita extremamente rara em crianças, sendo muitas vezes identificado, somente na idade adulta. Durante a embriogênese dos pacientes com MNC, ocorre a parada do desenvolvimento normal de compactação da fibra muscular do miocárdio ventricular, levando à formação de criptas e recessos profundos intertrabeculares.

Embriologia
No início da vida fetal, o miocárdio se apresenta como uma malha de fibras musculares desconectadas com aparência esponjosa. Essa disposição gera uma trama trabecular alternando com recessos profundos que comunicam a cavidade ventricular com o miocárdio e que provê o suprimento sanguíneo para o músculo cardíaco. Entre 5-8 semanas, o miocárdio ventricular é gradualmente compactado, e os recessos se tornam capilares. Este processo se inicia no epicárdio e avança em direção ao endocárdio, indo da base para

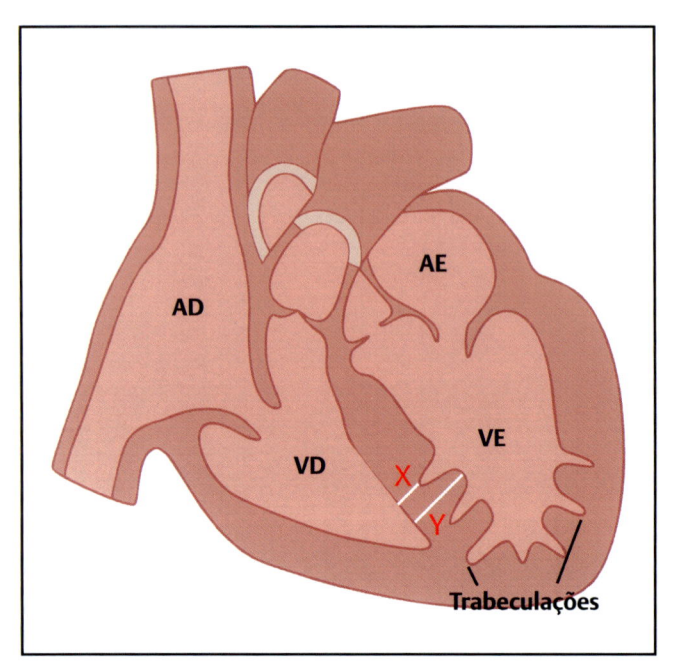

Fig. 23-14. O desenho mostra as trabeculações profundas na parede ventricular que são características do MNC. AD: átrio direito; AE: átrio esquerdo; VD: ventrículo direito; VE: ventrículo esquerdo; X: área compactada; Y: área não compactada.

o ápice. Como consequência da parada da compactação miocárdica, ocorre a persistência de múltiplas trabeculações no miocárdio ventricular (> 3) com profundos espaços intertrabeculares (Fig. 23-14).

Identificando pela Ecocardiografia

É um exame não invasivo importante no diagnóstico, pois permite identificar as múltiplas trabeculações e recessos profundos em comunicação com a cavidade ventricular, especialmente na região apical e parede inferior. Como critério diagnóstico pode ser utilizada a quantidade de trabeculações, portanto: mais de 3 em um único plano ecocardiográfico. A localização e extensão do MNC pode interferir na evolução e no prognóstico dos casos. Os defeitos cardíacos associados podem ser identificados ou excluídos pela ecocardiografia (Figs. 23-15 a 23-17 e ▶ Vídeo 23-7).

Existem alguns critérios para o diagnóstico de MNC e descrevemos o mais utilizados no Quadro 23-2.

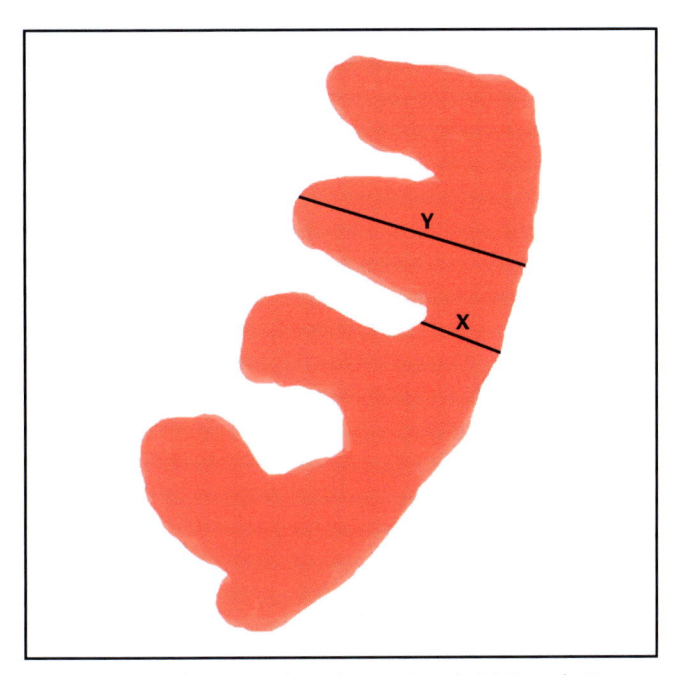

Fig. 23-15. Desenho esquemático de uma área do MNC, onde X representa o miocárdio compactado, e Y o não compactado.

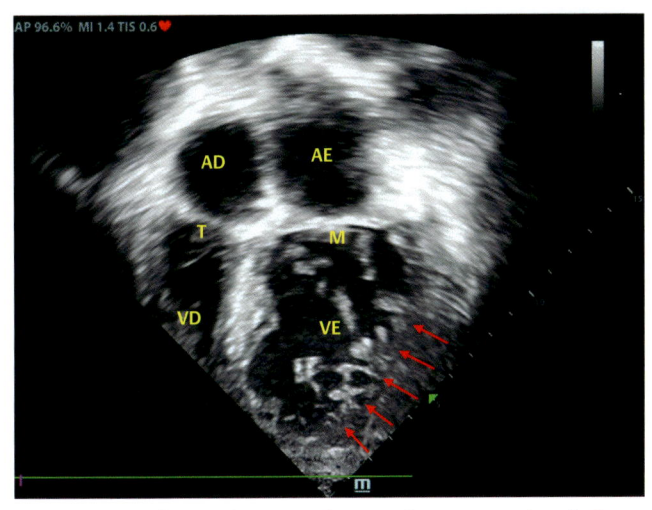

Fig. 23-16. No plano 4 câmaras podem-se observar as trabeculações profundas na parede inferolateral do VE (setas vermelhas). AD: átrio direito; AE: átrio esquerdo; VD: ventrículo direito; VE: ventrículo esquerdo.

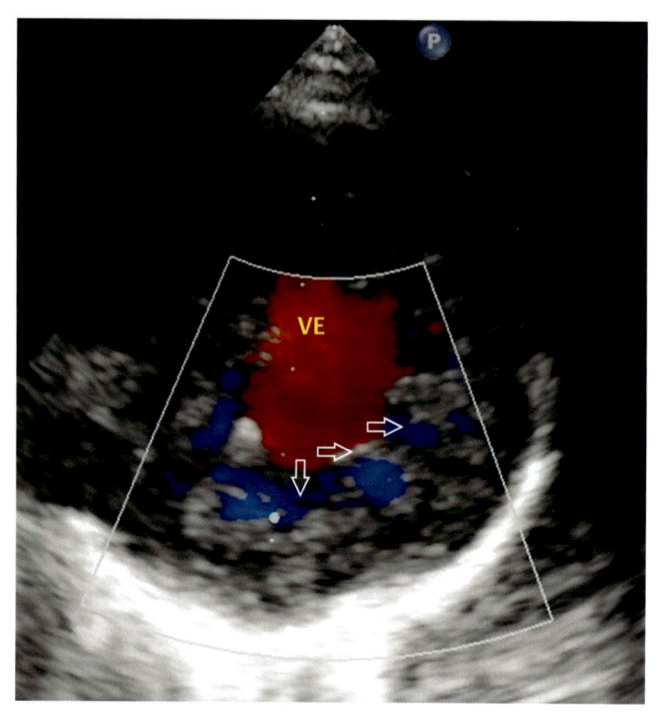

Fig. 23-17. No ecocardiograma no plano transversal vemos no ventrículo esquerdo (VE) múltiplas trabeculações (setas brancas) e com o fluxo em cores que demonstra a relação x/y menor que 0,5 compatível com MNC.

Quadro 23-2. Critérios Diagnósticos de MNC

Presença de x/y ≤ 0,5, em que:
- X = distância da superfície epicárdica até o recesso trabecular
- Y = distância da superfície epicárdica até o pico das trabeculações

MNC: miocárdio não compactado.

Plano Paraesternal
Eixo Curto ao Nível dos Músculos Papilares

Os critérios diagnósticos anteriores são utilizados para a medida das trabéculas no final da diástole. As trabeculações podem ser proeminentes e numerosas, com recessos intertrabeculares profundos na cavidade ventricular.

Plano Apical
De 4 Câmaras

Presença de recessos intertrabeculares que geralmente envolvem a ponta e a parede anterolateral do VE no final da diástole. O mapeamento em cores demonstra o fluxo no interior destes recessos (▶ Vídeos 23-7 e 23-8).

Resumindo
- É considerada uma cardiomiopatia congênita e rara em crianças.
- Há uma parada do desenvolvimento normal de compactação da fibra muscular ventricular com formação de criptas e recessos profundos intertrabeculares.
- Geralmente, o ápice ventricular está acometido.

LEITURAS SUGERIDAS
Arghami A, Dearani JA, Said SM, O'Leary PW, Schaff HV. Hypertrophic cardiomyopathy in children. Ann Cardiothorac Surg. 2017;6(4):376-85.

Bozkurt B, Colvin M, Cook J, Cooper LT, Deswal A, Fonarow GC, et al. Current Diagnostic and Treatment Strategies for Specific Dilated Cardiomyopathies: A Scientific Statement From the American Heart Association. Circulation. 2016 Dec 6;134(23):e579-e646.

Cooper LT, Baughman KL, Feldman AM, Frustaci A, Jessup M, Kuhl U, et al. The Role of EndoMyocardial Biopsy in the Management of Cardiovascular Disease. A Scientific Statement from the American Heart Association, the American College of Cardiology, and the European Society of Cardiology. Circulation. 2007;116:2216-33.

Denfield SW. Restrictive Cardiomyopathy. In: Allen H, Driscoll DJ, Shaddy R, Feltes TF (Eds.): Moss & Adams. Heart Diseases in infants, children and adolescents". 8. ed. Philadelphia: Lippincott, Williams & Wilkins. 2016. p. 1267-77.

Herdy G, Araujo e Silva AE, Lucas E, Bravo-Valenzuela N, Farias CV, et al. Cardiologia Pediátrica: Clínica. Rio de Janeiro: Thieme Revinter Publicações. 2022.

Herdy GVH. Fibroelastose endocárdica. Arq Bras Cardiol. 1980;35:145-9.

https://rarediseases.org/rare-diseases/pediatric-cardiomyopathy/. Acesso em 07 de mar de 2021.

https://www.heart.org/en/health-topics/cardiomyopathy/pediatric-cardiomyopathies/. Acesso em 07 de mar de 2021.

Lipshultz SE, Law YM, Asante-Korang A, Austin ED, Dipchand AI, Everitt MD, et al. Cardiomyopathy in Children: Classification and Diagnosis. A Scientific Statement From the American Heart Association. Circulation. 2019;140(1): e9-e68.

Mital S. A Pediatric Perspective on the ACC/AHA Hypertrophic Cardiomyopathy Guidelines. Disponível em https://www.acc.org/latest-in cardiology/articles/2021/04/01/13/02/a-pediatric-perspective-on-the-acc-aha-hypertrophic-cardiomyopathy-guidelines.

Park MK, Salamat M. Primary Myocardial Disease. In: Park's pediatric cardiology for practitioners. 7. ed. Philadelphia: Elsevier; 2021.p. 250-63.

Steve R. Ommen, et al. 2020 AHA/ACC Guideline for the Diagnosis and Treatment of Patients with Hypertrophic Cardiomyopathy: Executive Summary: A Report of the American College of Cardiology/American Heart Association Joint Committee on Clinical Practice Guidelines. JACC. 2020; 76(25):3022-3055.

Yetman AT, Hamilton RM, Benson LN, McCrindle BW. Long-term outcome and prognostic determinants in children with hypertrophic cardiomyopathy. JACC. 1998; 32 (7): 1943-50.

DOENÇAS DO PERICÁRDIO

CAPÍTULO 24

Maurício Amir de Azevedo ▪ Eliane Lucas

ENTENDENDO

O pericárdio é constituído por duas membranas que envolvem o coração e as porções proximais dos vasos da base, veias cavas e veias pulmonares, sendo constituído pelo pericárdio visceral ou epicárdico (Fig. 24-1 e Quadro 24-1). O líquido pericárdico (LP) se localiza entre essas membranas, com volume aproximado de 20 mL em crianças, permitindo que, durante os ciclos cardíacos, os movimentos do coração ocorram livres de atrito na caixa torácica.

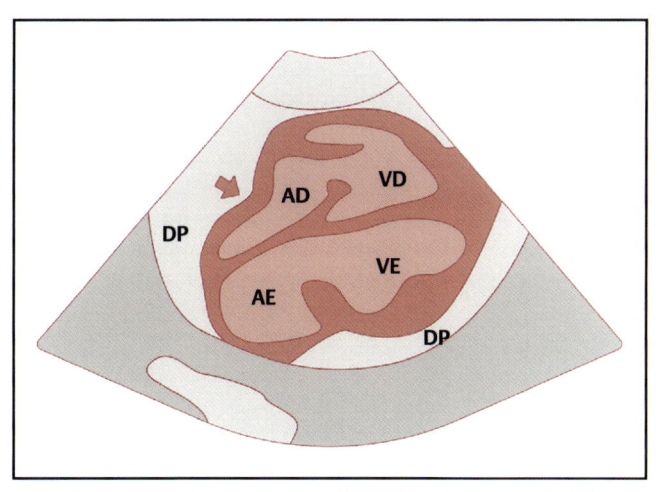

Fig. 24-1. Desenho esquemático no plano 4C mostra os possíveis locais de DP. AD: átrio direito; AE: átrio esquerdo; DP: derrame pericárdico; VD: ventrículo direito; VE: ventrículo esquerdo.

Quadro 24-1. Principais Causas de Derrame Pericárdico

- Pericardites infecciosas (virais, bacterianas, fúngicas e tuberculosas, com ou sem miocardite e endocardite associada)
- Pericardite autoimune (lúpus eritematoso sistêmico, febre reumática, artrite reumatoide juvenil, doença de Kawasaki e doença inflamatória intestinal)
- Genéticas (cardiomiopatias e anomalias cromossômicas, como a Trissomia do 21,13 e 18)
- Iatrogênicas (quimioterapia, radioterapia e fármacos)
- Procedimentos invasivos (cirurgia cardíaca, implantação de marca-passo, ablação por radiofrequência, transplantes de órgãos)
- Trauma torácico (hemopericárdio)
- Tumores primários do coração, do pericárdio e hematológicos; metástases de tumores extrapericárdicos
- Condições fetais e neonatais (hidropsia fetal, arritmias fetais, asfixia perinatal, prematuridade e baixo peso ao nascimento)
- Outras (uremia, hipotireoidismo, insuficiência cardíaca congestiva, hipertensão pulmonar grave e idiopática)

IDENTIFICANDO PELA ECOCARDIOGRAFIA

A avaliação quantitativa do derrame pericárdico (DP) pode ser classificada como: mínimo, pequeno, moderado e grande ou volumoso, podendo ser livre ou loculado e com ou sem repercussão hemodinâmica. Embora as medidas precisas do volume do DP não possam ser quantificadas pela ecocardiografia, por alguns sinais ecocardiográficos, pode-se estimar aproximadamente o volume. Quando somente na sístole consegue-se observar, ao modo-M, a separação do epicárdio em relação ao pericárdio parietal, na parte posterior do ventrículo esquerdo (VE), sabemos que o volume da efusão é pequeno. Quando observamos o DP, ao modo-M, tanto na sístole quanto na diástole, o volume da efusão pericárdica é maior.

Plano Subcostal

A avaliação ao Doppler da veia cava (VCI) e veias supra-hepáticas também pode refletir a elevada pressão intrapericárdica e alterar o padrão de enchimento do sistema venoso. Normalmente o fluxo na VC ocorre na sístole e na diástole ventricular com um padrão praticamente contínuo, porém, na presença de elevada pressão intrapericárdica o fluxo durante a diástole é comprometido, e a maioria do fluxo venoso para dentro do AD ocorre durante a sístole ventricular. Este padrão se reflete nas veias supra-hepáticas, observando-se uma queda do fluxo anterógrado durante a fase expiratória e a presença deste apenas no início da fase inspiratória. Este plano ecocardiográfico é excelente para avaliação do DP com a visualização das câmaras atriais localizadas em regiões de declive mais posteriores e inferiores (Fig. 24-2 e ▶ Vídeo 24-1).

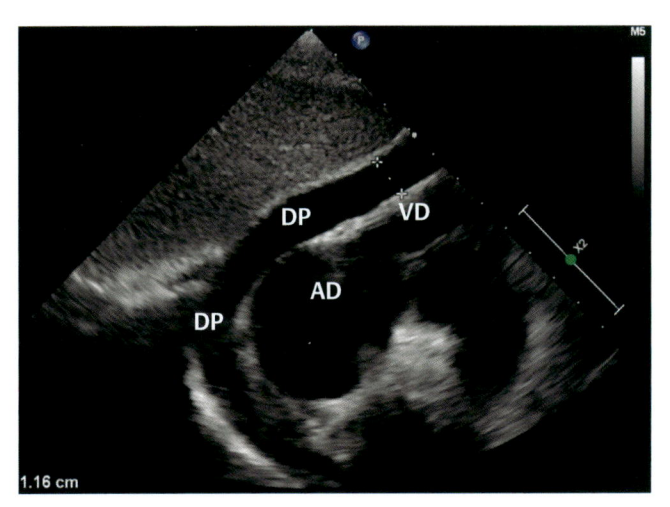

Fig. 24-2. Ecocardiograma transtorácico (plano subcostal) demonstrando grande DP (DP = imagem livre de eco *). AD: átrio direito; DP: derrame pericárdico; VD: ventrículo direito.

Plano Paraesternal
- No eixo longo: a imagem livre de eco separando as membranas epicárdica e parietal, representando um DP moderado, localizadas posteriormente na parede posterior do VE. O DP volumoso, apresentando além da imagem posterior ao VE, observa-se também em parede livre do VD anteriormente, com depressão diastólica do VD. Ao realizar o plano paraesternal de eixo longo e medirmos transversalmente a distância da imagem livre de eco, que corresponde ao espaço pericárdico, na porção mais posterior do VE. Nos pacientes maiores pode-se estimar aproximadamente o volume do DP e classificá-lo da seguinte maneira: até 0,5 cm considera-se como DP mínimo (50 a 100 mL); de 0,5 a 1 cm como DE pequeno (100 a 250 mL); de 1 a 2 cm o DP é classificado como moderado (250 a 500 mL) e acima de 2 cm o DP é considerado grande (acima de 500 mL) (▶ Vídeo 24-2).
- No eixo curto ao nível dos músculos papilares pode-se identificar a imagem livre de eco circundando 1 ou ambos os ventrículos, dependendo do volume do DP. Também podemos avaliar se existem sinais de calcificação ou espessamento pericárdico, chamando atenção para perda da elasticidade fisiológica do pericárdio nos quadros de pericardite constritiva.

Plano Apical
De 4 Câmaras
Podem-se identificar as imagens livres de eco circulando 1 ou ambos os ventrículos nos DP pequenos e moderados. Nos casos de um volumoso DP, observa-se o padrão de *swinging heart*, indicando a presença em que as quatro câmaras encontram-se livres para flutuar dentro do espaço pericárdico (▶ Vídeo 24-3). Este padrão pode estar relacionado ou anteceder a uma evolução clínica desfavorável para o tamponamento cardíaco (TC) e óbito (Quadro 24-2 e Fig. 24-3).

Quadro 24-2. Sinais do DP com Potencial Risco de Evoluir para o TC

- Colapso atrial direito (AD) no final da fase diastólica, na sístole atrial (Fig. 24-3a)
- Colapso da parede livre VD no início da diástole (Fig. 24-3c)
- Pletora da veia cava inferior (Fig. 24-3b)
- Redução inspiratória do diâmetro da VCI < 50% (Fig. 24-3b)
- Variação respiratória do enchimento diastólico ventricular (Fig. 24-4)

AD: Átrio direito; TC: tamponamento cardíaco; VCI: veia cava inferior.

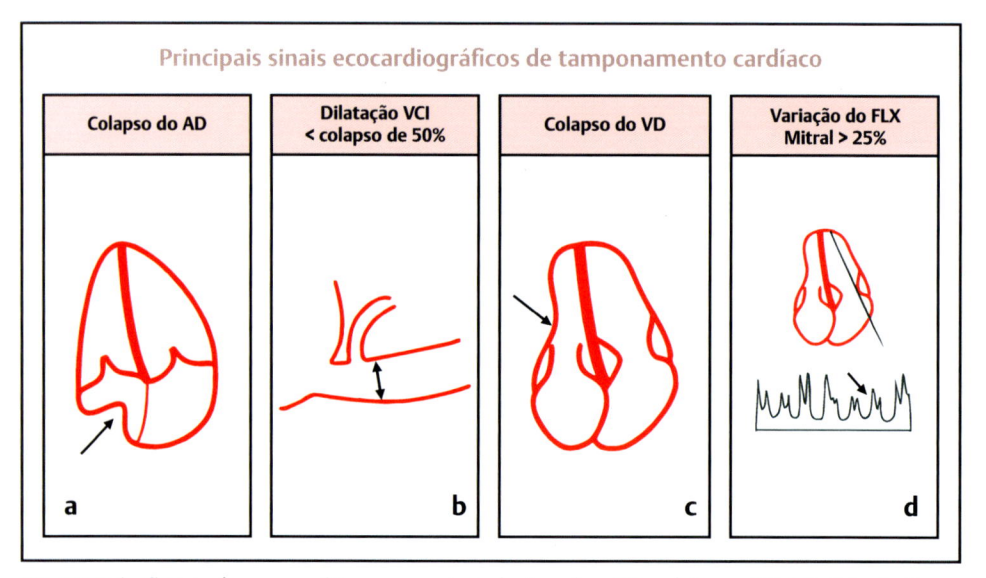

Fig. 24-3. (a-d) Desenho esquemático com os sinais de risco de o DP evoluir para TC. AD: átrio direito; VCI: veia cava inferior; VD: ventrículo direito.

Devemos enfatizar que o TC é um diagnóstico clínico, os achados ecocardiográficos podem sugerir a presença de anormalidades hemodinâmicas que servem de substrato para prever uma evolução clínica com risco de graves restrições diastólicas, mas as anormalidades encontradas ao ecocardiograma isoladamente não estabelecem o diagnóstico de TC. Os achados do Doppler são os indicadores mais sensíveis do comprometimento hemodinâmico no TC (Fig. 24-4). Em condições normais a pressão intratorácica e a pressão intrapericárdica diminuem na inspiração e, ao contrário no TC, essas pressões reduzem menos na fase inspiratória.

Em geral, existe uma hierarquia bem definida em relação aos achados ecocardiográficos, que são observados nos casos de DP com significativa repercussão hemodinâmica. Geralmente o padrão mais precoce é uma exagerada variação respiratória durante o influxo da VT (inspiração), em seguida observa-se um aumento no padrão do influxo pela VM (expiração). O colapso anormal do AD pode ocorrer com níveis mais baixos de pressão intrapericárdica, assim como a depressão diastólica do VD na fase expiratória. Observa-se o colapso da parede livre do VD somente em uma fase mais tardia na evolução do aumento

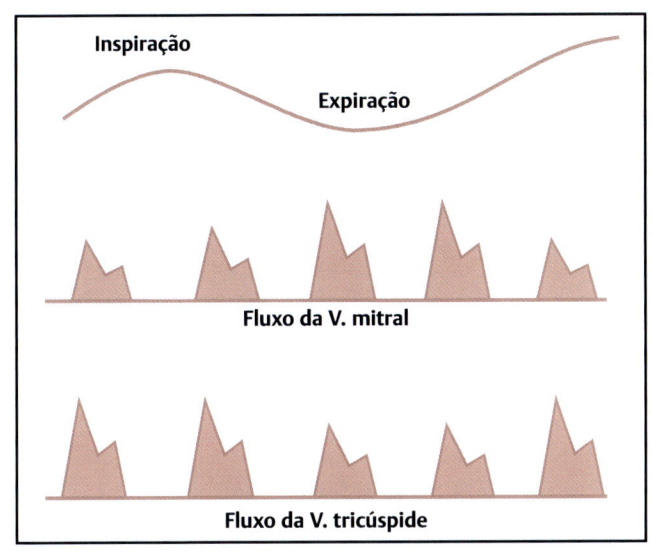

Fig. 24-4. Desenho esquemático mostra a curva Doppler dos fluxos de entrada no VE (mitral) e VD (tricúspide) que se encontram alterados no tamponamento cardíaco. O fluxo mitral diminui significativamente com a inspiração e aumenta com a expiração, ao contrário, o fluxo tricúspide aumenta na inspiração e reduz na expiração. A amplitude da onda E (fase do enchimento rápido ventricular) é o local de melhor identificação deste achado.

da pressão intrapericárdica, refletindo a potencial gravidade do caso. O colapso da via de saída do VD normalmente necessita de níveis de pressão intrapericárdica significativamente mais elevados. Quando a pressão intrapericárdica supera as pressões intracavitárias, todos os eventos podem ocorrer simultaneamente.

Nos casos de pericardite constritiva, além do espessamento pericárdico é importante avaliar a curva Doppler dos fluxos de entrada no VE e VD (mitral/tricúspide) no plano apical 4C. São achados típicos do Doppler mitral: aumento da velocidade máxima da onda E, onda A reduzida com amplitude reduzida ou ausente e tempo de desaceleração encurtado (< 160 ms). Diferentemente da cardiomiopatia (CMP) hipertrófica (principal diagnóstico diferencial nesses casos), a dilatação atrial quando presente não é importante e, em geral, a variação respiratória das velocidades de fluxo de via de entrada ventricular é superior a 25% (aumento das velocidades máximas da onda E na inspiração: mitral > 25% e tricúspide > 40%). Em geral na CMP hipertrófica, existe grande dilatação atrial, e a variação das velocidades máximas da onda E do Doppler mitral e tricúspide é < 15%.

ECOCARDIOGRAFIA FETAL (EF)

No período fetal é possível identificar com facilidade o derrame pericárdico tanto pela US cardíaca obstétrica como pela EF com a presença de imagem livre de ECO ao redor do coração fetal, considerando-se como aumento fisiológico do líquido pericárdico até 2 mm (▶ Vídeo 24-4).

DIAGNÓSTICO DIFERENCIAL
- Derrames pleurais bilaterais: um dos critérios mais confiáveis para diferenciar o derrame pleural do DP seria a localização do espaço ocupado pelas efusões em relação à aorta descendente torácica (posição transversa), no corte paraesternal do eixo longo dos ventrículos. O DP localiza-se tipicamente em posição anterior à aorta descendente na avaliação ao corte paraesternal de eixo longo, e o derrame pleural posiciona-se posteriormente à aorta descendente torácica.
- Aneurismas e divertículos ventriculares.
- Ausência congênita do pericárdio. Os achados ecocardiográficos típicos para a suspeita de agenesia total ou parcial do pericárdio esquerdo incluem: levoposição cardíaca, movimento anormal do septo interventricular e aumento da mobilidade do coração.

RESUMINDO
- O DP pode evoluir com quadro de TC quando o aumento de volume do líquido intrapericárdico ocorre de maneira aguda, enquanto o acúmulo gradual desse fluido pode ocorrer sem que haja comprometimento circulatório.
- A drenagem da efusão em caráter de emergência torna-se mais segura quando guiada por método de imagem (ecocardiograma – planos subcostais). Após drenagem ou punção de um DP volumoso pode ocorrer a síndrome de dilatação aguda das cavidades direitas devido ao grande volume que havia sido "sequestrado" para as demais cavidades esquerdas e retorna para o coração direito. Essa síndrome é autolimitada.
- Na presença de um DP é importante a análise da função ventricular e das dimensões das cavitárias ventriculares e atrial esquerda pela frequente associação à miocardite aguda de etiologia viral.

LEITURAS SUGERIDAS
Armstrong WF, Ryan T. Pericardial Diseases. In: Feigenbaum's Echocardiography. 8. ed. Philadelphia: Wolters Kluwer. 2019. p. 217-39.
Brandt RR, Oh JK. Constrictive pericarditis: role of echocardiography and magnetic resonance imaging [cited 7th November2015]; Available from: https://www.escardio.org/Journals/E-Journal-of-Cardiology-Practice/Volume-15/Constrictive-pericarditis-role-of-echocardiography-and-magnetic-resonance-imaging.
Herdy GVH, Lucas E, de Sousa AR. Pericardite. In: Cardiologia Pediátrica Prática Clínica. Organizado por: Anna Esther Araujo e Silva, Eliane Lucas e Nathalie J. M. Bravo-Valenzuela. 1. ed. Rio de Janeiro: Thieme-Revinter, 2022. v. 01. p. 236-7.
Johnson JN, Cetta F. Pericardial Diseases. In: Moss & Adams Heart Diseases in infants, children and adolescents. Cap 62. 7th ed. Philadelphia: Lippincott, Philadelphia, 2016. p. 1350-62.
Lopez D, Asher CR. Congenital Absence of the Pericardium. Prog Cardiovasc Dis. 2017;59(4):398-406.
Maisch B, Seferovic PM, Ristic AD, Erbel R, Reinmuller R, Adler Y, et al. Task Force on the Diagnosis and Management of Pericardial Diseases of European Society of cardiology. Guidelines on the diagnosis and management of pericardial diseases. Eur Heart J. 2004; 25(7): 587-610.
Park MK. Pericarditis. In: Park MK, Salamat M. **Park's Pediatrics Cardiology for Practitioners.** 7th ed. Philadelphia: Elsevier. 2021. p. 273-5.

TUMORES CARDÍACOS

Nathalie J. M. Bravo-Valenzuela ▪ Flávio Reis Neves

ENTENDENDO

Os tumores cardíacos (TC) são extremamente raros na faixa etária pediátrica e representam 0,001-0,03% dos achados de autópsia, sendo os TC primários os mais prevalentes e em geral benignos. O diagnóstico preciso do tipo de TC é realizado com o exame histopatológico, porém, os aspectos peculiares de cada tipo histológico de TC podem ser identificados pela ecocardiografia com base nas suas características, como faixa etária, grau de ecogenicidade, número dos TC (múltiplos ou único); presença de alterações hemodinâmicas (arritmias, embolização e obstrução do fluxo sanguíneo das vias de saída ou de entrada ventricular) e localização (Fig. 25-1). Os rabdomiomas, os teratomas e os fibromas são os TC mais comuns em fetos e recém-nascidos. Em crianças maiores, os rabdomiomas e os fibromas são os mais frequentes.

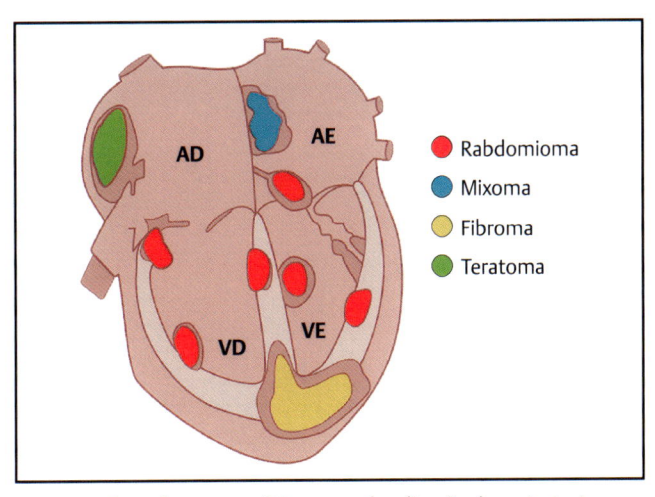

Fig. 25-1. Desenho esquemático com a localização dos principais tumores cardíacos.

IDENTIFICANDO PELA ECOCARDIOGRAFIA

A ecocardiografia apresenta grande importância na identificação, suspeita do tipo do TC e pesquisa de alterações hemodinâmicas que orientam o tratamento adequado. Na faixa etária pediátrica, a maioria dos tipos histológicos dos TC é primária e benigna, sendo bastante raros os malignos e os metastáticos (secundários). Os TC pediátricos mais frequentes são os rabdomiomas (45-60% dos TC). Para a adequada caracterização do tamanho dos TC e suas repercussões hemodinâmicas (obstruções dos tratos de entrada e saída ventriculares e disfunções das valvas) é indicada principalmente a realização dos planos 4C e das vias de saída acrescidos aos Doppler pulsado e colorido (Fig. 25-2 e ▶ Vídeo 25-1).

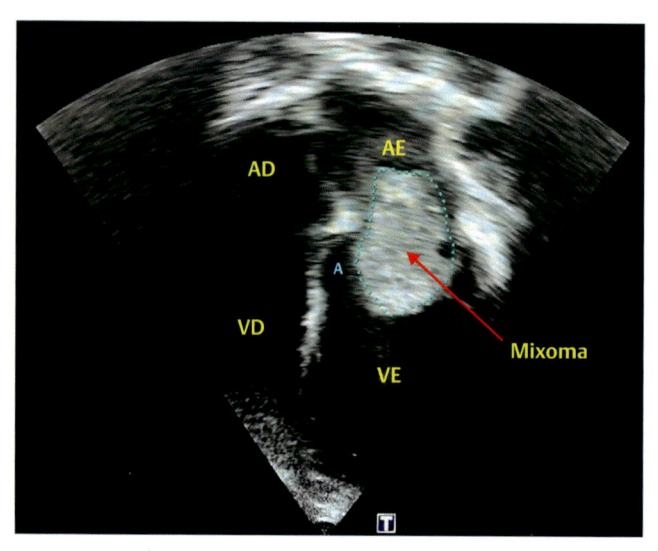

Fig. 25-2. No plano 4C mostra-se a presença de uma grande massa (mixoma, seta vermelha) ocupando quase todo o átrio esquerdo (AE) com obstrução ao fluxo de via de entrada do ventrículo esquerdo (VE). Observe nessa imagem que o tumor cardíaco obstrui o fluxo de enchimento ventricular esquerdo na diástole. AD: átrio direito; VD: ventrículo direito.

Rabdomiomas

Os rabdomiomas são identificados pela ecocardiografia mais frequentemente como massas múltiplas bem delimitadas com tamanhos variados e que ocorrem tipicamente em cavidades ventriculares ou no septo interventricular (Fig. 25-3 e ▶ Vídeo 25-2). Mais raramente, ocorrem como uma única massa ecogênica homogênea e peduncular. Os planos paraesternal (eixos curto e longo), quatro câmaras (apical e subcostal) e apical 5 câmaras são importantes para a identificação dessas massas ao ecocardiograma transtorácico. A avaliação do coração fetal pela ultrassonografia (US) obstétrica e a ecocardiografia fetal possibilita o diagnóstico pré-natal (▶ Vídeo 25-3). Quanto à faixa etária, os rabdomiomas ocorrem, mais frequentemente, no período fetal ou durante o primeiro ano de vida. São tumores hormônio-dependentes, podendo geralmente crescer até a 32ª semana de idade gestacional e reduzir o tamanho no período pós-natal (Fig. 25-4). Raramente as massas podem-se localizar nas vias de saída ou de entrada ventriculares, levando à obstrução ao fluxo sanguíneo.

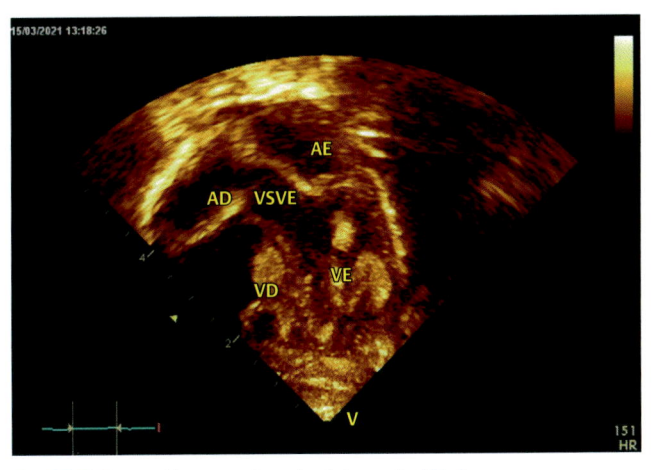

Fig. 25-3. Ecocardiograma transtorácico apical 5 câmaras demonstrando múltiplas massas em cavidades ventriculares num caso de rabdomiomas. AE: átrio esquerdo; AD: átrio direito; VD: ventrículo direito; VE: ventrículo esquerdo; VSVE: via de saída do VE.

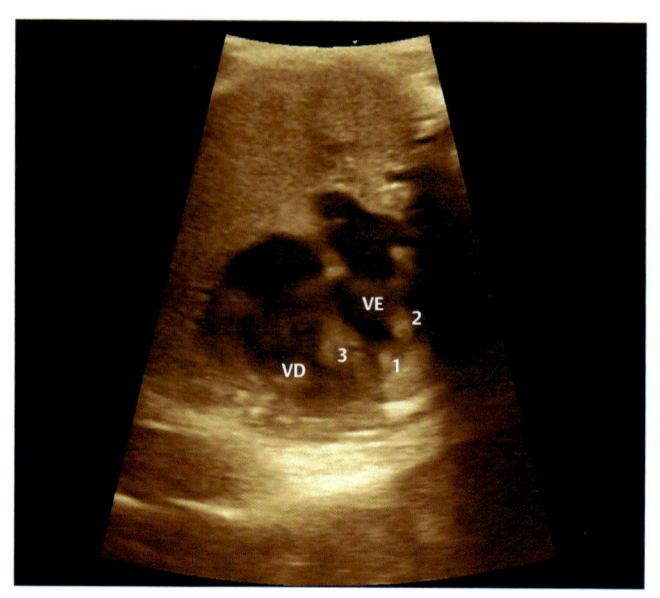

Fig. 25-4. Ecocardiograma fetal demonstrando múltiplos rabdomiomas localizados em ambos os ventrículos (1, 2, 3) num caso de esclerose tuberosa. VD: ventrículo direito; VE: ventrículo esquerdo; AE: átrio esquerdo; AD: átrio direito.

Fibromas

Os fibromas se apresentam na ecocardiografia, geralmente como massa única e de grande tamanho, bem delimitada, ecogênica e heterogênea (Fig. 25-5). A sua localização preferencial é o septo interventricular (SIV) e a parede livre do VE. A presença de calcificação central na porção central é patognomônica dos fibromas, sendo importante característica diferencial com rabdomiomas que se apresentam como massa única. Ao contrário dos rabdomiomas, nos fibromas não se observa uma evolução benigna com a gradual redução do tamanho da massa. Como a sua localização geralmente é intramural, existe a associação frequente com as arritmias cardíacas, sendo algumas vezes potencialmente de risco, como a taquicardia supraventricular paroxística. Ocasionalmente quando o TC é de grande volume pode-se ter a presença de disfunção ventricular por isquemia subendocárdica, causada pela compressão da massa (▶ Vídeo 25-4). Devido à sua característica infiltrativa, a ressecção cirúrgica do fibroma pode não ser possível em algumas situações, sendo, portanto, indicado o transplante cardíaco.

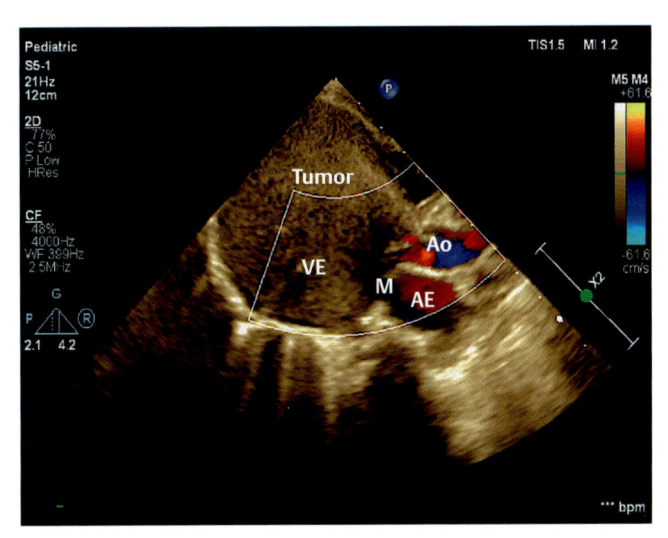

Fig. 25-5. Ecocardiograma transtorácico (plano paraesternal) demonstrando uma grande massa única ocupando grande parte do ventrículo esquerdo (VE) num caso de fibroma. AE: átrio esquerdo; M: valva mitral; Ao: aorta.

Teratomas

Os teratomas são TC pediátricos mais frequentes em fetos e recém-nascidos. São tipicamente encontrados no pericárdio próximo das grandes artérias, da veia cava superior e do átrio direito. São características ecocardiográficas dos teratomas: massas únicas com uma ecogenicidade heterogênea, com múltiplas densidades, possuindo elementos calcificados e císticos. No período fetal, os teratomas pericárdicos associam-se frequentemente a um derrame pericárdio, sendo em geral, identificados em exame US obstétrico de rotina e posteriormente encaminhados ao ecocardiograma fetal.

Mixomas

Os mixomas são TC extremamente raros na faixa etária pediátrica, sendo frequentes em adultos. No ecocardiograma, os mixomas apresentam-se habitualmente como massas únicas, localizadas preferencialmente no átrio esquerdo e no septo interatrial e excepcionalmente nos ventrículos (Fig. 25-2 e ▶ Vídeo 25-1). Os mixomas papilares tendem a ser menores e apresentam uma aparência alongada com múltiplas vilosidades, enquanto os mixomas polipoides são maiores com superfície lisa e áreas císticas. Quanto à ecogenicidade, são massas parcialmente ecogênicas na ecocardiografia com contraste. Em razão da característica de grande mobilidade e composto de tecido friável, eles possuem grande risco de embolização.

Linfomas

Ocorrem, em geral, em pacientes com linfoma de Hodgkin e não Hodgkin, em pacientes imunodeprimidos (por exemplo, com infecção por HIV) e em transplantados.

No ecocardiograma são massas homogêneas, nodulares e que ocupam as cavidades cardíacas direitas principalmente o AD (Fig. 25-6). Dependendo da sua localização pode ocasionar obstrução ao fluxo de via de entrada ventricular ou da veia cava superior, ou ainda, acometer a região atrioventricular, a coronária direita e o pericárdio. Consequentemente, nessas situações podem evoluir com embolia pulmonar, síndrome da veia cava superior, insuficiência cardíaca, arritmias e bloqueio atrioventricular total.

O diagnóstico histopatológico pode ser realizado pela citologia do líquido pericárdico ou por biópsia da massa guiada pelo ecocardiograma. A histopatologia é importante para orientar a terapêutica: quimioterapia, radioterapia ou cirurgia. Na maioria dos casos, a radioterapia é uma opção terapêutica mais favorável que a cirurgia, pois a ressecção cirúrgica do TC por inteiro é, em geral, bem difícil.

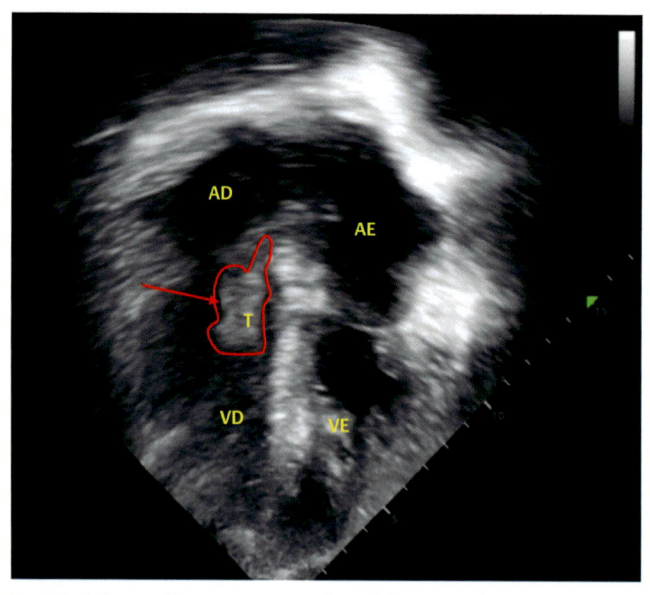

Fig. 25-6. Ecocardiograma transtorácico (plano apical 4C) demonstrando uma grande massa em cavidades direitas num caso de adolescente com linfoma (T, seta vermelha). T: tumor cardíaco tipo linfoma; VD: ventrículo direito; VE: ventrículo esquerdo; AE: átrio esquerdo; AD: átrio direito.

ANOMALIAS ASSOCIADAS

Os portadores de rabdomiomas apresentam uma expressiva associação à esclerose tuberosa (60 a 80% dos casos). A esclerose tuberosa é uma síndrome genética que se caracteriza por uma apresentação clínica variável que inclui: déficit cognitivo, convulsões, angiofibromas faciais, manchas "café com leite", predispõe a formação de hamartomas múltiplos (tumores formados por células iguais ao tecido de origem) e rabdomiomas cardíacos.

O mixoma cardíaco na faixa etária pediátrica é um dos elementos do diagnóstico de uma rara entidade, chamada complexo de Carney. Esta síndrome genética autossômica dominante consiste em pigmentação da pele irregular, tumores benignos e malignos das glândulas endócrinas.

DIAGNÓSTICO DIFERENCIAL

- *Trombos:* ocorrem mais frequentemente em cavidades cardíacas direitas e estão relacionados com história de cateter venoso central ou doenças com disfunção cardíaca, como a cardiomiopatia dilatada (Fig. 25-7). Em geral, no ecocardiograma são identificados como massas murais, pedunculadas ou intraluminais. São massas avasculares e, portanto, não há aumento da ecogenicidade na ecocardiografia com contraste.
- *Vegetações:* ocorrem com história clínica de febre e, em geral, na presença de doença orovalvar ou cardiopatias congênitas com *shunt* da esquerda para a direita. São identificadas no ecocardiograma como imagens de massas com movimentação independente da movimentação cardíaca, com ecogenicidade semelhante a do miocárdio e que, em geral, estão associadas a lesões valvares ou de *shunt* intracardíaco (Fig. 25-8 e ▶ Vídeo 25-5).
- *Divertículo do VE:* é possível identificar o divertículo no ecocardiograma como uma cavidade que está conectada ao VE por um estreito pedículo e que apresenta contratilidade assíncrona com o miocárdio ventricular (Fig. 25-9 e ▶ Vídeo 25-6).

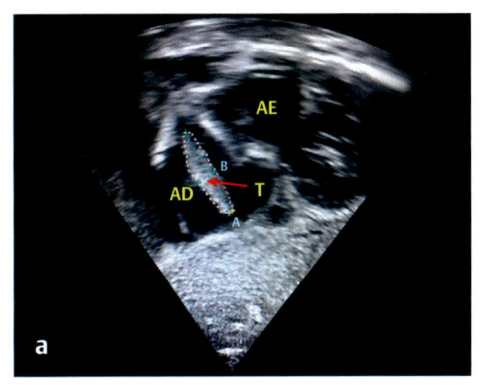

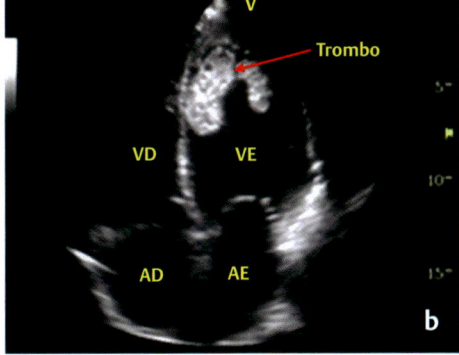

Fig. 25-7. Ecocardiogramas (transtorácicos) demonstrando: (**a**) uma imagem de trombo (T, seta vermelha) no átrio direito (AD) na extremidade de um cateter, plano subcostal e (**b**) grande trombo (seta vermelha) na região apical do ventrículo esquerdo (VE) num caso de cardiomiopatia dilatada. T: trombo; AE: átrio esquerdo; VD: ventrículo direito.

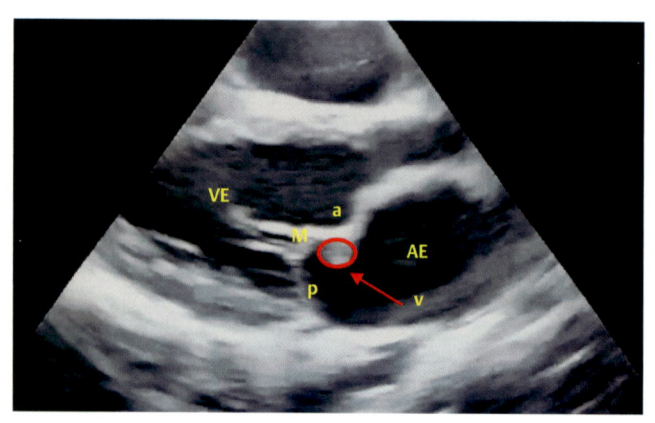

Fig. 25-8. Ecocardiograma transtorácico demonstrando uma imagem de vegetação em valva mitral (círculo e seta vermelhos). VE: ventrículo esquerdo; AE: átrio esquerdo; M: valva mitral; a: cúspide anterior da valva mitral; p: cúspide posterior da valva mitral; v: vegetação.

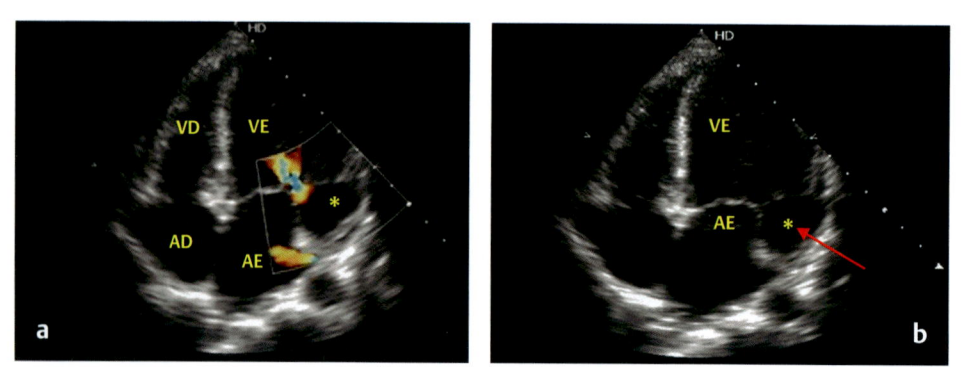

Fig. 25-9. Divertículo do ventrículo esquerdo (VE): cavidade relacionada ao VE por um pedículo estreito, imagem ecocardiográfica com (**a**) e sem Doppler colorido (**b**). AD: átrio direito; AE: átrio esquerdo; VD: ventrículo direito.

RESUMINDO
- Os rabdomiomas são tumores cardíacos pediátricos mais comuns (60% dos casos, e se apresentam como massas únicas ou múltiplas, com aspectos hiperecogênicos, de dimensões variáveis e bordas regulares.
- Os mixomas ocorrem no átrio esquerdo e septo interatrial, como massas únicas heterogêneas e móveis ou ainda com aspecto do tipo papilar (formato alongado).
- Os mixomas são os TC primários mais comuns em adultos e extremamente raros em crianças. Na faixa etária pediátrica, na presença de mixoma é importante investigar a síndrome de Carney, que possui, na maioria dos casos, herança familiar e se associa a múltiplos tumores endócrinos.
- Os fibromas são geralmente massas únicas, heterogêneas, bem delimitadas e de grande tamanho, possuindo características infiltrativas, podendo assim ocasionar arritmias potencialmente de alto risco. A presença de calcificação é uma importante característica dos fibromas.
- Os teratomas são massas não homogêneas e, em geral, grandes e que frequentemente acometem o pericárdio com efusão pleural.

LEITURAS SUGERIDAS

Bravo-Valenzuela NJM, Lucas E, Netto NV, Conceição LV, Estrada NPD, Respondek-Liberska M, et al. Pediatric Cardiac Tumors: Echocardiographic Imaging Features. Arq Bras Cardiol: Imagem Cardiovasc. 2022;35(3) :eabc302.

Carrilho MC, Tonni G, Junior AE. Fetal cardiac tumors: prenatal diagnosis and outcomes. Braz J Cardiovasc Surg. 2015; 30 (1): VI-VII.

Hinton RB, Prakash A, Romp RL, Krueger DA, Knilans TK. International Tuberous Sclerosis Consensus Group. Cardiovascular manifestations of tuberous sclerosis complex and summary of the revised diagnostic criteria and surveillance and management recommendations from the International Tuberous Sclerosis Consensus Group. J Am Heart Assoc. 2014 Nov 25;3(6):e001493.

Iwata T, Tamanaha T, Koezuka R, Tochiya M, Makino H, Kishimoto I, et al. Germline deletion and a somatic mutation of the PRKAR1A gene in a Carney complex-related pituitary adenoma. Eur J Endocrinol. 2015; 172:5-10.

Li JS, Sexton DJ, Mick N, Nettles R, Fowler VG Jr, Ryan T, et al. Proposed modifications to the Duke criteria for the diagnosis of infective endocarditis. Clin Infect Dis. 2000 Apr;30(4):633-8.

Mankad R, Herrmann J. Cardiac tumors: echo assessment. Echo Res Pract. 2016; 3(4): 65-77.

Ohlow MA. Congenital left ventricular aneurysms and diverticula: definition, pathophysiology, clinical relevance and treatment. Cardiology. 2006;106 (2):63-72.

Ozbek N, Alioglu B, Avci Z, Malbora B, Onay O, Ozyurek E, et al. Incidence of and risk factors for childhood thrombosis: a single-center experience in Ankara, Turkey. Pediatr Hematol Oncol 2009;26(1):11-29.

Respondek-Liberska MR. Fetal cardiac tumors. In: Araújo Júnior E, Bravo-Valenzuela NJM, Peixoto AB, editors. Perinatal Cardiology- Part 2. 1st ed. Singapore: Bentham Science Publishers 2020;36-49.

Tao TY, Yahyavi-Firouz-Abadi N, Singh GK, Bhalla S. Pediatric cardiac tumors: clinical and imaging features. Radiographics. 2014 Jul-Aug;34(4):1031-46.

CARDIOPATIAS CONGÊNITAS RARAS

CAPÍTULO 26

Eliane Lucas ▪ Carla Verona Barreto Farias
Anna Esther Araujo e Silva

O capítulo descreve os aspectos ecocardiográficos de cardiopatias congênitas raras e ressalta a importância do seu reconhecimento, para o adequado manuseio clínico-cirúrgico.

ORIGEM ANÔMALA DA ARTÉRIA CORONÁRIA ESQUERDA DA ARTÉRIA PULMONAR
Entendendo
É uma anomalia cardiovascular rara, na qual a artéria coronária esquerda (ACE) tem a sua origem na artéria pulmonar (AP), em vez de no óstio coronariano esquerdo, localizado na aorta. É conhecida como ALCAPA (abreviatura em inglês) ou síndrome de Bland-White-Garland (Fig. 26-1).

Incidência
Relato na literatura de um caso para 300.000 nascidos vivos e entre 0,21-0,5% de todas as cardiopatias congênitas. Possui uma alta mortalidade, aproximadamente 90% dos casos não operados morrem no primeiro ano de vida. Na maioria dos casos é um defeito isolado, porém em 5% pode estar associado a outros defeitos cardíacos, como coarctação da aorta, tetralogia de Fallot, comunicação interventricular e comunicação interatrial.

Identificando pela Ecocardiografia
Plano Subcostal
Duas Câmaras
Podemos observar CIA ou forame oval patente, como lesão cardíaca associada.

Quatro Câmaras
Neste plano podemos observar o ventrículo esquerdo (VE) dilatado e hipocontrátil.

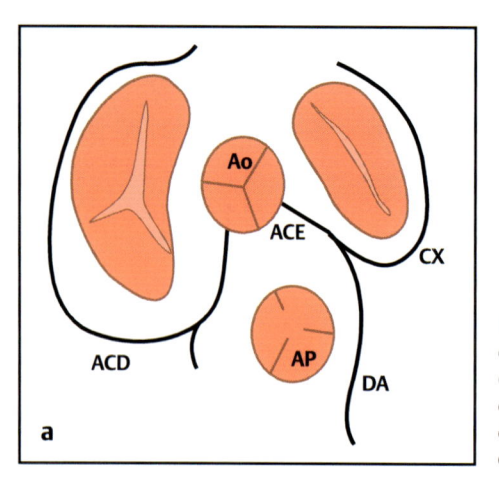

Fig. 26-1. O desenho mostra as origens da artéria coronária esquerda (ACE) e artéria coronária direita (ACD) da aorta no coração normal (**a**) na síndrome de Bland-White-Garland com a ACE se originando da artéria pulmonar (AP) (**b**). Ao: aorta; CX: artéria circunflexa; DA: artéria descendente anterior.

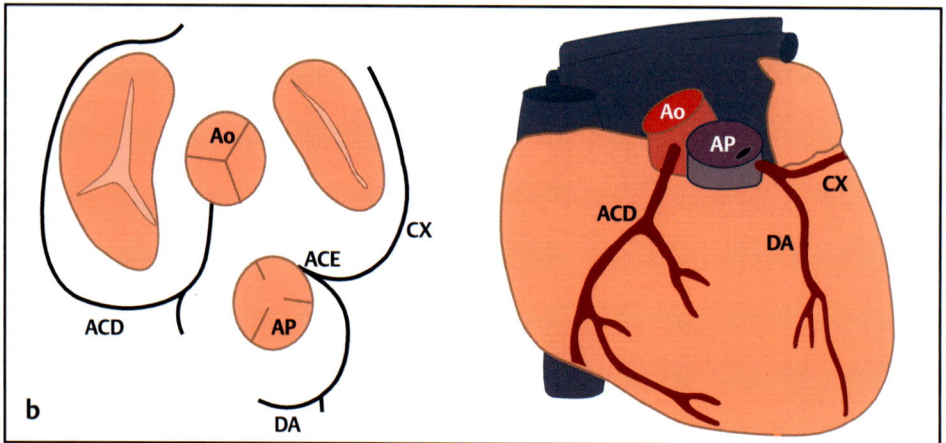

Plano Longitudinal

Do ventrículo esquerdo confirma as características de dilatação e disfunção do ventrículo esquerdo. Observamos também espessamento e hiper-refringência do endocárdio (fibroelastose).

Plano Transverso
Nível das Válvulas Semilunares

Visualizando a válvula aórtica, mas não identificamos o óstio coronariano esquerdo. A origem da artéria coronária direita (ACD) é normal, porém se observa aumento do seu diâmetro. Visualizamos neste plano, a ACE a partir do tronco pulmonar e o fluxo sanguíneo contínuo para a artéria pulmonar (Fig. 26-2).

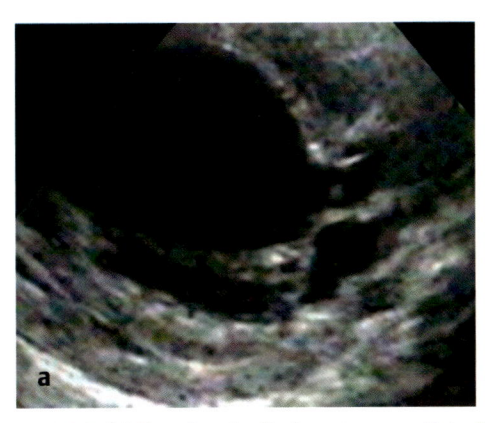

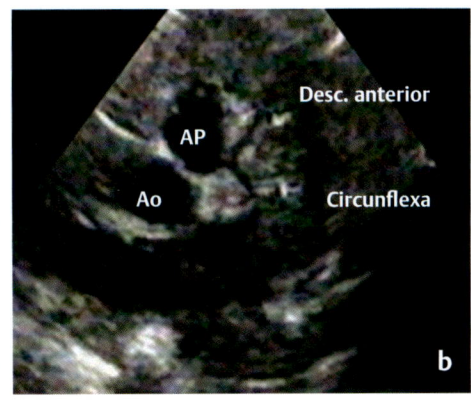

Fig. 26-2. (a) Plano longitudinal mostra uma dilatação importante do VE e (b) no plano do eixo curto observamos o tronco da ACE e seus ramos (CX e DA) conectados à artéria pulmonar (AP). Ao: aorta.

Nível dos Músculos Papilares

Neste plano avaliamos, através de diversos métodos, as funções ventriculares esquerda sistólica e diastólica, que se encontram geralmente comprometidas, e observamos o aumento da ecogenicidade dos músculos papilares.

Plano Quatro Câmaras
Nível da Junção Atrioventricular

Podemos identificar a insuficiência mitral secundária à isquemia dos músculos papilares.

PSEUDOANEURISMA DO VENTRÍCULO ESQUERDO
Entendendo

O pseudoaneurisma e o aneurisma do ventrículo esquerdo são entidades bastante raras, sobretudo na infância, e a ecocardiografia tem papel importante na identificação e no seguimento desses casos. O pseudoaneurisma é caracterizado por formação aneurismática com paredes compostas de tecido pericárdico e ausência completa de fibras miocárdicas (presentes no aneurisma verdadeiro). Ao contrário, o aneurisma ventricular possui na sua estrutura fibras miocárdicas além do pericárdio. Os pseudoaneurismas são resultantes da ruptura da parede livre ventricular, contida pelo pericárdio aderente sobrejacente, enquanto os aneurismas verdadeiros são definidos como áreas de miocárdio afilado que são discinéticos e envolvem toda a espessura da parede do aneurisma. Ambos se localizam principalmente da parede lateral e/ou posterior do VE. As causas identificadas na infância são: infecções como pericardites bacterianas, trauma ou complicação de cirurgia cardíaca (Fig. 26-3).

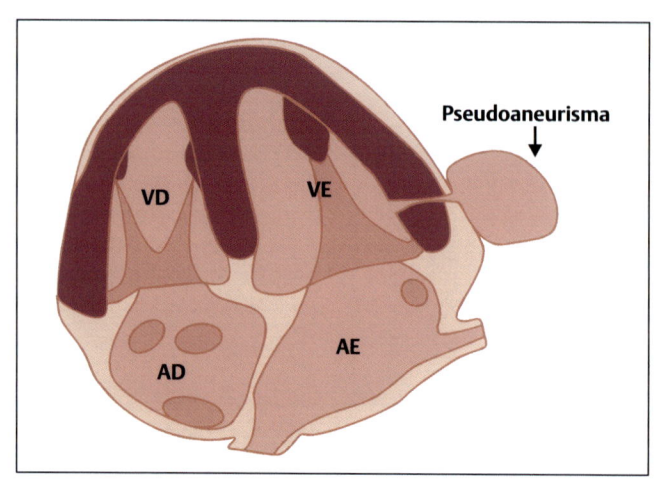

Fig. 26-3. O desenho mostra o pseudoaneurisma localizado na porção laterobasal do ventrículo esquerdo (VE), geralmente composto com a presença de continuidade com a cavidade ventricular. AD: átrio direito; AE: átrio esquerdo; VD: ventrículo direito.

Identificando pela Ecocardiografia

A ecocardiografia pode demonstrar as características de pseudoaneurisma, porém sendo algumas vezes um desafio a sua diferenciação com o aneurisma verdadeiro do ventrículo esquerdo.

Plano Longitudinal
Do Ventrículo Esquerdo

Pode mostrar imagem anecoica próxima da cavidade ventricular esquerda.

Plano Quatro Câmaras

Observam-se a cavidade aneurismática e a presença de uma comunicação com o ventrículo esquerdo confirmadas pelo Doppler colorido. A junção de ambas as estruturas é identificada como "colo", muitas vezes visível à ecocardiografia, auxiliando no diagnóstico. Diferente do aneurisma do VE, nesta região não há fibras miocárdicas e, portanto, não visualizamos atividade contrátil (Fig. 26-4).

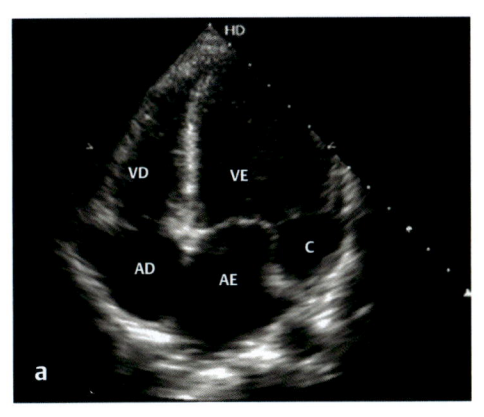

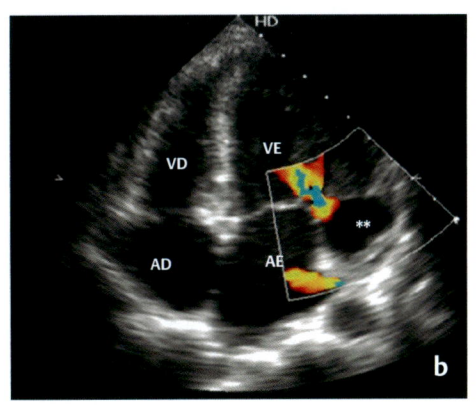

Fig. 26-4. No plano 4C, (**a**) observamos a presença de imagem anecoica de forma arredondada e de moderado tamanho. (**b**) Ao Doppler colorido identificamos o fluxo turbilhonar mostrando a comunicação do pseudoaneurisma com a cavidade ventricular. **: pseudoaneurisma; AD: átrio direito; AE: átrio esquerdo; VD: ventrículo direito; VE: ventrículo esquerdo.

COR TRIATRIATUM
Entendendo
O *cor triatriatum* é uma cardiopatia congênita bastante rara, onde identificamos a presença de um septo fibromuscular no interior do átrio esquerdo (AE) que se divide em duas câmaras (posterossuperior e anteroinferior). O grau de obstrução ao fluxo no *cor triatriatum* dependerá do tamanho da comunicação existente nessa estrutura que divide o AE em duas câmaras, sendo a proximal aquela que contém a veia pulmonar comum e a distal o "verdadeiro" AE (Figs. 26-5 e 26-6).

Anomalias Associadas
- Síndrome de Shone (lesões obstrutivas do coração esquerdo).
- Hipoplasia do ventrículo esquerdo.
- Membrana supramitral.

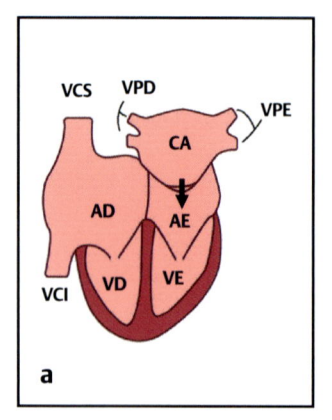

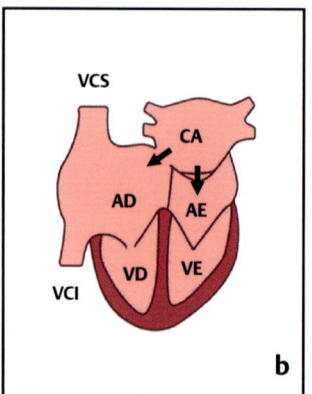

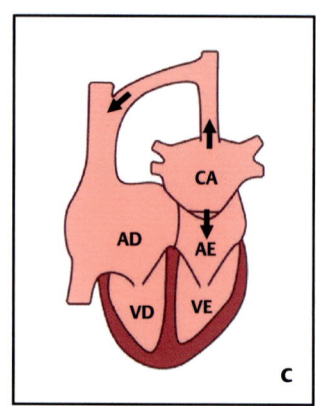

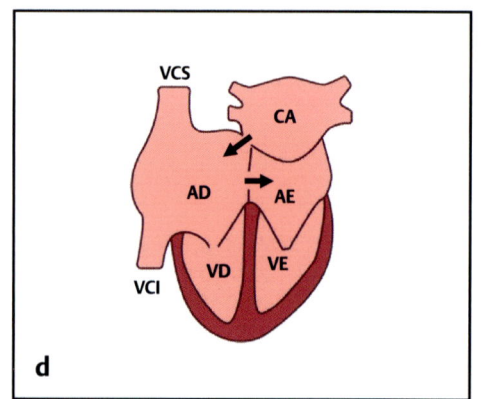

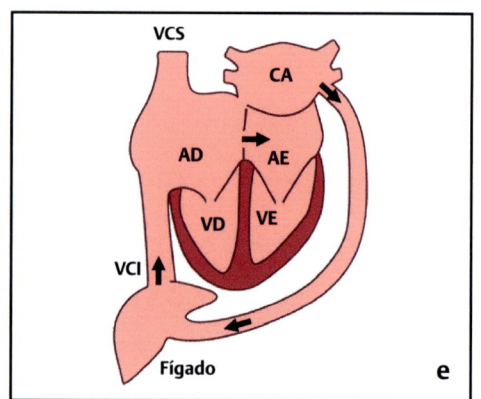

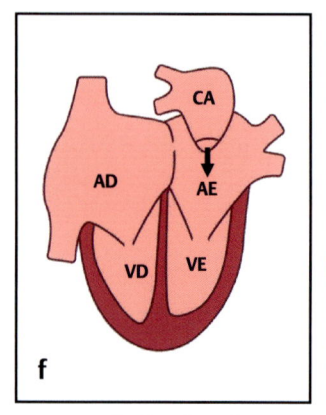

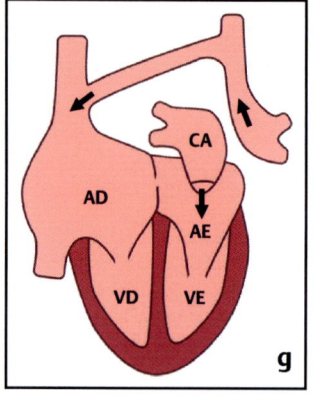

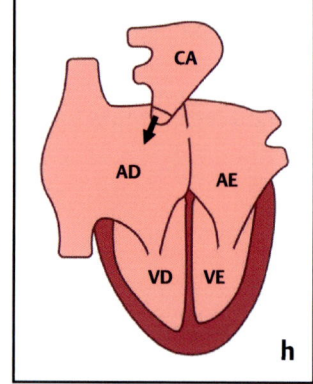

Fig. 26-5. (a-h) O desenho esquemático demonstra os diversos tipos de *cor triatriatum*. AAE: apêndice atrial esquerdo; AD: átrio direito; AE: átrio esquerdo; CA: câmara anterior (proximal); SC: seio coronário; VCI: veia cava inferior; VCS: veia cava superior; VD: ventrículo direito; VE: ventrículo esquerdo; VCI: veia cava inferior; VCS: veia cava superior; VPD: veia pulmonar direita; VPE: veia pulmonar esquerda.

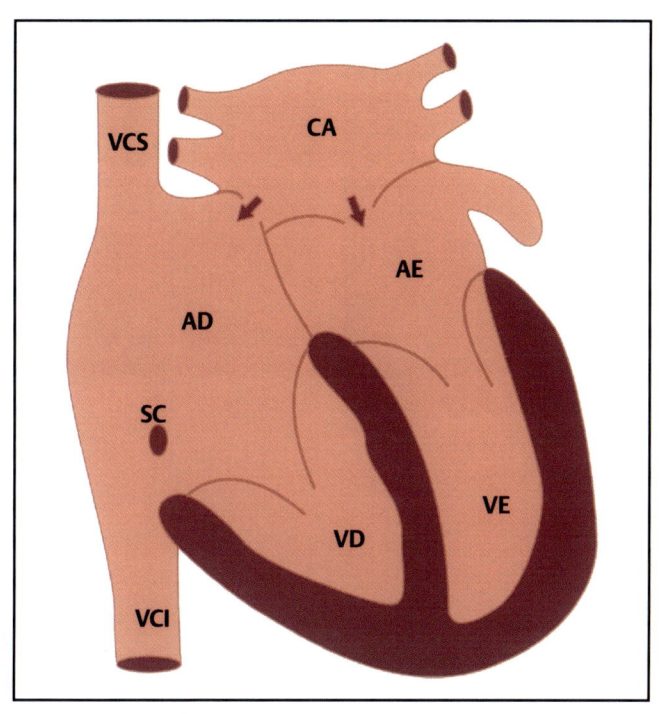

Fig. 26-6. O desenho mostra o tipo mais comum de *cor triatriatum*. AAE: apêndice atrial esquerdo; AD: átrio direito; AE: átrio esquerdo; CA: câmara anterior (proximal); SC: seio coronário; VCI: veia cava inferior; VCS: veia cava superior; VD: ventrículo direito; VE: ventrículo esquerdo; VI: veia inominada; VV: veia vertical.

Identificando pela Ecocardiografia
Situs *Abdominal/Lateralidade*
Na maioria dos casos de *cor triatriatum* o *situs* é *solitus*.

Plano Subcostal
De Duas Câmaras
Já podemos identificar uma linha (tendão) com maior ecogenicidade atravessando o AE transversalmente. Neste plano podemos avaliar o fluxo através desta membrana e estimar a presença de obstrução ou não. Este plano permite identificar a presença de forame oval patente (FOP) ou uma comunicação interatrial, suas dimensões e localizações.

De Quatro Câmaras
Associado aos achados anteriores estimamos qualitativamente VD/VE. Em consequência de obstrução do retorno venoso pulmonar identificamos aumento do AD, VD e regurgitação da válvula tricúspide secundária à hipertensão pulmonar (HP) (Fig. 26-7 e ▶ Vídeo 26-1).

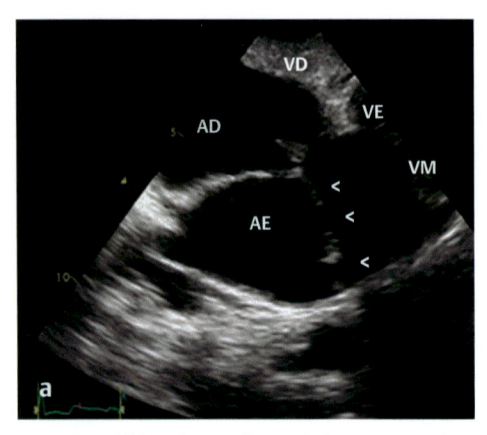

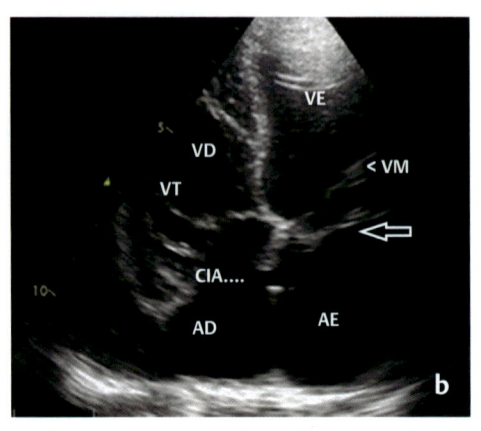

Fig. 26-7. (**a**) No plano subcostal observamos a imagem hiperecoica tipo "membrana" no interior do átrio esquerdo (AE), movimentando-se em direção à valva mitral (VM). (**b**) No plano 4C, a seta branca identifica a imagem do *cor triatriatum* no AE. AD: átrio direito; CIA: comunicação interatrial; VD: ventrículo direito; VE: ventrículo esquerdo.

Plano Longitudinal

Avaliamos as dimensões de ambos os ventrículos, sendo o VD dilatado nos casos citados de HP.

A visualização da membrana no interior do AE neste plano também permite a análise de fluxo sanguíneo.

Plano Transverso

- A nível dos vasos da base auxilia na avaliação da regurgitação da válvula tricúspide e o gradiente VD/AD estimando a pressão sistólica da artéria pulmonar (PSAP). A regurgitação pulmonar pode ser demonstrada nos casos de HAP significativa e o Doppler estima a pressão média da AP.
- A nível dos músculos papilares permite a visão da configuração do septo interventricular (SIV), que nos casos de HAP teremos o rechaço do SIV para a esquerda.

Plano Quatro Câmaras

É possível visualizar uma membrana que se movimenta em direção à valva mitral, dividindo o AE em duas câmaras. Avaliamos o fluxo sanguíneo e, através do Doppler colorido, estimamos a velocidade máxima e o gradiente. O apêndice atrial esquerdo localiza-se geralmente após a membrana.

JANELA AORTOPULMONAR
Entendendo

A janela aortopulmonar (JAP) é caracterizada por uma comunicação entre a aorta ascendente e a artéria pulmonar, na presença de valvas semilunares separadas e possui um amplo espectro de apresentações morfológicas, desde uma pequena comunicação até a ausência total do septo entre a aorta e a artéria pulmonar (Fig. 26-8).

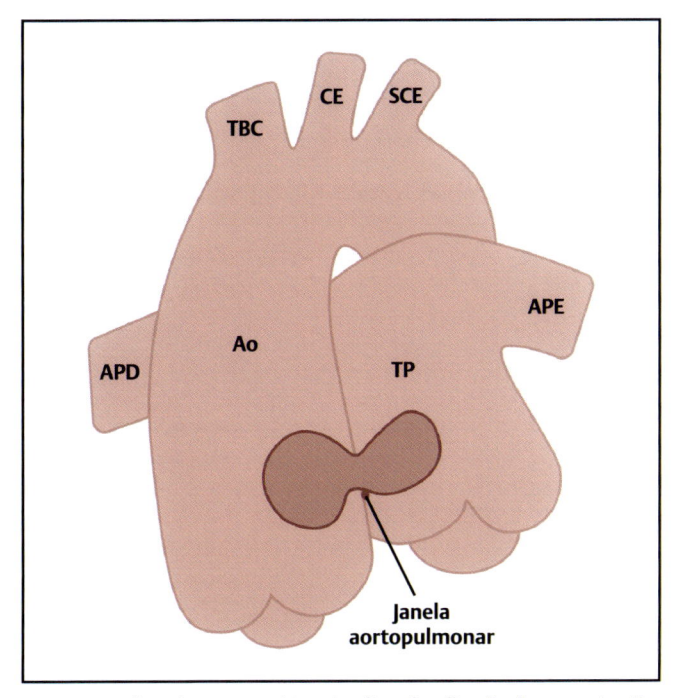

Fig. 26-8. O desenho esquemático visualiza a localização da comunicação da aorta (Ao) e o tronco da artéria pulmonar (TP) (porção proximal). APD: artéria pulmonar direita; APE: artéria pulmonar esquerda.

Incidência

A JAP é uma lesão bastante rara e ocorre entre 0,15 e 0,5% de todas as cardiopatias congênitas (CC). Pode ocorrer como uma lesão isolada ou associada a outras CC, como tetralogia de Fallot, comunicação interventricular (CIV), anomalias do arco aórtico em especial, a interrupção e a coartação da aorta.

Identificando pela Ecocardiografia

Plano Paraesternal

Longitudinal do Ventrículo Esquerdo

Avalia o tamanho do VD e do ventrículo esquerdo, que na presença de JAP ampla, a sobrecarga esquerda é característica.

Eixo Curto

À nível dos vasos da base podemos visualizar a aorta e o tronco da artéria pulmonar e a comunicação entre estas estruturas. O Doppler colorido permite a confirmação deste achado e possibilita estimar o tamanho da comunicação (Figs. 26-9 e 26-10; ▶ Vídeo 26-2).

Em alguns casos, quando a JAP está associada à hipertensão arterial pulmonar (HP) deve ser quantificada através da ecocardiografia, pois este dado tem um grande impacto na conduta clínica. A avaliação de HP está descrita no Capítulo 3.

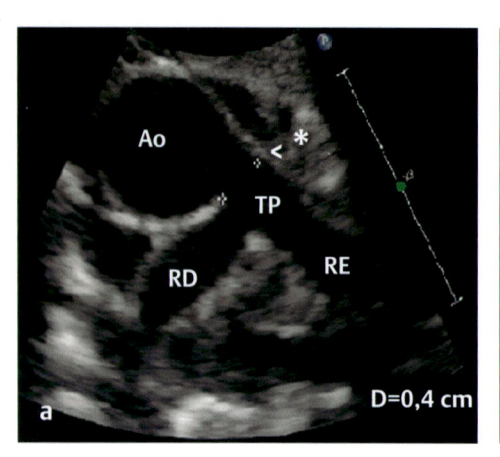

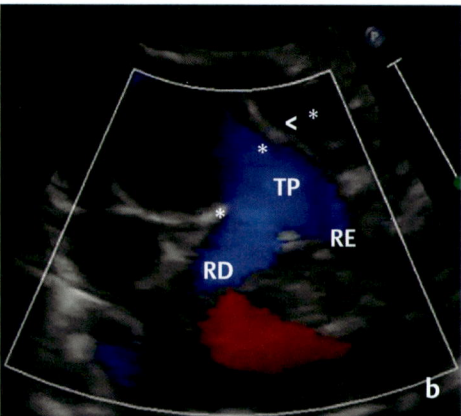

Fig. 26-9. (a) No plano paraesternal eixo curto mostra a comunicação ampla da aorta (Ao) e o tronco da artéria pulmonar (TP). **(b)** Ao Doppler colorido mostra o fluxo da JAP. RD: ramo direito; RE: ramo esquerdo; ** JAP: janela aortopulmonar.

Diagnóstico Diferencial
- Persistência do canal arterial.
- Fístula coronário-cavitária.

BANDA MUSCULAR ANÔMALA DO VENTRÍCULO DIREITO

Entendendo

A banda muscular anômala do ventrículo direito (BAVD) também chamado dupla câmara do VD consiste em uma forma de septação do VD causada por feixes musculares anômalos, às vezes hipertrofiados, de forma piramidal que se inserem no septo interventricular (abaixo da cúspide septal da válvula tricúspide) e na parede anterior do VD.

Incidência

É considerada uma patologia rara na sua forma isolada, em cerca de 0,5 a 2,0% das cardiopatias congênitas. Pode estar associada a outras cardiopatias congênitas, sendo as mais comuns a comunicação interventricular (CIV) e a tetralogia de Fallot. A relação é de 2:1 entre o sexo masculino e o feminino.

Anatomia

A cavidade ventricular direita é assim dividida em uma câmara proximal e uma distal, com características hemodinâmicas bem definidas. A porção proximal, junto à válvula tricúspide, de alta pressão, e a outra, distal, de baixa pressão, junto ao infundíbulo e à artéria pulmonar (Fig. 26-10). Ressaltamos a importância de pesquisar a BAVD nos casos de CIVs de má alinhamento e tetralogia de Fallot para o adequado planejamento cirúrgico nestes casos.

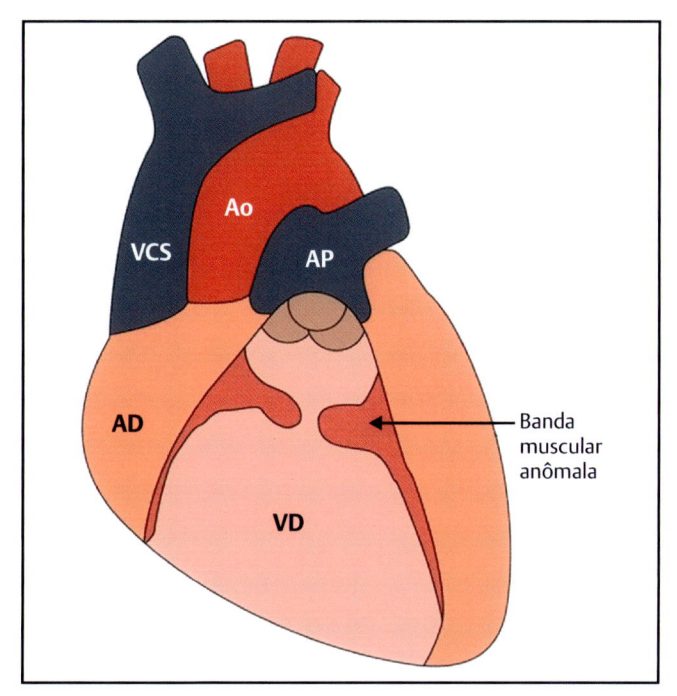

Fig. 26-10. Desenho esquemático mostra localização da banda anômala obstrutiva de ventrículo direito (VD) dividindo o VD em duas câmaras: proximal e distal. Ao: aorta; AD: átrio direito; VCS: veia cava superior (VCS); AP: artéria pulmonar (AP).

Identificando pela Ecocardiografia

É um exame de excelência não invasivo que identifica as bandas musculares anômalas com localização preferencial abaixo da região infundibular do VD. O mapeamento Doppler colorido permite estimar o gradiente intracavitário caracterizando a gravidade da obstrução.

Plano Subcostal

Nesse plano, podemos avaliar o septo interatrial e visualizar a associação com comunicação interatrial ou forame oval patente em alguns casos. O Doppler colorido identifica a presença de insuficiência da válvula tricúspide (IT), nos casos de obstrução severa causada pela presença da BAVD.

Plano Paraesternal

Eixo Longo – Eixo do VD

É o local ideal para estimar o grau de hipertrofia ventricular direita (HVD), principalmente, nos casos de BAVD com obstrução moderada a severa. Neste plano, a BAVD é mais bem visualizada como uma imagem hiper-refringente, geralmente, na porção média ou logo abaixo do trato de saída do VD (▶ Vídeo 26-3).

Eixo Curto
No plano eixo curto no nível das grandes artérias pode-se identificar o fluxo turbilhonar no nível da BAVD, o gradiente intracavitário através do Doppler colorido, a válvula pulmonar (VP) e seus ramos. A identificação do canal arterial também pode ser avaliada nesse plano, quando temos essa associação.

No plano eixo curto no nível dos ventrículos é possível identificar as dimensões e funções sistólicas ventriculares (análise qualitativa e quantitativa). Semelhante ao plano paraesternal longitudinal pesquisamos a presença de HVD nos casos de obstrução severa pela BAVD.

Plano Apical Quatro Câmaras
Neste plano avaliamos a competência da válvula tricúspide (VT) e, na presença de insuficiência tricúspide (IT), estimamos a pressão sistólica do ventrículo direito, que reflete a gravidade da obstrução causada pela BAVD (Fig. 26-11).

Diagnósticos Diferenciais
- Estenose pulmonar valvar.
- Estenose infundibular.

Ecocardiograma após o Tratamento Cirúrgico
- A avaliação das funções ventriculares global e segmentar do VD.
- Avaliação de obstrução intracavitária do VD residual que pode necessitar de nova abordagem cirúrgica.

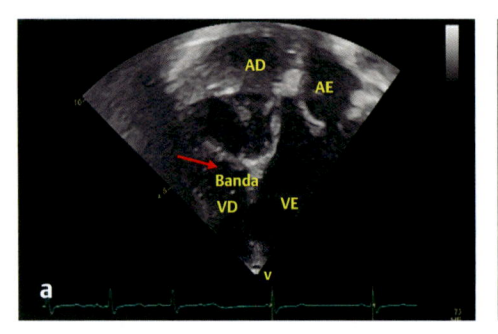

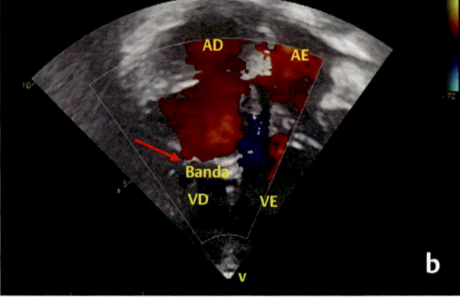

Fig. 26-11. (a) No ecocardiograma no plano cinco câmaras subcostal visualizamos a imagem da banda muscular anômala no ventrículo direito (VD) (seta vermelha) e com o auxílio do mapeamento a cores (b) confirmamos o local e o grau da obstrução ao fluxo sanguíneo. AD: átrio direito; AE: átrio esquerdo; VE: ventrículo esquerdo.

LEITURAS SUGERIDAS

Atik E. Caso 2/2007- Correlação Clínico-Radiográfica. Criança de dois anos com comunicação interventricular e banda anômala de ventrículo direito. Arq Bras.Cardiol 2007; 88(5): 620-621.

Bravo-Valenzuela NJN, Lucas E, Silva AEA, Farias CV. Atlas de Ecocardiografia Fetal 1. ed. Rio de Janeiro Thieme Revinter Publicações.2021.

Chang RR, Allada V. Electrocardiographic and echocardiographic features that distinguish anomalous origin of the left coronary artery from pulmonary artery from idiopathic dilated cardiomyopathy. Pediatr Cardiol. 2001; 22(1): 3-10.

Herdy GV, Araujo e Silva AE, Lucas E, Bravo-Valenzuela N, Verona C, et al. Cardiologia Pediátrica: Prática Clínica. 1ªed. Thieme Revinter Publicações-Rio de Janeiro; 2022.

Kostkiewicz M, Tomkiewicz PL, et al. Noninvasive techniques for the diagnosis of anomalous origin of the left coronary artery from the pulmonary artery in adult patients. Acta Cardiologica 2017; 72(1): 41-46.

ECOCARDIOGRAFIA NAS DOENÇAS SISTÊMICAS

CAPÍTULO 27

Eliane Lucas ■ Fernanda Maria Correia Ferreira Lemos

A indicação da ecocardiografia nas doenças sistêmicas depende da prevalência do envolvimento cardíaco e das características peculiares de diversas patologias. Neste capítulo vamos enfatizar algumas das principais doenças sistêmicas em pediatria que necessitam de abordagem ecocardiográfica para auxílio em diagnóstico, seguimento e prognóstico da doença.

DOENÇAS RENAIS

As alterações da função e da estrutura cardíacas identificadas pela ecocardiografia são achados comuns em pacientes com doenças renais agudas e crônicas.

Doença Renal Aguda

Em pediatria, as mais prevalentes são: glomerulonefrite difusa aguda, hipertensão arterial sistêmica (HAS) de diversas origens e, insuficiência renal aguda secundária a causas infecciosas, em especial a sepse. A redução súbita da função renal pode ser reversível, quando prontamente identificada e tratada adequadamente. Entretanto, casos extremos podem precisar de terapia de substituição renal (TSR) que reflete no aumento da mortalidade.

Nestas diversas etiologias podemos encontrar principalmente: derrame pericárdico (DP) de diversos graus e sinais de hipertrofia ventricular esquerda (HVE) com ou sem disfunção ventricular esquerda ([▶] Vídeo 27-1).

Doença Renal Crônica

As causas de insuficiência renal crônica (IRC) podem comprometer progressivamente o sistema cardiovascular, evoluindo com arritmias decorrentes de distúrbio metabólico, HAS, aterosclerose associada à dislipidemia e derrame pericárdico (DP) de origem urêmica. Quando presente, geralmente, o DP é pequeno ou moderado. Em pacientes em TSR, as fístulas arteriovenosas de alto débito podem gerar sobrecarga de volume ao coração e desenvolvimento de insuficiência cardíaca (IC).

Alterações ecocardiográficas do ventrículo esquerdo (VE) como hipertrofia, dilatação e disfunção sistodiastólica são comuns em pacientes crônicos e sinalizam um pior prognóstico. É recomendada também a realização de ecocardiograma transtorácico (ECOTT) de controle em pacientes com TSR, a despeito dos sintomas (Fig. 27-1 e [▶] Vídeo 27-2).

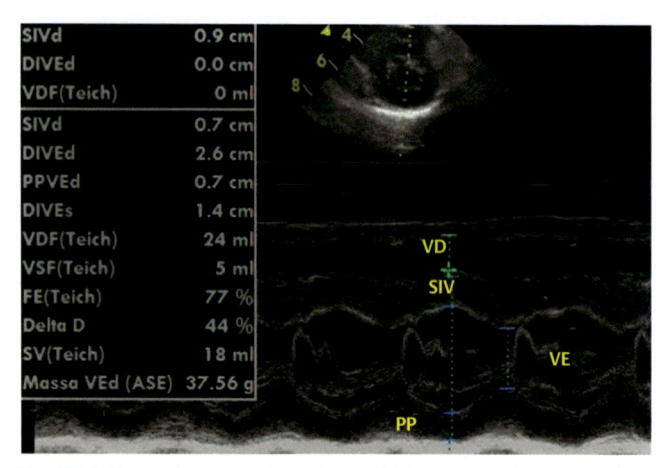

Fig. 27-1. Ecocardiograma de paciente de 3 anos com doença renal crônica. Observa-se no modo-M a presença de hipertrofia acentuada do septo interventricular (SIV) e do ventrículo esquerdo (VE).
PP: parede posterior; VD: ventrículo direito.

DOENÇAS REUMATOLÓGICAS
Febre Reumática (FR)

Trata-se de uma complicação não supurativa de uma faringoamigdalite provocada pelo *Streptococcus* beta-hemolítico do grupo A de Lancefield (EBGA). É a principal causa de cardiopatia adquirida em crianças e adolescentes nos países subdesenvolvidos e em desenvolvimento, como o Brasil. Acomete principalmente a faixa etária de 5 a 18 anos de idade e a distribuição pelos gêneros ocorre igualmente. Os critérios de Jones são considerados o "padrão-ouro" no diagnóstico do primeiro acometimento da FR. Neste, é necessária também a evidência de infecção prévia de orofaringe.

Na FR ocorre uma pancardite que envolve a inflamação dos três folhetos: o endocárdio, o miocárdio e o pericárdio. Porém, as lesões nas valvas cardíacas são responsáveis pela clínica e pelo prognóstico do paciente. Na cardite reumática, a disfunção miocárdica pela miocardite pode estar presente (Fig. 27-2). Além disto, o aumento da área cardíaca pode ser em decorrência de lesão valvar moderada a importante e/ou derrame pericárdico.

A evidência ecocardiográfica de valvulite reumática determina o diagnóstico de cardite. Geralmente, na infância e na adolescência, as valvas envolvidas são a mitral (VM) e/ou aórtica (VAo), resultando no aparecimento de insuficiência mitral (IM) e/ou aórtica (IAo) (Figs. 27-3 e 27-4; ▶ Vídeos 27-3 e 27-4). Deve-se lembrar que o acometimento valvar não é necessariamente definitivo. Lesões podem regredir com o passar do tempo e principalmente se não ocorrer novo surto da doença. Quando ocorrem dois ou mais surtos geralmente as lesões se tornam graves (Figs. 27-5 e 27-6; Quadro 27-1).

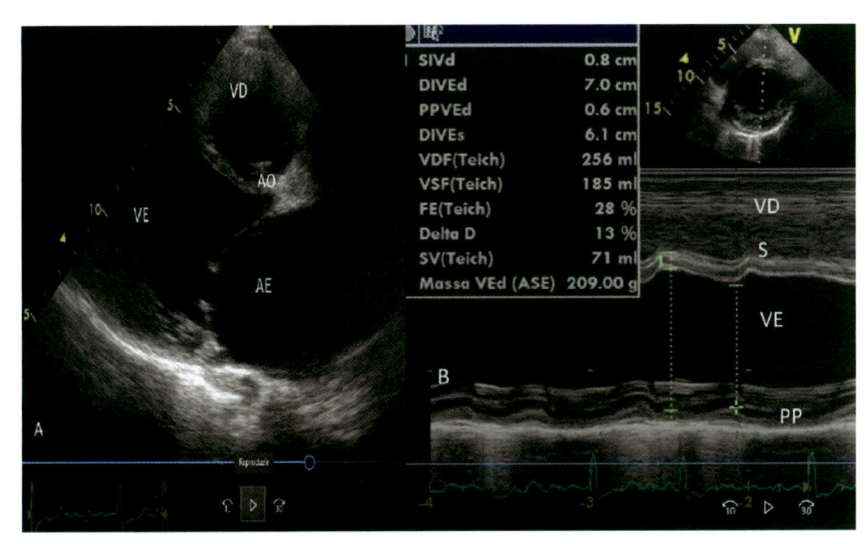

Fig. 27-2. O plano paraesternal longitudinal do ventrículo esquerdo (VE), (**a**) demonstra o aumento de cavidades esquerdas. (**b**) O modo-M mostra o aumento do diâmetro do VE e a hipocontratilidade difusa que expressa a redução da fração de ejeção compatível com miocardite reumática. AE: átrio esquerdo; Ao: aorta; VD: ventrículo direito.

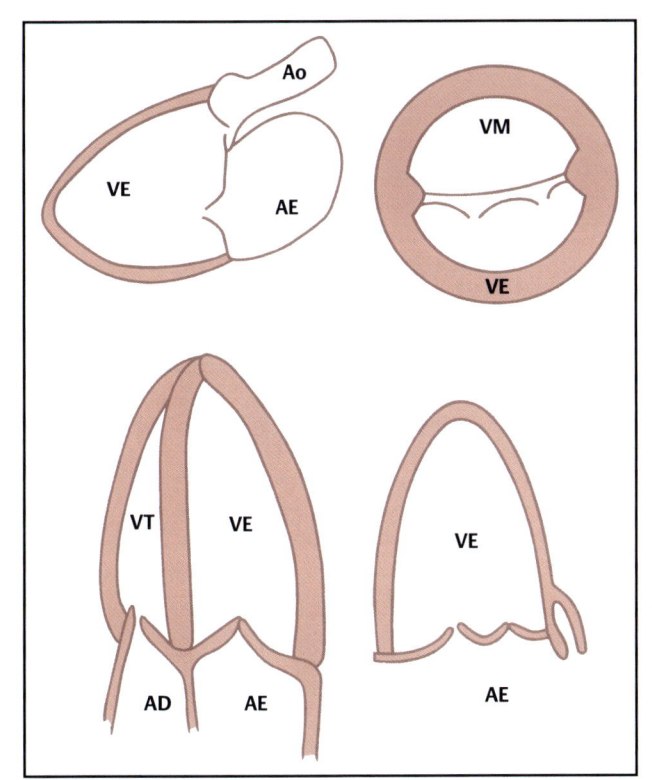

Fig. 27-3. (**a-d**) Principais planos ecocardiográficos para a avaliação da insuficiência mitral. AD: átrio direito; AE: átrio esquerdo; Ao: aorta; VD: ventrículo direito; VE: ventrículo esquerdo.

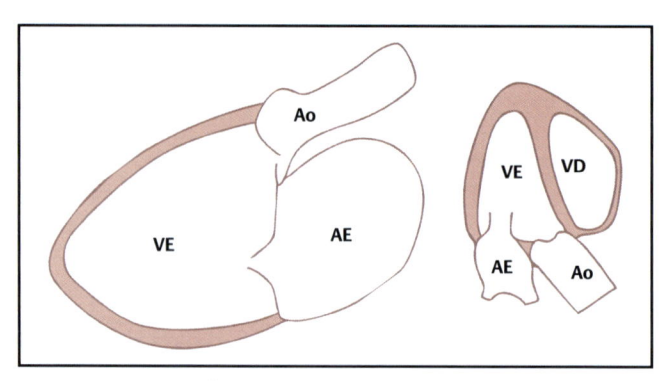

Fig. 27-4. Principais planos ecocardiográficos para a avaliação da insuficiência aórtica. AD: átrio direito; AE: átrio esquerdo; Ao: aorta; VD: ventrículo direito; VE: ventrículo esquerdo.

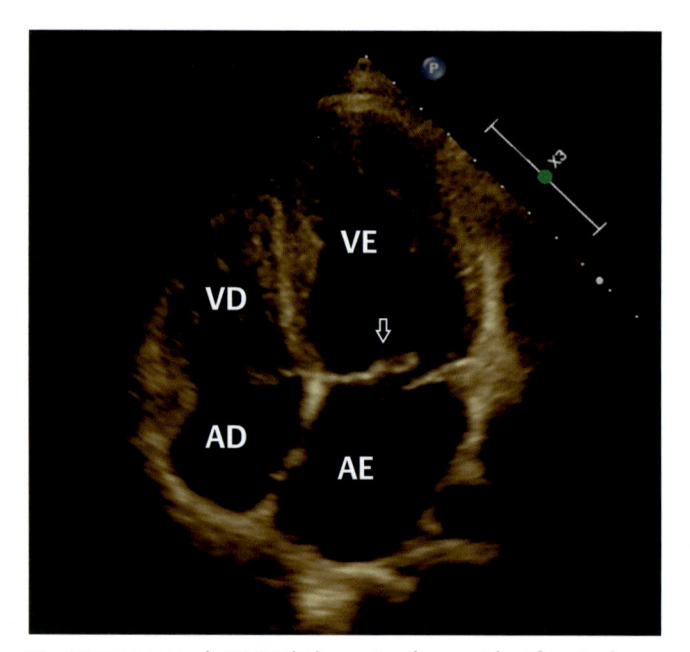

Fig. 27-5. Imagem do ECOTT bidimensional com a identificação da ponta do folheto anterior espessada. A ponta do posterior encontra-se abaixo do plano do anel mitral e direcionada para dentro do átrio esquerdo (AE), caracterizando um prolapso da VM por cardite reumática.

ECOCARDIOGRAFIA NAS DOENÇAS SISTÊMICAS 315

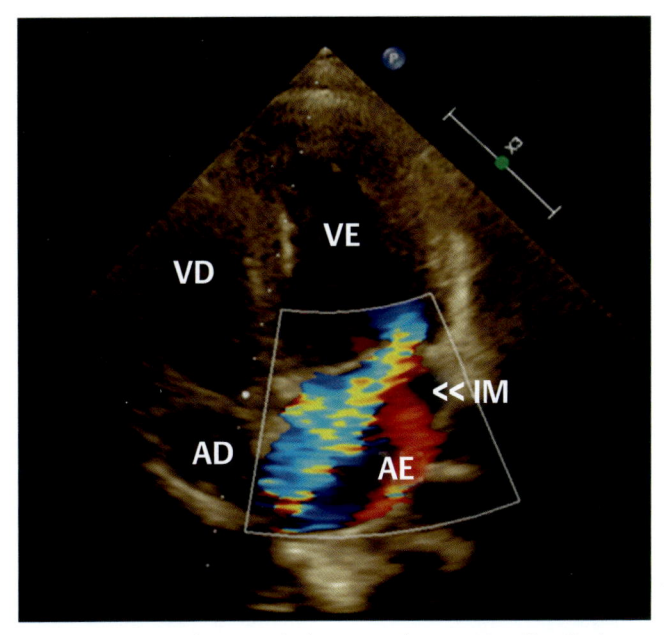

Fig. 27-6. Imagem do ECOTT bidimensional com a identificação de fluxo colorido retrógrado do ventrículo esquerdo (VE) para o átrio esquerdo (AE), demonstrando a presença de insuficiência mitral (IM) importante. VD: ventrículo direito; AD: átrio direito.

Quadro 27-1. Aspectos Ecocardiográficos para Quantificar o Comprometimento Reumático em Pediatria

Insuficiência mitral	Insuficiência aórtica
Grau de espessamento das cúspides da VM e mobilidade do folheto posterior	Grau de espessamento das cúspides da VAo e coaptação dos folhetos
Relação entre as áreas da IM e do AE	Área do IAo comparado com o diâmetro da VSVE
Método de PISA*	*Vena contracta**
Presença de fluxo reverso VPS	Fluxo diastólico reverso na Ao torácica
Diâmetros do AE e do VE	Diâmetros do AE e do VE

AE: átrio esquerdo; Ao: aorta; IAo: insuficiência aórtica; VAo: válvula aórtica; VE: ventrículo esquerdo; VPS: veias pulmonares; VSVE: via de saída do ventrículo esquerdo.
*Outras avaliações das funções ventriculares estão descritas no Capítulo 30.

Lúpus Eritematoso Sistêmico (LES)

No LES, o envolvimento do endocárdio pode ser visto através do espessamento do aparelho valvar e de suas cordoalhas com o surgimento de vegetações estéreis, mais conhecidas como endocardite de Libman-Sacks. Esta lesão leva aos mais diversos graus de insuficiência valvar. A disfunção miocárdica também pode ser encontrada na fase aguda do LES, porém a pericardite é a manifestação mais prevalente e geralmente DP pequeno a moderado e raramente volumoso. O ECOTT tem o papel importante na confirmação do diagnóstico e orientação terapêutica (Fig. 27-7).

Artrite Reumatoide Juvenil (ARJ)

Na ARJ o envolvimento cardiovascular mais frequente é a pericardite, principalmente na fase aguda da doença. Quando ocorre o comprometimento do endocárdio com consequente insuficiência valvar, deve-se fazer o diagnóstico diferencial com a cardite de origem reumática.

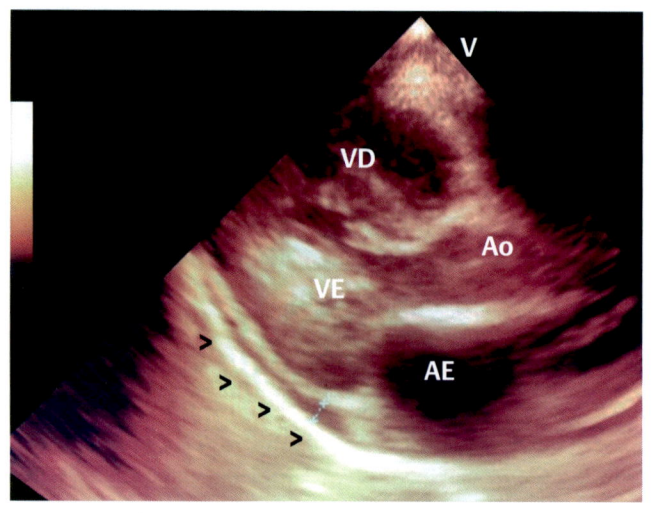

Fig. 27-7. No plano paraesternal longitudinal do ventrículo esquerdo (VE) observamos a hiper-refringência dos folhetos pericárdicos e a presença de DP pequeno (setas). AE: átrio esquerdo; Ao: aorta; VD: ventrículo direito.

DOENÇAS HEMATOLÓGICAS
Anemia Falciforme (AF)

É a doença hematológica hereditária de maior prevalência mundial. No Brasil acomete principalmente afrodescendentes devido à grande miscigenação entre as populações.

Acredita-se que o coração é envolvido como parte do processo da doença, por causa da sobrecarga crônica de volume do VE e manutenção de alto débito cardíaco (DC), em decorrência da anemia grave de longa duração.

As alterações hemodinâmicas próprias da AF são a elevação da pré-carga, diminuição da pós-carga e aumento do DC. Estas alterações limitam a avaliação da fração de ejeção do ventrículo esquerdo (FEVE), particularmente pelos métodos usuais (Capítulo 30).

A análise ecocardiográfica com Doppler e a técnica *speckle tracking* (2D STE) são importantes para a determinação da função cardíaca. Pode confirmar que a FEVE, o padrão de enchimento diastólico e a pressão de enchimento do VE estão alterados nos pacientes falcêmicos. Estas anormalidades também podem ser encontradas na ausência de sintomas de IC.

Atualmente, vem sendo empregada a técnica do 2D STE que utiliza moderna tecnologia para quantificar a função contrátil de cada região, avaliando a deformação miocárdica através do rastreamento de pontos. Portanto, o *strain* é aplicado para detalhar a mecânica do músculo cardíaco (Figs. 27-8 e 27-9).

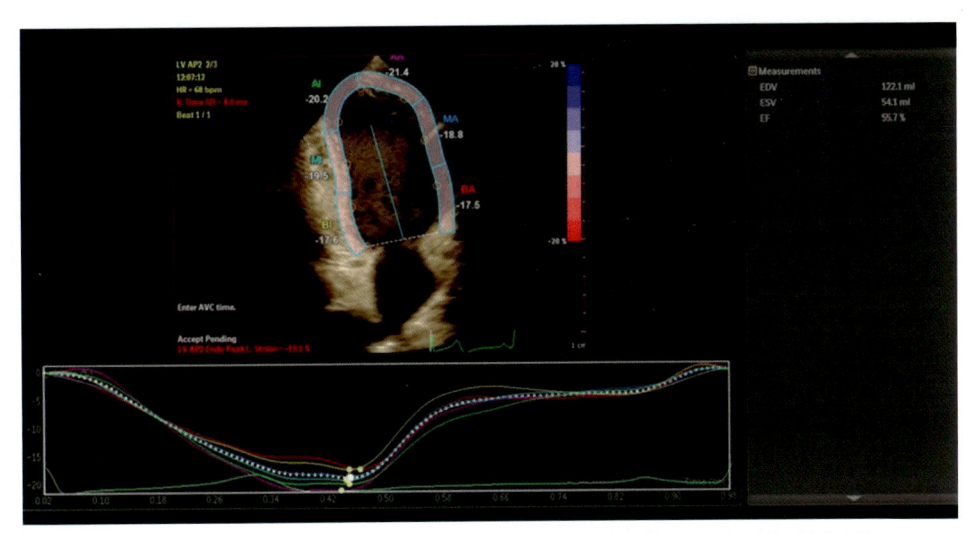

Fig. 27-8. Imagem do ETT bidimensional para a análise do *strain* global longitudinal (GLS) do VE em paciente falcêmico. Verifica-se o valor reduzido da FE de -19,1% pela janela apical de duas câmaras e suas respectivas curvas de deformação coloridas de acordo com o segmento correspondente.

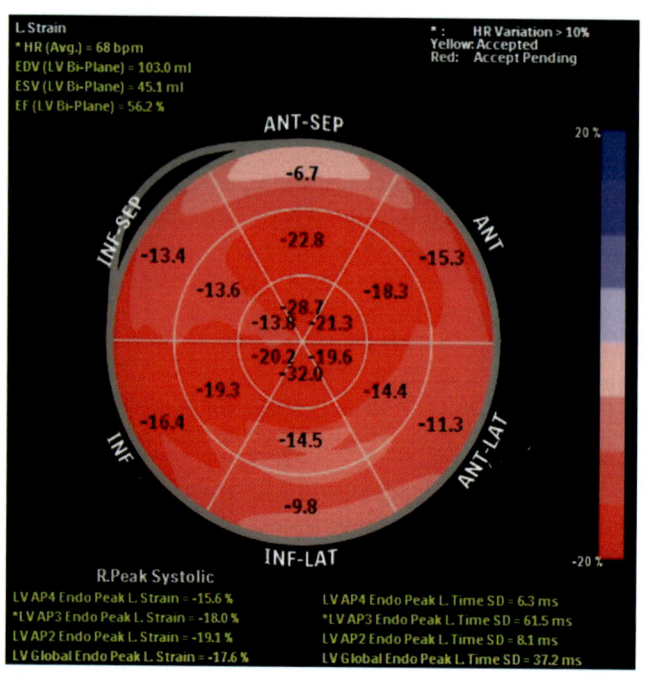

Fig. 27-9. Imagem do ECOTT bidimensional que mostra a formação do *bull's eye*. Observa-se o resultado da FE pelo *strain* global longitudinal (GLS) de -17,6%. Este valor demonstra a disfunção sistólica do VE neste mesmo adolescente portador de AF.

DOENÇAS PULMONARES

Diversas patologias pulmonares agudas e principalmente crônicas podem apresentar manifestações cardiovasculares.

Hipertensão Pulmonar (HP)

No caso do aparecimento da HP existe a possibilidade de evolução para *cor pulmonale*.

Esta é caracterizada por uma elevação da pressão média da artéria pulmonar ≥ 25 mm Hg em repouso e > 30 mm Hg durante o exercício. A pressão estimada no átrio esquerdo e na veia pulmonar ≥ 15 mm Hg também reforça a presença de HP.

A mensuração da PSAP é feita através do jato da regurgitação tricúspide mais a mobilidade e o tamanho da veia cava inferior (VCI). Métodos mais modernos utilizam o *strain* miocárdico, através da técnica do *speckle tracking*, para avaliar a função global do ventrículo direito (Fig. 27-10).

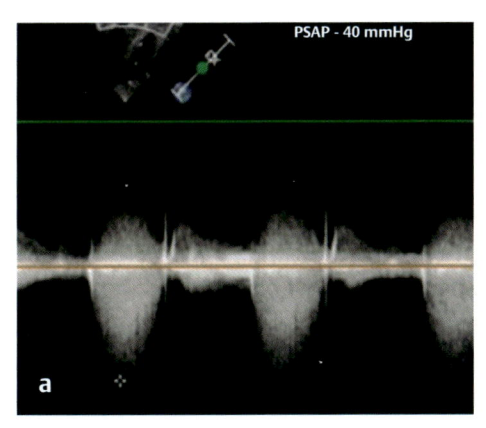

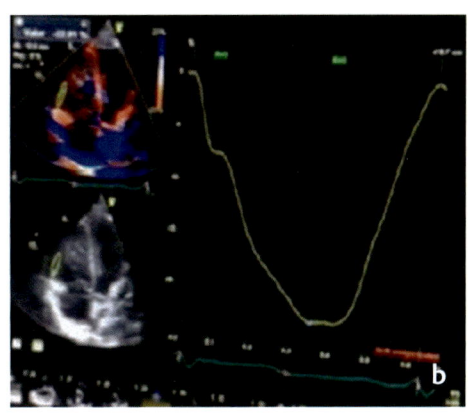

Fig. 27-10. (a) Mostra a avaliação da PSAP através do Doppler da insuficiência tricúspide. (b) A avaliação do *strain* miocárdico do VD através da técnica *speckle tracking*.

DOENÇAS IMUNOLÓGICAS
Doença de Kawasaki (DK)

Estima-se que 80% dos casos de DK compreendem a faixa etária dos 6 meses aos 5 anos, sendo 50% até os 2 anos de idade, e raramente após os 12 anos. Observa-se aqui um leve predomínio no sexo masculino (1,5:1) em relação ao feminino.

A etiologia da DK é entendida como um desequilíbrio imunológico desencadeado por gatilhos infecciosos, geralmente de origem viral, em um indivíduo com alguma suscetibilidade genética. Vários vírus podem desencadear a doença, tendo como exemplos o vírus *Coxsackie*, *Parainfluenza*, vírus sincicial respiratório humano, citomegalovírus, vírus da *Chikungunya* e o Coronavírus.

Esta é a causa mais comum de doença cardíaca adquirida na infância nos países desenvolvidos, deixando nestes a FR em segundo plano. Em 25% dos casos não tratados adequadamente podem apresentar uma séria complicação que compromete as artérias coronárias, que inclui desde dilatação (ectasia) até a formação de aneurismas (fusiformes e saculares). Geralmente, o comprometimento coronário surge após o 9º dia de doença.

Na fase aguda (até o 10º dia) podem estar presentes a disfunção ventricular, regurgitação valvar e o derrame pericárdico. Estenose de artérias coronárias ou oclusão e arritmias são complicações tardias da doença e estão limitadas aos pacientes que tiveram aneurismas de coronária. O risco de infarto agudo do miocárdio (IAM) é maior naqueles que tiveram aneurisma gigante de coronária, podendo ser a principal causa de morte em decorrência da doença (Figs. 27-11 a 27-13).

No ETT os diâmetros das artérias coronárias são avaliados em relação à superfície corporal da criança e interpretados pelo Z-score. O Quadro 27-2 mostra a classificação das alterações coronarianas na DK que auxilia na conduta terapêutica e sinaliza o prognóstico.

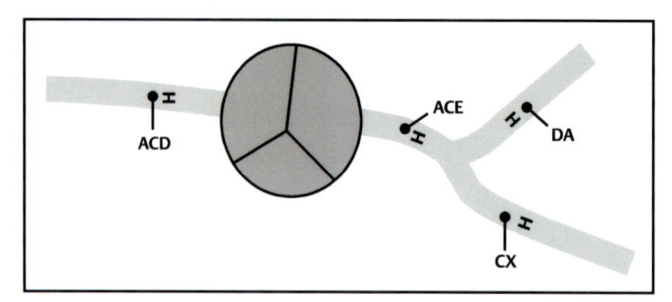

Fig. 27-11. O desenho esquemático mostra os locais para medir os diâmetros das artérias coronárias e ramos. ACE: artéria coronária esquerda; ACD: artéria coronária direita; CX; artéria circunflexa; DA: artéria descendente anterior

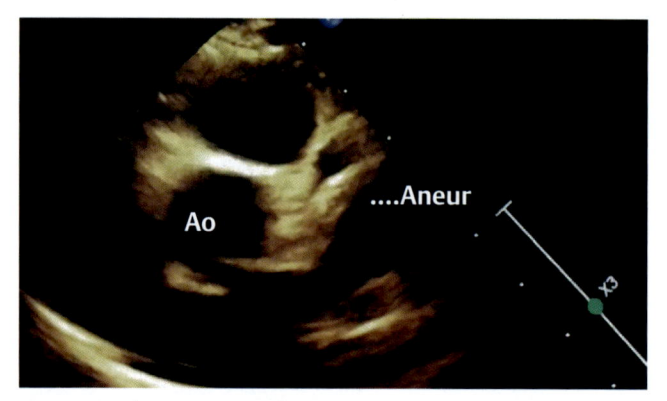

Fig. 27-12. Plano transverso dos vasos da base a presença de aneurisma pequeno na DA (▶ Vídeo 27-5). DA: artéria coronária descendente anterior; Ao: aorta.

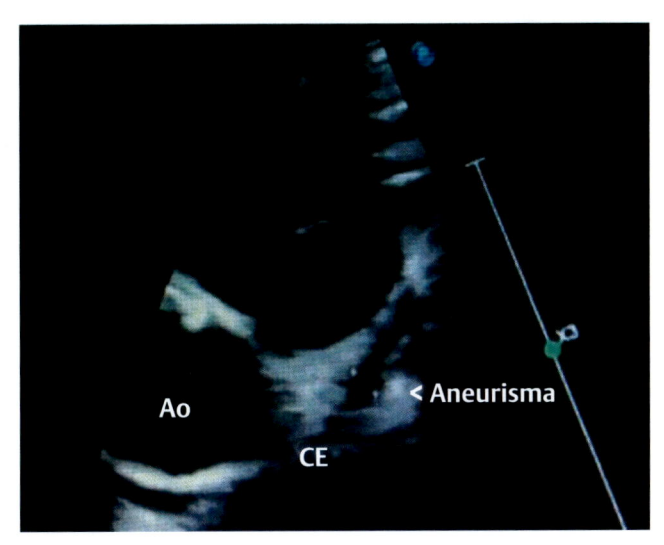

Fig. 27-13. No plano transverso dos vasos da base observamos um aneurisma pequeno na artéria coronária esquerda (ACE). ACD: artéria coronária direita; Ao: aorta.

Quadro 27-2. Classificação das Anormalidades das Artérias Coronárias

Classificação	Diâmetros das artérias coronárias
Ausência de envolvimento coronariano	Z-score* sempre < 2 e não mais que a redução de 0,9 no Z-score do seguimento
Apenas dilatação	Z-score de 2 a < 2,5 ou, se inicialmente < 2, uma redução ≥ 1 no Z-score do seguimento
Aneurismas pequenos	Z-score de ≥ 2,5 a < 5
Aneurismas médios	Z-score de ≥ 5 a < 10 e dimensões absolutas < 8 mm
Aneurismas grandes ou gigantes	Z-score de ≥ 10 ou dimensões absolutas ≥ 8 mm

http://zscore.chboston.org

LEITURAS SUGERIDAS

Barbosa PJB, Müller RE, Latado AL, Achutti AC, Ramos AI, Weksler C, et al. Diretrizes brasileiras para o diagnóstico, tratamento e prevenção da febre reumática da Sociedade Brasileira de Cardiologia, Sociedade Brasileira de Pediatria e Sociedade Brasileira de Reumatologia. Arq Bras Cardiol. 2009; 93:1-18.

Herdy GV, Araujo e Silva AE, Lucas E, Bravo-Valenzuela N, Farias CV, et al. Cardiologia Pediátrica: Prática Clínica. Rio de Janeiro: Thieme Revinter Publicações; 2022.

Herdy GVH, Pinheiro LAF, do Couto AA, Gabetto M. Miocardiopatia e anemia falciforme em crianças. Arq Bras Cardiol. 1987;(2):87-93.

Lemos FMCF, Herdy GVH, Valete COS, Pfeiffer MET. Evolutive Study of Rheumatic Carditis Cases Treated with Corticosteroids in a Public Hospital. International Journal of Cardiovascular Sciences. 2018;31:578-84.

Martins WA, Mesquita ET, da Cunha DM, Ferrari AH, Pinheiro LAF, Filho LR, et al. Alterações cardiovasculares na anemia falciforme. Arq Bras Cardiol. 1998;70(5):365-70.

Park MK, Salamat M. Park's Pediatric Cardiology for Practitioners. Philadelphia: Elsevier; 2021. 7th ed.

DOPPLER DE CARÓTIDAS EM PEDIATRIA

CAPÍTULO 28

Cecília Teixeira de Carvalho Fonseca

ENTENDENDO

O Doppler de carótidas é um exame não invasivo, indolor, de fácil execução técnica como uma ultrassonografia das artérias carótidas e seus ramos. Utilizamos a avaliação da espessura médio-intimal (EMI) e esta medida é feita no terço distal da carótida comum antes da bifurcação carotídea.

A medida da EMI das artérias carótidas e a presença de placas carotídeas, ambas visualizadas pelo Doppler de carótidas são consideradas fatores agravantes do risco cardiovascular.

Através do Doppler de carótidas (DC) podemos detectar a presença de aterosclerose subclínica, identificando estes pacientes como de alto risco para um evento coronariano e a intervenção precoce pode evitar os danos cardiovasculares. A doença aterosclerótica é a responsável por cerca de 30% de todas as causas de morte no mundo e já sabemos que é uma doença insidiosa podendo iniciar na infância.

ANATOMIA

Analisamos as artérias cervicais e as subdividimos em segmentos para o estudo completo do DC. As artérias estudadas são carótidas comuns (CC) proximal, média e distal, bifurcação, artéria carótida externa (CE) e artérias carótidas internas (CI) proximal e média (Fig. 28-1). O terço distal do ramo interno é intracraniano. A EMI é a distância entre as duas interfaces acústicas luz-íntima e média adventícia.

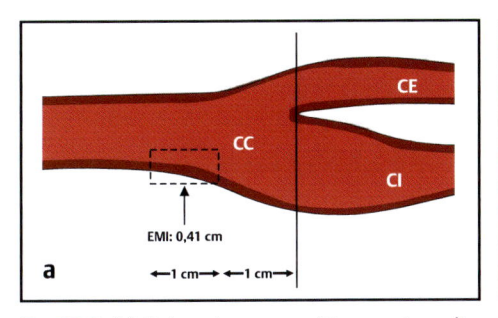

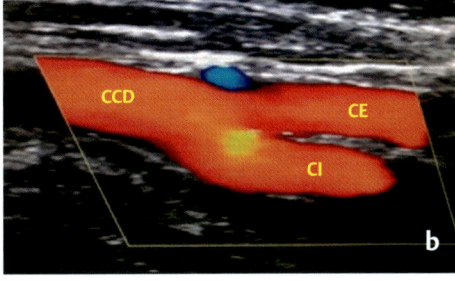

Fig. 28-1. (a) O desenho esquemático mostra a disposição anatômica da CC, CE e CI. (b) Mostra o corte longitudinal identificando a CC até a bifurcação. CC: artéria carótida comum; CE: artéria carótida externa; CI: artéria carótida interna.

A EMI deve ser medida na parede posterior da carótida comum direita e esquerda, aproximadamente 1 cm antes da bifurcação. Deve ser usado o corte longitudinal, com a melhor imagem, sem o modo zoom. Na maioria dos aparelhos, a medida da EMI é feita de forma automática ou semiautomática. Usamos o transdutor linear de alta frequência e resolução de 5 a 12 MHZ.

Uma medida de EMI acima de 1,5 mm caracteriza uma placa carotídea (PC) ou uma estrutura focal estendendo-se acima de 0,5 mm para a luz do vaso ou medindo mais do que 50% do valor da medida da EMI adjacente.

Usamos a varredura da carótida comum e seus ramos inicialmente no corte transverso bidimensional sem cor e posteriormente com o Doppler colorido para identificar PC. Os fluxos são analisados em corte longitudinal e com o cursor perpendicular ao fluxo próximo ao ângulo de 60°. Em caso de PC com obstruções haverá aumento das velocidades dos fluxos ao Doppler. Usamos as velocidades máximas para quantificar as obstruções e a medida local anatômica medida de preferência no modo transverso.

INDICAÇÕES
- Diabetes melito.
- Resistência insulínica.
- Obesidade.
- Dislipidemia.
- Hipercolesterolemia familiar.
- Hipertensão arterial sistêmica.
- Doenças autoimunes ou uso de imunossupressores, corticoides e antirretrovirais ou outros medicamentos que induzem a elevação do colesterol.
- História de doença aterosclerótica (DAC) precoce em parentes de primeiro grau (mulheres abaixo de 55 anos e homens abaixo de 45 anos).

IDENTIFICANDO PELA ECOCARDIOGRAFIA
Posicionamento do Paciente (Figs. 28-2 a 28-7 e Quadro 28-1)

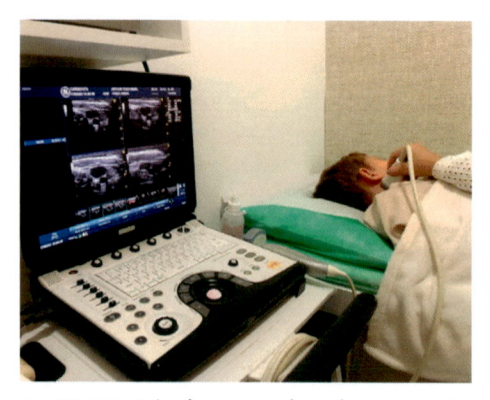

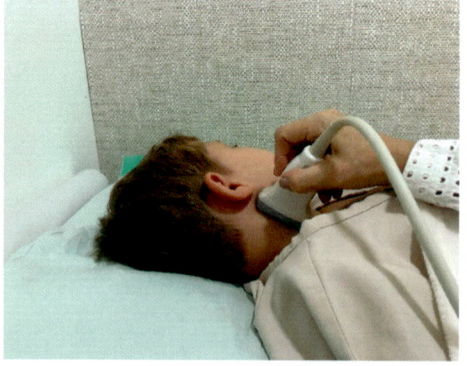

Fig. 28-2. Posição do examinador e do paciente. Examinador do lado direito do paciente. Paciente com o pescoço estendido e voltado para o lado oposto.

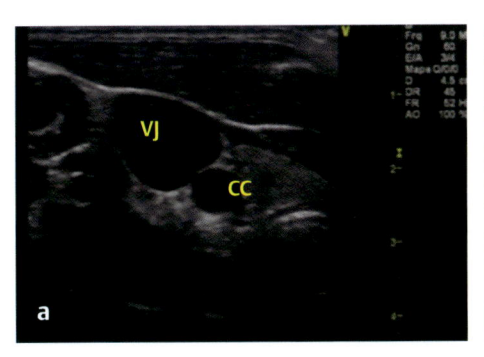

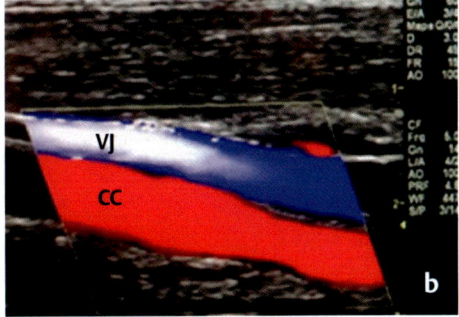

Fig. 28-3. O plano transverso mostra: (**a**) varredura da carótida comum até a bifurcação. Identificar as dissecções espessamentos e placas (▶ Vídeo 28-1); (**b**) corte longitudinal demonstrando anatomia da carótida comum e a veia jugular em posição superior. CC: artéria carótida comum; VJ: veia jugular.

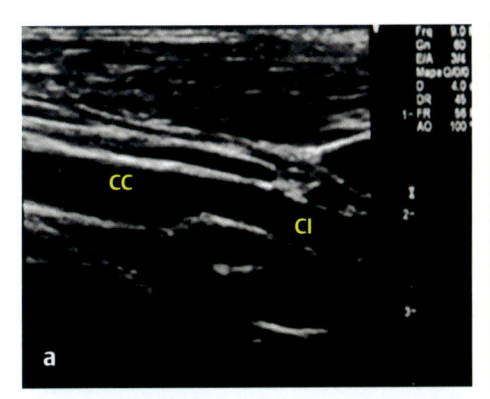

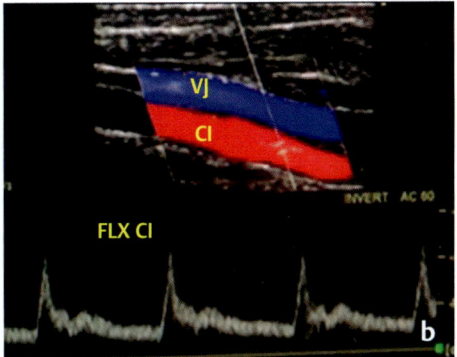

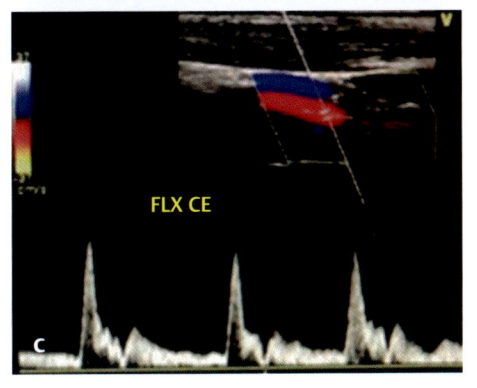

Fig. 28-4. Corte longitudinal como posicionamento do cursor em direção ao fluxo e ângulo próximo de 60°. (**a**) Podemos identificar a CC e a CI. (**b**) Demonstra o fluxo da CI de baixa resistência, que segue na diástole (▶ Vídeo 28-2), (**c**) o fluxo da CE de alta resistência e pouco fluxo diastólico. CC: artéria carótida comum; CE: artéria carótida externa; CI: artéria carótida interna

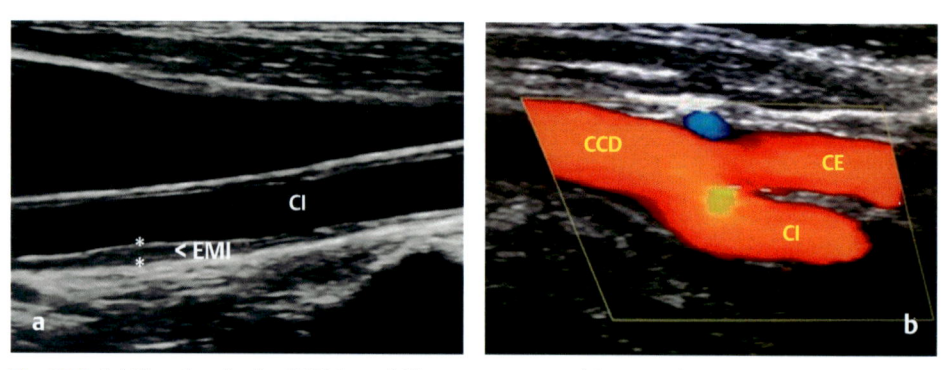

Fig. 28-5. (**a**) Plano longitudinal EMI da carótida comum com padrão normal. Representada pelas interfaces lúmen-íntima e média adventícia. (**b**) Corte longitudinal com Doppler colorido demonstrando a bifurcação carotídea. A EMI deve ser medida 1 cm antes da bifurcação (▶ Vídeo 28-3). CC: artéria carótida comum; CE: artéria carótida externa; CI: artéria carótida interna; EMI: espessura mediointimal.

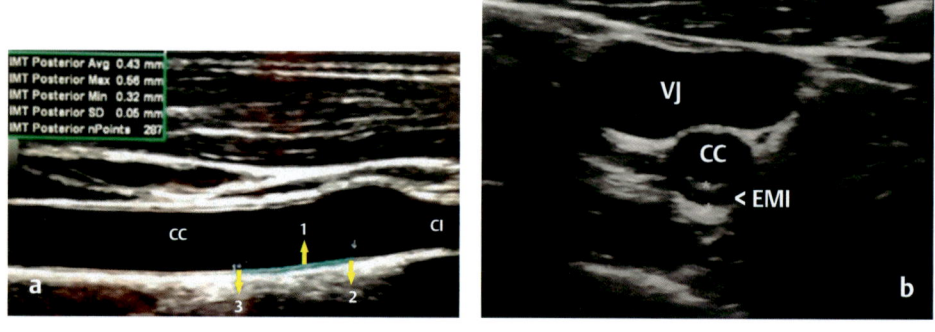

Fig. 28-6. (**a**) EMI no corte longitudinal. (**b**) EMI no corte transverso. CC: artéria carótida comum; EMI: espessura mediointimal.

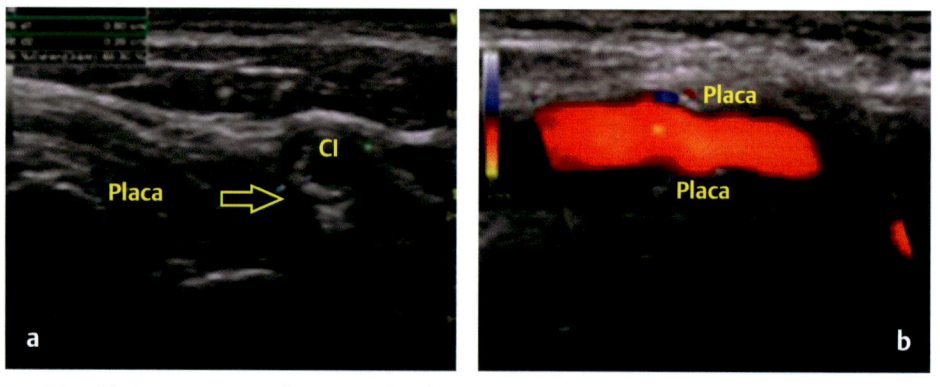

Fig. 28-7. (**a**) Corte transverso demonstra placa fibrocalcificada e sua quantificação pelo método anatômico. (**b**) Corte longitudinal com Doppler colorido demonstrando as PC no terço proximal do CI (▶ Vídeo 28-4). CC: artéria carótida comum; CE: artéria carótida externa; CI: artéria carótida interna; EMI: espessura mediointimal.

Quadro 28-1. Quantificação das Estenoses Carotídeas

% Est Anat Distal	VPS cm/s	VDF cm/s	VPS CI/VPS CC	VPS CI/VDF CC	VDF CI/VDF CC
< 50%	< 140	< 40	< 2,0	< 8	< 2,6
50-59%	140-230	40-69	2,0-3,1	8-10	2,6-5,5
60-69%		70-100	3,2-4,0	11-13	
70-79%	< 230	> 100	> 4,0	14-21	
80-89%		> 140		22-29	> 5,5
> 90%	> 400		> 5,0	> 30	
Suboclusão	Variável – Flx filiforme	Variável – Flx filiforme	Variável – Flx filiforme	Variável – Flx filiforme	Variável – Flx filiforme
Oclusão	Ausência de fluxo	Ausência de fluxo	Não se aplica	Não se aplica	Não se aplica

Est: estenose; Anat: anatômica; VPS: velocidade de pico sistólico; VDF: velocidade diastólica final; CC: carótida comum; CI: carótida interna.
Fonte: Freire CM, Alcântara ML, Santos SN, Amaral SI, Veloso O, Porto CLL, et al. Recomendações para quantificação pelo US da doença aterosclerótica das artérias carótidas e vertebrais: grupo de trabalho do departamento de imagem cardiovascular da Sociedade Brasileira de Cardiologia – DIC – SBC. Arq Bras Cardiol: Imagem cardiovasc. 2015 abril: 1-64.

RESUMINDO
- O exame de DC é indolor, de baixo custo, não invasivo e de fácil execução técnica. Deve ser mais utilizado na faixa pediátrica para avaliação do risco cardiovascular e assim intervir precocemente com modificações do estilo de vida.
- Principais indicações: obesidade, hipertensão arterial, diabetes melito, história familiar positiva de DAC precoce, hipercolesterolemia familiar e doenças autoimunes.
- Existem vários estudos demonstrando aumento da EMI em crianças com fatores de risco cardiovascular, porém ainda faltam os dados de tabelas das medidas da EMI em crianças.

LEITURAS SUGERIDAS
Freire CM, Alcântara ML, Santos SN, Amaral SI, Veloso O, Porto CLL, et al. Recomendações para quantificação pelo US da doença aterosclerótica das artérias carótidas e vertebrais: grupo de trabalho do departamento de imagem cardiovascular da Sociedade Brasileira de Cardiologia – DIC – SBC. Arq Bras Cardiol: Imagem cardiovasc. 2015;28(número especial): e1-64.
Liz Andréa Villela Baroncini, Lucimary de Castro Sylvestre, Roberto Pecoits Filho. Avaliação da Espessura Médio-Intimal em crianças saudáveis entre 1 e 15 Anos. Arq Bras Cardiol 106 (04), Abr 2016.
Pinotti D, Lucas E, Carvalho CT, Pimentel R, Paiva PC, Almeida LI, Rodrigues TV, Demidoff FV. Duplex Scan de carótidas: experiência inicial no acompanhamento de crianças e adolescentes com sobrepeso e obesidade em um centro terciário. In: XXIV Congresso Brasileiro de Cardiologia e Cirurgia Cardiovascular Pediátrica; 2-5/11/2016; Belo Horizonte. Arq Bras Cardiol (107), Supl.1: 42.
Santos N S, Alcantara ML, Freire CM, et al. Posicionamento da ultrassonografia vascular do departamento de imagem cardiovascular da Sociedade Brasileira de Cardiologia. Arq Bras Cardiol 112(6), Jun 2019.

TÉCNICAS AVANÇADAS DE ECOCARDIOGRAFIA E ECOCARDIOGRAMA TRANSESOFÁGICO

CAPÍTULO 29

Nathalie J. M. Bravo-Valenzuela
Fernanda Maria Correia Ferreira Lemos

TÉCNICAS AVANÇADAS DE ECOCARDIOGRAFIA

Speckle Tracking: Strain

Nova tecnologia que surgiu na ecocardiografia com o intuito de estabelecer diagnósticos mais acurados para a detecção precoce de alterações cardíacas que podem estar presentes nas diversas doenças.

A partir de uma região de interesse, o método detecta pequenos pontos teciduais (*speckles*) agrupados que são rastreados (*tracking*) por *software* específico. Estuda-se a deformação (*strain*) do objeto que é feita a partir do seu comprimento inicial (Lo) e final (L) ao longo do ciclo cardíaco.

O *strain* bidimensional foi desenvolvido com o objetivo de se aprimorar a quantificação da função sistólica ventricular. Este determina principalmente a fração de ejeção do ventrículo em estudo.

Strain Longitudinal

É realizado através das janelas apicais de quatro, duas e três câmaras do ventrículo esquerdo (VE). Obtêm-se as imagens para a determinação dos valores do *strain* sistólico de cada um dos 17 segmentos miocárdicos, nos níveis basal, médio e apical, preconizados pela Sociedade Americana de Ecocardiografia (ASE) e Associação Europeia de Imagem Cardiovascular (EACVI).

É empregado *software* próprio para calcular o *strain* global longitudinal (GLS) a partir da média aritmética de cada região ventricular, resultante da média dos *speckles*. Portanto, a deformação de todos os segmentos é pontuada e apresentada em um mapa polar, chamado *bull's eye*.

O ventrículo direito (VD) também pode ser avaliado pelo método do 2D *Speckle Tracking* (2D STE). Utiliza-se o plano apical de quatro câmaras para examinar os níveis basal, médio e apical de suas paredes. São determinados os valores de *strain* para cada segmento e, logo após, calcula-se o resultado do GLS desta cavidade.

O *strain* longitudinal mensura o encurtamento da câmara em estudo, no sentido da base para o ápice ventricular. Como o comprimento final da cavidade é menor do que o inicial, o resultado desta deformação é sempre negativo (Fig. 29-1 e ▶ Vídeo 29-1).

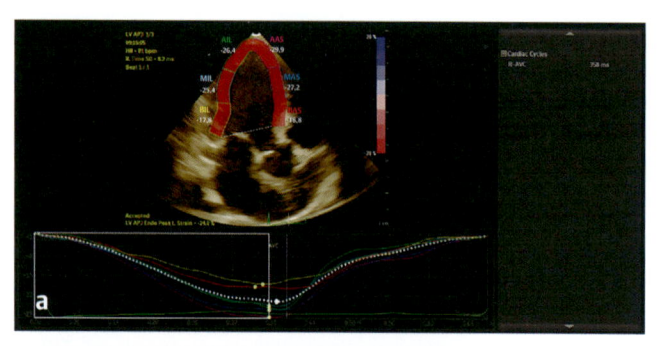

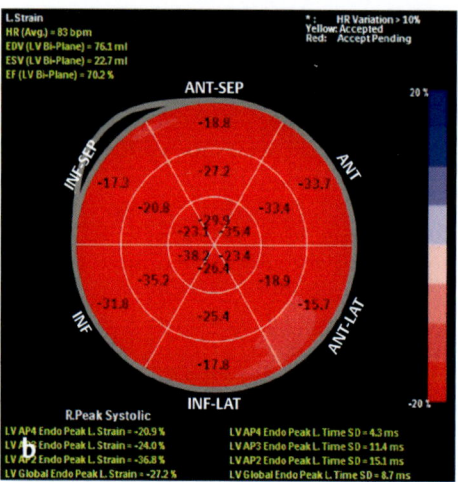

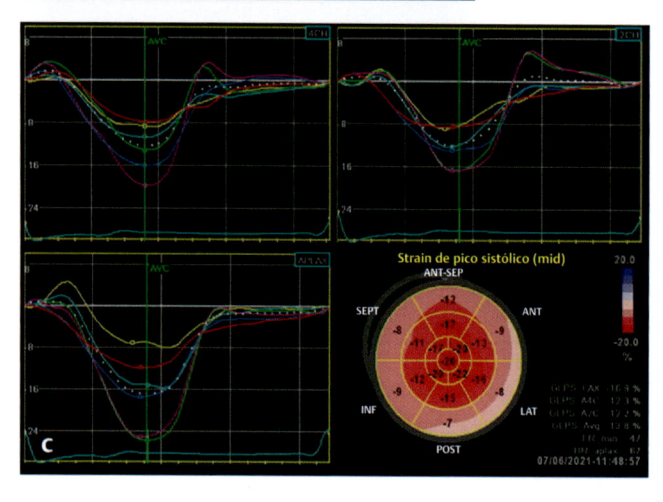

Fig. 29-1. (a) Imagem do ecocardiograma transtorácico (ECOTT) bidimensional para a análise do *strain* global longitudinal (SGL) do VE. Verifica-se a função contrátil preservada com SGL de −24% pelo plano apical de três câmaras e suas respectivas curvas de deformação coloridas de acordo com o segmento correspondente. (b) Imagem do ECOTT bidimensional que mostra a formação do *bull's eye*. Observa-se o resultado do SGL de −27,2%. Este valor é obtido pela média de todos os segmentos e demonstra que a função sistólica do VE se encontra preservada neste mesmo paciente.
SGL = *strain* global longitudinal. (c) ECOTT bidimensional que mostra a formação das curvas do *strain* longitudinal de pico sistólico e do *bull's eye* ("olho de boi") do VE num caso de cardiomiopatia hipertrófica. Observam-se as alterações de contratilidade segmentar (áreas de cor rosa mais clara) e resultado reduzido do SGL de −13,8% (valor de referência normal para esse equipamento de ecocardiografia: valores inferiores ou iguais à −18%).

Strain Radial e Circunferencial

Pelo plano apical paraesternal transversal, aos níveis da valva mitral, músculos papilares e ápice, analisam-se os 17 segmentos, nos níveis basal, médio e apical. Determina-se o valor do *strain* radial global pela média dos resultados de todos os segmentos. Da mesma forma, o valor do *strain* circunferencial global também é obtido.

O *strain* radial reproduz o espessamento miocárdico através do eixo curto do VE. Neste, a espessura final é maior do que a inicial, portanto, o resultado obtido é positivo.

O *strain* circunferencial é determinado pelo menor eixo da cavidade ventricular esquerda e a variação da circunferência é medida. Como esta circunferência é menor na sístole do que na diástole, o resultado da deformação é negativo.

Ecocardiografia Tridimensional/Quadridimensional

Na ecocardiografia tridimensional (3D), a aquisição de imagens bidimensionais do coração é realizada por meio de sondas (transdutores) de ultrassonografia tridimensional (transdutores volumétricos) conectadas à um sistema de processamento possibilitando a reconstrução de imagens cardíacas tridimensionais em tempo real. Também conhecida como ecocardiografia quadridimensional (imagens 3D de estruturas em movimento) permite o detalhamento de alterações anatômicas em cardiopatias congênitas complexas e de doenças valvares adquiridas e maior acurácia na avaliação de imagens de massas (trombos, tumores e vegetações) e diversas doenças cardíacas (Figs. 29-2 a 29-5 e ▶ Vídeos 29-2 a 29-4).

Vários estudos já demonstraram que os cálculos de volumes cardíacos e fração de ejeção pela ecocardiografia 3D possuem semelhança aos da ressonância sendo recomendada em diretrizes nacionais e internacionais principalmente na avaliação de cardiotoxicidade de pacientes oncológicos (Fig. 29-6).

Alguns equipamentos com essa tecnologia podem apresentar inteligência anatômica com mensurações automáticas acuradas de medidas da fração de ejeção reduzindo o tempo do exame (▶ Vídeo 29-5).

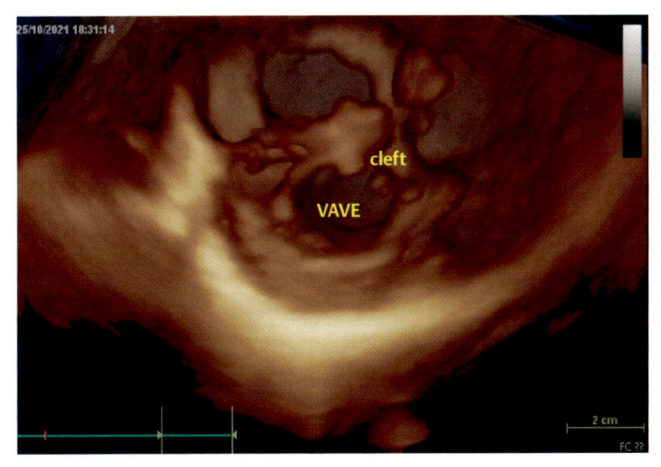

Fig. 29-2. Ecocardiografia 3D/4D – reconstrução tridimensional/4D da valva AV esquerda a partir de uma imagem do plano transverso das valvas atrioventriculares (AV) em 2D, demonstrando a fenda (*cleft*) dessa valva em um caso de defeito do septo AV (DSAV).

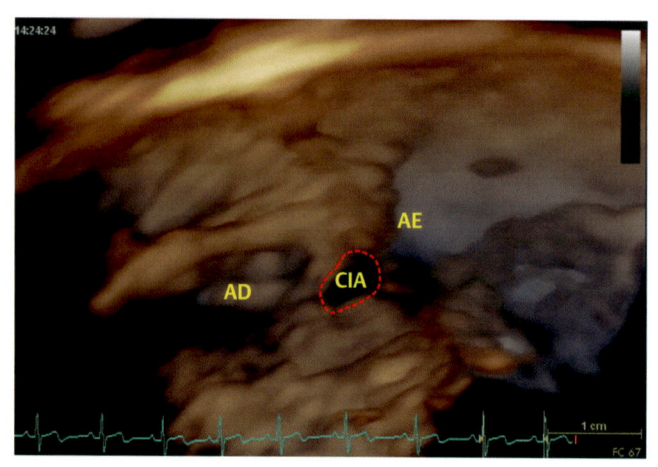

Fig. 29-3. Ecocardiografia 3D/4D – reconstrução tridimensional do septo interatrial demonstrando a presença de uma comunicação interatrial (CIA) *ostium secundum* e, a partir dessa imagem, é possível a medida da área (linha vermelha tracejada) desse defeito. AE: átrio esquerdo; AD: átrio direito.

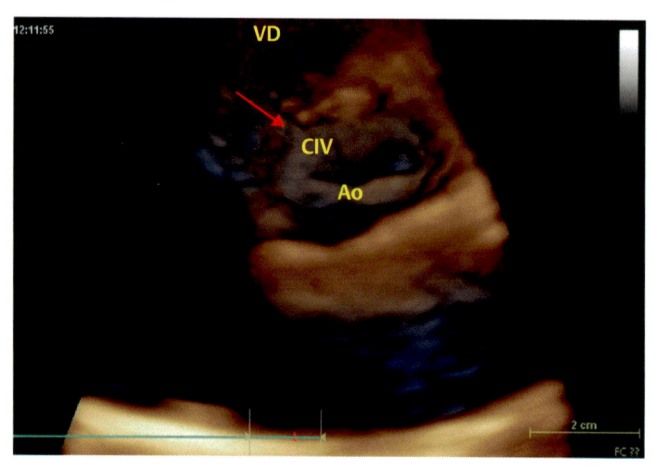

Fig. 29-4. Ecocardiografia 3D/4D demonstrando a presença de uma pequena comunicação interventricular (CIV) perimembranosa (seta vermelha) em um adolescente. VD: ventrículo direito; Ao: aorta.

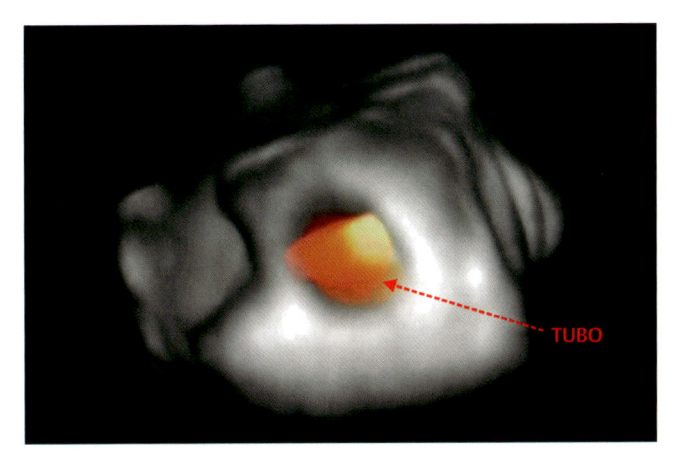

TÉCNICAS AVANÇADAS DE ECOCARDIOGRAFIA E ECOCARDIOGRAMA TRANSESOFÁGICO   333

Fig. 29-5. Ecocardiografia 3D/4D com Doppler colorido: observe o detalhamento da imagem do tubo extracardíaco num caso de pós-operatório tardio de Fontan.

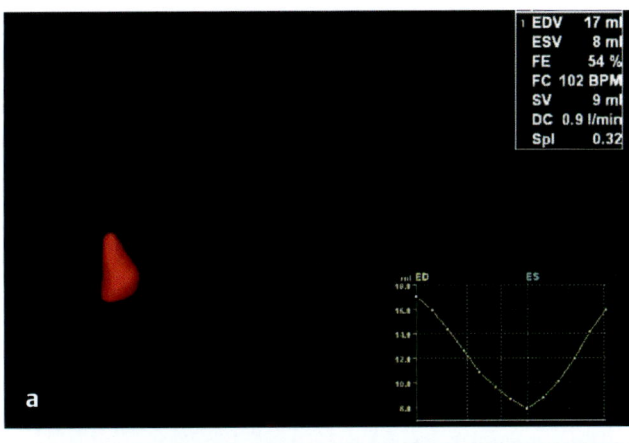

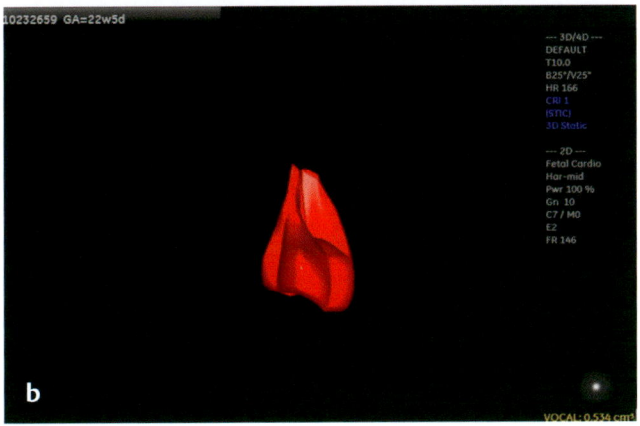

Fig. 29-6. (a) Ecocardiograma transtorácico 3D/4D plano 4C demonstrando o cálculo da fração de ejeção (FE) pelo método 3D/4D. Na imagem, observe as curvas de volume, a reconstrução 3D/4D da imagem do VE (em vermelho) e a FE estimada em 54% ao mensurarmos o volume ventricular esquerdo na telediástole e na telessístole (normal: > 50%).
(b) Ecocardiografia fetal 4D com *software* VOCAL (*virtual organ computer-aided analysis*) – observe a reconstrução tridimensional/4D do ventrículo direito (VD, em vermelho) obtida partir de uma imagem do plano 4C do coração de um feto de 22 semanas e 5 dias. A obtenção do volume diastólico (0,54 cm^3) do VD e posteriormente do seu volume sistólico permite o cálculo da sua FE.

Inteligência Artificial

Embora em fase inicial na ecocardiografia, a "inteligência artificial" com reconstruções automáticas dos planos utilizados para a avaliação cardíaca é uma inovação tecnológica promissora que possibilita; 1. a triagem de alterações cardíacas pela ultrassonografia cardíaca focada possibilitando uma maior suspeita do diagnóstico da cardiopatia por profissionais não especialistas selecionando o encaminhamento para o ecocardiografista, 2. redução do tempo do exame pelas mensurações automáticas (várias medidas podem ser automaticamente realizadas a partir da aquisição de algumas imagens em cine) e 3. redução das diferenças entre as medidas interobservador pela mensuração automática.

Na ecocardiografia fetal, o método *Fetal Intelligent Navigation Echocardiography* (FINE), conhecido como "5D-*heart* ou 5D", sinaliza com alertas as possíveis malformações nas imagens obtidas por reconstrução automática de todos os nove planos preconizados durante realização de um ecocardiograma fetal. Esses nove planos de imagem do coração fetal são automaticamente gerados a partir da aquisição de uma sequência de imagens (= volumes cardíacos) do coração fetal adquiridas no plano 4C ([▶] Vídeo 29-6). Alertas gerados automaticamente pelo programa sinalizam o profissional que executa o exame para o diagnóstico de uma cardiopatia congênita sendo possível a seleção das imagens a serem enviadas via *on-line* para especialista(s) em cardiologia fetal (Fig. 29-7 e [▶] Vídeo 29-7).

Na ecocardiografia pediátrica, a "inteligência artificial" permite a mensuração automática com acurácia por um *software* possibilitando maior reprodutibilidade das medidas por não haver as diferenças que são observadas quando realizadas por diversos avaliadores.

Com esse recurso, as mensurações das estruturas cardíacas, dos volumes ventriculares e fluxos (Doppler) cardíacos podem ser realizadas de modo automático, a partir de imagens em modo M, em Doppler e em 2D dos planos paraesternal longitudinal e apical maximizadas em escala de profundidade. Após, obtidas as imagens, o botão *automeasure* é acionado e inúmeras medidas podem ser realizadas de modo automático a partir de um único ciclo cardíaco adquirido (Fig. 29-8 e [▶] Vídeos 29-8 e 29-9).

TÉCNICAS AVANÇADAS DE ECOCARDIOGRAFIA E ECOCARDIOGRAMA TRANSESOFÁGICO

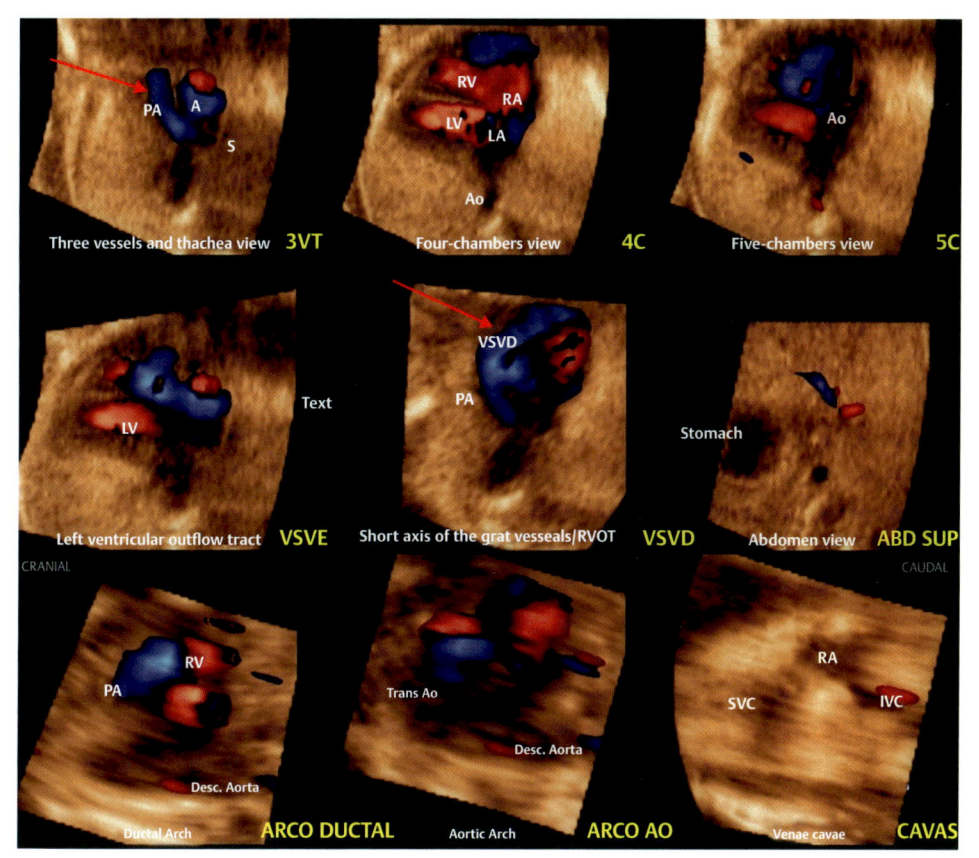

Fig. 29-7. Ecocardiografia fetal utilizando o método *Fetal Intelligent Navigation Echocardiography* (FINE), também denominado 5D-*heart*, num caso de tetralogia de Fallot (TF), possibilitando a reconstrução automática de todos os nove planos preconizados durante realização de um ecocardiograma fetal a partir da aquisição de uma sequência de imagens (= volumes cardíacos) do coração fetal no plano 4C. Observe a artéria pulmonar (P) pequena (cor azul) no plano três vasos com traqueia (3VT) e a comunicação interventricular (fluxo azul entre os dois ventrículos: RV, LV) nos planos quatro e cinco câmaras (4C e 5C), possibilitando o diagnóstico de TF. PA: artéria pulmonar; A e Ao: aorta; S: veia cava superior; LV: ventrículo esquerdo (*left ventricle*); RV: ventrículo direito (*right ventricle*).

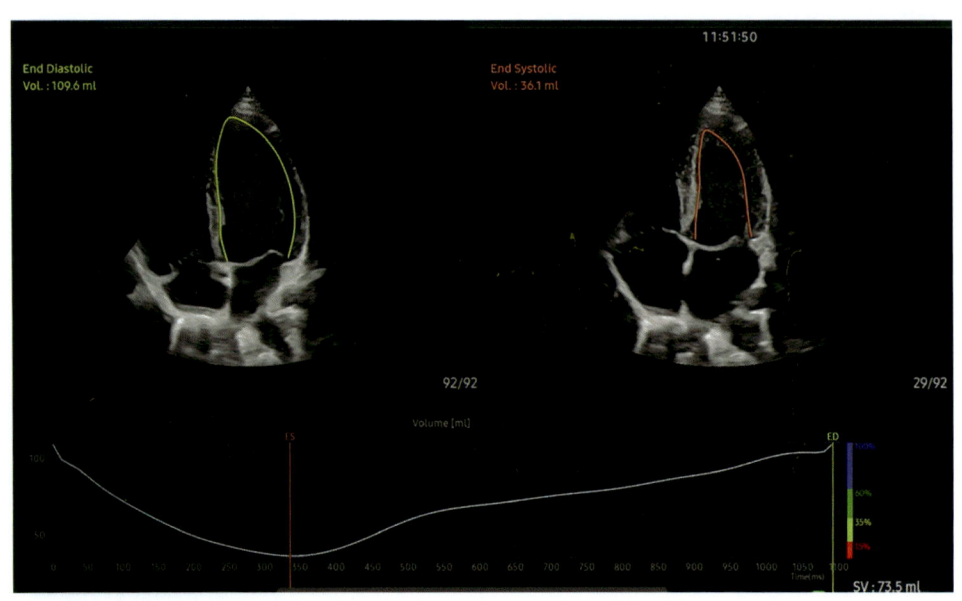

Fig. 29-8. A "inteligência artificial" permite a mensuração automática da fração de ejeção do VE com acurácia por um *software* possibilitando maior reprodutibilidade das medidas dos volumes ventriculares (diastólico e sistólico) por não haver as diferenças que são observadas quando realizadas por diversos avaliadores. (Figura cedida gentilmente pela Samsung.)

ECOCARDIOGRAFIA TRANSESOFÁGICA

O Exame e suas Indicações

A ecocardiografia por via transesofágica pode possibilitar um estudo ecocardiográfico mais abrangente, sobretudo com o avanço das sondas multiplanares e tridimensionais. O ecocardiograma transesofágico (ETE) pediátrico está indicado principalmente para a avaliação cardíaca durante a operação cardíaca (intraoperatória), nos procedimentos cardíacos terapêuticos por via percutânea (por exemplo: oclusão percutânea da comunicação interatrial), na avaliação trombos/vegetações, na investigação de forame oval como possível etiologia de um acidente vascular cerebral e nas cardiopatias complexas com "janela" acústica transtorácica desfavorável (Fig. 29-9; ▶ Vídeos 29-10 e 29-11).

São contraindicações absolutas para o ETT: fístula traqueoesofágica, perfuração de obstrução esofágica, sangramento gástrico e/ou esofágico ativo, insuficiência respiratória e pacientes não cooperativos que não podem ser sedados. As principais indicações e contraindicações estão descritas no Quadro 29-1.

TÉCNICAS AVANÇADAS DE ECOCARDIOGRAFIA E ECOCARDIOGRAMA TRANSESOFÁGICO

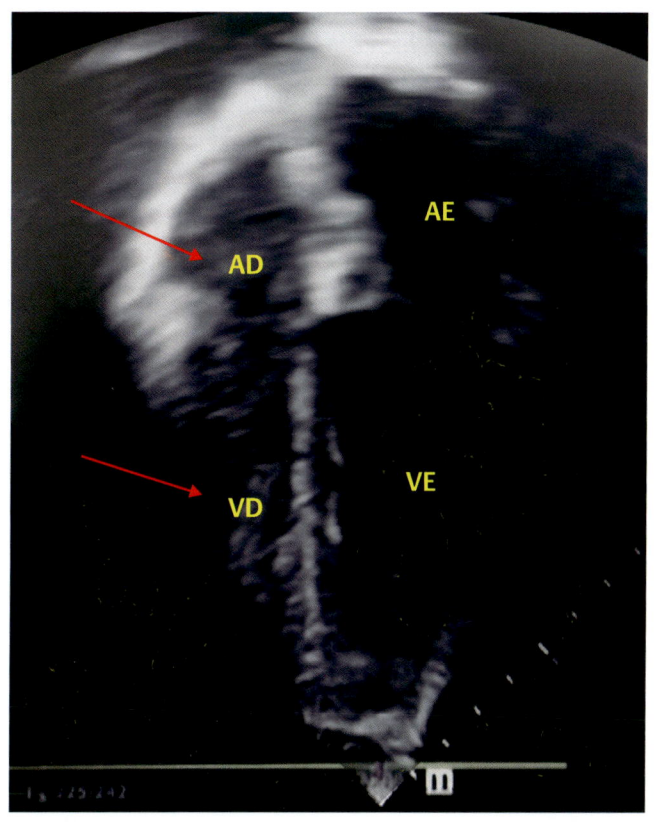

Fig. 29-9. ETE num adolescente com acidente vascular encefálico isquêmico (AVCI), em investigação para forame oval pérvio que demonstrou septo interatrial íntegro ("janela" acústica transtorácica desfavorável). Observe que não ocorreu passagem do contraste salino com bolhas das câmaras direitas para as esquerdas, sendo negativa a pesquisa para *shunt* cardíaco direita/esquerda.

Quadro 29-1. Principais Indicações e Contraindicações de ETE no Paciente Pediátrico

Indicações ETE	Contraindicações ETE
Intraoperatório	Atresia do esôfago*
Imagem limitada por ETT ou outra modalidade de imagem cardiovascular	Hipertensão porta*
Detecção de trombo intracardíaco	Outras doenças hepáticas*
Suspeita de endocardite	Uso recente de trombolítico
AVE – pesquisa de *shunt* intracardíaco	Sangramento recente (< 1 semana)

* Contraindicação relativa; ETE: ecocardiografia transesofágica; AVE: acidente vascular encefálico.

Aspectos Técnicos

As sondas multiplanares para adultos são utilizadas para pacientes com peso superior a 25 kg e as sondas 3D, em geral, para aqueles com peso acima de 30 kg. Sondas pediátricas micro e minimultiplanares (recursos 2D e Doppler) foram desenvolvidas para aqueles com peso entre 3-3,5 kg e para os com peso < 2,5 kg. Para esses pacientes pequenos, podem ainda ser utilizados para realizar o ETE, cateteres de ultrassonografia intracardíaca (8-10 F). O exame deve ser iniciado com técnica adequada de introdução da sonda de ETE, após sedação e jejum apropriados. Durante o exame de ETE, a sonda é manipulada do esôfago superior até o estômago fazendo movimentos de rotação entre 0° e 180°, num total de 28 planos (Fig. 29-10).

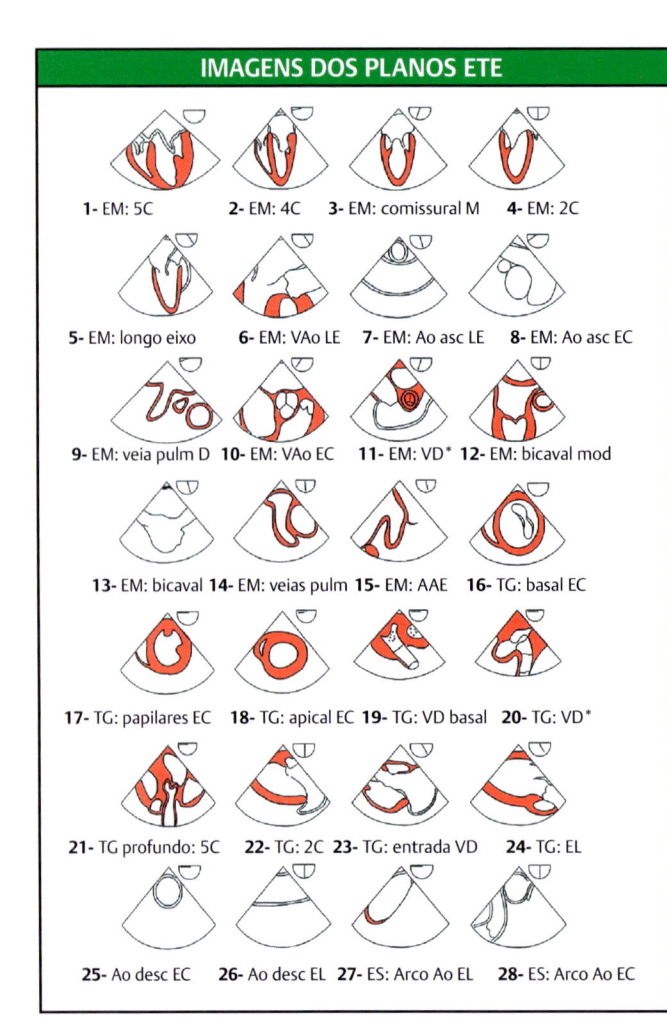

IMAGENS DOS PLANOS ETE

1- EM: 5C
2- EM: 4C
3- EM: comissural M
4- EM: 2C
5- EM: longo eixo
6- EM: VAo LE
7- EM: Ao asc LE
8- EM: Ao asc EC
9- EM: veia pulm D
10- EM: VAo EC
11- EM: VD*
12- EM: bicaval mod
13- EM: bicaval
14- EM: veias pulm
15- EM: AAE
16- TG: basal EC
17- TG: papilares EC
18- TG: apical EC
19- TG: VD basal
20- TG: VD*
21- TG profundo: 5C
22- TG: 2C
23- TG: entrada VD
24- TG: EL
25- Ao desc EC
26- Ao desc EL
27- ES: Arco Ao EL
28- ES: Arco Ao EC

Fig. 29-10. Planos do ETE. EM: esôfago médio; TG: plano transgástrico; ES: esôfago superior; 5C: cinco câmaras; comissural M: comissural mitral; 4C: quatro câmaras; 2C: duas câmaras; LE: longo eixo; VAo: valva aórtica; Ao asc: aorta ascendente; EC: eixo curto; veia pulm D: veia pulmonar direita; VD*: vias de entrada e saída do ventrículo direito; bicaval mod: bicaval modificado; veias pulms: veias pulmonares direita e esquerda; AAE: apêndice atrial esquerdo; papilares EC: papilar eixo curto; Arco Ao: arco aórtico.

Identificando pelo ETE
Plano Esôfago Médio (EM)

Nesse plano, iniciando à 0° obteremos um plano análogo ao apical quatro câmaras da ecocardiografia transtorácica (ETT), sendo possível avaliar as cavidades atriais e ventriculares, a conexão atrioventricular (AV), o septo átrio-ventricular (septo AV) e as valvas atrioventriculares (AV). Consequentemente, são bem avaliadas no plano EM a 0° cardiopatias do tipo defeito do septo atrioventricular (DSAV), anomalias das valvas AV e da conexão AV.

Nos corações com *situs solitus*, o apêndice atrial esquerdo pode ser bem avaliado (entre 60° e 90°) no plano do EM. Também, as anormalidades das conexões venosas sistêmica (entre 0° e 90° e pulmonar [entre 0° e 20°] podem ser identificadas e confirmadas, principalmente, com recursos de Doppler colorido e 3D.

No nível do EM, ao rodarmos anteriormente a sonda a 90° obteremos um plano análogo ao apical duas câmaras do ETT. Quando essa rotação a 90° for posterior, poderemos obter uma imagem "clara" do septo interatrial e a 0° serão possíveis para realizar as medidas de distâncias entre as bordas de uma comunicação interatrial (CIA) e as veias cavas para procedimentos de oclusão percutânea da CIA (informação importante).

Numa angulação entre 0° e 20°, poderemos avaliar o septo interventricular e a via de saída do VE (VSVE) produzindo uma imagem análoga ao plano 5C do ETT e possibilitando o detalhando diagnóstico de lesões obstrutivas da VSVE e de comunicações interventriculares (CIV) (Fig. 29-11). Entre 60° e 70°, a via de saída do ventrículo direito (VSVD), uma porção do septo membranoso e no centro a valva aórtica a qual pode ser mais bem avaliada a 40°-45°.

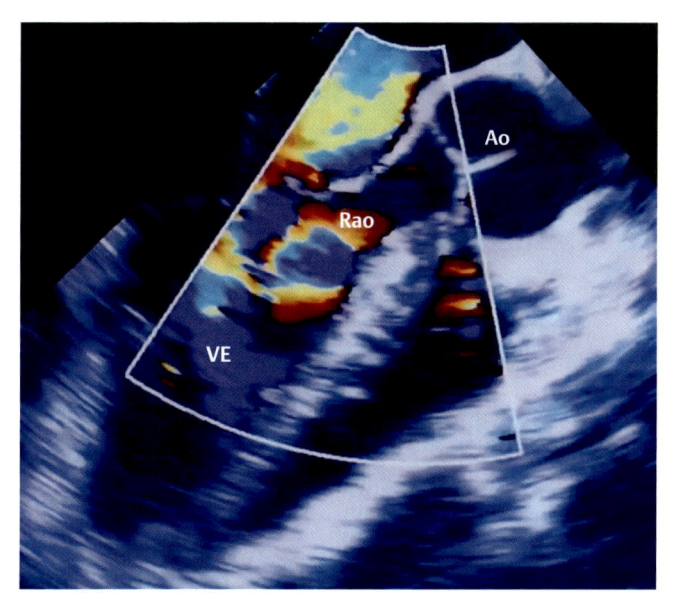

Fig. 29-11. ETE numa angulação entre 0° e 20°, poderemos avaliar a via de saída do VE (VSVE) num caso de disfunção valvar aórtica. Observe a insuficiência aórtica (fluxo em mosaico de cores no VE).

Plano Transgástrico (TG)

Com a sonda no plano TG, a 0° poderemos obter eixo curto dos ventrículos com detalhamento dos músculos papilares e a 90° o eixo longo do VE.

Num plano TG mais distal (mais profundo), entre 60°-90° poderemos avaliar a via de saída do VD (VSVD) com melhor alinhamento do Doppler que no plano do EM entre 60°-70°.

Os planos do ETE com estruturas avaliadas estão detalhados na Figura 29-10.

RESUMINDO

- O *strain* longitudinal global (SLG) mensura a variação percentual do comprimento da fibra cardíaca durante a sístole (encurtamento da fibra miocárdica que ocorre durante a contração). Trata-se de um parâmetro ecocardiográfico que permite a avaliação precoce de disfunção sistólica incipiente.
- O *strain* longitudinal mensura o encurtamento da câmara em estudo, da base para o ápice. Como o comprimento final da cavidade é menor do que o inicial, o resultado desta deformação é negativo e o valor de normalidade varia de acordo com o equipamento.
- Os cálculos de volumes cardíacos e fração de ejeção pela ecocardiografia 3D são acurados, em semelhança aos da ressonância magnética cardíaca, sendo recomendada em diretrizes nacionais e internacionais na avaliação de cardiotoxicidade de pacientes oncológicos.
- A ecocardiografia quadridimensional (imagens 3D de estruturas em movimento) possibilita o detalhamento de alterações anatômicas e maior acurácia na avaliação de imagens em cardiopatias congênitas complexas, doenças valvares adquiridas e imagens de massas como trombos, tumores e vegetações.
- Recursos de inteligência anatômica e artificial constituem um promissor futuro para a ultrassonografia cardíaca focada (FOCUS) e ecocardiografia com alerta para possíveis alterações cardíacas com estruturas e parâmetros que deverão ser reavaliados detalhadamente, mensurações automáticas acuradas e redução do tempo do exame.
- A ecocardiografia transesofágica (ETE) pediátrica está indicada principalmente para a avaliação cardíaca durante a operação cardíaca (intraoperatória), nos procedimentos cardíacos terapêuticos por via percutânea (por exemplo: oclusão percutânea da comunicação interatrial), na pesquisa de fontes embolígenicas e nas cardiopatias complexas com "janela" acústica transtorácica desfavorável. Recursos de reconstrução 3D podem ser utilizados na ETE otimizando as imagens obtidas.

AGRADECIMENTOS

Agradecemos a empresa Samsung pela imagens da Figura 29-8 e Vídeos 29-8 e 29-9 que foram gentilmente cedidas para esse capítulo.

Agradecemos ao *designer* Ricardo Santoro (@artsantoro) pelo desenho gráfico das imagens da Figura 29-10 "Planos do ETE".

LEITURAS SUGERIDAS

Araújo-Filho, Assunção Junior AN, Gutierrez MA, Nomura CH. Inteligência Artificial e Imagem Cardíaca. Arq Bras Cardiol: Imagem Cardiovasc. 2019;32(3):154-156.

Bravo-Valenzuela NJM. Técnicas de avaliação da função cardíaca. In: Bravo-Valenzuela NJM, Lucas E, Silva AEA, Farias CVB. Atlas de ecocardiografia fetal. Rio de Janeiro: Thieme Revinter; 2021. p. 27-36.

Čelutkienė J, Pudil R, López-Fernández T, Grapsa J, Nihoyannopoulos P, Bergler-Klein J, et al. Role of cardiovascular imaging in cancer patients receiving cardiotoxic therapies: a position statement on behalf of the Heart Failure Association (HFA), the European Association of Cardiovascular Imaging (EACVI) and the Cardio-Oncology Council of the European Society of Cardiology (ESC). Eur J Heart Fail. 2020 Sep;22(9):1504-1524.

Lang RM, Badano LP, Mor-Avi V, Afilalo J, Armstrong A, Ernande L, et al. Recommendations for cardiac chamber quantification by echocardiography in adults: an update from the American Society of Echocardiography and the European Association of Cardiovascular Imaging. J Am Soc Echocardiogr. 2015; 28(1): 1-39.e14.

Hajjar LA, Costa IBSS, Lopes MACQ, Hoff PMG, Diz MDPE, Fonseca SMR, et al. Diretriz Brasileira de Cardio-oncologia – 2020. Arq. Bras. Cardiol. 2020;115(5):1006-43.

Rudski LG, Lai WW, Afilalo J, Hua L, Handschumacher MD, Chandrasekaran K, et al. Guidelines for the echocardiographic assessment of the right heart in adults: a report from the American Society of Echocardiography. Endorsed by the European Association of Echocardiography, a registered branch of the European Society of Cardiology, and the Canadian Society of Echocardiography. J Am Soc Echocardiogr. 2010;23:685-713.

AVALIAÇÃO ECOCARDIOGRÁFICA NO PÓS-OPERATÓRIO DAS PRINCIPAIS CIRURGIAS CARDÍACAS

CAPÍTULO 30

Eliane Lucas ▪ Fernanda Maria Correia Ferreira Lemos
Nathalie J. M. Bravo-Valenzuela

Neste capítulo serão abordados os aspectos ecocardiográficos no pós-operatório das principais cirurgias cardíacas.

BANDAGEM DA ARTÉRIA PULMONAR
Entendendo

A bandagem da artéria pulmonar (BAP) é um procedimento cirúrgico paliativo no qual realiza-se a redução do diâmetro da AP (tronco pulmonar ou ramos) com o objetivo principal de reduzir o fluxo sanguíneo pulmonar que ocorre em algumas cardiopatias congênitas (Fig. 30-1).

Atualmente, as correções totais precoces são cada vez mais indicadas na maioria das cardiopatias congênitas, contudo, em algumas situações, a BAP ainda é o procedimento de escolha.

As principais indicações para a BAP são: cardiopatias com hiperfluxo pulmonar e fisiologia biventricular desbalanceada, cuja cirurgia definitiva é de grande risco em momento de condições clínicas desfavoráveis, precisando de um reparo estagiado; cardiopatias de hiperfluxo pulmonar com fisiologia univentricular, cuja cirurgia paliativa protege quanto à elevação da resistência vascular pulmonar, até que as outras etapas da conexão cavopulmonar possam ser realizadas e o preparo do ventrículo subpulmonar pouco desenvolvido na transposição das grandes artérias (TGA) para a seguinte troca arterial (Fig. 30-1).

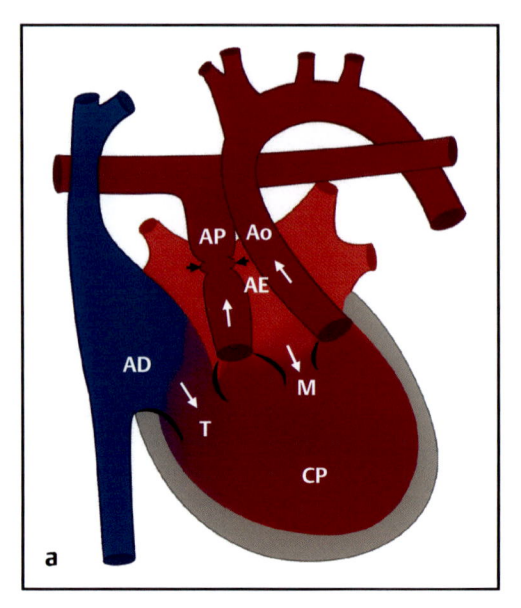

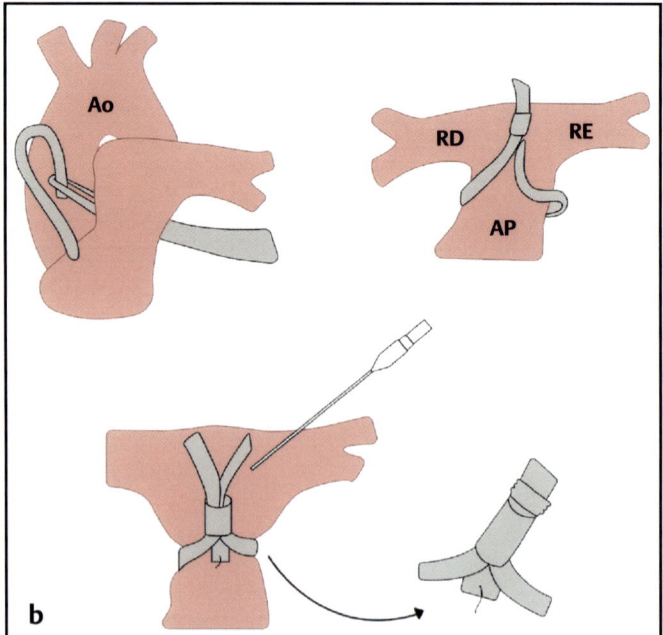

Fig. 30-1. (a) Desenho esquemático mostrando a cirurgia da bandagem da artéria pulmonar (AP), também chamada de cerclagem (setas pretas), objetivando a redução do calibre do tronco da artéria pulmonar, e em algumas situações pode ser feita seletivamente nos ramos pulmonares.
(b) Desenho esquemático mostrando a técnica da cirurgia da bandagem da AP. Ao: aorta; AD: átrio direito; AE: átrio esquerdo; CP: câmara principal; M: valva mitral; T: valva tricúspide; RD: ramo direito; RE: ramo esquerdo.

Identificando pela Ecocardiografia
As principais janelas utilizadas após a realização da BAP são descritas a seguir.

Plano Subcostal
Plano Subcostal Transverso
Por este plano, já se consegue observar a redução do diâmetro da artéria pulmonar, através da colocação de uma "fita" externa, que diminui o fluxo pulmonar, protegendo o pulmão do desenvolvimento de altas pressões locais.

Plano Paraesternal
Plano Longitudinal de Via de Saída do VD
Ainda neste mesmo plano, apontando o feixe de ultrassom para o ombro esquerdo da criança, visualiza-se a via de saída do VD, a VP e o TAP com a sua bifurcação. Aqui também, já é possível observar a bandagem colocada na artéria pulmonar. O mapeamento com Doppler permite avaliar o gradiente sistólico entre VD, TAP e após a bandagem. O gradiente encontrado revela a eficácia ou não da BAP (Fig. 30-2 e ▶ Vídeo 30-1).

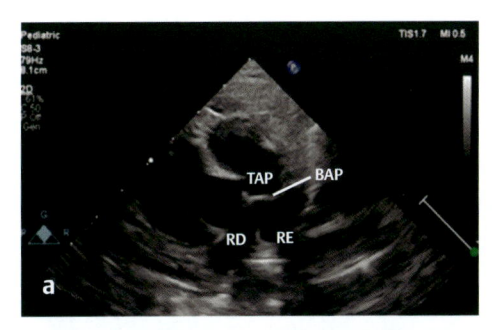

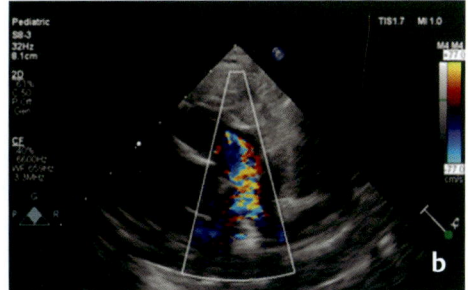

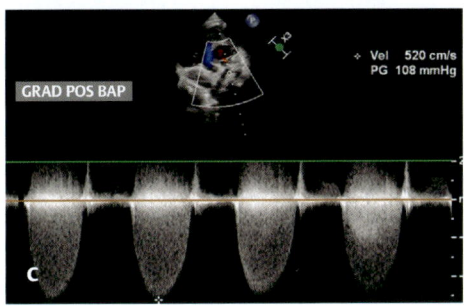

Fig. 30-2. (a) No plano paraesternal de eixo curto identificamos a imagem da BAP (*) posicionada no TAP. (b) O Doppler colorido mostra o fluxo turbilhonar devido à redução do calibre do TAP. (c) O Doppler espectral calcula o gradiente através da BAP, e no caso é uma BAP efetiva (gradiente 108 mmHg). BAP: bandagem da artéria pulmonar; rd: ramo direito; re: ramo esquerdo; TAP: tronco da artéria pulmonar.

CIRURGIA DE BLALOCK-TAUSSIG
Entendendo

Recém-nascidos com cardiopatias cardíacas (CC) com fluxo sanguíneo pulmonar inadequado necessitam da criação de derivações aortopulmonares, como *shunt* de Blalock-Taussig clássico ou modificado (BT), onde a artéria subclávia (ASC) é anastomosada na artéria pulmonar. Apesar dos avanços nas técnicas cirúrgicas cardíacas pediátricas, a criação de uma derivação BT modificada continua sendo o procedimento cirúrgico paliativo mais importante e eficaz para o tratamento destes recém-nascidos críticos. Esta derivação pode também ser a parte inicial do procedimento cirúrgico definitivo, sendo importante a avaliação da sua eficácia. Complicações no pós-operatório podem ocorrer, e frequentemente estão ligadas ao fluxo sanguíneo pulmonar excessivo ou à elevação persistente da resistência vascular pulmonar. No BT modificado utiliza-se um enxerto de tubo de Gore-Tex que é colocado entre a artéria subclávia e a artéria pulmonar ipsilateral (Fig. 30-3). O objetivo principal deste procedimento é permitir um aumento do fluxo sanguíneo pulmonar, permitindo assim a melhora da saturação de O_2 e também o desenvolvimento dos ramos pulmonares.

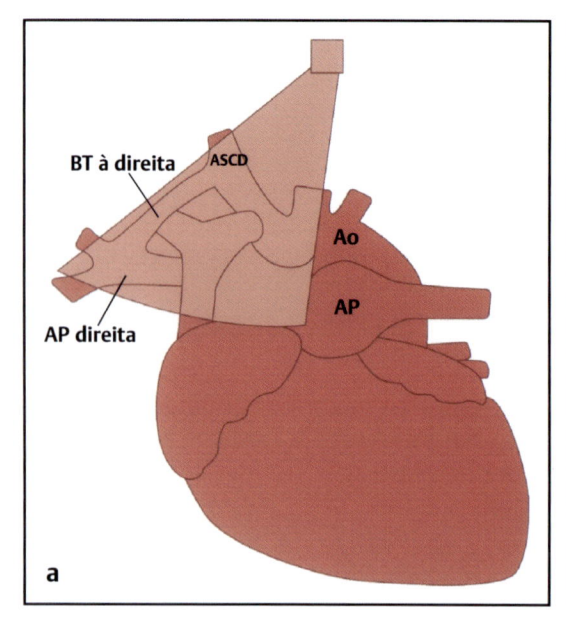

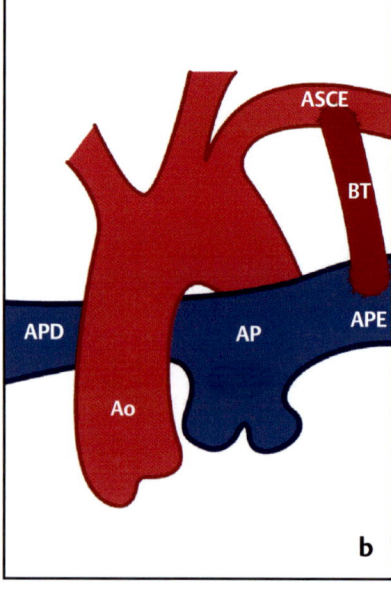

Fig. 30-3. Esquema mostrando cirurgia do BT modificado: a aplicação de um enxerto de tubo de Gore-Tex que é colocado entre (**a**) ASCD e a APD e (**b**) entre a ASCE e a APE. Ao: aorta; AP: artéria pulmonar; APD: artéria pulmonar direita; ASCD; artéria subclávia direita; APE: artéria pulmonar esquerda; ASCE; artéria subclávia esquerda; BT: cirurgia de Blalock-Taussig.

Identificando pela Ecocardiografia
Plano Paraesternal

Plano de eixo curto a nível das válvulas semilunares possibilita a identificação ao Doppler colorido do fluxo pelo BT, ou seja, da artéria subclávia para a artéria pulmonar quando o arco aórtico está à esquerda (Fig. 30-4). O gradiente sistólico máximo é importante pois quando aumentado sugere restrição ao fluxo/obstrução.

Plano Supraesternal

Neste plano podemos avaliar o BT com o auxílio do Doppler colorido, que mostra, no *shunt* não restritivo, um fluxo contínuo da ASC para AP (▶ Vídeo 30-2).

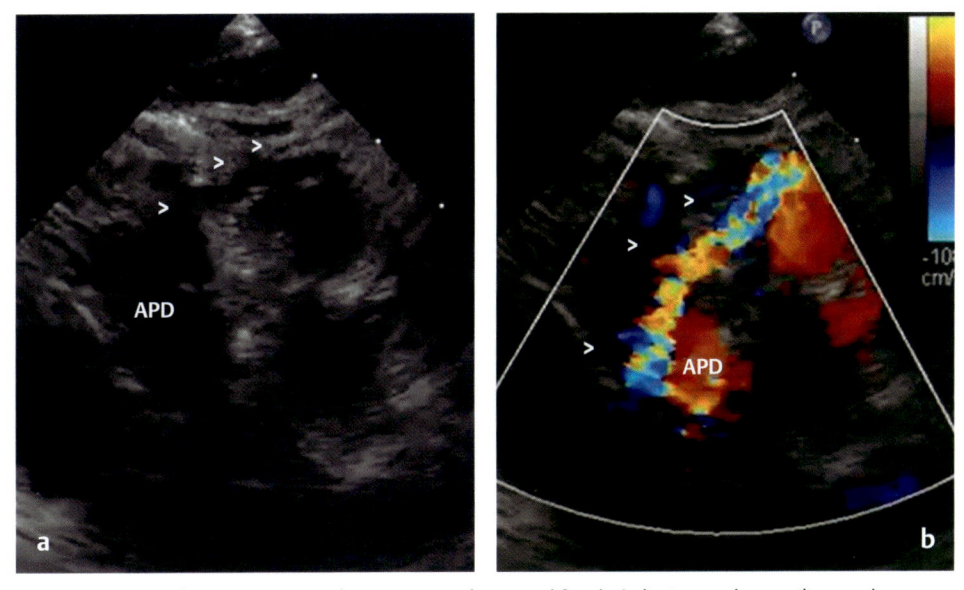

Fig. 30-4. (**a**) No plano supraesternal mostra-se o *shunt* modificado à direita, onde se utiliza o tubo de Goretex (setas brancas) conectando a ASCD na APD. (**b**) Ao Doppler colorido observamos o fluxo contínuo do BT. ASCD: artéria subclávia direita; APD: artéria pulmonar direita.

CIRURGIA DE GLENN
Entendendo

A cirurgia de Glenn consiste na anastomose da veia cava superior (VCS) na artéria pulmonar direita (APD), que tem o objetivo de aumentar o fluxo pulmonar e consequentemente a oxigenação sanguínea, sem transmitir a pressão sistêmica no leito pulmonar, como ocorre na cirurgia de Blalock-Taussig. Outra vantagem da cirurgia de Glenn é que o procedimento preparatório para a futura cirurgia de correção univentricular: cirurgia de Fontan (Fig. 30-5).

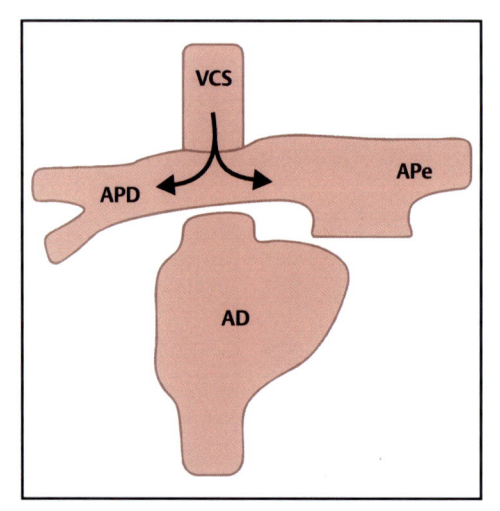

Fig. 30-5. O desenho esquemático mostra a cirurgia de Glenn na qual a VCS é anastomosada na APD. AD: átrio direito; APD: artéria pulmonar direita; APE: artéria pulmonar esquerda; VCS: veia cava superior.

Identificando pela Ecocardiografia
Plano supraesternal

Ao Doppler colorido o fluxo da anastomose cavopulmonar de Glenn (veia cava superior- artéria pulmonar) é laminar e de baixa velocidade, quando não existe obstrução (Fig. 30-6), e em mosaico de cores turbilhonar quando existe obstrução (▶ Vídeos 30-3 e 30-4).

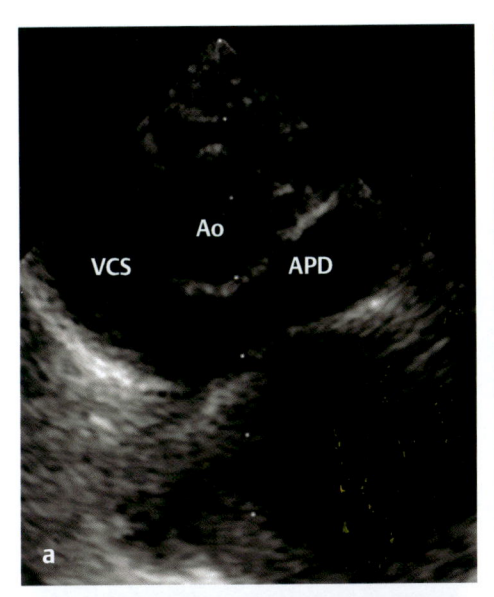

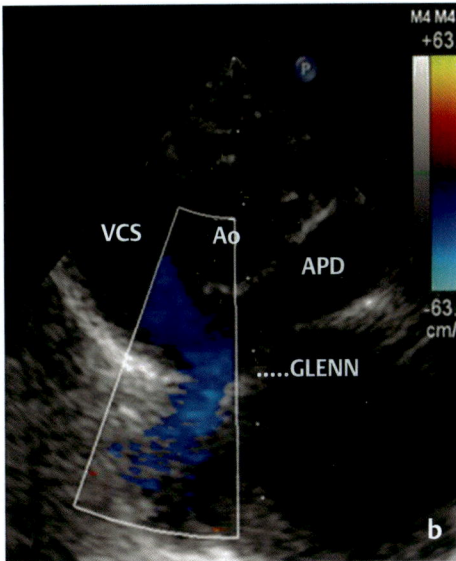

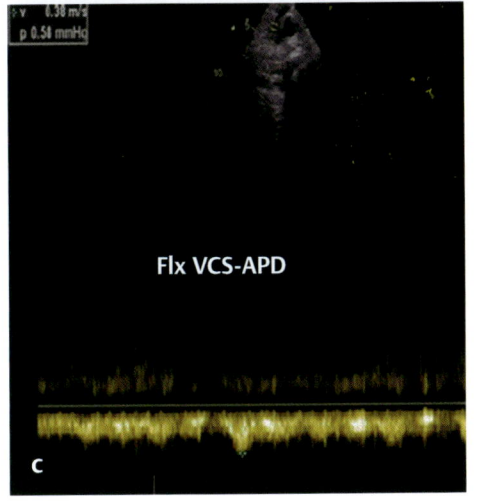

Fig. 30-6. (a) No plano supraesternal observamos a cirurgia de Glenn, portanto a veia cava superior (VCS) é conectada na APD. (b) O Doppler colorido demonstra o fluxo laminar (azul) da VCS em direção a APD. (c) O Doppler espectral mostra o padrão de fluxo venoso laminar contínuo e de baixa amplitude. Ao: aorta; APD: artéria pulmonar direita; APE: artéria pulmonar esquerda; VCS: veia cava superior.

OPERAÇÃO DE FONTAN
Entendendo

A operação cardíaca de Fontan (ou Fontan-Kreutzer) é o último estadiamento de uma estratégia cirúrgica de conexão cavopulmonar utilizada para corações com fisiologia univentricular. Nessa etapa, a veia cava inferior é conectada à circulação arterial pulmonar por tubo lateral intra-atrial ou tubo extracardíaco (Fig. 30-7). Em geral, sucede a operação de Glenn, e seu objetivo é direcionar o fluxo venoso sistêmico para a circulação arterial pulmonar eliminando a função pulsátil da cavidade ventricular. A técnica que utiliza o tubo extracardíaco está indicada em corações com heterotaxia e nas anomalias do retorno venoso sistêmico, além de apresentar menor prevalência de complicações como arritmias que o túnel intra-atrial. O tubo pode apresentar uma fenestração atrial, principalmente nos casos operados mais tardiamente ou com pressão pulmonar limítrofe.

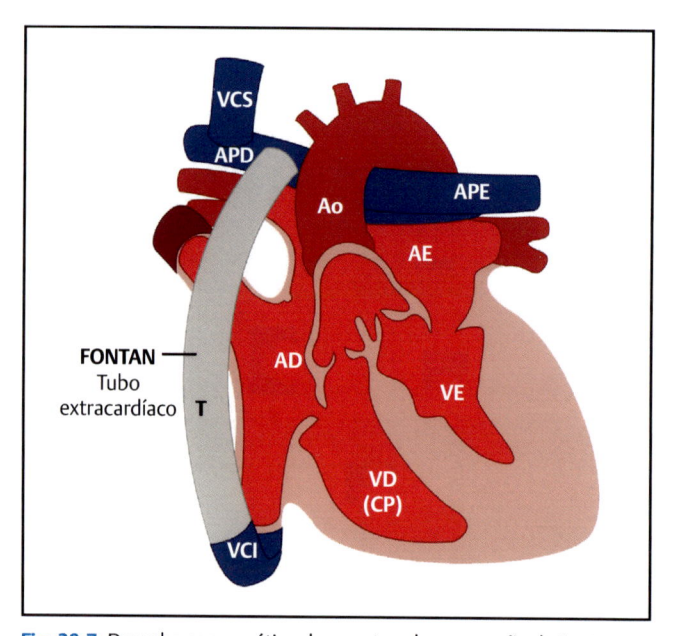

Fig. 30-7. Desenho esquemático demonstrando a operação de Fontan (anastomose da veia cava inferior – circulação pulmonar por tubo extracardíaco). T: tubo extracardíaco; Ao: aorta; APD: artéria pulmonar direita; APE: artéria pulmonar esquerda; VCS: veia cava superior; VCI: veia cava inferior; AE: átrio esquerdo; AD: átrio direito; VD: ventrículo direito (câmara principal = CP); VE: ventrículo esquerdo (hipoplásico).

Identificando pela Ecocardiografia
Plano Subcostal

Anomalias do *situs* atrial e da posição do coração, quando presentes, podem ser avaliadas nos planos subcostal do abdômen superior (transverso e longitudinal) e quatro câmaras.

Os planos subcostal longitudinal do abdômen superior, subcostal dos átrios e subcostal cinco câmaras são importantes, pois permitem avaliar a veia cava inferior (VCI) com fluxo desviado para a circulação arterial pulmonar por um tubo. Quando não há obstrução, o estudo Doppler na VCI demonstra a presença de fluxo contínuo (sistólico e diastólico) de baixa velocidade (em geral: 20-30 cm/s) e ao Doppler colorido no tubo um fluxo sem mosaico de cores (Fig. 30-8 e ▶ Vídeo 30-5). O fluxo da VCI aumenta com a inspiração e diminui com a expiração, sendo essa variação transmitida para o tubo do Fontan, constituindo um sinal de que as anastomoses não estão obstruídas. A pesquisa de imagens de trombos no interior do tubo deve ser realizada, principalmente quando existem sinais de obstrução ao fluxo.

Esse é o melhor plano para avaliação do septo interatrial. Em geral, nestes pacientes existe uma ampla comunicação interatrial (CIA), sendo possível avaliar se existem sinais de restrição ao fluxo interatrial como o aumento da sua velocidade ($\geq 1,5$ m/s), mosaico de cores ao Doppler, dimensões reduzidas da CIA.

O derrame pericárdico quando presente e a contratilidade da câmara principal também podem ser avaliados no plano subcostal quatro câmaras.

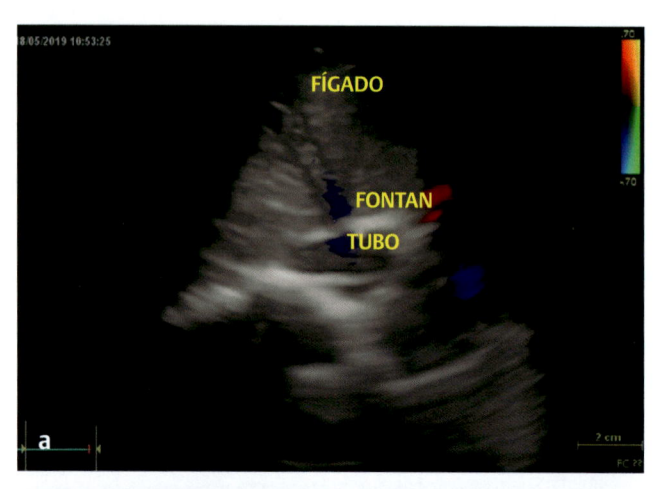

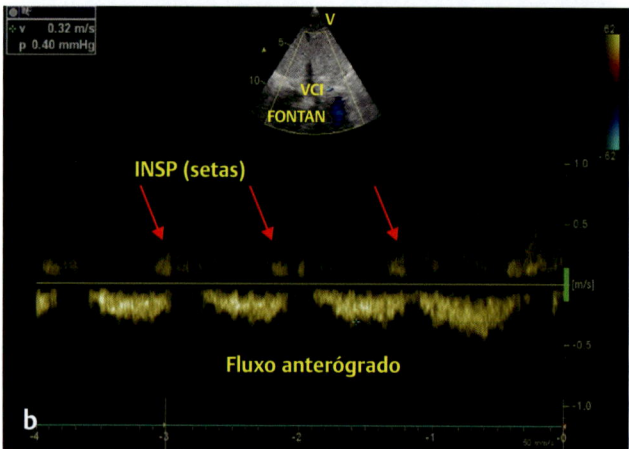

Fig. 30-8. (a) Plano subcostal demonstrando ao Doppler a VCI conectada à circulação pulmonar por tubo extracardíaco (imagem em 3D com fluxo em azul ao Doppler colorido). (b) Doppler pulsado na VCI demonstrando fluxo normal variando com a respiração (inspiração = observe as setas) e o fluxo anterógrado de baixa velocidade (0,32 m/s). A ausência de variação na respiração indica fluxo alterado.
ATENÇÃO: quando encontramos ao Doppler presença de fluxo reverso não relacionado com o ciclo respiratório devemos ficar alertas para alteração relacionada com fluxo do Fontan ou arritmia atrial e quando encontramos fluxo reverso sistólico devemos buscar presença de colateral ou regurgitação tricúspide. VCI: veia cava inferior.

Plano Paraesternal

Os planos paraesternal eixos longo e curto possibilitam as avaliações: morfológica e funcional das valvas, contratilidade da cavidade ventricular principal e o pericárdio.

Plano Apical

O plano apical quatro câmaras é importante na avaliação ecocardiográfica do pós-operatório de Fontan, sendo possível identificar o tubo como uma imagem em "círculo" no átrio direito (Fig. 30-9a e ▶ Vídeo 30-6). Nos tubos fenestrados, a fenestração pode ser visualizada como uma falha de "ecos" com presença de fluxo ao Doppler colorido e seu gradiente médio ao Doppler pulsado estimado < 2 mm Hg quando normal (Fig. 30-9 e ▶ Vídeo 30-7). Na situação em que a fenestração foi ocluída por um dispositivo, deve-se avaliar se existe *shunt* residual e se o dispositivo está bem-posicionado.

A contratilidade da câmara principal e a disfunção valvar podem ser avaliadas e quantificadas. Citam-se como métodos de avaliação da função sistólica quantitativa da câmara principal: fração de ejeção por método 3D/4D ou pelo Simpson (2D); *strain* ventricular; TAPSE (excursão sistólica da valva tricúspide (TAPSE) ou da mitral (MAPSE) dependendo se a câmara principal for o VD ou o VE respectivamente, FAC (fração de encurtamento de área) e onda S tecidual quando o VD é o ventrículo dominante.

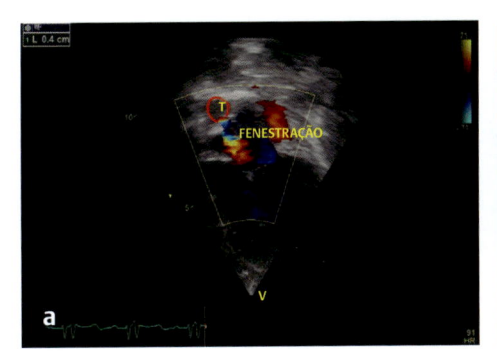

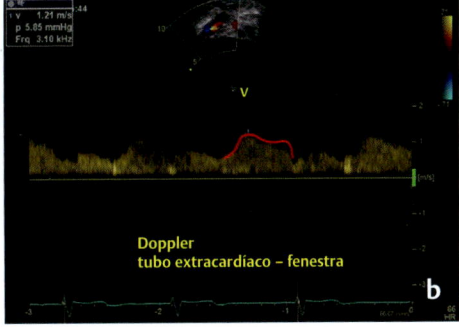

Fig. 30-9. (**a**) Ecocardiograma transtorácico demonstrando o tubo extracardíaco que conecta a veia cava inferior à circulação pulmonar (imagem em "círculo" vermelho no nível atrial) com fenestração (Doppler colorido). (**b**) Doppler pulsado com velocidade máxima de 1,2 m/s, sendo possível estimar o gradiente médio pelo traçado (linha vermelha) da onda do fluxo obtida (gradiente médio normal: em geral até 2 mm Hg). T: tubo extracardíaco; fenestra: fenestração do tubo extracardíaco.

Plano Supraesternal

Esse plano (eixos transverso e longitudinal da aorta) possibilita avaliar a lateralidade do arco aórtico, suas características anatômicas e se existe obstrução ao fluxo. A presença de colaterais sistêmico-pulmonares em aorta descendente ao Doppler colorido também pode ser identificada, sendo uma causa de cianose nesses pacientes.

Ao Doppler colorido o fluxo da anastomose cavopulmonar de Glenn (veia cava superior – artéria pulmonar) é laminar e de baixa velocidade quando não existe obstrução (Fig. 30-10). As artérias pulmonares devem ser mensuradas e quantificadas em *Z-score* para superfície corpórea, ida de e sexo. Entretanto, as velocidades e os gradientes sistólicos das artérias pulmonares são, na maioria das vezes, de difícil alinhamento ao Doppler pulsado.

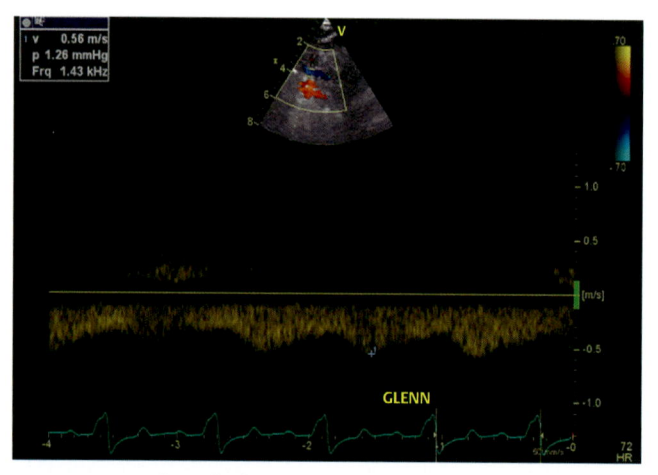

Fig. 30-10. Doppler pulsado na anastomose VCS – APD (Glenn) demonstrando fluxo trifásico de baixa velocidade, indicando que não há obstrução. VCS: veia cava superior; APD: artéria pulmonar direita.

PROCEDIMENTO DE RASTELLI – PROCEDIMENTO DE LECOMPTE
Entendendo
Os procedimentos Rastelli e Lecompte foram desenvolvidos como tratamento cirúrgico para pacientes com anomalias de conexão ventrículo-arterial, comunicação interventricular e obstrução da via de saída pulmonar (estenose/atresia). Esses procedimentos visam a manutenção da hemodinâmica de ambas as vias de saída ventriculares e as principais patologias que mais utilizam estas técnicas são:

- D-transposição das grandes artérias com estenose pulmonar (EP) ou atresia pulmonar (AP).
- Atresia pulmonar com comunicação interventricular (CIV).
- Dupla via de saída do ventrículo direito com EP ou AP.
- *Truncus arteriosus*.

Procedimento de Rastelli
É realizada a reconstrução do trato de saída do ventrículo direito (VD) com a interposição de um tubo valvulado entre as artérias pulmonares e o VD, sendo associada a ressecção do infundíbulo (caso presente) (▶ Vídeo 30-8). Há o desvio do ventrículo esquerdo para aorta, através de um *patch* intracardíaco, com o fechamento da CIV (Fig. 30-11).

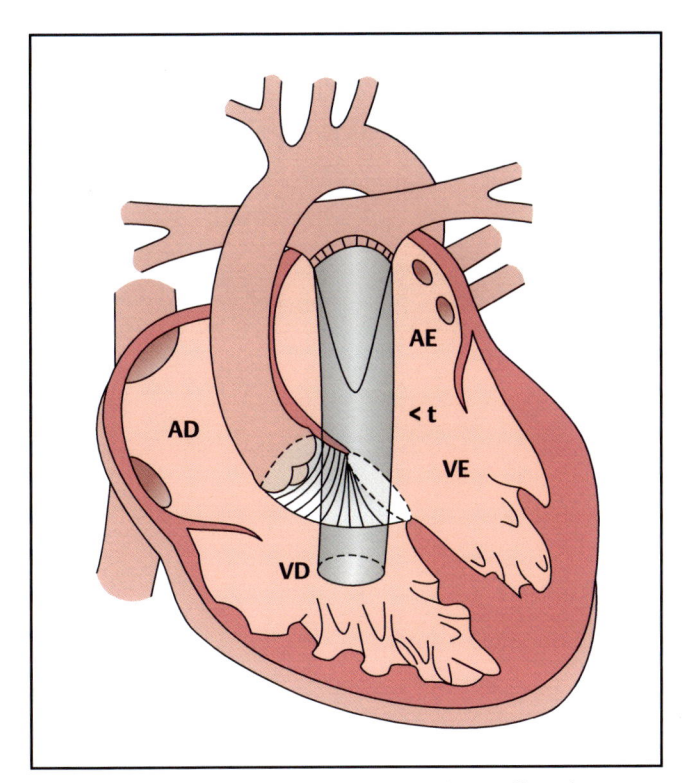

Fig. 30-11. Desenho esquemático da cirurgia de Rastelli. Fechamento da CIV e colocação do tubo VD-AP. AP: artéria pulmonar; VD: ventrículo direito; AD: átrio direito; VE: ventrículo esquerdo; AE: átrio esquerdo; >t: tubo.

Procedimento de Lecompte *(Réparation a l'atage ventriculais – REV)*

Uma conexão é feita através da construção do túnel intraventricular entre VE-aorta. E a seguir a AP é anteriorizada em relação a Ao (manobra de Lecompte).

A aorta ascendente e o tronco pulmonar são seccionados são translocadas, a raiz da aórtica para a VSVE e a pulmonar para VSVD. As artérias coronárias são reimplantadas e um *patch* reconstitui a artéria pulmonar estenótica.

Identificando pela Ecocardiografia
Procedimento de Rastelli *(Fig. 30-12 e ▶ Vídeo 30-8)*

- Avaliação da permeabilidade do tubo VD/AP através da velocidade do fluxo. Nos casos de obstrução ao fluxo no tubo VD/AP, mosaico de cores e aumento da velocidade sistólica estarão presentes ao Doppler colorido e pulsado, respectivamente.
- Avaliar a ventriculosseptoplastia, pesquisando CIV residual.
- Presença de insuficiência tricúspide e/ou do tubo VD-TP.

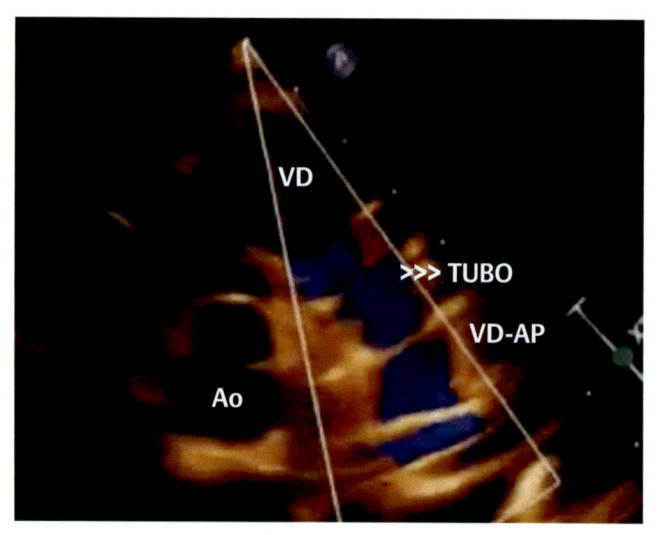

Fig. 30-12. Ecocardiograma transtorácico demonstrando o tubo VD-TP (Rastelli). VD: ventrículo direito; TP: tronco da artéria pulmonar.

CIRURGIA DE JATENE
Entendendo

A cirurgia de Jatene (*switch arterial*) foi elaborada pelo Dr. Adib Jatene, cirurgião cardíaco brasileiro, em 1975 e até hoje utilizada em vários centros mundiais. É o procedimento cirúrgico indicado para o tratamento de recém-nascido com transposição das grandes artérias, que não tenham lesões obstrutivas importantes do VE, ou seja, obstruções pulmonares. Outras cardiopatias congênitas (CC) podem ser tratadas com esta cirurgia, dentre elas, a dupla via de saída do ventrículo direito (DVSVD) com comunicação interventricular subpulmonar, conhecida como Taussig-Bing.

Esta cirurgia consiste na correção anatômica e é feita em nível arterial (*switch* arterial). A aorta e a artéria pulmonar são seccionadas transversalmente. Segue-se, então, a sutura do coto distal da aorta ao proximal da artéria pulmonar, e vice-versa, criando, assim, concordância ventrículo arterial. As artérias coronárias também são implantadas na nova aorta (neoaorta) (Fig. 30-13 e ▶ Vídeo 30-9).

As complicações a médio e longo prazos, mais comuns após a cirurgia de Jatene, são: estenose pulmonar, insuficiência da neoaorta e estenose dos óstios coronarianos. A estenose supravalvar pulmonar está relacionada com diversos aspectos técnico-cirúrgicos, como por exemplo quando se realiza a manobra de LeCompte e a neoaorta poderá ocasionar a compressão extrínseca no TP.

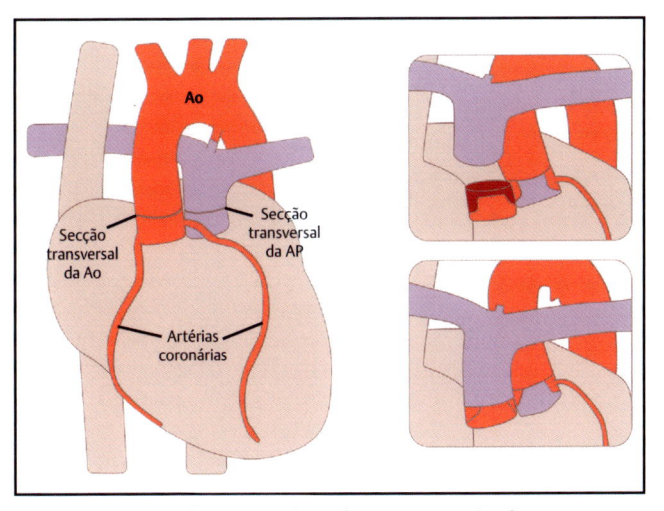

Fig. 30-13. O desenho esquemático ilustra a operação de JATENE.

Identificando pela Ecocardiografia
Plano Subcostal

Os planos subcostal eixos longo e curto (imagens 2D/3D/4D e Doppler) possibilitam a avaliação de derrame pericárdico, função ventricular e das conexões VE-neoAo e VD--neoAP. Os planos por via subcostal são uma importante ferramenta no pós-operatório imediato, em que os planos ecocardiográficos por via paraesternal ficam limitados pela incisão cirúrgica.

Plano Paraesternal
Longitudinal do VE

Possibilita a avaliação da conexão VE-neoAo, sendo a estenose supravalvar e a insuficiência aórtica as lesões mais frequentemente encontradas (Fig. 30-14a e ▶ Vídeo 30-9). O Doppler pulsado e colorido é uma importante ferramenta utilizada nessa avaliação.

Longitudinal do VD

Possibilita a avaliação da conexão VE-neoAP, sendo a estenose supravalvar e a insuficiência pulmonar as lesões mais frequentemente encontradas. O Doppler pulsado e colorido é uma importante ferramenta utilizada nessa avaliação, sendo também possível estimar a pressão sistólica na AP quando existe insuficiência tricúspide.

Eixo curto

O eixo curto dos ventrículos no nível dos músculos papilares possibilita a análise da contratilidade ventricular e do septo interventricular (movimentação e pesquisa de *shunt* residual na TGA com CIV). O local de anastomose das artérias coronárias com a neoAo pode ser avaliado no plano eixo curto das grandes artérias, embora em geral seja um plano com janela acústica limitada no PO de Jatene (Fig. 30-14b).

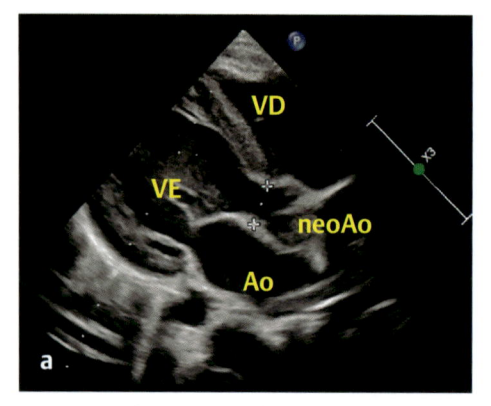

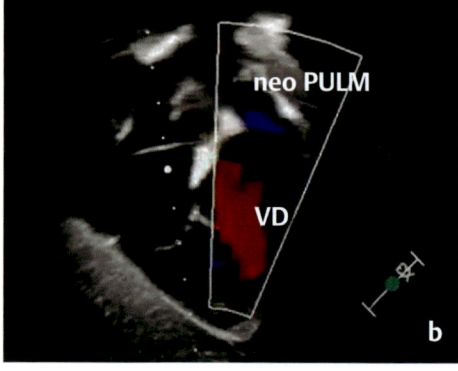

Fig. 30-14. Pós-operatório de JATENE. Ecocardiograma transtorácico, demonstrando: (**a**) a conexão VE-neoaorta no plano paraesternal longo eixo e (**b**) VD-neopulmonar paraesternal eixo curto. VD: ventrículo direito; VE: ventrículo esquerdo.

Plano Apical
Recursos de *strain*, Doppler tecidual e ecocardiografia como 3D/4D são recursos importantes e que quando disponíveis devem ser utilizados para avaliação detalhada da função ventricular.

De Duas e Quatro Câmaras
Possibilita a avaliação das valvas AV, dos volumes atriais e ventriculares e da função ventricular qualitativa e quantitativamente (▶ Vídeo 30-9).

De Cinco Câmaras
Possibilita a avaliação de obstruções ao fluxo de via de saída ventriculares e a função das valvas neoaorta e neopulmonar.

Plano Supraesternal
As artérias pulmonares que podem ser mensuradas em milímetros e idealmente quantificadas para superfície corpórea e idade (valores expressos em *Z-score*). O mapeamento a cores é importante para a avaliação da direção do fluxo e da pesquisa de obstrução vascular.

O arco aórtico também pode ser avaliado, com especial atenção nos casos de TGA com associados à interrupção do arco aórtico submetidos à aortoplastia.

TRANSPLANTE CARDÍACO
Entendendo
Em geral, o transplante (Tx) cardíaco é ortotópico em que o coração do doador é "colocado" no lugar do coração nativo (receptor). As técnicas utilizadas são: biatrial (anastomose ou sutura do coração doador ao do receptor no nível atrial) e bicaval (anastomose do coração doador ao do receptor no nível das veias cavas superior e inferior). Menos comumente, o Tx cardíaco pode ser heterotópico, em que o coração nativo é mantido junto com o do doador (os dois corações são mantidos). O ecocardiograma seriado é muito importante no seguimento do pós-operatório do Tx cardíaco.

Identificando pela Ecocardiografia
As linhas de sutura (imagem hiperecogênica: "brilho") nos locais das anastomoses: suturas dos átrios (plano 4C e paraesternal eixo longo), sutura da aorta (plano paraesternal eixo longo do VE) e sutura da artéria pulmonar (plano paraesternal eixo curto das grandes artérias) (Fig. 30-15 e ▶ Vídeo 30-10). Importante a utilização do Doppler para avaliar se não existe obstrução ao fluxo nos locais de sutura.

- Assincronismo do septo interventricular em relação à parede posterior do VE (mais bem avaliado no plano eixo curto dos ventrículos ao modo-M).
- Aumento do volume atrial ocorre na técnica biatrial (mais bem avaliado no plano 4C).
- Avaliação da espessura do septo interventricular e da parede posterior do VE: o aumento da espessura miocárdica ocorre por edema pós-operatório tendendo a regredir, mas seu aumento progressivo pode estar relacionado com a rejeição ao coração transplantado ("pseudo-hipertrofia"). Planos: eixo longo do VE e eixo curto dos ventrículos.

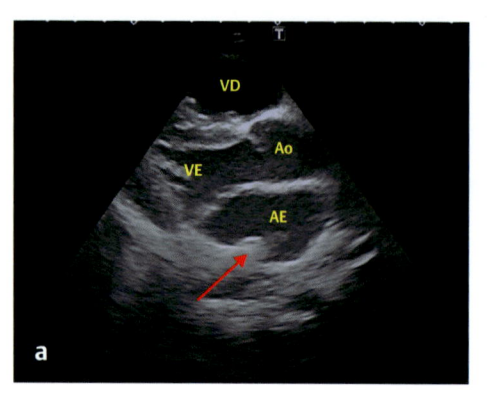

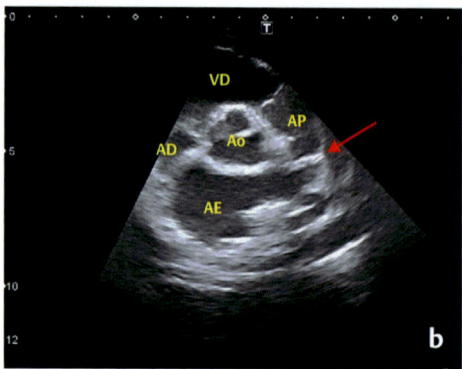

Fig. 30-15. Pós-operatório de transplante cardíaco. Ecocardiograma transtorácico demonstrando linhas de suturas (linhas brancas indicadas por setas vermelhas) das suturas do coração doador com o receptor: (a) nível atrial (plano paraesternal longo eixo) e (b) artéria pulmonar (plano paraesternal eixo curto). Ao: aorta; AP: artéria pulmonar; AE: átrio esquerdo; AD: átrio direito; VD: ventrículo direito; VE: ventrículo esquerdo.

- Avaliação detalhada da função ventricular: *strain*, Doppler tecidual e pulsado (queda de > 15% tempo de relaxamento isovolumétrico e do tempo de desaceleração da onda E mitral estar relacionados com a rejeição). Conceitos importantes: a disfunção sistólica do VD pode ocorrer de forma transitória nos primeiros dias do pós-operatório devido à resistência vascular pulmonar elevada em alguns receptores; a disfunção sistólica biventricular com baixo débito é uma causa importante de óbito no 1º mês de pós-operatório; e as alterações de relaxamento do VE e do VD podem estar relacionadas com a rejeição.
- Avaliação do pericárdio (planos subcostal e paraesternal eixo curto dos ventrículos): o derrame pericárdico é frequente no pós-operatório recente (pode persistir até o terceiro mês), mas o seu aumento ou o aparecimento de um novo derrame pode estar relacionado com a rejeição ao coração transplantado.
- Avaliação da pressão pulmonar.
- Avaliação da função valvar: insuficiência tricúspide pode ser observada em associação com disfunção do VD.
- No Tx heterotópico: os dois corações devem ser avaliados e, em geral, o coração nativo deteriora evolutivamente a sua função.

LEITURAS SUGERIDAS

Boutin C, Wernovsky G, Sanders SP, Jonas RA, Castaneda AR, Colan SD. Rapid two-stage arterial switch operation. Evaluation of left ventricular systolic mechanics late after an acute pressure overload stimulus in infancy. Circulation. 1994;90(3):1294-303.

Buber J, Schwaegler RG, Mazor Dray E. Echocardiographic evaluation of univentricular physiology and cavopulmonary shunts. Echocardiography. 2019 Jul;36(7):1381-1390.

Dias CA, Assad RS, Caneo LF, Abduch MC, Aiello VD, Dias AR, et al. Reversible pulmonary trunk banding. II. An experimental model for rapid pulmonary ventricular hypertrophy. J Thorac Cardiovasc Surg. 2002;124(5):999-1006.

Kron IL, Nolan SP, Flanagan TL, Gutgesell HP, Muller WH Jr. Pulmonary artery banding revisited. Ann Surg. 1989;209(5):642-7.

Juraszek, Amy L.; Atz, Andrew M.; Shirali, Girish S. (2002). Echocardiographic diagnosis of partial obstruction of Blalock-Taussig shunts. Cardiology in the Young, 12(2):189-192.

ANEXOS

Nathalie J. M. Bravo-Valenzuela

MEDIDAS DE ESTRUTURAS CARDÍACAS AO ECOCARDIOGRAMA

A biometria cardíaca qualitativa e quantitativa faz parte da avaliação ecocardiográfica como elemento importante em pacientes pediátricos com cardiopatia congênita e adquirida. Esta avaliação inclui os diâmetros atriais e ventriculares, diâmetros das valvas atrioventriculares e semilunares e vasos (aorta, artéria pulmonar e veias). A expressão dessas mensurações indexadas para superfície corpórea (SC) é uma ferramenta importante para distinção entre normalidade e anormalidade na faixa etária pediátrica, pois as medidas variam com o crescimento somático.

As mensurações adequadas das câmaras e demais estruturas cardíacas, ao modo bidimensional e/ou modo-M e/ou 3D (volumes), são realizadas a partir de planos padronizados em locais específicos.

Quando os dados de referência estão disponíveis, as medidas devem ser expressas em *Z-score*. A utilização do *Z-score* auxilia na avaliação das medidas do coração, fornecendo médias e desvio-padrão. É importante, no entanto, que haja boa aquisição das imagens e que o cálculo da SC seja realizado pela fórmula de Haycock (SC expressa em m^2 = 0,024265 × peso expresso em kg × estatura expressa em cm).

VEIAS CAVAS

A veia cava inferior pode ser mensurada no plano subcostal do abdômen superior (VCI em eixo longo) acima da junção das veias hepáticas, variando com a respiração (Fig. 1). Essa variação pode ser relacionada com estado hemodinâmico e pressão do AD (vide capítulo referente ao ecocardiograma funcional pediátrico). A veia cava superior pode ser avaliada nos planos subcostal e supraesternal, mas não é medida rotineiramente na prática clínica (dados de referência não disponíveis).

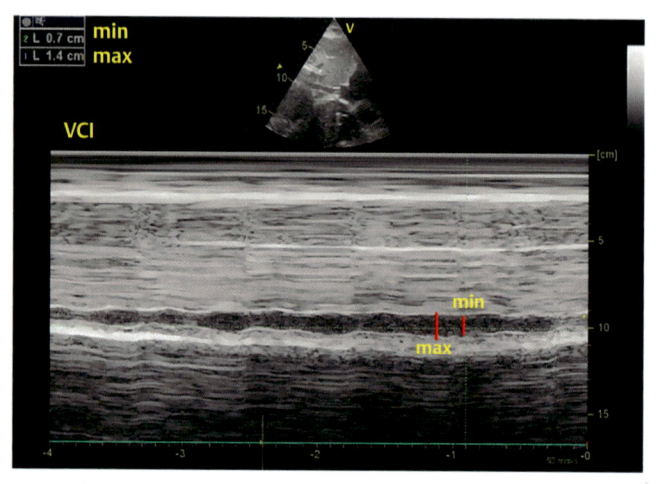

Fig. 1. Plano subcostal (subxifoide) demonstrando como mensurar os diâmetros máximo e mínimo da VCI, pelo modo-M. VCI: veia cava inferior; máx: diâmetro máximo; min: diâmetro mínimo.

DIÂMETROS ATRIAIS
Átrio Esquerdo (AE)

No plano paraesternal eixo longo do VE, o diâmetro do AE deve ser realizado durante a dilatação máxima atrial, no final da sístole ventricular. No método bidimensional (2D) ou pelo modo-M (*M-mode*), a mensuração do AE é obtida a partir da distância da parede aórtica posterior até a parede posterior desse átrio (bordas internas) (Fig. 2).

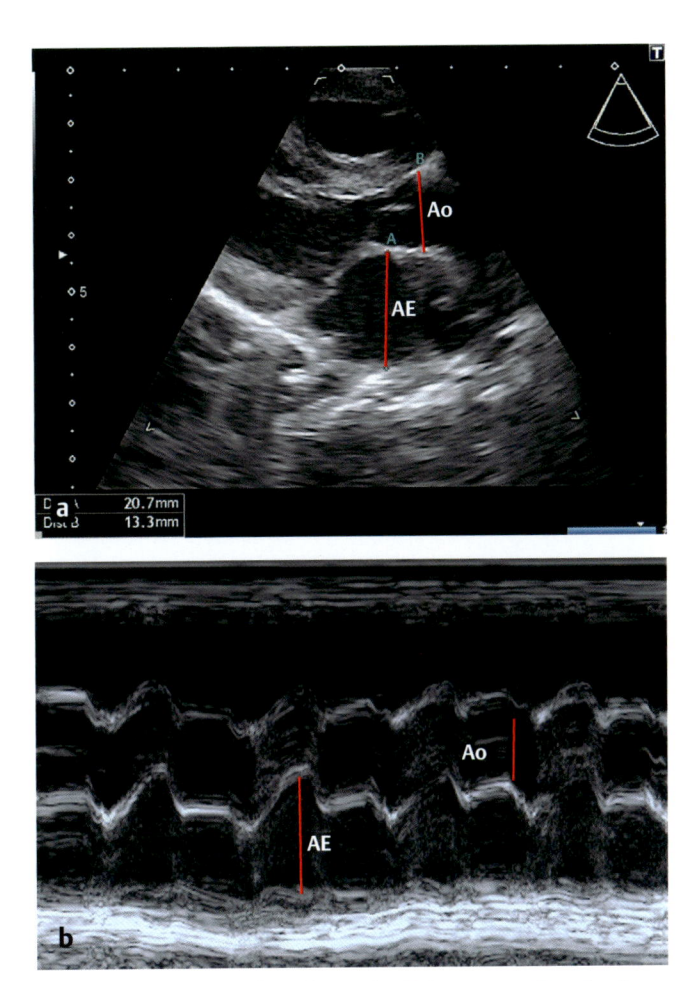

Fig. 2. Plano paraesternal eixo longo do VE demonstrando os locais para mensurar o AE e a Ao, pelos métodos 2D (a) e modo-M (b). Observe que as medidas são realizadas no momento máximo da dilatação atrial (A), portanto, antes da abertura da valva aórtica. Ao: aorta; AE: átrio esquerdo.

Átrios Esquerdo (AE) e Direito (AD)

No plano apical quatro câmaras podem ser obtidas as medidas de cada átrio no maior eixo longitudinal e a planimetria com cálculo da sua respectiva área na telessístole (antes do momento de abertura das valvas atrioventriculares) (Fig. 3).

VOLUMES ATRIAIS

No plano quatro câmaras durante a dilatação máxima atrial, no final da sístole ventricular. As medidas dos volumes de cada átrio são obtidas por planimetria do respectivo átrio com a valva atrioventricular fechada utilizando-se os métodos 2D ou 3D e idealmente indexadas pela superfície corpórea (Fig. 3).

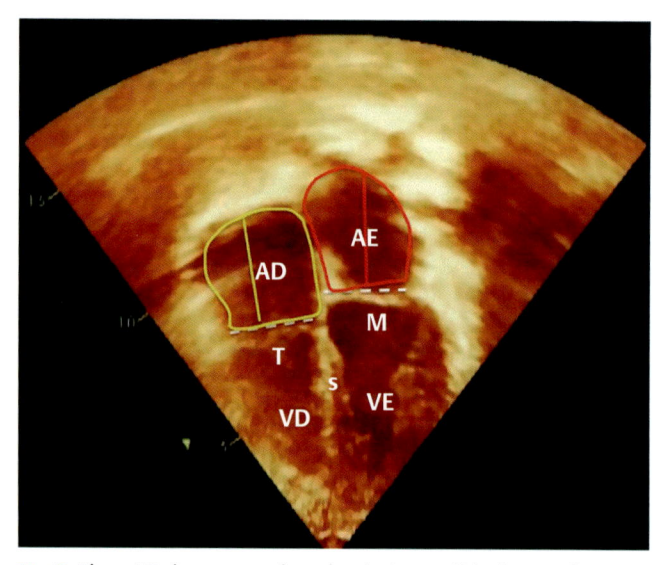

Fig. 3. Plano 4C, demonstrando os locais das medidas longitudinais e planimetria para cálculos de áreas e volumes dos átrios utilizando a ecocardiografia bidimensional (2D). Linhas retas contínuas indicam locais de medidas dos diâmetros longitudinais (maior eixo) do AE em vermelho e do AD em amarelo e as linhas brancas tracejadas indicam o plano valvar mitral e tricúspide (no momento do ciclo cardíaco antes da abertura das valvas M e T). Para a planimetria atrial observe as linhas contínuas de contorno do AE (vermelho) e do AD (amarelo). AD: átrio direito; AE: átrio esquerdo; VD: ventrículo direito; VE: ventrículo esquerdo; s; septo interventricular; M: valva mitral; T: valva tricúspide.

DIÂMETROS DOS 'ANÉIS' DAS VALVAS MITRAL (VM) E TRICÚSPIDE (VT)

As medidas dos planos valvares ("anéis" das valvas) mitral e tricúspide são realizadas no plano quatro câmaras e no paraesternal eixo longo, durante a diástole, quando as valvas atrioventriculares se encontram abertas, como demonstrado pelas linhas vermelhas contínuas pela ecocardiografia 2D (Fig. 4).

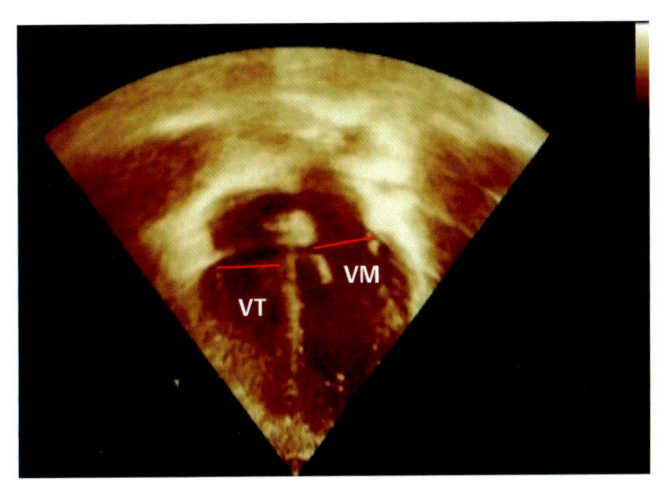

Fig. 4. Ecocardiografia 2D, em diástole realizamos as medidas dos diâmetros da VM e da VT "em abertura" (diástole). As linhas vermelhas exemplificam como medir a VM. VM: valva mitral; VT: valva tricúspide.

DIÂMETROS DO VENTRÍCULO ESQUERDO (VE)

Medidas realizadas no plano 4C paraesternal, tanto na telediástole (diâmetro máximo do VE) quanto na telessístole (menor diâmetro do VE) demonstrado pelas linhas brancas contínuas perpendiculares às paredes desse ventrículo e utilizando suas bordas internas (Fig. 5). No plano paraesternal, em geral, os eixos longo do VE e curto dos ventrículos são utilizados para o modo M e o eixo longo para medidas em 2D (Fig. 5). Com essas medidas é possível calcular manualmente (método de Teichholz): a fração de ejeção (Fej) e a fração de encurtamento (Fenc) do VE pelas fórmulas abaixo. Em geral, os aparelhos de ecocardiografia e alguns aplicativos de dispositivos eletrônicos já realizam esses cálculos automaticamente.

$$\text{Fej (\%)} = \frac{(\text{diâmetro diastólico final do VE} - \text{diâmetro sistólico final do VE})^3}{\text{diâmetro diastólico final do VE}^3 \times 100 \text{ (N entre} > 50 \text{ e } 75\%)}$$

$$\text{Fenc (\%)} = \frac{(\text{diâmetro diastólico final do VE} - \text{diâmetro sistólico final do VE})}{\text{diâmetro diastólico final do VE} \times 100 \text{ (N entre 28 e 38\%)}}$$

ANEXOS

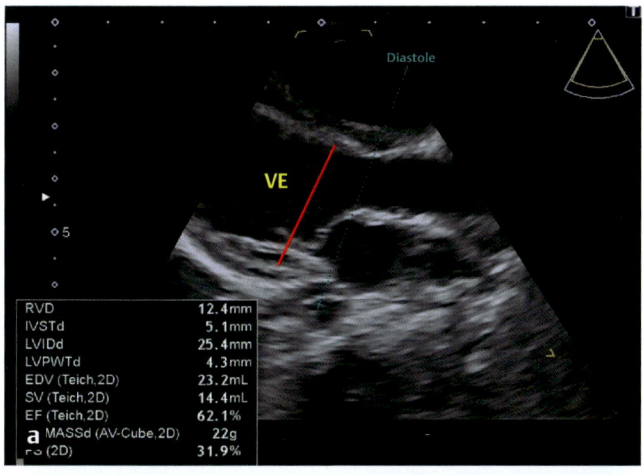

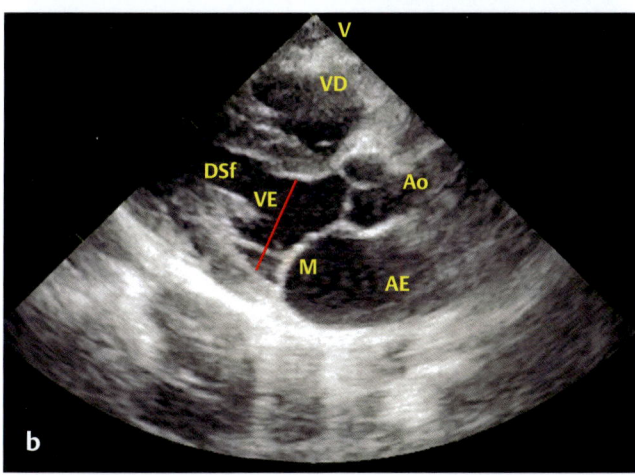

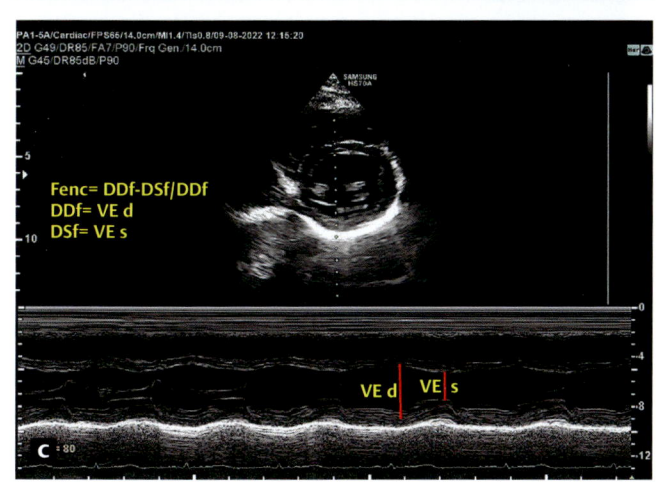

Fig. 5. Plano paraesternal. No eixo longo, realizamos as medidas dos diâmetros (**a**) diastólico final (diâmetro máximo, linha vermelha) e (**b**) sistólico final (menor diâmetro, linha vermelha) do VE utilizando o método 2D. (**c**) Utilizando o modo-M no eixo curto dos ventrículos obtemos essas medidas (linhas vermelhas) no plano basal do VE. Observe que o cursor deve estar posicionado no nível dos músculos papilares do VE e não no plano valvar mitral.
AE: átrio esquerdo;
VD: ventrículo direito;
Ao: aorta; M: valva mitral;
VED ou DDf: diâmetro diastólico do ventrículo esquerdo;
VES ou DSf: diâmetro sistólico do ventrículo esquerdo.

DIÂMETROS DO VENTRÍCULO DIREITO (VD)

No plano de 4C apical no final da diástole (no seu diâmetro máximo e com a valva tricúspide ainda fechada) é possível medir: 1. sua porção basal, 2. sua porção média e 3. seu diâmetro longitudinal (Fig. 6). Nesse plano também é possível medir por planimetria (bordas internas) a sua área máxima (telediástole) e sua menor área (telessístole). Essa mudança de área é utilizada para avaliar sua função sistólica, sendo denominada fração de área encurtada do VD (FAC), com valores, em geral, considerados como normais quando superiores a 35% (Fig. 6). Fórmula para cálculo do FAC: [(área telediastólica do VD - área sistólica do VD)/área telediastólica do VD] × 100. São fatores limitantes para FAC: geometria do VD e dificuldades em delimitar as bordas endocárdicas desta câmara ventricular.

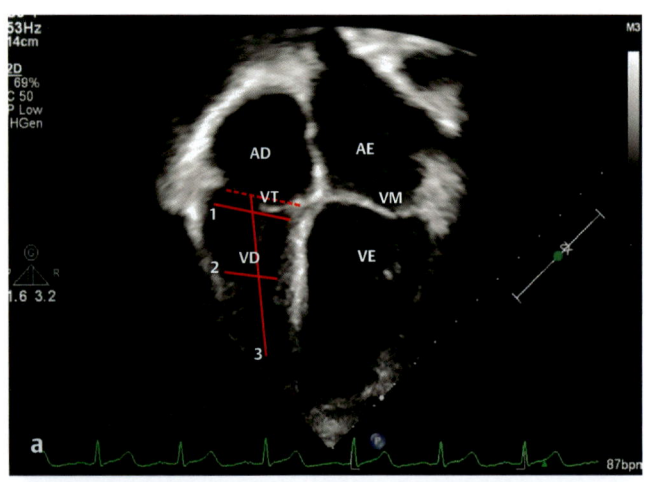

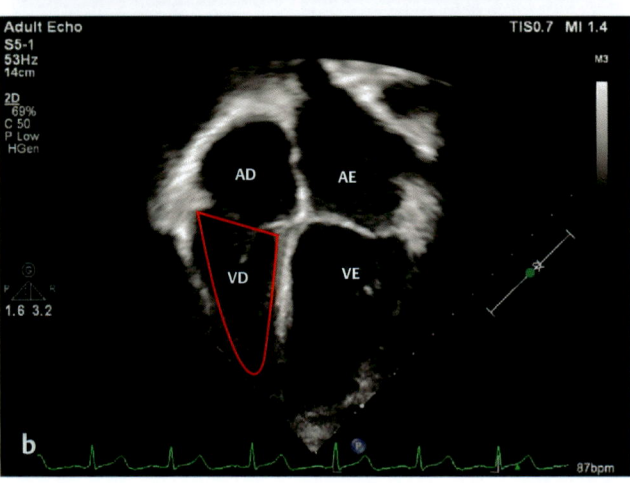

Fig. 6. Plano apical 4C, na telediástole. (**a**) Realizamos as medidas dos diâmetros do VD (linhas contínuas vermelhas): 1. basal (abaixo do plano valvar tricúspide), 2. porção média (próximo músculos papilares) e 3. longitudinal (do plano valvar tricúspide até sua porção apical). O plano valvar tricúspide está assinalado com linha vermelha tracejada. (**b**) Da sua área telediastólica (bordas endocárdicas por planimetria demonstrada por linhas vermelhas). Para o cálculo do FAC do VD, basta obtermos também sua área na telessístole e aplicarmos a fórmula. AD: átrio direito; AE: átrio esquerdo; VM: valva mitral; VT: valva tricúspide; VD: ventrículo direito; VE: ventrículo esquerdo.

VOLUMES VENTRICULARES

Em geral, pela ecocardiografia 2D, os volumes do VE são obtidos por planimetria das suas bordas endocárdicas no plano apical (4C ou 2C) tanto na telediástole quanto na telessístole. Essas medidas possibilitam o cálculo da Fej (%) do VE pelo método de Simpson: (volume telediastólico do VE – volume telessistólico do VE)/volume telediastólico do VE × 100. São limitantes: "janela acústica" desfavorável, bordas endocárdicas com difícil delimitação e ventrículos com dilatação (Fig. 7a). Um outro método para cálculo dos volumes do VE é o *bullet* ou também chamado método área-comprimento, em que a área basal do VE é mensurada no eixo curto dos ventrículos (planos paraesternal ou subcostal/subxifoide) e o seu comprimento é obtido no plano apical 4C ou no subcostal eixo longo (Fig. 7b). Essas medidas também são realizadas na telediástole e na telessístole. Os volumes do VE podem ser calculados no método área-comprimento pela fórmula: volume VE = 5/6 × área basal do eixo curto do VE* × comprimento do VE.

No plano 4C através da ecocardiografia 3D/4D, os cálculos dos volumes ventriculares (VE e VD) são possíveis, por métodos automáticos e com maior acurácia que a ecocardiografia 2D. Dependendo do equipamento é necessário o traçado manual da borda endocárdica da cavidade ventricular analisada ou apenas realizar a marcação da sua porção basal e apical (Fig. 8).

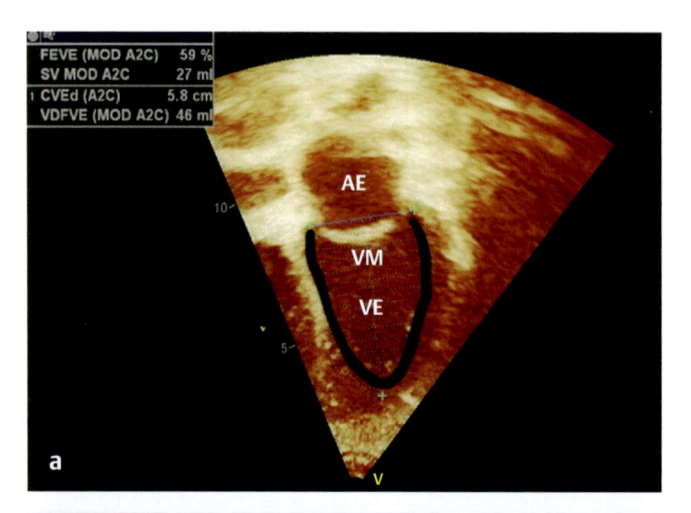

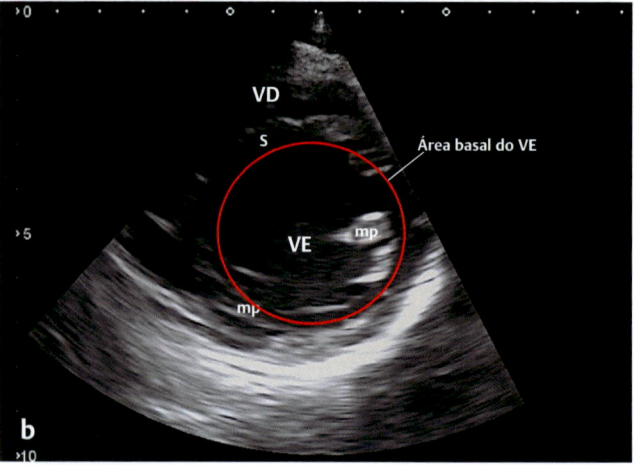

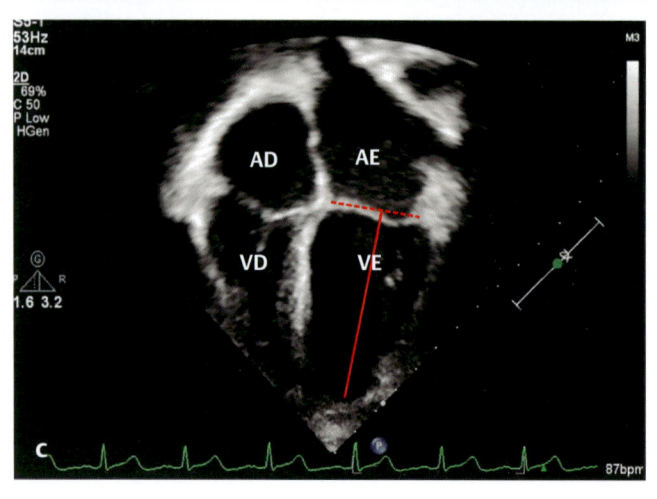

Fig. 7. No plano apical 2C, realizamos a planimetria do VE (bordas endocárdicas por planimetria) na telediástole para estimativa dos volumes ventriculares (**a**). Para calcular Fej é necessário repetir essas medidas na telssístole (método Simpson). (**b**) No eixo curto dos ventrículos, mensuramos a área basal do VE (bordas endocárdicas por planimetria). (**c**) O comprimento do VE é obtido no plano apical 4C. Essas medidas (**b**, **c**) são realizadas na telediástole e na telessístole para cálculo dos volumes do VE e Fej pelo método área-comprimento: volume VE = 5/6 × área basal do eixo curto do VE* × comprimento do VE. AE: átrio esquerdo; VM: valva mitral; VD: ventrículo direito; VE: ventrículo esquerdo.

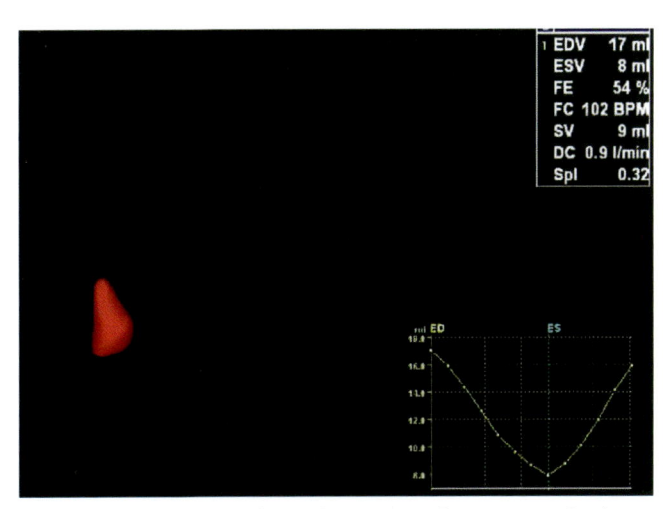

Fig. 8. Ecocardiograma 3D/método 4D. Após obter imagem do plano apical 4C por uma sonda volumétrica e marcar com pontos as porções basal e apical do VE, o equipamento obtém automaticamente os valores e as curvas dos volumes do VE na telediástole e na telessístole, calculando a Fej. Observe a reconstrução em tempo real da imagem do VE (reconstrução volumétrica do VE: imagem em vermelho).
VE: ventrículo esquerdo; VDF: volume diastólico final; VSF: volume sistólico final.

DIÂMETROS DA ESPESSURA MIOCÁRDICA

Medidas da espessura da parede posterior do VE e do septo interventricular podem ser obtidas no plano paraesternal eixos longo e curto pela ecocardiografia 2D e pelo modo-M (Fig. 9). A ecocardiografia 3D possibilita o cálculo da massa do VE com melhor acurácia que o método 2D. Embora difícil de quantificar, a espessura da parede anterior do VD, pode ser medida pelo plano subcostal ou paraesternal (eixo longo), no fim da diástole, evitando as regiões com muitas trabeculações.

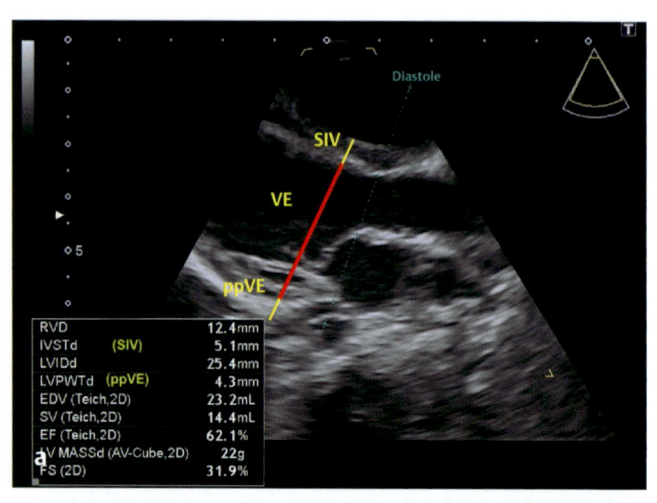

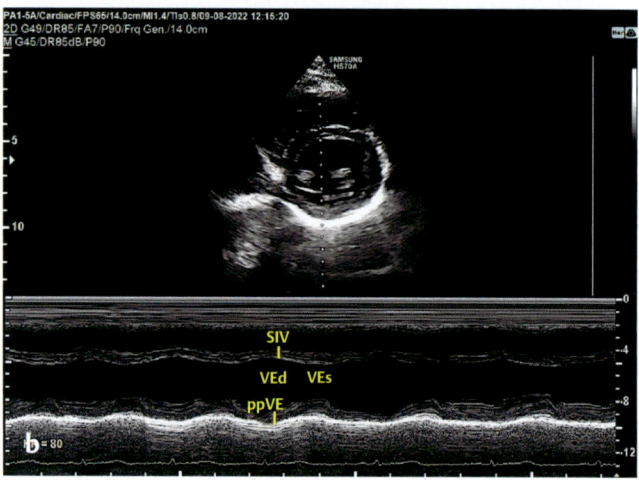

Fig. 9. No plano paraesternal medimos a espessura da parede posterior do VE e do septo interventricular (linha contínua amarela) pela ecocardiografia 2D (**a**) e pelo modo-M (**b**). AE: átrio esquerdo, Ao: aorta, VD: ventrículo direito. VE: Ventrículo esquerdo; VM: valva mitral; SIV: septo interventricular; ppVE: parede posterior do VE.

DIÂMETROS DAS VIAS DE SAÍDA VENTRICULARES

As medidas da região subvalvar das vias de saída do VE e do VD têm sido utilizadas para cálculos de débito cardíaco e, de acordo com SC para avaliação de hipoplasia e/ou dilatação. Esses diâmetros devem ser obtidos entre o início e o meio da sístole (com a valva semilunar aberta) e nos locais demonstrados na Figura 10.

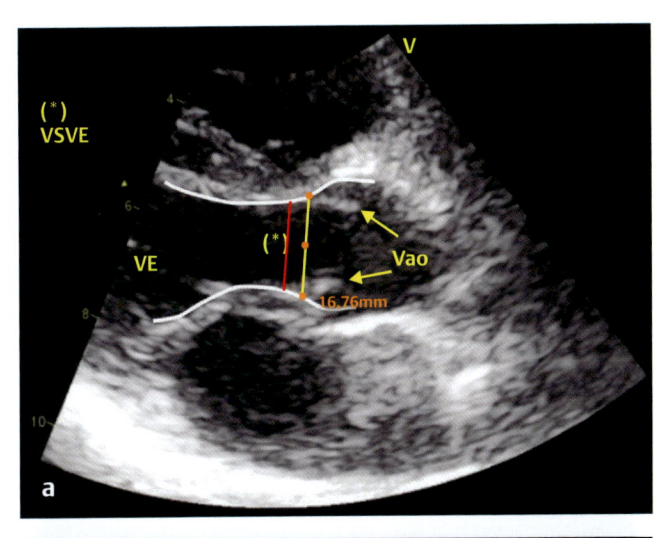

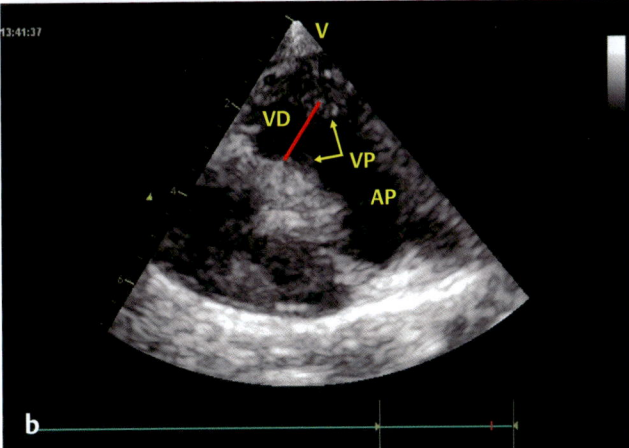

Fig. 10. (**a**) No plano paraesternal eixo longo medimos a via de saída do VE (linha contínua vermelha) com a valva aórtica aberta. (**b**) No plano paraesternal eixo curto das grandes artérias medimos a via de saída do VD (linha contínua vermelha) com a valva pulmonar aberta. (*) VSVE: via de saída do VE; VAo: valva aórtica (local da medida da VAo na linha amarela e cúspides nas setas amarelas). VE: ventrículo esquerdo; VD: ventrículo direito; VP: valva pulmonar (setas amarelas).

DIÂMETROS DOS ANÉIS DAS VALVAS AÓRTICA E PULMONAR

Mensurados nos planos de via de saída do ventrículo esquerdo e do direito durante o meio da sístole, utilizando as margens internas das cúspides valvares. É importante observar que os valores de referência estão disponíveis para peso e/ou superfície corpórea (Fig. 11).

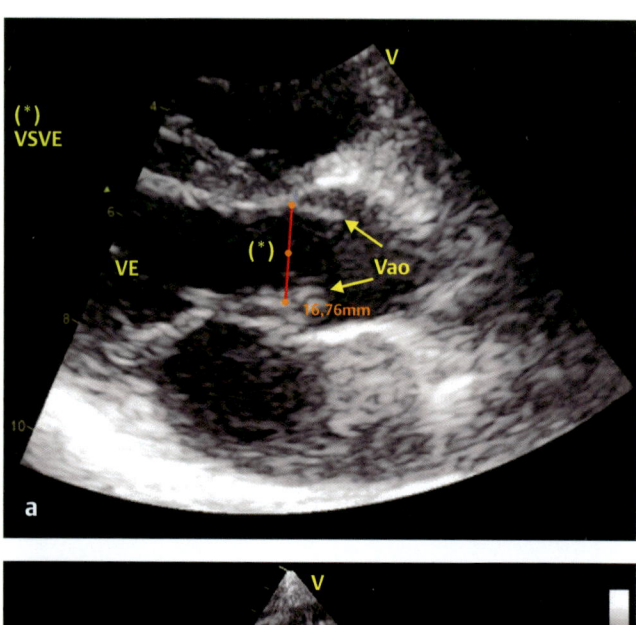

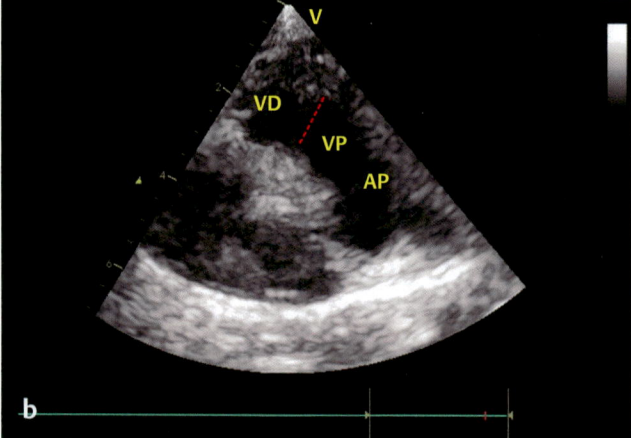

Fig. 11. (**a**) No plano paraesternal longo eixo de via de saída do VE realizamos a medida do diâmetro do anel valvar aórtico (setas amarelas). Observe que as cúspides da valva aórtica estão em abertura no momento da mensuração (sístole ventricular) e que o local utilizado para medir a VSVE está assinalado por uma linha vermelha. (**b**) No plano paraesternal, eixo curto das grandes artérias, realizamos as medidas do anel valvar pulmonar também em sístole (linha tracejada em vermelho). VAo: valva aórtica; VE: ventrículo esquerdo; VSVE: via de saída do VE; VD: ventrículo direito; VP: valva pulmonar; AP: artéria pulmonar.

DIÂMETROS DA AORTA TORÁCICA E CORONÁRIAS
Aorta

Aorta proximal deve ser medida no plano paraesternal eixo longo (via de saída do ventrículo esquerdo) durante sua expansão máxima: raiz aórtica, junção sinotubular e aorta ascendente (ponto em que cruza a artéria pulmonar direita) conforme mostram as linhas contínuas na Figura 12. Em geral, no plano supraesternal eixo longo e em recém-nascidos também no plano paraesternal, podem ser realizadas as medidas do arco aórtico (Fig. 13). A aorta descendente pode ser medida no plano subcostal do abdômen superior.

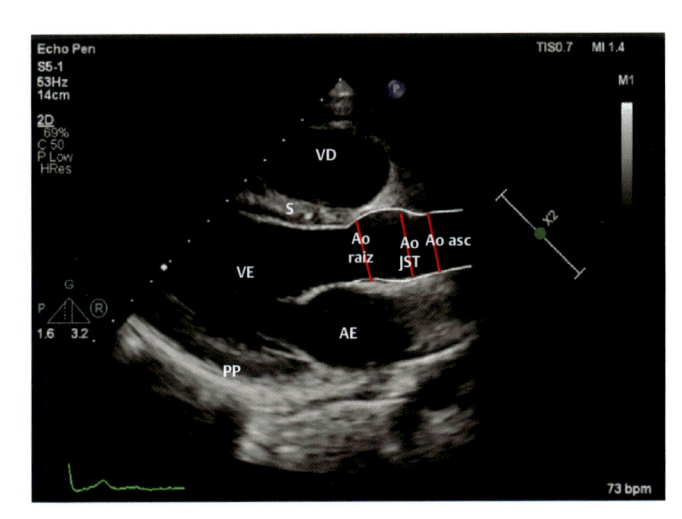

Fig. 12. Plano paraesternal eixo longo do VE demonstrando os locais das medidas da raiz aórtica (1), junção sinotubular (2) e porção proximal da aorta ascendente (3). Observe as linhas contínuas. Ao: raiz aórtica; JST: junção sinotubular; Ao asc: aorta ascendente; VE: ventrículo esquerdo; VD: ventrículo direito; AE: átrio direito.

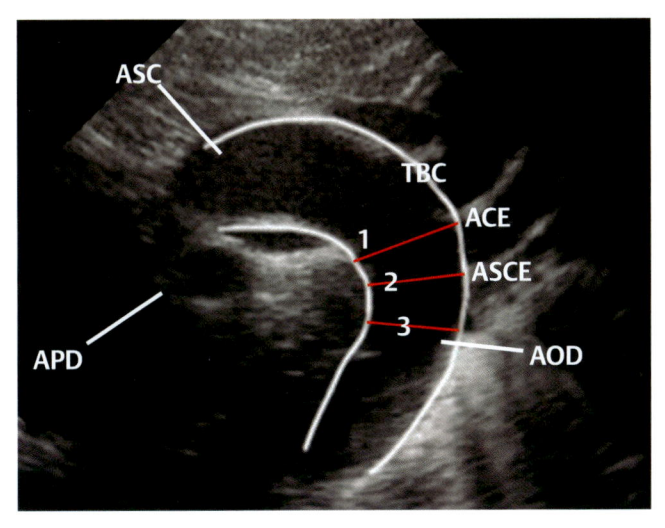

Fig. 13. Plano supraesternal eixo longo demonstrando os locais das medidas da raiz aórtica: 1. arco aórtico transverso (entre as artérias inominada e carótida comum), 2. arco transverso distal (entre as artérias carótida comum e subclávia esquerda), e 3. o istmo (segmento distal à artéria subclávia esquerda). Observe as linhas contínuas. ASC: aorta ascendente; TBC: tronco braquiocefálico ou inominada; ACE: artéria carótida comum esquerda; ASCE: artéria subclávia esquerda; AOD: aorta descendente.

Coronárias

As coronárias devem ser medidas nos seus diâmetros máximos. Plano paraesternal em eixo curto deve ser usado para medir as artérias coronárias esquerda e direita proximais descendente anterior e a artéria circunflexa (Fig. 14). Ocasionalmente, a coronária descendente anterior é mais bem visualizada no plano paraesternal eixo longo. A artéria coronária direita distal é mais bem visualizada no plano apical modificado com uma angulação posterior. As medidas obtidas expressas em *Z-score* constituem importante avaliação nos casos de investigação para a doença de Kawasaki.

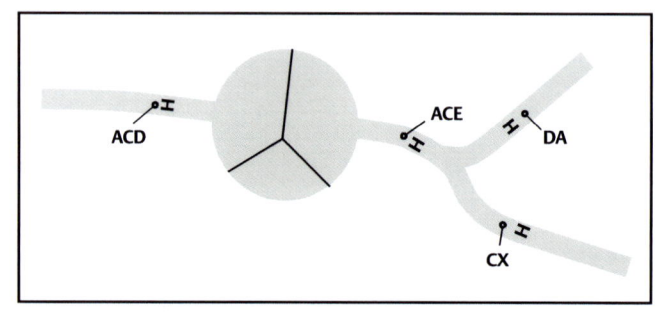

Fig. 14. Desenho esquemático demonstrando os locais de medidas (utilizar as bordas internas) das artérias coronárias esquerda e direita proximais, descendente anterior e a artéria circunflexa no plano paraesternal eixo curto das grandes artérias. ACE: artéria coronária esquerda (CE proximal); ACD: artéria coronária direita proximal (CD proximal); DA: artéria coronária descendente anterior; Cx: artéria coronária circunflexa.

DIÂMETROS DA ARTÉRIA PULMONAR

No plano paraesternal eixo curto das grandes artérias, na sístole, são obtidas as medidas da artéria pulmonar principal (tronco) e das artérias pulmonares direita e esquerda. Os planos supraesternal e paraesternal esquerdo alto também podem ser utilizados para obter os diâmetros das artérias pulmonares direita e esquerda. Os valores podem ser expressos em *Z-scores*, auxiliando na avaliação de hipoplasia e/ou dilatação (Fig. 15).

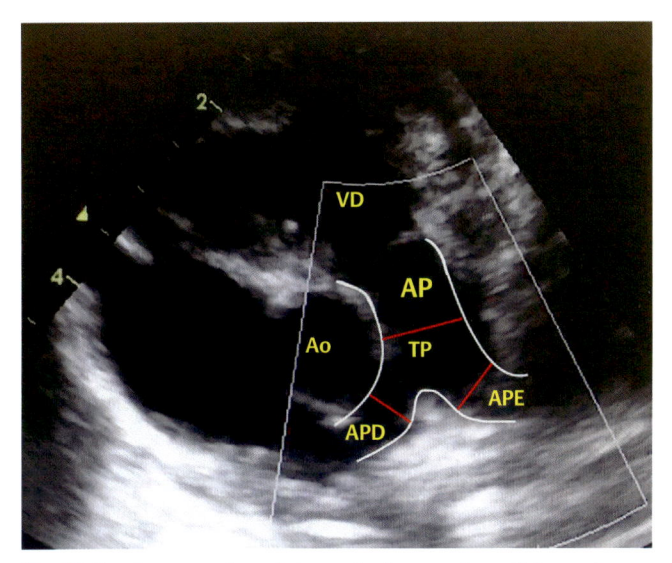

Fig. 15. No plano paresternal eixo curto das grandes artérias podemos medir em sístole: a artéria pulmonar principal (= tronco) e as artérias pulmonares direita e esquerda (linhas contínuas). AP: artéria pulmonar; TP: tronco da artéria pulmonar; APD: artéria pulmonar direita; APE: artéria pulmonar esquerda; VD: ventrículo direito; Ao: aorta.

SITES SUGERIDOS PARA MEDIDAS EM ECOCARDIOGRAFIA PEDIÁTRICA
https://cardio Z
https://parameter Z

LEITURAS SUGERIDAS
Lai W W, Mertens L L, Cohen M S, Geva T eds. Echocardiography in pediatric and congenital heart disease : from fetus to adult,1 st ed. | Hoboken, NJ: Wiley-Blackwell, 2002. p. 246.

Lang RM, Badano LP, Mor-Avi V, Afilalo J, Armstrong A, Ernande L, et al. Recommendations for cardiac chamber quantification by echocardiography in adults: an update from the American Society of Echocardiography and the European Association of Cardiovascular Imaging. J Am Soc Echocardiogr. 2015;28(1):1-39.e14.

Lopez L, Colan SD, Frommelt PC, Ensing GJ, Kendall K, Younoszai AK, Lai WW, Geva T. Recommendations for quantification methods during the performance of a pediatric echocardiogram: a report from the Pediatric Measurements Writing Group of the American Society of Echocardiography Pediatric and Congenital Heart Disease Council. J Am Soc Echocardiogr. 2010 May;23(5):465-95; quiz 576-7.

Park MK. Cyanotic Congenital Heart Defects. In: Park MK, Salamat M. Park's Pediatrics Cardiology for Practitioners. 7. ed. Philadelphia: Elsevier, 2021. P.189.

Pettersen MD, Du W, Skeens ME, Humes RA. Regression equations for calculation of z scores of cardiac structures in a large cohort of healthy infants, children, and adolescents: an echocardiographic study. J Am Soc Echocardiogr. 2008 Aug;21(8):922-34.

VALORES DE REFERÊNCIA DAS PRINCIPAIS ESTRUTURAS E FLUXOS CARDÍACOS

FLUXOS CARDÍACOS (DOPPLER)

Fluxo cardíaco	Fase do ciclo respiratório	Velocidade média	Velocidades mínima/máxima
VCI	Expiração	0,45 m/s	0,2-0,6 m/s
VCS	Expiração	0,7 m/s	0,3-0,9 m/s
Tricúspide	Expiração	0,6 m/s	0,5-0,8 m/s
Mitral	Indiferente	1,0 m/s	0,8-1,3 m/s
AP	Indiferente	0,9 m/s	0,7-1,1 m/s
VSVE	Indiferente	1,0 m/s	0,7-1,2 m/s
Ao desc	Indiferente	1,5 m/s	1,2-1,8 m/s

VCI: Veia cava inferior; VCS: veia cava superior; AP: artéria pulmonar; VSVE: via de saída do ventrículo esquerdo; Ao desc: aorta descendente; m: metros; s: segundos.

PRINCIPAIS ESTRUTURAS CARDÍACAS (MEDIDAS EM MODO-M, EXPRESSAS em mm)

Peso (kg)	3	5	8	10	15	20	25	30	40	50	60
Ao	12 (10-14)	13 (11-16)	15 (12-17)	16 (13-18)	18 (15-22)	19 (16-23)	21 (17-24)	22 (18-26)	23 (19-27)	25 (20-29)	26 (21-30)
AE	18 (15-21)	20 (16-21)	21 (17-25)	22 (18-26)	25 (21-29)	27 (22-32)	28 (23-33)	30 (24-35)	32 (26-37)	33 (27-38)	34 (28-41)
SIV	4,5 (3,5-5)	4,5 (4-5,5)	5 (4,5-6)	5,5 (4,5-6)	6 (5-7)	7 (5,5-8)	7 (5,5-9)	7,5 (6-9)	8,5 (6-10)	8,5 (7-10)	9 (8-10)
VE (d)	21 (18-33)	25 (22-27)	28 (24-31)	29 (25-32)	33 (29-36)	35 (31-39)	37 (33-41)	39 (34-43)	42 (37-47)	44 (39-49)	46 (41-51)
VE (s)	14 (12-17)	16 (13-19)	17 (14-21)	18 (15-22)	21 (17-24)	23 (18-27)	24 (19-28)	25 (21-29)	27 (22-32)	28 (23-33)	29 (24-34)
PP(VE)	4 (3,5-5)	4,5 (4-5)	5 (4-6)	5 (4,5-6)	6 (5-7)	6,5 (5,5-8)	7 (6-8)	7 (6-8,5)	8 (6,5-9)	8,5 (7-9,5)	8,5 (7-10)

Ao: Aorta; AE: átrio esquerdo; SIV: septo interventricular; VEd: ventrículo esquerdo diástole; VEs: ventrículo esquerdo sístole; PPVE: parede posterior do VE; mm: milímetros.
Fontes: Henry WL, Ware J, Gardin JM et al. Circulation 1987. Park MK, Salamat M. Park's Pediatrics Cardiology for Practitioners, 2021.

LEITURAS SUGERIDAS

Lai WW, Mertens LL, Cohen MS, Geva T eds. Echocardiography in pediatric and congenital heart disease: from fetus to adult. | Hoboken, NJ: Wiley-Blackwell, 2002. p. 246.

Park MK. Cyanotic Congenital Heart Defects. In: Park MK, Salamat M. Park's Pediatrics Cardiology for Practitioners. 7. ed, Philadelphia: Elsevier, 2021. p. 189.

Parameter(z): Z-Scores and Reference Values for Pediatric Echocardiography [acesso em 02 de janeiro de 2023]. Disponível em: http://parameterz.blogspot.com.

https://www.cardioz.co

SUGESTÃO DE LAUDO DO ECOCARDIOGRAMA PEDIÁTRICO

LAUDO DO ECOCARDIOGRAMA TRANSTORÁCICO

Nome:
Data do exame:
Idade: SC:

AO	VE DIAST	Septo
AE	VE SIST	Parede post
VD	Fração de ejeção	Fração de encurtamento

O *situs* visceroatrial é *solitus* com levocardia e levoposição do ápex.
As conexões venosas sistêmica e pulmonar são normais.
Conexão atrioventricular tipo biventricular concordante, modo de conexão: duas valvas.
Há concordância ventrículo arterial, modo de conexão: duas valvas.
Septos interatrial e interventricular íntegros. Ausência de *shunt* intercavitário ao mapeamento de fluxo em cores nos planos atrial e ventricular.
As cavidades cardíacas apresentam dimensões normais.
O miocárdio de ambos os ventrículos apresenta espessura e contratilidade normais, evidenciando boa função sistólica dos mesmos. Relaxamento normal do miocárdio ventricular.
As valvas cardíacas apresentam características morfológicas normais, sem disfunção evidente mesmo ao mapeamento de fluxo em cores.
Tronco pulmonar e artérias pulmonares direita e esquerda apresentam dimensões e fluxo normais.
Arco aórtico para a esquerda, com calibre conservado, sem anormalidades ao longo do seu trajeto.
Ausência de fluxo na topografia do canal arterial.
Ausência de derrame pericárdico.

Conclusão
Exame normal.

ECOCARDIOGRAFIA REALIZADA NO CENTRO CIRÚRGICO

Nome:

Data do exame:

Idade: SC:

HD: Defeito do septo AV (DSAV) parcial

ECO Pré-CEC: não realizado

Cirurgia: atriosseptoplastia rafia de *cleft* mitral

ECO Pós-CEC:
- Retalho cirúrgico bem-posicionado no septo interatrial sem *shunt* residual
- Aumento de cavidades direitas
- Função sistólica biventricular preservada
- Rafia efetiva do *cleft* mitral
- Insuficiência tricúspide de grau discreto

ECOCARDIOGRAMA TRANSESOFÁGICO COM MICROBOLHAS

Nome:

Data do exame:

Idade: SC:

Exame realizado para avaliação de forame oval pérvio, com volume de 0,02 mL/kg de solução salina injetada por via intravenosa.
As conexões venosas sistêmica e pulmonar são normais.
Conexão atrioventricular tipo biventricular concordante.
Concordância ventrículo arterial.
Observa-se presença de contraste espontâneo em cavidades esquerdas após ____ batimentos por *shunt* direcionado do AD para o AE pelo septo interatrial.
Septo interventricular íntegro sem *shunt* intercavitário ao mapeamento de fluxo em cores.
Cavidades cardíacas apresentam dimensões normais.
Valva tricúspide sem anormalidades morfológicas, exibindo refluxo de grau discreto.
Valva mitral sem anormalidades morfofuncionais.
Valva aórtica sem anormalidades morfofuncionais.
Valva pulmonar sem anormalidades morfofuncionais.

Conclusão
Forame oval pérvio com fluxo direcionado da direita para a esquerda.

ÍNDICE REMISSIVO

Entradas acompanhadas por um *f* ou *q* em itálico
indicam figuras e quadros, respectivamente.

2 Câmara(s)
  na ecocardiografia, 12*f*
    no plano, 12*f*
      apical, 12*f*
3 Câmara(s)
  na ecocardiografia, 12*f*, 13*f*
    no plano, 12*f*, 13*f*
      apical, 12*f*, 13*f*
4 Câmara(s)
  na ecocardiografia, 5
    no plano, 5
      apical, 9*f*
      subcostal, 5
5 Câmara(s)
  na ecocardiografia, 11*f*
    no plano, 11*f*
      apical, 11*f*

A

AA (Arco Aórtico)
  doenças do, 141-151
    AAD, 145
    CoAo, 141
    IAA, 147
AAD (Arco Aórtico à Direita)
  CC associadas a, 146*q*
    conotruncais, 146*q*
  defeitos cardíacos, 151
    associados, 151
  ecocardiograma, 150, 151
    após tratamento cirúrgico, 151
    fetal, 150
  identificando pela ecocardiografia, 149
    plano, 149
      4 câmaras, 149
      paraesternal, 149
      subcostal, 149
      supraesternal, 142
  incidência, 145
ACD (Artéria Carótida Direita), 145
  origens da, 298*f*

ACE (Artéria Carótida Esquerda), 145, 297
  origens da, 298*f*
AE (Átrio Esquerdo)
  dimensão do, 49
AF (Anemia Falciforme)
  análise ecocardiográfica, 317
ALCAPA (Origem Anômala da Artéria Coronária
  Esquerda da Artéria Pulmonar)
  identificando pela ecocardiografia, 297
    plano, 297
      longitudinal, 298
      quatro câmaras, 299
      subcostal, 297
      transverso, 298
  incidência, 297
Análise Segmentar
  sequencial, 17-37
    nas CCs, 17-37
      conexão AV, 23
        biventricular, 23
        univentricular, 24
      conexão VA, 27
      conexões venosas, 21
        pulmonar, 22
        sistêmica, 21
      lesões de *shunt*, 29
        PCA, 33
      massa ventricular, 25
        morfologia ventricular, 25
      morfologia atrial, 17, 18
      posição do coração, 19
        no tórax, 19
      septos, 29
        CIA, 29
        CIV, 31
        DSAV, 32
        FO pérvio, 29
      situs atrial, 17, 19
      valvas, 29
        relação espacial, 29

ÍNDICE REMISSIVO

via de saída ventricular, 35
    lesões obstrutivas ao fluxo de, 35
Anastomose
  cavopulmonar, 200
    na SCEH, 200
    Fontan, 200
    Glenn, 200
    parcial, 200
    total, 200
Anel(is)
  diâmetro dos, 365, 374
    ao ecocardiograma, 365, 374
      da VAo, 374
      da VM, 365
      da VP, 374
      da VT, 365
Anexo(s), 361-382
  ecocardiograma, 381
    pediátrico, 381
      sugestão de laudo, 381
  estruturas cardíacas, 361-379
    medidas de, 361-378
      ao ecocardiograma, 361-378
      valores de referência, 379
    fluxos cardíacos, 379
      valores de referência, 379
Anomalia(s)
  associadas, 100, 167, 175, 199, 208, 211, 222, 243, 253, 293, 301
    a AT, 243
      cardíacas, 243
      extracardíacas, 243
    a CIA, 100
    a conexão AV, 253
      univentricular, 253
    a *cor triatriatum*, 301
    a DAVP, 87
      cardíacas, 87
    a DVSVD, 175
    a SCEH, 199
    a T4F, 167
    a TA, 208
      cardíacas, 208
      extracardíacas, 208
    a TC, 293
    a TCGA, 222
      cardíacas, 222
      extracardíacas, 222
    a TGA, 211
  da posição cardíaca, 73-82
    associadas, 78
      cardíacas, 78
      extracardíacas, 78
    classificação, 76
    diagnóstico diferencial, 82
    identificando pela ecocardiografia, 78
      plano, 78
        apical, 81
        paraesternal, 81
        subcostal, 78
        subxifoide, 78
    incidência, 73

isomerismo atrial, 77*q*
  principais características, 77*q*
morfologia, 76
síndromes esplênicas, 77*f*
  da poliesplenia, 77*f*
  de Ivemark, 77*f*
de Ebstein, 229-236
  anatomia, 230
  classificação morfológica para, 230*q*
    de Carpenter, 230*q*
  da VT, 229
  ecocardiografia, 231
    fetal, 235
    identificando pela, 231
  incidência, 230
  pós-operatório, 235
    tópicos importantes no, 235
  RNs com, 235*q*
    escore de Gore em, 235*q*
    prognóstico em, 235*q*
do *situs* atrial, 73-82
  associadas, 78
    cardíacas, 78
    extracardíacas, 78
  classificação, 76
  diagnóstico diferencial, 82
  identificando pela ecocardiografia, 78
    plano, 78
      apical, 81
      paraesternal, 81
      subcostal, 78
      subxifoide, 78
  incidência, 73
  isomerismo atrial, 77*q*
    principais características, 77*q*
  morfologia, 76
  síndromes esplênicas, 77*f*
    da poliesplenia, 77*f*
    de Ivemark, 77*f*
principais, 212*f*
  de artérias coronárias, 212*f*
  na TGA, 212*f*
Ao (Aorta)
  abdominal, 2
    na ecocardiografia, 2
      no plano subcostal, 2
        eixo curto, 2
        eixo longo, 3
  diâmetros da, 375
    ao ecocardiograma, 375
  e AP, 154*f*
    comunicação da, 154*f*
  TGA e, 209
  torácica, 14*f*
    na ecocardiografia, 14*f*
      no plano supraesternal, 14*f*
AP (Artéria Pulmonar), 167, 297
  anatomia, 186
  Ao e, 154*f*
    comunicação da, 154*f*
  diâmetro da, 377
    ao ecocardiograma, 377
  TGA e, 209

ÍNDICE REMISSIVO

AP (Atresia Pulmonar), 179-191
  com CIV, ver AP/CIV
  com SIV íntegro, 186
    anatomia, 186
    ecocardiograma após tratamento, 190
      cirúrgico, 190
      hemodinâmico, 190
    EF, 191
    fisiopatologia, 187
    identificando pela ecocardiografia, 187
      plano, 187
        apical, 188
        paraesternal, 188
        subcostal, 187
        supraesternal, 190
    incidência, 186
AP/CIV (Atresia Pulmonar com Comunicação Interventricular), 208
  classificação, 180q
  ecocardiograma fetal, 185
  epidemiologia, 179
  identificando pela ecocardiografia, 181
    plano, 181
      apical, 184
        4 câmaras, 184
        5 câmaras, 184
      paraesternal, 181
      subcostal, 181
      supraesternal, 184
  morfologia, 179
  pós-operatório, 185
    avaliação no, 185
    tópicos importantes na, 185
APNs (Artérias Pulmonares Nativas), 180q
APS (Artérias Pulmonares), 179
ARJ (Artrite Reumatoide Juvenil)
  identificando pela ecocardiografia, 316
Artéria(s)
  coronárias, 321q
    anormalidades das, 321q
    classificação das, 321q
ASCD (Artéria Subclávia Direita), 145
ASCE (Artéria Subclávia Esquerda), 145
AT (Atresia Tricúspide), 237-244
  anomalias associadas, 243
    cardíacas, 243
    extracardíacas, 243
  avaliação pós-operatória, 243
    tópicos importantes na, 243
  diagnóstico diferencial, 243
  EF, 242
  identificando pela ecocardiografia, 239
    lateralidade, 239
    plano, 239
      apical, 241
      paraesternal, 240
      subcostal, 239
      supraesternal, 242
    situs abdominal, 239
  incidência, 237
  morfologia, 237
  tipos de, 238q
    diagrama dos, 238f

AV (Atrioventricular)
  conexão, 23, 209, 245-259
    biventricular, 23
      tipos, 23f
    pela ecocardiografia, 24
      como identificar, 24
    TGA e, 209
    univentricular, 24, 245-259
      anomalias associadas, 253
      classificação, 246
      ecocardiograma pós-operatório, 254
      identificando pela ecocardiografia, 250, 257
        conexão VA, 252
        fetal, 257
        massa ventricular, 250
      incidência, 245
      morfologia, 245, 246f
      tipos, 24f, 247f, 249
        mais comuns, 249
        raros, 249
Avaliação Ecocardiográfica
  no pós-operatório, 343-360
    das cirurgias cardíacas, 343-360
      BAP, 343
      de BT, 346
      de Fontan, 350
      de Glenn, 348
      de Jatene, 357
      de Lecompte, 355
      de Rastelli, 355
      de Tx, 359
AVP (Atresia da Valva Pulmonar), 179

B

BAP (Bandagem da Artéria Pulmonar), 343
  cirurgia da, 344f
  identificando pela ecocardiografia, 345
    plano, 345
      paraesternal, 345
      subcostal, 345
BAVD (Banda Muscular Anômala do Ventrículo Direito)
  anatomia, 306
  diagnóstico diferencial, 308
  ecocardiograma, 308
    após tratamento cirúrgico, 308
  identificando pela ecocardiografia, 307
    plano, 307
      apical 4 câmaras, 308
      paraesternal, 307
      subcostal, 307
  incidência, 306
Bland-White-Garland
  síndrome de, 297
BT (Blalock-Taussig)
  cirurgia de, 346
    identificando pela ecocardiografia, 347
      plano, 347
        paraesternal, 347
        supraesternal, 347
    modificado, 346f

C

Canal
  arterial, 155
    diâmetro do, 155
    na ecocardiografia, 155
Carpenter
  classificação de, 230q
    morfológica, 230q
    para anomalia de Ebstein, 230q
Cateterismo Terapêutico
  importância da ecocardiografia no, 131, 138, 145
    nas lesões obstrutivas, 131, 138
      da VSVD, 131
      da VSVE, 138
      na CoAo, 145
CC (Cardiopatias Congênitas)
  análise segmentar nas, 17-37
    sequencial, 17-37
      conexão AV, 23
        biventricular, 23
        univentricular, 24
      conexão VA, 27
      conexões venosas, 21
        pulmonar, 22
        sistêmica, 21
      lesões de *shunt*, 29
        PCA, 33
      massa ventricular, 25
        morfologia ventricular, 25
      morfologia atrial, 17, 18
      posição do coração, 19
        no tórax, 19
      septos, 29
        CIA, 29
        CIV, 31
        DSAV, 32
        FO pérvio, 29
      situs atrial, 17, 19
      valvas, 29
        relação espacial, 29
      via de saída ventricular, 35
        lesões obstrutivas ao fluxo de, 35
  conotruncais, 146q
    associadas a AAD, 146q
  e AAD, 145
  e AT, 237
  e DSAV, 115
  e ecocardiografia funcional, 59
  e IAA, 147
  e lesões obstrutivas, 125
    das VSVD, 125
    das VSVE, 125
  e PCA, 153
  e T4F, 166
  e TGA, 210
  raras, 297-308
    ALCAPA, 297
    BAVD, 306
    cor triatriatum, 301
    JAP, 304
    pseudoaneurisma, 299
      do VE, 299

CIA (Comunicação Interatrial), 93-101, 115, 142, 187
  anomalias associadas, 100
  como avaliar, 29
    pela ecocardiografia, 29
  EF, 100
  identificando pela ecocardiografia, 95
    Doppler, 99
      avaliação do *shunt* interatrial, 99
        versus pressão arterial pulmonar, 99
    plano, 96
      apical, 98
        de 4 câmaras, 98
        do eixo curto, 98
      paraesternal, 97
        longitudinal, 97
      subcostal, 96
        longitudinal, 96
        transversal, 96
      supraesternal, 99
        longitudinal, 99
        transversal, 99
  incidência, 94
  localização, 94f
  morfologia, 94
    FOP, 95
  ostium primum, 116f, 117, 118
    DSAVT com, 116f
  T4F e, 167
  tipos de, 30f
  tópicos na avaliação, 101
    após o fechamento, 101
      cirúrgico, 101
      hemodinâmico, 101
Cirurgia(s) Cardíaca(s)
  pós-operatório das, 343-360
    avaliação ecocardiográfica no, 343-360
      BAP, 343
      de BT, 346
      de Fontan, 350
      de Glenn, 348
      de Jatene, 357
      de Lecompte, 355
      de Rastelli, 355
      de Tx, 359
CIV (Comunicação Interventricular), 31, 103-115
  AP com, *ver AP/CIV*
  classificação da, 104
  como avaliar, 31
    pela ecocardiografia, 31
  de via de entrada, 116f
    DSAVT com, 116f
  e AT, 237
  e IAA, 149
  e T4F, 165
  e TA, 203
  EF, 113
  fechamento da, 113
    tópicos importantes após, 113
      pela cirurgia, 113
      pela hemodinâmica, 113
  identificando pela ecocardiografia, 106
    Doppler, 112
      avaliação da PSAP, 112

duplamente relacionada, 111
muscular, 110
perimenbranosa, 107
incidência, 103
localização, 105*f*
morfologia, 103
na DVSVD, 173, 174*f*
 localizações, 174*f*
 tipos, 174*f*
QP:QS, 112
 avaliação do, 112
tipos, 105*f*
 planos ecocardiográficos, 105*q*
 adequados, 105*q*
CMH (Cardiomiopatia Hipertrófica), 265
causas, 267, 268*q*
 secundárias, 268*q*
desenho esquemático, 266*f*, 267*f*
incidência, 267
identificando pela ecocardiografia, 268
 plano, 269
 apical, 270
 paraesternal, 269
 subcostal, 269
 supraesternal, 271
CMP (Cardiomiopatia), 261-279
dilatada, 261, 262*f*
 coração com, 262*f*
 diagnóstico diferencial, 265
 identificando pela ecocardiografia, 261
 plano, 263
 apical, 264
 paraesternal, 263
 subcostal, 263
 supraesternal, 265
 morfologia, 261
 tipos, 261
hipertrófica, *ver CMH*
MNC, 275
restritiva, 272
 identificando pela ecocardiografia, 273
 plano, 274
 apical, 274
 paraesternal, 274
 subcostal, 274
 incidência, 273
 fisiopatologia, 273
 morfologia, 273
 padrão de relaxamento, 272*f*
CoAo (Coarctação da Aorta), 134, 141
defeitos cardíacos, 144
 associados, 144
ecocardiograma após tratamento, 145
 cirúrgico, 145
 hemodinâmico, 145
identificando pela ecocardiografia, 142
 avaliação Doppler, 143
 plano, 142
 4 camaras, 143
 longitudinal, 142
 subcostal, 142
 supraesternal, 143
 transverso, 142

importância da ecocardiografia, 145
 no cateterismo terapêutico, 145
incidência, 142
Comprometimento Reumático
em pediatria, 315*q*
 aspectos para quantificar, 315*q*
 ecocardiográficos, 315*q*
Conexão(ões)
AV, 23, 209, 245-259
 biventricular, 23
 tipos de, 23*f*
 pela ecocardiografia, 24
 como identificar, 24
 TGA e, 209
univentricular, 24, 245-259
 anomalias associadas, 253
 classificação, 246
 ecocardiograma pós-operatório, 254
 identificando pela ecocardiografia, 250, 257
 conexão VA, 252
 fetal, 257
 massa ventricular, 250
 incidência, 245
 morfologia, 245, 246*f*
 tipos de, 24*f*, 247*f*, 249
 mais comuns, 249
 raros, 249
VA, 27, 209, 252
com dupla via de saída, 28*f*
 do ventrículo, 28*f*
como definir, 27
 pela ecocardiografia, 27, 253
 pela ETT, 253
discordante, 27*f*
identificando pela ecocardiografia, 252
por via de saída única, 28*f*
 aórtica, 28*f*
TGA e, 209
venosas, 21
 pulmonar, 22
 sistêmica, 21
Cor Triatriatum
anomalias associadas, 301
identificando pela ecocardiografia, 303
 plano, 303
 longitudinal, 304
 quatro câmaras, 304
 subcostal, 303
 transverso, 304
 situs abdominal, 303
 tipos de, 302*f*
 mais comum, 303*f*
Coração
 apex do, 20*f*
 com ICGA, 221*f*
 posição do, 19
 no tórax, 19
Coronária(s)
 diâmetros das, 375, 376
 ao ecocardiograma, 375, 376
CSV (Crista Supraventricular), 103

D

DAVP (Drenagem Anômala Venosa Pulmonar), 85-92
- anomalias associadas, 87
  - cardíacas, 87
- classificação, 85
  - forma, 85, 86
    - parcial, 85
    - total, 86
- diagnóstico diferencial, 91
- ecocardiograma, 90
  - após tratamento cirúrgico, 90
- EF, 91
- identificando pela ecocardiografia, 87
  - plano, 89
    - apical, 89
    - paraesternal, 89
    - subcostal, 89
    - supraesternal, 90
- incidência, 85

DC (Débito Cardíaco)
- na avaliação quantitativa, 43
  - da função sistólica, 43
    - do VE, 43

DC (Doppler de Carótidas)
- em pediatria, 323-327
  - anatomia, 323
  - estenoses carotídeas, 327*q*
    - quantificação das, 327*q*
  - identificando pela ecocardiografia, 324
    - posicionamento do paciente, 324
  - indicações, 324

DDf (Diâmetro Ventricular Diastólico Final), 40
- avaliação quantitativa, 40

Defeito(s)
- cardíacos, 144, 151
  - associados, 144, 151
    - a CoAo, 144
    - a IAA, 151

Diâmetro(s)
- ao ecocardiograma, 363, 365, 366, 371, 374, 375
  - atriais, 363, 364
    - AD, 364
    - AE, 363, 364
  - da Ao torácica, 375
  - da AP, 377
  - da espessura miocárdica, 371
  - das coronárias, 376
  - das vias de saída ventriculares, 373
  - do VD, 368
  - do VE, 366
  - dos anéis, 365, 374
    - da VAo, 374
    - da VM, 365
    - da VP, 374
    - da VT, 365

DK (Doença de Kawasaki)
- identificando pela ecocardiografia, 319

Doença(s)
- do AA, 141-151
  - AAD, 145
  - CoAo, 141
  - IAA, 147

- do pericárdio, 281- 286
  - diagnóstico diferencial, 286
  - EF, 285
  - identificando pela ecocardiografia, 282
    - plano, 282
      - apical, 283
      - paraesternal, 283
      - subcostal, 282
- sistêmicas, 311-321
  - ecocardiografia nas, 311-321
    - hematológicas, 317
      - AF, 317
    - imunológicas, 319
      - DK, 319
    - pulmonares, 318
      - HP, 318
    - renais, 311
      - aguda, 311
      - crônica, 311
    - reumatológicas, 312
      - ARJ, 316
      - FR, 312
      - LES, 316

Doppler
- em VSVD, 131*q*
  - classificação, 131*q*
  - pelo grau da EP, 131*q*
- em VSVE, 138*q*
  - classificação, 138*q*
  - pelo grau da EAo, 138*q*
- na avaliação, 99, 112, 143
  - da CoAo, 143
  - da PSAP, 112
  - do *shunt* interatrial, 99
    - *versus* pressão arterial pulmonar, 99
- tecidual, 46, 55
  - onda S', 46, 55
    - no VD, 55
    - no VE, 46

DP (Derrame Pericárdico), 281*f*, 311
- avaliação do, 282
  - quantitativa, 282
- principais causas de, 282*q*
- sinais do, 284*q*
  - com potencial risco, 284*q*
  - de evoluir para TC, 284*q*

Dp/Dt (Derivada de Pressão-Tempo)
- do VE, 46
  - na avaliação semiquantitativa, 46
    - da função sistólica, 46

Drenagem
- venosa, 22
  - pela ecocardiografia, 22
    - como identificar, 22

DSAV (Defeito do Septo Atrioventricular), 115-124
- classificação, 115
- como avaliar, 32
  - pela ecocardiografia, 32

ÍNDICE REMISSIVO

EF, 123
  forma, 117, 118
    parcial, 118
      CIA *ostium primum*, 118
    total, 117
      CIA *ostium primum*, 117
      classificação de Rastelli, 117, 121*f*
  identificando pela ecocardiografia, 118
    lateralidade, 118
    plano, 118
      apical, 119
      de 4 câmaras, 119
      paraesternal, 119
      subcostal, 118
      supraesternal, 122
    situs abdominal, 118
  incidência, 115
  lesões associadas, 123
  morfologia, 115
  parcial, 116*f*
    com CIA, 116*f*
      ostium primum, 116*f*
    com duas VAV, 116*f*
  pós-operatório, 123
    avaliação no, 123
      tópicos importantes, 123
  T4F e, 167
DSAVT (Defeito do Septo Atrioventricular Total), 32*f*, 115
  com CIA *ostium primum*, 116*f*
  com CIV de via de entrada, 116*f*
  com VAV única, 116*f*
  não balanceado, 117*f*, 122
DSf (Diâmetro Ventricular Sistólico Final), 40
DVSVD (Dupla Via de Saída do Ventrículo Direito), 173-178, 208
  anomalias associadas, 175
  CIV na, 174*f*
    localizações, 174*f*
    tipos, 174*f*
  classificação, 174
  diagnóstico diferencial, 178
  EF, 178
  grandes artérias na, 174*f*
    posição das, 174*f*
    relação das, 174*f*
  identificando pela ecocardiografia, 175
    avaliação do pós-operatório, 178
      tópicos importantes na, 178
    lateralidade, 175
    plano, 175
      apical, 178
      paraesternal, 176
      subcostal, 175
      supraesternal, 178
    situs abdominal, 175
  incidência, 173
  morfologia, 173

E

EAo (Estenose Aórtica), 133*f*
  grau da, 138*q*
    classificação pelo, 138*q*
      Doppler em VSVE, 138*fq*
  supravalvar, 136
  valvar, 132
Ebstein
  anomalia de, 229-236
    anatomia, 230
    classificação morfológica para, 230*q*
      de Carpenter, 230*q*
    da VT, 229
    ecocardiografia, 231
      fetal, 235
      identificando pela, 231
    incidência, 230
    pós-operatório, 235
      tópicos importantes no, 235
    RNs com, 235*q*
      escore de Gore em, 235*q*
      prognóstico em, 235*q*
Ecocardiografia
  avaliar pela, 29, 31-33, 37
    a CIA, 29
    a CIV, 31
    as lesões obstrutivas, 37
      ao fluxo de via de saída ventricular, 34
    o DSAV, 32
    PCA, 33
  definir pela, 19, 24, 26, 27
    a conexão, 24, 27
      AV, 24
      VA, 27
    a morfologia ventricular, 26
    o *situs* atrial, 19
  funcional, 59-71
    USCF, 59-71
      como realizar, 60
      identificando pela, 60
      aplicabilidade, 60
      principais aplicações, 59*q*
  identificando pela, 78, 87, 91, 95, 100, 106, 113, 118, 119, 122, 127, 136, 142, 146, 149, 155, 161, 167, 175, 181, 187, 194, 213, 222, 231, 239, 250, 261, 268, 273, 276, 282, 288, 297, 300, 303, 305, 307, 324, 345, 347, 349, 351, 356, 358, 359
    AAD, 146
    ALCAPA, 297
    anomalia de Ebstein, 231
    anomalias, 78
      da posição cardíaca, 78
      do *situs* atrial, 78
    AP, 187
      com SIV íntegro, 187
    AP/CIV, 181
    AT, 239
    BAP, 345
    BAVD, 307
    CIA, 95
    CIV, 106
    CMH, 268

CMP, 261, 273
   dilatada, 261
   restritiva, 273
CoAo, 142
conexão VA univentricular, 250, 252
   massa ventricular, 250
cor triatriatum, 303
DAVP, 87
diâmetro, 155
   do canal arterial, 155
direção do fluxo, 156
   avaliação da, 156
DP, 282
DSAV, 118
DVSVD, 175
grande repercussão hemodinâmica, 158
   PCA com, 158
IAA, 149
JAP, 305
lesões obstrutivas, 127, 136
   da VSVE, 136
   do TSVD, 127
MNC, 276
na cirurgia, 347, 349, 351
   de BT, 347
   de Fontan, 351
   de Glenn, 349
   de Jatene, 358
no DC, 324
   em pediatria, 324
no procedimento, 356
   de Rastelli, 356
PCA, 161
pseudoaneurisma, 300
   do VE, 300
SCEH, 194
T4F, 167
TC, 288
   fibromas, 290
   linfomas, 292
   mixomas, 291
   rabdomiomas, 289
   teratomas, 291
TCGA, 222
TGA, 213
Tx, 359
   cardíaco, 359
identificando por, 205
TA, 205
identificar pela, 21, 22
   a drenagem venosa, 22
   a posição cardíaca, 21
importância da, 131, 138, 145
   no cateterismo terapêutico, 131, 138, 145
      na CoAo, 145
      nas lesões obstrutivas, 131, 138
         da VSVD, 131
         da VSVE, 138
nas doenças sistêmicas, 311-321
   hematológicas, 317
      AF, 317
   imunológicas, 319
      DK, 319
   pulmonares, 318
      HP, 318
   renais, 311
      aguda, 311
      crônica, 311
   reumatológicas, 312
      ARJ, 316
      FR, 312
      LES, 316
objetivos da, 34
   nas lesões, 34
   tipo *shunt*, 34
pediátrica, 1-14, 382
   exame de, 1-14
      plano apical, 9, 13*q*
         2 câmaras, 12*f*, 13*f*
         3 câmaras, 12*f*, 13*f*
         4 câmaras, 9*f*
         5 câmaras, 11*f*
         estruturas cardíacas, 13*q*
      plano paraesternal, 6, 7*f*, 8*f*
         alto, 8*f*
         eixo curto, 7*f*, 8*f*
         eixo longo, 7*f*
         estruturas cardíacas, 8*q*
      plano subcostal, 2, 3, 6*q*
         estruturas cardíacas, 6*q*
         eixo curto, 2, 4
         eixo longo, 3, 5
      plano supraesternal, 14
         estruturas cardíacas, 14*q*
   no centro cirúrgico, 382
   sugestão de laudo, 382
Ecocardiografias
   transesofágicas, 329-340
      técnicas avançadas, 329-340
         3D, 331
         4D, 331
         aspectos técnicos, 338
         identificando pelo ETE, 339
         indicações, 336
         inteligência artificial, 334
         o exame, 336
         speckle tracking, 329
            strain, 329
         strain, 329, 331
            circunferencial, 331
            longitudinal, 329
            radial, 331
Ecocardiograma
   após tratamento, 90, 131, 138, 145, 151, 190, 200, 308
      cirúrgico, 90, 145, 151, 190, 200, 308
         na AP com SIV íntegro, 190
         na BAVD, 308
         na CoAo, 145
         na DAVP, 90
         na IAA, 151
         na SCEH, 200

hemodinâmico, 145, 190
  na AP com SIV íntegro, 190
  na CoAo, 145
intervencional, 200
  na SCEH, 200
nas lesões obstrutivas, 131, 138
  do VSVD, 131
  do VSVE, 138
fetal, 150, 170, 185, 198, 216
  na AP/CIV, 185
  na IAA, 150
  na SCEH, 198
  na T4F, 170
  na TGA, 216
medidas ao, 361-378
  de estruturas cardíacas, 361-378
    diâmetros, 363, 365, 366, 371, 374, 375
      atriais, 363
      da Ao torácica, 375
      da AP, 377
      da espessura miocárdica, 371
      das coronárias, 376
      das vias de saída ventriculares, 373
      do VD, 368
      do VE, 366
      dos anéis da VAo, 374
      dos anéis da VM, 365
      dos anéis da VP, 374
      dos anéis da VT, 365
    veias cavas, 362
    volumes, 364, 369
      atriais, 364
      ventriculares, 369
  pediátrico, 381
    sugestão de laudo, 381
  pós-operatório, 217, 254
    na conexão AV, 254
      univentricular, 254
        pela ETT, 257
    na TGA, 217
ECOTT (Ecocardiograma Transtorácico), 311
  bidimensional, 315f
  pediátrico, 381
    sugestão de laudo, 381
EF (Ecocardiografia Fetal)
  do TA, 208
  e CIA, 100
  e CIV, 113
  e DAVP, 91
  e doenças, 285
    do pericárdio, 285
  e DSAV, 123
  e DVSVD, 178
  e PCA, 162
  identificando pela, 257
    na conexão AV univentricular, 257
  na anomalia, 235
    de Ebstein, 235
  na AP, 191
    com SIV íntegro, 191
  na AT, 242
  na TCGA, 225

nas lesões obstrutivas, 139
  da VSVD, 139
  da VSVE, 139
EM (Esôfago Médio)
  plano, 339
    no ETE, 339
Embriologia
  MNC, 275
EP (Estenose Pulmonar)
  classificação, 126
    pelo grau da, 131q
      da VSVD, 131q
  incidência, 126
  morfologia, 126
ESAo (Estenose Aórtica Subvalvar), 134, 135f
Espessura
  miocárdica, 371
    diâmetro da, 371
      ao ecocardiograma, 371
Estenose(s)
  carotídeas, 327q
    quantificação das, 327q
Estrutura(s) Cardíaca(s)
  medidas de, 361-378
    ao ecocardiograma, 361-378
      diâmetros, 363, 365, 366, 371, 374, 375
        atriais, 363
        da Ao torácica, 375
        da AP, 377
        da espessura miocárdica, 371
        das coronárias, 376
        das vias de saída ventriculares, 373
        do VD, 368
        do VE, 366
        dos anéis da VAo, 374
        dos anéis da VM, 365
        dos anéis da VP, 374
        dos anéis da VT, 365
      veias cavas, 362
      volumes, 364, 369
        atriais, 364
        ventriculares, 369
    valores de referência, 379
      modo-M, 379
ETE (Ecocardiograma Transesofágico), 34
  com microbolhas, 382
    pediátrico, 382
      sugestão de laudo, 382
  no paciente pediátrico, 337q
    contraindicações, 337q
    indicações, 337q
  técnicas avançadas, 329-340
    3D, 331
    4D, 331
    aspectos técnicos, 338
    identificando pelo, 339
    indicações, 336
    inteligência artificial, 334
    o exame, 336
    planos, 338f

speckle tracking, 329
  strain, 329
strain, 329, 331
  circunferencial, 331
  longitudinal, 329
  radial, 331
ETT (Ecocardiografia Transtorácica), 1
  avaliar pela, 37
    as lesões obstrutivas, 37
      ao fluxo de via de saída ventricular, 37
  como definir pela, 250
    a massa ventricular, 250
  no plano supraesternal, 14f
Exame
  de ecocardiografia, 1-14
    pediátrica, 1-14
      plano apical, 9, 13q
        2 câmaras, 12f, 13f
        3 câmaras, 12f, 13f
        4 câmaras, 9f
        5 câmaras, 11f
        estruturas cardíacas, 13q
      plano paraesternal, 6, 7f, 8f
        alto, 8f
        eixo curto, 7f, 8f
        eixo longo, 7f
        estruturas cardíacas, 8q
      plano subcostal, 2, 3, 6q
        estruturas cardíacas, 6q
        eixo curto, 2, 4
        eixo longo, 3, 5
      plano supraesternal, 14
        estruturas cardíacas, 14q

F

FAC (Variação Fracional da Área)
  do VD, 54
FE (Fração de Ejeção)
  do VD, 56
    em 3D/4D, 56
    em strain, 56
  ventricular, 40
    na avaliação quantitativa, 40
      da função sistólica, 40
Fechamento
  da CIV, 113
    tópicos importantes após, 113
      hemodinâmico, 113
      pela cirurgia, 113
    tópicos na avaliação após, 101, 162
      cirúrgico, 101, 162
        na CIA, 101
        na PCA, 162
      hemodinâmico, 101, 162
        na CIA, 101
        na PCA, 162
Fenc (Fração de Encurtamento)
  do VE, 65q
  ventricular, 40
    na avaliação quantitativa, 40
      da função sistólica, 40

FEVE (Fração de Ejeção do Ventrículo Esquerdo), 65q, 317
Fibroma(s)
  identificando pela ecocardiografia, 290
Fluxo(s)
  cardíacos, 379
    valores de referência, 379
      Doppler, 379
  de via de saída ventricular, 37
    lesões obstrutivas ao, 37
      avaliar pela ETT as, 37
  direção do, 156
    avaliação da, 156
      pela ecocardiografia, 156
  mapeamento do, 162
    em cores, 162
      Doppler, 162
  padrão do, 50, 51
    mitral, 50
    venoso pulmonar, 51
FO (Forame Oval), 142
  pérvio, 29
FOCUS (Focused Ultrasound for Pediatric Diseases), ver USCF
Fontan
  anastomose cavopulmonar, 200
    na SCEH, 200
  operação de, 350
    identificando pela ecocardiografia, 351
      plano, 351
        apical, 359
        paraesternal, 353
        subcostal, 351
        supraesternal, 359
FOP (Forame Oval Patente)
  e AT, 237
  morfologia, 95
FR (Febre Reumática)
  ecocardiografia na, 312
Função Cardíaca
  técnicas para avaliação da, 39-57
    IC, 39
      etiologia da, 39
      identificando pela ecocardiografia, 39
        função diastólica, 48, 56
          do VD, 56
          do VE, 48
        função sistólica, 39, 52
          do VD, 52
          do VE, 39
        fisiopatologia, 39

G

Glenn
  anastomose cavopulmonar, 200
    na SCEH, 200
  cirurgia de, 348
    identificando pela ecocardiografia, 349
Gore
  escore de, 235q
    em RNs, 235q
      com anomalia de Ebstein, 235q

H

HAS (Hipertensão Arterial Sistêmica), 311
HP (Hipertensão Pulmonar)
  identificando pela ecocardiografia, 318
HVE (Hipertrofia Ventricular Esquerda), 311

I

IAA (interrupção de Arco Aórtico), 147
  classificação, 148
    segundo Celoria & Taton, 148*f*
  identificando pela ecocardiografia, 148
IC (Insuficiência Cardíaca), 311
  etiologia, 39
  fisiopatologia, 39
Índice
  de Tei, 45
Insuficiência
  avaliação da, 313*f*, 314*f*
    aórtica, 314*f*
    mitral, 313*f*
Inteligência
  artificial, 334
IP (Insuficiência Pulmonar), 112
IPM (Índice de *Performance* Miocárdica)
  na função sistólica, 45, 53
    do VD, 53
    do VE, 45
      na avaliação semiquantitativa, 45
IRC (Insuficiência Renal Crônica), 311
IT (Insuficiência tricúspide), 112

J

Janela(s)
  ecocardiográficas, 2*f*
  subcostal, 60
    identificando pela USCF, 60
      aplicabilidade, 60
  subxifoide, 60
JAP (Janela Aortopulmonar), 304
  diagnóstico diferencial, 306
  identificando pela ecocardiografia, 305
    plano, 305
      paraesternal, 305
    incidência, 305
Jatene
  cirurgia de, 357
    identificando pela ecocardiografia, 358
      plano, 358
        paraesternal, 353
        subcostal, 358

L

Laudo
  do ecocardiograma pediátrico, 381
    sugestão de, 381
      ECOTT, 381
      ETE, 382
        com microbolhas, 382
        no centro cirúrgico, 382

Lecompte
  procedimento de, 355, 355
    REV, 356
LES (Lúpus Eritematoso Sistêmico)
  identificando pela ecocardiografia, 316
Lesão(ões) Obstrutiva(s)
  das VSVD, 125-140
    do trato, 126
      classificação, 126, 131*q*
      Doppler em, 131*q*
      ecocardiograma após o tratamento, 131
        cirúrgico, 131
        hemodinâmico, 131
      fisiopatologia, 127
      identificando pela ecocardiografia, 127
      importância da ecocardiografia, 131
        no cateterismo terapêutico, 131
      incidência, 126
      morfologia, 126
  das VSVE, 125-140
    do trato, 132
      classificação, 132, 138*q*
      Doppler em, 138*q*
      ecocardiograma após o tratamento, 138
        cirúrgico, 138
        hemodinâmico, 138
      EF nas, 139
      identificando pela ecocardiografia, 136
      importância da ecocardiografia, 138
        no cateterismo terapêutico, 138
      incidência, 132
      morfologia, 132
Lesão(ões)
  associadas a DSAV, 123
  cardíacas, 211
    classificação quanto às, 211
    das TGAs, 211
  de *shunt*, 29
    ecocardiografia nas, 34
      objetivos da, 34
    PCA, 33
  obstrutivas, 35, 37
    ao fluxo, 35, 37
    de via de saída ventricular, 35, 37
      pela ETT, 37
Linfoma(s)
  identificando pela ecocardiografia, 292
LP (Líquido Pericárdico), 281

M

MAPSE (Excursão Sistólica Máxima da Valva Mitral)
  na avaliação semiquantitativa, 44
    da função sistólica, 44
      do VE, 44
Massa
  ventricular, 25, 250
    como definir, 26, 250
      pela ecocardiografia, 26
      pela ETT, 250
    morfologia ventricular, 25, 250
Mixoma(s)
  identificando pela ecocardiografia, 291

MNC (Miocárdio Não Compactado)
  critérios diagnósticos, 278q
  embriologia, 275
  identificando pela ecocardiografia, 276
    plano, 278
      apical, 278
      paraesternal, 278
Morfologia
  anomalias, 76
    posição cardíaca, 76
    situs atrial, 76
  AP/CIV, 179
  atrial, 17, 18
    AD, 18, 19f
    AE, 18, 19f
  CIA, 94
    FOP, 95
  CIV, 103
  CMP, 261, 273
    dilatada, 261
    restritiva, 273
  conexão AV, 245
    univentricular, 245
  DSAV, 115
  SCEH, 193
  T4F, 166
  TA, 203
  TCGA, 222
  TGA, 210

N
Norwood
  procedimento híbrido, 200
    na SCEH, 200

O
Onda
  S', 46, 55
    no Doppler tecidual, 46, 55
      no VD, 55
      no VE, 46

P
Paraesternal
  identificando pela USCF, 64
    aplicabilidade, 64
      alto, 67
        corte do canal, 67
        visão ductal, 67
      eixo curto, 67
      eixo longo, 64
PCA (Persistência de Canal Arterial), 34f, 153-162
  como avaliar, 33
    pela ecocardiografia, 33
  e IAA, 147
  EF, 162
  em PMTs, 155
  em RN, 161
    a termo, 161
    e lactentes, 161

identificando pela ecocardiografia, 155, 161
  diâmetro, 155
    do canal arterial, 155
  direção do fluxo, 156
    avaliação da, 156
  Doppler, 162
    contínuo, 162
    mapeamento do fluxo em cores, 162
    pulsátil, 162
  grande repercussão hemodinâmica, 158
    PCA com, 158
  plano, 161
    apical de 4 câmaras, 162
    paraesternal, 161
    supraesternal, 162
  incidência, 155
  tópicos na avaliação, 162
    após fechamento, 162
      cirúrgico, 162
      hemodinâmico, 162
Pediatria
  aspectos ecocardiográficos em, 315q
    para quantificar, 315q
      comprometimento reumático, 315q
  DC em, 323-327
    anatomia, 323
    estenoses carotídeas, 327q
      quantificação das, 327q
    identificando pela ecocardiografia, 324
      posicionamento do paciente, 324
    indicações, 324
Pericárdio
  doenças do, 281- 286
    diagnóstico diferencial, 286
    EF, 285
    identificando pela ecocardiografia, 282
      plano, 282
        apical, 283
        paraesternal, 283
        subcostal, 282
Plano Apical
  identificando pela USCF, 68
    aplicabilidade, 68
      4 câmaras, 68
      5 câmaras, 70
Plano(s)
  ecocardiográficos, 2f
    locais dos, 2f
    no tórax, 2f
  na ecografia, 2
    apical, 9, 13q
      2 câmaras, 12f, 13f
      3 câmaras, 12f, 13f
      4 câmaras, 9f
      5 câmaras, 11f
      estruturas cardíacas, 13q
    paraesternal, 6
      alto, 8f
      eixo curto, 8f

ÍNDICE REMISSIVO

eixo longo, 7f
 estruturas cardíacas, 8q
subcostal, 2, 3, 6q
 estruturas cardíacas, 6q
 eixo curto, 2, 4
  bicaval, 4
  da Ao abdominal, 2
  da VCI, 2
  ventrículos, 4
  VSVD, 4
 eixo longo, 3, 5
  4 câmaras, 5
  da Ao abdominal, 3
  da VCI, 3
  ventrículos, 5
supraesternal, 14
 estruturas cardíacas, 14q
 ETT, 14f
PMT (Prematuro), 153
 PCA em, 155
Posição Cardíaca
 anomalias da, 73-82
  associadas, 78
   cardíacas, 78
   extracardíacas, 78
  classificação, 76
  diagnóstico diferencial, 82
  identificando pela ecocardiografia, 78
   plano, 78
    apical, 81
    paraesternal, 81
    subcostal, 78
    subxifoide, 78
  incidência, 73
  isomerismo atrial, 77q
   principais características, 77q
  morfologia, 76
  síndromes esplênicas, 77f
   da poliesplenia, 77f
   de Ivemark, 77f
 pela ecocardiografia, 21
  como identificar, 21
Posição
 do coração, 19
 no tórax, 19
PSAP (Pressão Sistólica da Artéria Pulmonar), 155
 avaliação da, 112
 identificando a, 106
  pela ecocardiografia, 106
Pseudoaneurisma
 do VE, 299
 identificando pela ecocardiografia, 300
  plano, 300
   longitudinal, 300

Q
Qp (Fluxo Pulmonar), 112
Qp:Qs (Fluxo entre as Circulações Pulmonar e Sistêmica)
 avaliação do, 112
 cálculo do, 113f
Qs (Fluxo Sistêmico), 112

R
Rabdomioma(s)
 identificando pela ecocardiografia, 289
Rastelli
 cirurgia de, 355f
 classificação de, 117
  DSAVT, 117
 procedimento de, 355
  identificando pela ecocardiografia, 356
RN (Recém-Nascido), 1, 153
 com anomalia de Ebstein, 235q
  escore de Gore em, 235q
  prognóstico em, 235q
 PCA em, 161
  a termo, 161
  e lactentes, 161

S
SCEH (Síndrome do Coração Esquerdo Hipoplásico), 193-201
 anatomia cardíaca na, 194f
 anomalias associadas, 199
 diagnóstico, 199, 201
  diferencial, 199
  inicial, 201
   pontos importantes, 201
 ecocardiograma, 198, 200
  após tratamento, 200
   cirúrgico, 200
   intervencional, 200
  fetal, 198
 identificando pela ecocardiografia, 194
  plano, 194
   apical, 197
   paraesternal, 196
   subcostal, 194
   subxifoide, 194
   supraesternal, 198
 incidência, 193
 morfologia, 193
Septo(s)
 CIA, 29
 CIV, 31
 DSAV, 32
 FO pérvio, 29
 SGL (*Strain* Global Longitudinal)
  do VD, 56f
   análise do, 56f
 Shunt
  interatrial, 99
   versus pressão arterial pulmonar, 99
    avaliação do, 99
     Doppler na, 99
  lesões de, 29
   ecocardiografia nas, 34
    objetivos da, 34
   PCA, 33
 SI (Septo Infundibular), 166f
Síndrome
 de Bland-White-Garland, 297
Situs Atrial
 anomalias do, 73-82

associadas, 78
    cardíacas, 78
    extracardíacas, 78
classificação, 76
diagnóstico diferencial, 82
identificando pela ecocardiografia, 78
    plano, 78
        apical, 81
        paraesternal, 81
        subcostal, 78
        subxifoide, 78
    incidência, 73
    isomerismo atrial, 77*q*
        principais características, 77*q*
    morfologia, 76
    síndromes esplênicas, 77*f*
        da poliesplenia, 77*f*
        de Ivemark, 77*f*
inversus, 17, 18*f*
pela ecocardiografia, 19
    como definir, 19
solitus, 17, 18*f*
SIV (Septo Interventricular), 5*f*, 95, 103, 118, 173
    e IAA, 149
    hipertrofia do, 312*f*
        acentuada, 312*f*
    íntegro, 186
        AP com, 186
            anatomia, 186
            ecocardiograma após tratamento, 190
                cirúrgico, 190
                hemodinâmico, 190
            EF, 191
            fisiopatologia, 187
            identificando pela ecocardiografia, 187
            incidência, 186
Suplência
    pulmonar, 181*f*

T

T4F (Tetralogia de Fallot), 165-172
    anomalias associadas, 167
    classificação, 166
    diagnóstico, 171
        diferencial, 171
        ecocardiográfico, 171
            importante, 171
    ecocardiograma fetal, 170
    identificando pela ecocardiografia, 167
        plano, 167
            apical, 169
                4 câmaras, 169
                5 câmaras, 169
            paraesternal, 167
            subcostal, 167
            subxifoide, 167
            supraesternal, 169
    incidência, 166
    morfologia, 166
TA (*Truncus arteriosus*), 203-208
    anomalias associadas, 208
        cardíacas, 208
        extracardíacas, 208

EF, 208
identificando por ecocardiografia, 205
    plano, 206
        apical, 207
        paraesternal, 206
        subcostal, 206
        supraesternal, 207
    situs abdominal, 206
        lateralidade, 206
    incidência, 203
    morfologia, 203
    pós-operatório, 207
        avaliação no, 207
            tópicos importantes na, 207
    tipos de, 204*f*
    tópicos ecocardiográficos, 204*q*
        importantes, 204*q*
TAPSE (Excursão Sistólica Máxima da Valva Tricúspide)
    na função sistólica, 54
        do VD, 54
TBC (Tronco Braquiocefálico), 145
TC (Tamponamento Cardíaco), 283
    potencial risco de evoluir para, 284*q*
    sinais do DP com, 284*q*
TC (Tumores Cardíacos), 287-295
    anomalias associadas, 293
    diagnóstico diferencial, 293
    identificando pela ecocardiografia, 288
        fibromas, 290
        linfomas, 292
        mixomas, 291
        rabdomiomas, 289
        teratomas, 291
    principais, 287*f*
        localização dos, 287*f*
TCGA (Transposição Congenitamente Corrigida das Grandes Artérias), 221-228
    anomalias associadas, 222
        cardíacas, 222
        extracardíacas, 222
    coração com, 221*f*
    diagnóstico, 226, 228
        diferencial, 226
        ecocardiográfico, 228
            importante, 228
    ecocardiografia, 222, 225
        fetal, 225
        identificando pela, 222
    incidência, 222
    morfologia, 222
TCIV (Tempo de Contração Isovolumétrica), 45, 53
TE (Tempo de Ejeção), 45, 53
Tei
    índice de, 45
Teratoma(s)
    identificando pela ecocardiografia, 291
TG (Transgástrico)
    plano, 340
        no ETE, 340

TGA (Transposição das Grandes Artérias), 209-220
  análise sequencial na, 210q
    morfológica, 210q
  anomalias associadas, 211
  artérias coronárias na, 212f
    principais anomalias de, 212f
  classificação, 211
    quanto à fisiopatologia, 211
    quanto ao espectro de apresentação clínica, 211
    quanto às lesões cardíacas, 211
  congenitamente corrigida, ver TCGA
  diagnóstico, 219, 220
    diferencial, 219
    importante, 220
  ecocardiograma, 216, 217
    fetal, 216
    pós-operatório, 217
  identificando pela ecocardiografia, 213
    plano, 213
      apical, 215
      paraesternal, 214
      subcostal, 213
      subxifoide, 213
      supraesternal, 216
  incidência, 210
  morfologia, 210
Tórax
  locais no, 2f
    dos planos ecocardiográficos, 2f
TP (Tronco Pulmonar), 167
TRIV (Tempo de Relaxamento Isovolumétrico), 53
TSR (Terapia de Substituição Renal), 311
TSVD (Trato de Saída do Ventrículo Direito)
  lesões obstrutivas do, 126
    classificação, 126, 131q
    Doppler em, 131q
    ecocardiograma após o tratamento, 131
      cirúrgico, 131
      hemodinâmico, 131
    fisiopatologia, 127
    identificando pela ecocardiografia, 127
    importância da ecocardiografia, 131
      no cateterismo terapêutico, 131
    incidência, 126
    morfologia, 126
Tx (Transplante)
  cardíaco, 359
    identificando pela ecocardiografia, 359

U

USCF (Ultrassonografia Cardíaca Focada)
  ecocardiografia funcional, 59-71
    como realizar, 60
    identificando pela, 60
      janela, 60
        subcostal, 60
        subxifoide, 60
      paraesternal, 64, 67
        alto, 67
        eixo curto, 67
        eixo longo, 64

plano apical, 68
  4 câmaras, 68
  5 câmaras, 70
principais aplicações, 59q

V

VA (Ventriculoarterial)
  conexão, 27, 209, 252
    com dupla via de saída, 28f
      do ventrículo, 28f
    como definir, 27
      pela ecocardiografia, 27, 253
      pela ETT, 253
    discordante, 27f
    identificando pela ecocardiografia, 252
    por via de saída única, 28f
      aórtica, 28f
    TGA e, 209
Valva(s)
  AV, 116f
    aspecto das, 116f
    relação espacial, 29
  VAo (Valva Aórtica), 134f, 137
    anéis da, 374
      diâmetro dos, 374
        ao ecocardiograma, 374
    e TGA, 210
  VAV (Valva Atrioventricular)
    anel AV com, 116f
      duas, 116f
        no DSAV parcial, 116f
      único, 116f
        no DSAVT, 116f
  VAVU (Valva Atrioventricular Única), 115
    anel AV único, 116f
VCI (Veia Cava Inferior), 86
  na ecocardiografia, 2
    no plano subcostal, 2
      eixo curto, 2
      eixo longo, 3
VCS (Veia Cava Superior), 86
VD (Ventrículo Direito), 5f, 165
  diâmetro do, 368
    ao ecocardiograma, 368
  função diastólica, 56
  função sistólica, 52
    Doppler tecidual, 55
      onda S', 55
    FAC, 54
    FE, 56
      em 3D/4D, 56
      em strain, 56
    IPM, 53
    TAPSE, 54
  hipertrofia do, 165
  SGL do, 56f
    análise do, 56f
  TGA e, 209
VE (Ventrículo Esquerdo), 5f
  diâmetro do, 366
    ao ecocardiograma, 366

função diastólica do, 48
  dimensão, 49
    do AE, 49
  padrão do fluxo, 50, 51
    mitral, 50
    venoso pulmonar, 51
função sistólica do, 39
  avaliação qualitativa, 47
  avaliação quantitativa, 40
    DC, 43
    FE, 40
    Fenc ventricular, 40
  avaliação semiquantitativa, 44
    Dp/Dt, 46
    IPM, 45
    MAPSE, 44
    onda S' no Doppler tecidual, 46
pseudoaneurisma do, 299
  identificando pela ecocardiografia, 300
TGA e, 209
Veia(s)
  cavas, 362
    medidas das, 362
      ao ecocardiograma, 362
Ventrículo(s)
  na ecocardiografia, 4
    no plano subcostal, 4
      eixo curto, 4
      eixo longo, 5
Via(s) de Saída
  ventricular(es), 35, 37, 125*f*, 126*f*, 373
    com atresia, 125*f*
    com estenose, 35*f*, 125*f*, 126*f*
      subvalvar, 35*f*, 126*f*
      supravalvar, 35*f*, 126*f*
      valvar, 35*f*, 126*f*
    diâmetro das, 373
      ao ecocardiograma, 373
    fluxo de, 35, 37
      lesões obstrutivas ao, 35, 37
        pela ETT, 37
      normal, 35*f*, 126*f*
VM (Valva Mitral)
  anéis da, 365
    diâmetro dos, 365
      ao ecocardiograma, 365

Volume(s)
  ao ecocardiograma, 364, 369
    atriais, 364
    ventriculares, 369
VP (Valva Pulmomar), 167
  anéis da, 374
    diâmetro dos, 374
      ao ecocardiograma, 374
  malformação da, 35*f*
VPSD (Veia Pulmonar Superior Direita), 86
VSVD (Via de Saída do Ventrículo Direito), 5*f*, 165
  lesões obstrutivas, 125-140
    do trato, 126
      classificação, 126, 131*q*
      Doppler, 131*q*
      ecocardiograma após o tratamento, 131
        cirúrgico, 131
        hemodinâmico, 131
      fisiopatologia, 127
      identificando pela ecocardiografia, 127
      importância da ecocardiografia, 131
        no cateterismo terapêutico, 131
      incidência, 126
      morfologia, 126
    EF nas, 139
    na ecocardiografia, 4
      no plano subcostal, 4
        eixo curto, 4
  obstrução da, 165
VSVE (Via de Saída do Ventrículo Esquerdo), 11*f*
  e IAA, 149
  lesões obstrutivas, 125-140
    do trato, 132
      classificação, 132, 138*q*
      Doppler, 138*q*
      ecocardiograma após o tratamento, 138
        cirúrgico, 138
        hemodinâmico, 138
      identificando pela ecocardiografia, 136
      importância da ecocardiografia, 138
        no cateterismo terapêutico, 138
      incidência, 132
      morfologia, 132
    EF nas, 139
VT (Valva Tricúspide), 188
  anéis da, 365
    diâmetro dos, 365
      ao ecocardiograma, 365
VT (Valva Truncal), 203